Oncogeriatria

Oncogeriatria

AUTORAS

Anelise Fonseca

Médica geriatra especialista pela Sociedade Brasileira de Geriatria e Gerontologia (SBGG) e Associação Médica Brasileira (AMB). Mestre e Doutora em Epidemiologia pela Escola Nacional de Saúde Pública (ENSP/Fiocruz). Coordenadora do Comitê de Geriatria e Gerontologia da Academia Nacional de Cuidados Paliativos (ANPC) (2020 a 2022). Coordenadora do Comitê de Geriatria e Gerontologia da Associação Latino Americana de Cuidados Paliativos (2019 a 2024). Presidente da SBGG – Rio de Janeiro (2022 a 2025). Aperfeiçoamento em Oncogeriatria pela Faculdade Sírio-Libanês (2024).

Alexandra Barreto Arantes

Médica especialista em Clínica Médica. Residência em Geriatria pelo Hospital Universitário de Brasília, titulada pela Associação Médica Brasileira (AMB). Atuação em Medicina Paliativa pela AMB. Paliativista do Grupo Oncoclínicas – Regional Brasília. Aperfeiçoamento em Oncogeriatria pela Faculdade Sírio-Libanês (2024).

COORDENADORA

Janyara Teixeira

Oncologista Clínica da Rede D'Or. Especialista em Oncogeriatria pelo Hospital Albert Einstein e em Cuidados Paliativos pelo Hospital Sírio-Libanês.

gen | GUANABARA KOOGAN

- As autoras deste livro e a editora empenharam seus melhores esforços para assegurar que as informações e os procedimentos apresentados no texto estejam em acordo com os padrões aceitos à época da publicação, *e todos os dados foram atualizados pelas autoras até a data do fechamento do livro*. Entretanto, tendo em conta a evolução das ciências, as atualizações legislativas, as mudanças regulamentares governamentais e o constante fluxo de novas informações sobre os temas que constam do livro, recomendamos enfaticamente que os leitores consultem sempre outras fontes fidedignas, de modo a se certificarem de que as informações contidas no texto estão corretas e de que não houve alterações nas recomendações ou na legislação regulamentadora.

- Data do fechamento do livro: 28/08/2024.

- As autoras e a editora se empenharam para citar adequadamente e dar o devido crédito a todos os detentores de direitos autorais de qualquer material utilizado neste livro, dispondo-se a possíveis acertos posteriores caso, inadvertida e involuntariamente, a identificação de algum deles tenha sido omitida.

- **Atendimento ao cliente: (11) 5080-0751 | faleconosco@grupogen.com.br**

- Capa: Bruno Sales

- Imagem da capa: iStock (© Dr_Microbe)

- Editoração eletrônica: Fernanda Matajs

- Ficha catalográfica

CIP-BRASIL. CATALOGAÇÃO NA PUBLICAÇÃO
SINDICATO NACIONAL DOS EDITORES DE LIVROS, RJ

F742o

Fonseca, Anelise
Oncogeriatria / Anelise Fonseca, Alexandra Barreto Arantes ; coordenadora Janyara Teixeira. - 1. ed. - Rio de Janeiro : Guanabara Koogan, 2024.
24 cm.

Inclui índice
ISBN 978-85-277-4080-7

1. Câncer em idosos. 2. Câncer - Tratamento. I. Arantes, Alexandra Barreto. II. Teixeira, Janyara. III. Título.

CDD: 618.976994
24-93470 CDU: 616-006-053.9

Meri Gleice Rodrigues de Souza - Bibliotecária - CRB-7/6439

Colaboradores

Ana Carolina Magaldi Capuano

Graduada em Medicina pela Faculdade de Medicina do ABC. Especialista em Clínica Médica pela Faculdade de Medicina do ABC e em Cuidados Paliativos pelo Hospital Sírio-Libanês. Professora Colaboradora na Faculdade de Medicina do ABC. Médica assistente da equipe de cuidados paliativos do Instituto de Câncer do estado de São Paulo.

Andrea Silva Gondim

Graduada em Medicina pela Universidade Federal do Ceará (UFC). Especialista em Geriatria pela UFC. Mestre em Ensino em Saúde pelo Centro Universitário Christus. Professora da disciplina Geriatria no Centro Universitário Christus.

Andréia Pain

Graduada em Medicina pela Universidade Federal Fluminense. Especialista em Geriatria pela Faculdade de Medicina de Jundiaí (FMJ) e pela Sociedade Brasileira de Geriatria e Gerontologia. Professora Colaboradora na FMJ. Terapeuta ocupacional pela Universidade Federal de São Carlos. Pós-graduada em Gerontologia pela Universidade Federal de São Paulo.

Bianca Feldman

Graduada em Medicina pela Universidade Estácio de Sá. Especialista em Clínica Médica pelo Hospital Municipal Miguel Couto. Pós-graduada em Nutrologia pelo Hospital Albert Einstein.

Bruno M. Protásio

Graduado em Medicina pela Universidade Federal da Bahia. Especialista em Clínica Médica e Oncologia Clínica pela Universidade de São Paulo (USP). Doutor em Ciências (Programa de Oncologia) pela USP.

Camila Viale Nogueira

Graduada em Enfermagem pela Faculdade de Enfermagem do Hospital Albert Einstein. Especialista em Oncologia, Medicina Integrativa e Gestão em Saúde pelo Albert Einstein Instituto Israelita de Ensino e Pesquisa. Mestranda no Mestrado Profissional em Enfermagem pelo Albert Einstein Instituto Israelita de Ensino e Pesquisa.

Charlys Barbosa Nogueira

Graduado em Medicina pela Universidade Federal do Ceará (UFC). Especialista em Geriatria pela Sociedade Brasileira de Geriatria e Gerontologia (SBGG). Doutor em Ciências Médicas pela Universidade de São Paulo – Ribeirão Preto. Professor Associado na UFC. Membro da SBGG. Preceptor na Residência Médica de Geriatria do Hospital Universitário Walter Cantídio – UFC.

Clarissa Cavalin Silva

Graduada em Medicina pela Escola de Medicina Souza Marques. Especialista em Oncologia Clínica pelo Instituto D'Or de Ensino e Pesquisa, em Cuidados Paliativos pelo Albert Einstein Instituto Israelita de Ensino e Pesquisa, e em Oncogeriatria pelo Instituto Sírio-Libanês de Ensino e Pesquisa. Membro da Sociedade Brasileira de Oncologia Clínica, da Sociedade Brasileira de Geriatria e Gerontologia, da American Society of Clinical Oncology, da European Society for Medical Oncology e da Sociedade Internacional de Oncologia Geriátrica. Fellowship em Oncologia Geniturinária pelo Instituto Oncoclínicas.

Cristiane Decat Bergerot

Graduada em Psicologia pela Centro Universitário de Brasília. Especialista em Psicologia da Saúde e Hospitalar pela Associação de Combate ao Câncer de Goiás. Mestre em Psicologia da Saúde pela Universidade de Brasília (UnB). Doutora em Psicologia da Saúde pela UnB. Pós-doutora pela Universidade Federal de São Paulo. Realizou Postdoctoral Research Fellowship no City of Hope Comprehensive Cancer Network. Diretora da Sociedade Internacional de Psico-oncologia (2021 a 2025). Editora Associada das revistas: *Psycho-Oncology*, *Journal of Cancer Survivorship*, *JCO Oncology Advances*, *Cancer.Net*.

Daniel Vargas Pivato de Almeida

Graduado em Medicina pela Faculdade de Medicina de Itajubá. Especialista em Oncologia Clínica pela Beneficência Portuguesa de São Paulo. Membro da Diretoria do Latin American Cooperative Oncology Group. Research Fellow pelo Memorial Sloan Kettering Cancer Center.

Débora Ferreira Reis

Graduada em Farmácia e Bioquímica – Tecnologia de Alimentos pela Universidade Federal de Santa Maria. Especialista em Cuidados Paliativos e Terapia da Dor pela Pontifícia Universidade Católica de Minas Gerais e em Oncologia pelo Centro Universitário Internacional. Membro da Academia Nacional de Cuidados Paliativos.

Deivid Augusto da Silva

Graduado em Medicina pela Universidade Federal de Minas Gerais (UFMG). Residência em Clínica Médica pelo Hospital das Clínicas da UFMG. Especialista em Radioterapia pelo A.C.Camargo Cancer Center. Membro da Sociedade Brasileira de Radioterapia.

Diego Greatti Vaz da Silva

Graduado em Medicina pela Faculdade de Ciências Médicas de Santos. Especialista em Cirurgia Oncológica pelo A.C.Camargo Cancer Center. Membro da Sociedade Brasileira de Cirurgia Oncológica.

Douglas Crispim

Graduado em Medicina pela Universidade Estadual de Santa Cruz. Especialista em Cuidados Paliativos pela Associação Médica Brasileira. Doutor em Infectologia na temática dos Cuidados Paliativos pelo Hospital das Clínicas da Faculdade de Medicina da Universidade de São Paulo (HC-FMUSP). Diretor de corpo clínico no Instituto Perdizes do HC-FMUSP. Trustee Board Member no Worldwide Hospice and Palliative Care Alliance.

Elisa Cançado Porto Mascarenhas

Graduada em Medicina pelo Centro Universitário do Planalto Central Apparecido dos Santos. Mestre em Ciências da Saúde pela Universidade de Brasília. Oncologista do Grupo Oncoclínicas – Brasília e do Hospital Regional de Taguatinga. Preceptora da Residência de Oncologia Clínica da Secretaria de Saúde do Distrito Federal. Líder Regional do Programa de Survivorship do Grupo Oncoclínicas.

Elizabete Viana de Freitas

Graduada em Medicina pela Escola de Medicina e Cirurgia do Rio de Janeiro. Especialista em Geriatria pela Sociedade Brasileira de Geriatria e Gerontologia (SBGG) e Associação Médica Brasileira. Mestre em Medicina pela Universidade do Estado do Rio de Janeiro (UERJ). Doutora em Medicina pela UERJ. Membro da SBGG. Presidente da SBGG (2000 a 2002). Presidente do Departamento de Cardiogeriatria da Sociedade Brasileira de Cardiologia (2008 a 2009). Editora de cinco edições do *Tratado de Geriatria e Gerontologia*. Membro Nato do Conselho Consultivo da SBGG. Membro do Conselho Consultivo da SBGG-RJ. Secretária do Congresso Latino-Americano de Geriatria e Gerontologia (2015 a 2019).

Eloá F. F. Medeiros

Graduada em Farmácia Clínica e Industrial pela Universidade de Brasília (UnB) e em Nutrição pela Universidade Católica de Brasília (UCB). Especialista em Farmacologia pela Universidade Federal de Lavras, em Fitoterapia pela IPGS Ensino Superior em Saúde, e em Comportamento Alimentar também pela IPGS Ensino Superior em Saúde. Mestre em

Gerontologia pela UCB. Doutora em Ciências da Saúde pela UnB. Farmacêutica da Secretaria de Saúde do Distrito Federal.

Enrique Soto-Perez-de-Celis
Graduado em Oncologia Médica pela Universidad Nacional Autónoma de México. Especialista em Oncogeriatria pelo Center for Cancer and Aging at City of Hope in Duarte.

Fabrício Braga
Graduado em Medicina pela Universidade Federal do Rio de Janeiro (UFRJ). Especialista em Cardiologia pela Sociedade Brasileira de Cardiologia. Mestre em Cardiologia pela UFRJ. Diretor do Laboratório de Performance Humana.

Felipe Manzano
Graduado em Medicina pela Universidade Federal Fluminense (UFF). Especialista em Cardiologia pela Sociedade Brasileira de Cardiologia, em Clínica Médica pela UFF e em Nutrologia pela Associação Brasileira de Nutrologia. Fisiologista do Laboratório de Performance Humana.

Felipe Moraes Toledo Pereira
Graduado em Medicina pela Escola Paulista de Medicina da Universidade Federal de São Paulo. Especialista em Oncologia Clínica pela Faculdade de Medicina da Universidade de São Paulo. Bacharel em Teologia pelo Centro Universitário Claretiano.

Flávia Firmino
Graduada em Enfermagem pela Faculdade de Enfermagem do Hospital Albert Einstein. Especialista em Oncologia pela Instituto Nacional de Câncer. Mestre em Ciências da Saúde pela Escola de Enfermagem Anna Nery da Universidade Federal do Rio de Janeiro. Doutor em Ciências da Saúde pela Escola de Enfermagem da Universidade de São Paulo. Membro da Academia Nacional de Cuidados Paliativos.

Guilherme de Matos Maia
Graduado em Oncologia Clínica pela Rede Mater Dei.

Isabela Bueno Stolar
Graduada em Medicina pela Faculdade de Medicina de Botucatu da Universidade Estadual Paulista. Especialista em Medicina Paliativa pelo Hospital das Clínicas da Faculdade de Medicina da Universidade de São Paulo (HC-FMUSP). Médica Paliativista pelo HC-FMUSP. Membro da equipe de Cuidados Paliativos do Instituto do Câncer do Estado de São Paulo.

Isabella Pagetti de Oliveira
Graduada em Medicina pela Pontifícia Universidade Católica de São Paulo, Campus Sorocaba. Especialista em Medicina Paliativa pelo Hospital das Clínicas da Faculdade de Medicina da Universidade de São Paulo.

Ivan Aprahamian
Graduado em Medicina pela Faculdade de Medicina de Jundiaí (FMJ). Especialista em Geriatria pela Sociedade Brasileira de Geriatria e Gerontologia e Associação Médica Brasileira (AMB) e em Psiquiatria pela Associação Brasileira de Psiquiatria e AMB. Mestre em Gerontologia pela Faculdade de Ciências Médicas da Universidade Estadual de Campinas. Doutor em Medicina pelo Departamento de Psiquiatria da Faculdade de Medicina da Universidade de São Paulo. Professor Associado e Coordenador da Disciplina de Geriatria na FMJ.

Jaime Krüger
Graduado em Medicina pela Universidade Federal de Santa Catarina. Especialista em Cirurgia do Aparelho Digestivo pelo Hospital das Clínicas da Faculdade de Medicina da Universidade de São Paulo (HC-FMUSP). Doutor em Ciência em Gastroenterologia pela FMUSP.

Kalil Lays Mohallem
Graduada em Medicina pela Universidade Federal do Rio de Janeiro. Especialista em Geriatria pela Sociedade Brasileira de Geriatria e Gerontologia (SBGG). Mestre em Cardiologia pela Pontifícia Universidade Católica do Rio de Janeiro. Membro da SBGG e da Sociedade Brasileira de Cardiologia.

Laiane Moraes Dias

Graduada em Medicina pela Universidade Estadual do Pará. Especialista em Geriatria pela Sociedade Brasileira de Geriatria e Gerontologia (SBGG) e Associação Médica Brasileira. Mestre em Ensino e Saúde e Educação Médica pelo Centro Universitário do Pará. Doutora em Bioética pela Universidade do Porto. Membro da Comissão Permanente de Cuidados Paliativos – SBGG. Médica geriatra no Hospital Jean Bitar. Médica assistente do serviço de cuidados paliativos oncológicos na Unidade de Alta Complexidade em Oncologia do Hospital Universitário João de Barros Barreto da Universidade Federal do Pará.

Lessandra Chinaglia

Graduada em Medicina pela Faculdade de Medicina do ABC. Especialista em Geriatria pela Universidade Federal de São Paulo e pela Sociedade Brasileira de Geriatria e Gerontologia (SBGG) e Associação Médica Brasileira. Membro da Comissão de Oncogeriatria da SBGG e do Latin American Cooperative Oncology Group. Estágio em Oncogeriatria no Istituto Palazzolo – Fondazione Don Carlo Gnocchi.

Leticia Alves Queiroz

Graduanda de Medicina pela Faculdade Santa Marcelina.

Luciana Dadalto

Graduada em Direito pela Pontifícia Universidade Católica de Minas Gerais (PUC Minas). Mestre em Direito Privado pela PUC Minas. Doutora em Ciências da Saúde pela Faculdade de Medicina da Universidade Federal de Minas Gerais. Sócia da Dadalto & Mascarenhas Sociedade de Advogados. Administradora do portal www.testamentovital.com.br.

Marcos Gonçalves Adriano J.

Graduado em Medicina pela Universidade Federal do Pará. Especialista em Cirurgia Oncológica pelo Instituto Arnaldo Vieira de Carvalho. Membro da Sociedade Brasileira de Cirurgia Oncológica (SBCO). Membro do grupo de Oncogeriatria do Latin American Cooperative Oncology Group. Coordenador da Comissão Científica de Oncogeriatria da SBCO. Diretor Nacional de Parcerias e Ações Sociais (2023 a 2025) da SBCO. Membro Titular do Colégio Brasileiro de Cirurgiões.

Mariane Cunha Taveira

Graduada em Medicina pela Universidade de Brasília. Especialista em Oncologia Clínica pela Hospital Universitário de Brasília. Membro da Sociedade Brasileira de Oncologia. Pós-graduada em Oncogeriatria pelo Hospital Albert Einstein.

Nahami Cruz de Lucena

Bacharel em Fisioterapia pela Faculdade Integrada do Recife. Especialista em Fisioterapia Neurológica Adulto pelo Conselho Federal de Fisioterapia e Terapia Ocupacional. Mestre em Educação para Profissionais em Saúde pela Faculdade Pernambucana de Saúde. Professora na Pós-graduação *Lato Sensu* do Instituto de Medicina Integral Prof. Fernando Figueira. Membro do Comitê de Gerontogeriatria da Academia Nacional de Cuidados Paliativos.

Natalia Carolina Verdi

Graduada em Direito pela Universidade São Judas Tadeu. Especialista em Direito Médico e da Saúde pela Escola Paulista de Direito, em Direito da Medicina pelo Centro de Direito Biomédico da Faculdade de Direito da Universidade de Coimbra e em Direito Médico, Odontológico e Hospitalar pela Escola Paulista de Direito. Mestre em Gerontologia pela Pontifícia Universidade Católica de São Paulo. Responsável pelo Blog Direitos do Longeviver e ao Site Portal do Envelhecimento. Professora, palestrante e autora.

Nathália Meneses Neves

Graduanda em Medicina pela Faculdade Santa Marcelina.

Patricia Castro Teixeira de Mattos

Graduada em Medicina pela Universidade Gama Filho. Especialista em Radioterapia pelo Instituto Nacional de Câncer. Mestre em Saúde Coletiva pela Universidade Federal do Rio de Janeiro. Membro da Sociedade Brasileira de Radioterapia.

Paula Conceição

Graduada em Medicina pela Universidade Federal de Sergipe. Especialista em Geriatria pela Universidade de São Paulo, Campus Ribeirão Preto, e em Cuidados Paliativos pelo Instituto Pallium. Membro da Sociedade Brasileira de Geriatria e Gerontologia (SBGG). Aperfeiçoamento em Oncogeriatria pelo Hospital Sírio-Libanês. Titulada em Geriatria pela SBGG e em Cuidados Paliativos pela Associação Nacional de Criadores e Pesquisadores.

Paulo Gustavo Bergerot

Graduado em Medicina pela Universidade Católica de Brasília. Especialista em Oncologia pela Universidade Federal de São Paulo. Realizou Post-Doctoral Fellowship no departamento de Oncologia Médica do City of Hope. Recebeu Merit Award da American Society of Clinical Oncology (ASCO) Conquer Cancer Foundation e foi selecionado para o prestigiado AACR/ASCO Vail Workshop.

Pedro Pinho

Graduado em Medicina pela Universidade Gama Filho. Especialista em Radioterapia pelo Instituto Nacional de Câncer. Membro da Sociedade Brasileira de Radioterapia.

Rachel Gabriel Bastos Barbosa

Graduada em Enfermagem pela Universidade de Fortaleza. Especialista em Enfermagem Gerontogeriátrica pela Universidade Federal de São Paulo. Mestre e Doutora em Ciências Médicas (Geriatria e Gerontologia) pela Universidade de São Paulo, Campus Ribeirão Preto. Professora adjunta na Universidade Federal do Ceará. Membro da Sociedade Brasileira de Geriatria e Gerontologia.

Rafaela Cândida Silva Freire de Carvalho

Graduada em Medicina pela Universidade Federal da Bahia. Especialista em Geriatria pelo Hospital do Servidor Público Municipal de São Paulo, titulada pela Sociedade Brasileira de Geriatria e Gerontologia, e em Oncogeriatria pelo Hospital Sírio-Libanês. Residência em Medicina Paliativa pelo Hospital das Clínicas da Faculdade de Medicina da Universidade de São Paulo, titulada pela Associação Médica Brasileira. Membro do Grupo Oncoclínicas - Salvador/BA.

Raquel Silva de Paiva

Graduada em Enfermagem pela Universidade Federal do Rio de Janeiro (UFRJ). Especialista em Enfermagem Gerontológica pela Universidade Federal Fluminense. Mestre e Doutora em Enfermagem pela UFRJ. Professora adjunta na UFRJ. Membro do Instituto de Enfermagem UFRJ.

Sabrina Galdino

Graduada em Nutrição pela Universidade Federal do Espírito Santo.

Suelen Lima

Graduada em Nutrição pela Faculdade Maurício de Nassau. Especialista em Nutrição Oncológica pela Sociedade Brasileira de Nutrição Oncológica e em Nutrição Funcional pela VP Centro de Nutrição Funcional. Membro da Sociedade Brasileira de Nutrição Oncológica.

Toshio Chiba

Graduado em Medicina pela Faculdade de Medicina da Universidade de São Paulo (USP). Especialista em Geriatria e Gerontologia pelo Hospital das Clínicas da Faculdade de Medicina da USP e em Cuidados Paliativos pelo Curso Pallium, pela Universidade de Oxford (Inglaterra) e pela Universidade Salvador (Argentina). Doutor em Medicina pela Faculdade de Medicina da USP. Membro da Sociedade Brasileira de Geriatria e Gerontologia (SBGG) e da Academia Nacional de Cuidados Paliativos. Titular de área de atuação em Medicina Paliativa pela SBGG e Associação Médica Brasileira. Facilitador do Curso "Últimos Socorros" (Last Aid). Chefe da equipe de Cuidados Paliativos do Instituto do Câncer "Otavio Frias de Oliveira" do estado de São Paulo.

Virgilio Garcia Moreira

Graduado em Medicina pela Universidade de Vassouras. Especialista em Geriatria pela Sociedade Brasileira de Geriatria e Gerontologia (SBGG) e Associação Médica Brasileira. Mestre em Ciências Médicas pela Universidade do Estado do Rio de Janeiro (UERJ). Doutor em Medicina pela UERJ. Professor Substituto na Faculdade de Ciências Médicas da UERJ. Membro da SBGG.

Viviane Basilio

Graduada em Medicina pela Universidade Federal do Estado do Rio de Janeiro. Especialista em Clínica Médica pelo Hospital Adventista Silvestre. Residente de Oncologia Clínica pelo A.C.Camargo Cancer Center.

Vivien Bautzer

Graduada em Medicina pela Universidade de Ribeirão Preto. Residência Médica em Clínica Geral no Hospital de Base do Distrito Federal e em Hematologia e Hemoterapia no Hospital Albert Einstein. Especialista em Hematologia e Hemoterapia pelo Hospital Albert Einstein. Titulada na Área de Atuação em Transplante de Medula Óssea pela Associação Brasileira de Hematologia e Hemoterapia (ABHH). Membro da ABHH. Aperfeiçoamento em Transplante de Medula Óssea pelo A.C.Camargo Cancer Center. Visiting Physician Program no Seattle Cancer Care Alliance. Aperfeiçoamento em Oncogeriatria pelo Hospital Sírio-Libanês. Atualmente, atende em ambulatórios do convênio Prevent Senior.

Prefácio

Os dados do Censo Demográfico de 2022 trazem à tona uma realidade inquestionável sobre a população de nosso país: estamos envelhecendo e a passos largos. O número de pessoas com 65 anos ou mais cresceu 57% nos últimos 12 anos. O índice de envelhecimento, considerando-se a população com mais de 60 anos, chegou a 80 em 2022; ou seja, no Brasil, há 80 pessoas idosas para cada 100 crianças de 0 a 14 anos. Em 2010, esse mesmo índice correspondia a 44,8. E vejam, em alguns estados, como Rio Grande do Sul e Rio de Janeiro, esse índice já é maior que 100.

Envelhecer é, acima de tudo, uma celebração, uma grande conquista de nossa sociedade. Esse universo prateado nos deixa claro que "o futuro não é mais como era antigamente", trazendo consigo um perfil de longevos em busca de um espaço intergeracional no mercado de trabalho, no turismo, na arte, na moda, na sexualidade e nos serviços.

Por outro lado, o envelhecer apresenta grandes desafios. O principal deles é caracterizado pelo etarismo em si, tão arraigado em nossa cultura adultocêntrica e camuflado em pequenos atos cotidianos e, consequentemente, na esfera de assistência à saúde. Outro desafio é a própria natureza heterogênea do processo de envelhecimento, que exige um ajuste constante da lente que nos fará entender o processo de longevidade de cada indivíduo.

Para nós, que assistimos idosos acometidos de câncer, a educação para o envelhecimento é urgente, não apenas porque o principal fator de risco para a doença é a própria idade e grande parte dos nossos pacientes viverá suas jornadas de adoecimento na velhice, mas também porque somos os protagonistas da construção do cuidado em Oncogeriatria.

Afinal, o que é Oncogeriatria? Não há uma definição expressa se estamos falando de uma subespecialidade da Oncologia, da Geriatria ou de uma área de atuação. Tampouco há um direcionamento sobre quais caminhos seguir para se tornar um oncogeriatra – uma residência? Uma especialização? E mais, se a maioria dos nossos pacientes com câncer será idosa, não seríamos, por definição, todos oncogeriatras? Certamente. E, ao usar a palavra "todos", refiro-me ao time de Saúde incluindo não apenas médicos, mas fundamentalmente enfermeiros, nutricionistas, farmacêuticos, fisioterapeutas e psicólogos. Para mim, então, após alguns anos de prática, Oncogeriatria é, acima de tudo, uma linha de cuidado. Não se trata do oncologista, do geriatra ou do enfermeiro. Representa o esforço comum e coordenado tão necessário para que o paciente esteja, finalmente, no centro do cuidado.

O que é Oncogeriatria para você? Espero que descubra no decorrer dos próximos capítulos!

Boa leitura!

Luciola Pontes

Médica oncologista, atua na Oncogeriatria Brasil e no grupo de pesquisa em Oncogeriatria do Latin American Cooperative Oncology Group e é representante nacional da Sociedade Internacional de Oncogeriatria.

Apresentação

Este livro nasceu de uma inquietude de duas geriatras que, diante de dúvidas, impasses e percepções distintas de muitos casos no dia a dia profissional, convidaram uma oncologista para fazer parte deste desafio: escrever um livro prático que incentive geriatras, oncologistas e, acima de tudo, todos os profissionais da Saúde a dialogarem com seus pares diante do cuidado de pessoas idosas.

Assim, este manual versa sobre diversos processos: desde o momento de rastrear ou interromper um rastreamento até o de discutir propostas de terapias curativas, acompanhamento e seguimento ao longo das diferentes possibilidades de intervenção para maior sobrevida. Ainda, trata os cuidados na fase avançada da doença, sob a ética dos cuidados paliativos. Este livro é elementar na contribuição para o desenvolvimento de uma linguagem comum e objetiva entre Geriatria e Oncologia e para a facilitação do diálogo entre os profissionais da Saúde, ao apontar as principais características do cuidado que envolve pessoas idosas com câncer. Portanto, o objetivo principal desta obra é auxiliar esses profissionais a tomarem as melhores decisões a partir do registro fiel de um posicionamento técnico entre as duas áreas. Além disso, visa contribuir para a batalha contra o etarismo – "não pode operar pela idade... ela tem 90 anos" – e contra a obstinação terapêutica – "mesmo após 4 ciclos sem a resposta esperada, temos a 5ª e a 6ª possibilidades ainda de tratar, a despeito de possíveis efeitos colaterais que podem comprometer a sua qualidade de vida, mesmo ciente da incurabilidade da doença e de antemão ciente de que não é seu desejo...".

O câncer pode ser uma doença devastadora e, quando uma pessoa idosa se depara com profissionais competentes que extrapolam a técnica, que ponderam e avaliam o indivíduo além de sua idade e sua doença, essa pessoa passa a ser o centro do cuidado e, assim, a jornada se torna mais alinhada às suas condições de saúde e aos seus valores.

O surgimento e o desenvolvimento da Oncogeriatria no Brasil são, de modo proporcional, tão recentes quanto a Oncologia e a Geriatria individualmente. Diante das características demográficas e epidemiológicas, a Oncogeriatria cresce, ano a ano, em número de publicações e de profissionais interessados em ambas as áreas; em breve, será consolidada como uma área determinante, a ser conhecida e explorada por todo profissional da Saúde.

É vertiginosa a ascensão dessa área no mundo afora. A partir de personalidades desbravadoras, observadoras e estudiosas que se tornaram lideranças visionárias, rompendo barreiras e buscando entendimento e aprimoramento das áreas integradamente, a Sociedade Internacional de Oncogeriatria (SIOG) surge em 2005 a partir de uma célula embrionária na Ásia. O movimento cresce e, em paralelo, no Brasil, a partir dos anos 2000, com os esforços de grandes referências – uma delas a Dra. Theodora Karnarkis –, a Oncogeriatria ganha espaço e começa a escrever sua história no Brasil pelo mundo. É com vários artigos publicados, diversas participações em conferências e papéis de representação em entidades nacionais e internacionais, com muito sucesso, que a Dra. Theodora abre portas e influencia uma geração de geriatras e oncologistas no campo do envelhecimento.

Diante de duas especialidades diferentes em sua base teórica – a Geriatria, focada em uma determinada população (pessoas idosas); e a Oncologia, direcionada a uma doença (o câncer), mas se tratando, atualmente, do conjunto de inúmeras doenças –, a Oncogeriatria pretende oferecer mais especificidade ao tratamento do câncer em pessoas idosas, considerando o indivíduo como um todo (as condições física, mental, social e existencial).

Não podemos simplesmente rotular e determinar tratamentos às pessoas idosas apenas pela idade. Para a tomada de decisão, devemos revelar sempre a condição de vida desses indivíduos, os hábitos, as redes familiar e social, a capacidade de se cuidar e de tomar as próprias decisões, a fim de lhes proporcionar o melhor tratamento possível. A Oncogeriatria traz mais que esperança, ela luta em prol da vida com qualidade, respeito e dignidade.

Esperamos que este livro possa contribuir com acesso à educação dos profissionais da Saúde no Brasil e refletir em melhor cuidado às pessoas idosas com câncer.

Anelise Fonseca
Alexandra Barreto Arantes

Sumário

1 Oncogeriatria: História e Conceito

Alexandra Barreto Arantes ♦ Anelise Fonseca

História

No início do século XX, percebeu-se que o envelhecimento do ser humano era uma situação complexa resultante de uma combinação de diferentes domínios físicos, emocionais, sociais e culturais, e que merecia a atenção dos investigadores. A palavra "Gerontologia", que significa "estudo do envelhecimento", foi introduzida em 1903 pelo biólogo e anatomista ucraniano Ilya Ilyich Mechnikov (1845-1916), para mostrar que o envelhecimento envolvia a interação desses diferentes domínios.[1]

A população com idade superior a 60 anos tem aumentado rapidamente. Hoje, existem mais de 703 milhões de pessoas em todo o mundo com mais de 65 anos, o que equivale a 9,1% da população global. Estimativas sugerem que, até 2050, esse número deverá aumentar para 15,9% (1,5 bilhão de pessoas). A taxa em que o crescimento global da população está envelhecendo também acelera particularmente nos países emergentes, em que se prevê que a população com mais de 65 anos crescerá de 37 milhões em 2019 para 120 milhões em 2050.[2]

O envelhecimento da população representa um desafio crescente para os governos em todo o mundo porque ainda não há respostas do sistema de saúde em vigor para garantir que esses anos adicionais sejam vividos com boa saúde. À medida que a população envelhece, nos dias de hoje, o número de pessoas que vivem com, no mínimo, um problema de saúde crônico aumenta e, portanto, cresce a demanda para serviços de saúde. Com um ritmo de envelhecimento mais rápido ocorrendo de maneira global, o tempo disponível para os governos adotarem políticas e estabelecerem sistemas de saúde e sociais necessários para cuidar de adultos mais velhos tem diminuído. Na França, por exemplo, o aumento de 10% para 20% da população com mais de 60 anos ocorreu em quase 150 anos; no entanto, a Organização Mundial da Saúde (OMS) já estimou que no Brasil, na China e na Índia essa transição demográfica ocorrerá em pouco mais de 20 anos.[2] De acordo com dados do Instituto Brasileiro de Estatística e Geografia (IBGE), o número de idosos cresceu 57,4% entre 2010 e 2022 no Brasil. A cada 100 brasileiros, 11 já têm mais de 65 anos. O índice de envelhecimento no país cresceu de forma significativa, passando de 30,7 para 55,2, o que indica que há 55,2 idosos para cada 100 crianças de 0 a 14 anos, em comparação aos 30,7 de uma década atrás.[3]

O número de adultos com 65 anos ou mais nos EUA deverá passar de aproximadamente 52 milhões, em 2018, para 95 milhões, em 2060, e as mulheres representarão cerca de 54% dessa população. A população idosa também aumentará em alguns grupos étnicos. A porcentagem de adultos mais velhos na população branca não hispânica diminuirá, caindo de 72% para 55%, enquanto a de hispânicos com mais de 60 anos duplicará, de 11% para 22%. Considerando-se que o câncer é uma doença associada ao envelhecimento, espera-se que o percentual da população com câncer aumente nos EUA, dado o crescimento acelerado desses números. Esses dados demográficos terão implicações para a força de trabalho, uma vez que aumentará a demanda por cuidados oncológicos e, mais ainda, por uma melhor qualidade dos cuidados oncológicos, incluindo os cuidados paliativos. Disparidades relacionadas com a idade no momento do diagnóstico de câncer e com outros aspectos sociodemográficos (p. ex., sexo, etnia e local de moradia), além daquelas com base em grupos etários, como os mais velhos, promoverão significativas mudanças em todo o processo contínuo de prevenção e tratamento, incluindo os cuidados ao fim da vida.

Portanto, o câncer hoje é conhecido como um conjunto de várias doenças relacionadas diretamente com a morte das pessoas idosas. Ao longo da vida, é provável que um em cada dois homens e uma em cada três mulheres desenvolvam algum tipo de câncer; dessas pessoas, metade terá mais de 70 anos. Com números crescentes em diferentes partes do mundo, é cada vez mais comum que o geriatra trate de uma pessoa idosa portadora de câncer, assim como, pela demografia, um oncologista se deparar com o mesmo perfil populacional. O desenvolvimento da oncogeriatria coincide com o desenvolvimento da Oncologia, em especial das terapias sistêmicas para o câncer.[4]

Se a história da Geriatria no Brasil é recente (data da década de 1960), a da Oncologia começou antes, na década de 1920. Com o processo de transição demográfica recente, percebida nos anos 1980, segundo o médico Alexandre Kalache, e confirmada a cada ano, não há como, hoje, um profissional da área da saúde não se deparar com essa população e com esse grupo de doenças. Em poucas décadas, o câncer se tornará mais prevalente que as doenças cardíacas em sua morbimortalidade.[4-7]

A Oncogeriatria cresceu exponencialmente nas últimas décadas para se tornar parte dos cuidados oncológicos em todo o mundo. É importante enfatizar o trabalho dos pioneiros que reconheceram essa grande lacuna em evidências e pesquisas, e agiram para formar as estimadas organizações e redes colegiadas internacionais que sustentam essa área hoje.[7] Para retomar a história e a prática oncogeriátrica, é importante conhecer a epidemiologia na época em que se iniciaram as discussões a respeito.

Na década de 1980, indivíduos com mais de 65 anos nos EUA representavam 12% da população e 50% das pessoas diagnosticadas com câncer. As projeções da incidência do câncer sugerem, então, que, até 2030, 70% de todas as neoplasias ocorrerão em pessoas idosas. Os resultados dos tratamentos em pessoas com 60 anos ou mais ainda eram desanimadores, com taxas de remissão mais baixas, maiores riscos de mortalidade relacionada com o tratamento e riscos aumentados de recorrência após a remissão. Esses estudos iniciais forneceram uma série de dicas importantes para a Oncologia Geriátrica.[8]

Durante a década de 1970, foram realizados dois estudos de quimioterapia adjuvante para câncer de mama.[8] O Instituto Nazionale dei Tumori em Milão, na Itália, conduziu um ensaio randomizado controlado da combinação de ciclofosfamida, metotrexato e fluorouracil após uma ressecção completa do câncer de mama e dos gânglios linfáticos axilares, enquanto o National Surgical Adjuvant Breast and Bowel Project comparou o agente melfalano com observação em mulheres com 70 anos ou menos.[6] Ambos os estudos mostraram que somente mulheres na pré-menopausa se beneficiaram da quimioterapia adjuvante em termos de sobrevida global e sobrevida livre de doença. No entanto, uma revisão retrospectiva dos dados do fluorouracil mostrou que os benefícios eram estendidos às mulheres mais velhas, se estas recebessem ao menos 75% da intensidade da dose de quimioterapia.

Em 1983, foi organizado um simpósio sobre o envelhecimento da população com câncer patrocinado pelo National Cancer Institute (NCI) e National Institute on Aging (NIA) intitulado "Perspectivas na prevenção e no tratamento do câncer em idosos". O evento fortaleceu o discurso para que houvesse um aumento nas bases de conhecimento em Oncologia Geriátrica e definiu o tom para discussões futuras e pesquisa nessa área emergente.[9]

As conclusões dessa importante conferência sobre câncer na população idosa foram bem resumidas por Rao et al.:[9] "Esta conferência contou com a presença de pioneiros no campo da Oncologia Geriátrica, que abordaram uma série de questões importantes, incluindo as discrepâncias existentes entre a idade fisiológica e a cronológica; mudanças na estrutura etária da população do país e controle do câncer em pessoas com mais de 60 anos; e o papel da prevenção e do tratamento do câncer nas pessoas idosas. Ainda, aumentou a análise de bases de dados existentes, com a realização de ensaios clínicos prospectivos, estudos epidemiológicos e longitudinais, incluindo avaliação da farmacocinética e quimiossensibilidade de medicamentos para essa população; e ratificaram a importância de estudos que avaliem e otimizem a qualidade de vida da pessoa idosa com câncer, considerando as medidas de desempenho médico. A biologia do envelhecimento e do câncer também foi discutida nessa ocasião, e, na época, foi recomendado um aumento na investigação utilizando uma abordagem de equipe interdisciplinar.[9]

Nos anos seguintes, a Associação Americana de Oncologia Clínica (ASCO) desempenhou papel fundamental na promoção do campo da Oncogeriatria, patrocinando uma variedade de sessões educacionais, apresentações e publicações. Aproveitando esses esforços, em 1992, o Dr. Lodovico Balducci publicou o primeiro livro em campo, *Oncologia geriátrica*, delineando os aspectos únicos do câncer e do envelhecimento,[10] e a Hartford Foundation promoveu um encontro para reunir lideranças da Geriatria e da Oncologia, a fim de definir a agenda para as iniciativas de prática, pesquisa e treinamento para suprir a lacuna na avaliação e no tratamento de idosos com câncer.[11] Em seguida, no ano 2000, foi criada a Sociedade Internacional de Oncologia Geriátrica (SIOG), organização científica cujo objetivo era (e continua sendo) promover o desenvolvimento da Oncologia Geriátrica.[12] Desde então, estabeleceu-se uma força-tarefa para avaliar a literatura Oncológica Geriátrica e determinar recomendações de tratamento em todo o mundo. A SIOG desempenha um papel fundamental no desenvolvimento de diretrizes de consenso para apoiar a utilização da Avaliação Geriátrica (AG) na prática oncológica e lidera várias iniciativas como pesquisas, parcerias com outras entidades, educação continuada e aberta para todo profissional interessado na área.

Conceito

A AG tem origem na área de Gerontologia e Geriatria, que se concentra sobre a ciência do envelhecimento e cuidados clínicos de idosos. Sua criação e seu desenvolvimento foram motivados pela necessidade de considerar o aspecto fisiológico das mudanças do envelhecimento – processo denominado "senescência" – e de que maneira essas mudanças afetam e são afetadas pelas condições clínicas, em especial as crônicas, que se acumulam no fim da vida.[9] Essa abordagem requer uma visão mais holística – integral e integrada – da saúde e dos cuidados, em vez de um foco estreito em uma única doença ou sistema. Em vez de visualizar diagnósticos únicos, como a doença cardíaca isquêmica ou a osteoartrite, a Geriatria define domínios amplos e importantes na saúde da pessoa idosa: a saúde física (incluindo multimorbidade, mobilidade, nutrição, sentidos), a saúde psicológica (incluindo cognição e humor), o bem-estar social, existencial e, como tudo isso "funciona" junto, a capacidade funcional – que está relacionada com a tomada de decisões por conta própria –, a autonomia – e o autocuidado sem auxílio – e a independência.[13] A avaliação formal desses domínios, que são interdependentes, é a essência da AG, com o objetivo de otimizar a saúde, o bem-estar e a funcionalidade das pessoas idosas. Um paciente idoso com múltiplas condições crônicas pode evitar a fragilidade permanecendo fisicamente ativo, mas, se uma condição comprometer sua mobilidade, poderá ocorrer uma progressão da fragilidade.[14]

É importante ressaltar que as pessoas idosas com câncer são heterogêneas e apresentam grande variabilidade na saúde global, como *performance* funcional, presença de uma rede de apoio social e comorbidades e, por isso, necessitam de uma abordagem personalizada para tratamento. Infelizmente, durante décadas, as pessoas idosas, bem como os pacientes frágeis, têm sido, com frequência, excluídos de ensaios clínicos de câncer. Os motivos são vários, sempre esbarrando nas questões éticas, nas condições clínicas, no potencial iatrogênico, na escassez de apoio, na polifarmácia, na baixa estimativa, mesmo anedotal, por parte dos profissionais da Saúde de que não conseguem suportar ou até mesmo por acesso reduzido aos recursos disponíveis.[15,16]

Em contraste com as simples pontuações nas avaliações de condição clínica que fornecem uma descrição superficial do desempenho físico – como ECOG e KPS –, a avaliação apropriada da pessoa idosa (Avaliação Geriátrica Ampla – AGA) deve incluir vários domínios para revelar vulnerabilidades potenciais, incluindo função física, cognição, comorbidades, polifarmácia, nutrição, estado psicológico, apoio social, expectativa de vida, fadiga e, de modo geral, as síndromes geriátricas.[13]

O manejo abrangente e multidisciplinar da pessoa idosa com câncer envolve um amplo espectro de profissionais da Saúde e cuidadores de diferentes profissões, incluindo, mas não se limitando a: oncologistas, geriatras, enfermeiros, nutricionistas, fisioterapeutas, terapeutas ocupacionais, psicólogos, farmacêuticos, assistentes sociais, fonoaudiólogos, entre outros profissionais importantes para a habilitação físico-cognitiva, o tratamento, a reabilitação e os cuidados de conforto.

A identificação de deficiências, por intermédio da AG, possibilita a implementação de medidas personalizadas, intervenções que resultam em vários benefícios substanciais e melhores resultados na sobrevida, na qualidade de vida e, acima de tudo, na dignidade humana. A AG pode identificar déficits e anormalidades não reveladas pela história médica ou pelo exame físico, auxiliar na tomada de decisões e fornecer estimativas de sobrevivência. Além disso, ajuda a reduzir o "subtratamento", bem como o excesso; auxilia na presunção das toxicidades relacionadas com o tratamento; e melhora o bem-estar físico e mental.

Por fim, recentemente publicadas pela Sociedade Europeia de Oncologia (ESMO), são consideradas algumas recomendações ao currículo do médico que cuida da pessoa idosa com câncer:[17]

- Ser capaz de realizar/interpretar rastreio e/ou AG de pacientes idosos com câncer e coordenar a implementação de intervenções geriátricas
- Ser capaz de aconselhar sobre uma estratégia de tratamento ideal para cada indivíduo e orientar decisões terapêuticas sistêmicas como parte de uma equipe multidisciplinar.

A partir de um breve histórico, constata-se que o desenvolvimento da Oncologia Geriátrica tem sido progressivo.[18-22]

Graças ao esforço de investigadores em todo o mundo, a Oncologia Geriátrica fornece um modelo de tratamento adequado e mais específico para uma população heterogênea e cada vez mais exigente.[23]

Referências bibliográficas

1. Ezepchuk YV, Kolybo DV. Nobel laureate Ilya I. Metchnikoff (1845-1916). Life story and scientific heritage. Ukr Biochem J. 2016;88(6): 98-109.
2. World Health Organization (WHO). Ageing and health. [Internet]. 1 out. 2022. Disponível em: www.who.int/news-room/fact-sheets/detail/ageing-and-health. Acesso em: 22 abr. 2024.
3. Instituto Brasileiro de Geografia e Estatística (IBGE). Censo 2022: número de pessoas com 65 anos ou mais de idade cresceu 57,4% em 12 anos. [Internet]. 27 out. 2023. Disponível em: https://agenciadenoticias.ibge.gov.br/agencia-noticias/2012-agencia-de-noticias/noticias/38186-censo-2022-numero-de-pessoas-com-65-anos-ou-mais-de-idade-cresceu-57-4-em-12-anos. Acesso em: 22 abr. 2024.
4. Brazilian Information Oncology (BIO). A história da oncologia e dos oncologistas no Brasil. [Internet]. Disponível em: www.bioeducation.com.br/a-historia-da-oncologia-e-dos-oncologistas-no-brasil/#. Acesso em: 22 abr. 2024.
5. Kalache A. Envelhecimento populacional no Brasil: uma realidade nova. Cad. Saúde Pública. 1987;3(3):217-20.
6. Mansur AP, Favarato D. Taxas de mortalidade por doenças cardiovasculares e câncer na população brasileira com idade entre 35 e 74 anos, 1996-2017. Arq Bras Cardiol. 2021; 117(2): 329-40.
7. Ballester O, Moscinski LC, Morris D et al. Acute myelogenous leukemia in the elderly. J Am Geriatr Soc. 1992;40(3):277-84.
8. Yancik R, Ries LA. Cancer in older persons. Magnitude of the problem-how do we apply what we know? Cancer. 1994;74(S7):1995-2003.
9. Bonadonna G, Valagussa P, Moliterni A et al. Adjuvant cyclophosphamide, methotrexate, and fluorouracil in node-positive breast cancer – the results of 20 years of follow-up. N Engl J Med. 1995;332(14):901-6.
10. Fisher B, Carbone P, Economou SG et al. L-Phenylalanine mustard (L-PAM) in the management of primary breast cancer. N Engl J Med. 1975;292(3):117-22.
11. Dixon DO, Neilan B, Jones SE et al. Effect of age on therapeutic outcome in advanced diffuse histiocytic lymphoma: the Southwest Oncology Group experience. J Clin Oncol. 1986;4(3):295-305.
12. Rao VSR, Garimella V, Hwang M et al. Management of early breast cancer in the elderly. Int J Cancer. 2007;120(6):1155-60.
13. DuMontier C, Sedrak MS, Soo WK et al. Arti Hurria and the progress in integrating the geriatric assessment into oncology: Young International Society of Geriatric Oncology review paper. J Geriatr Oncol. 2020;11(2): 203-11.
14. United Nations (UN). Department of Economic and Social Affairs. Population Division. World Population Ageing 2019: Highlights. New York: UN; 2019. Disponível em: www.un.org/en/development/desa/population/

publications/pdf/ageing/WorldPopulationAgeing2019-Highlights.pdf. Acesso em: 22 abr. 2024.
15. International Society of Geriatric Oncology (SIOG). SIOG 2024 Annual Conference. Disponível em: https://siog.org/events/siog-events/siog-2024-annual-conference/. Acesso em: 22 abr. 2024.
16. Lichtman SM, Harvey RD, Damiette Smit MA et al. Modernizing Clinical Trial Eligibility Criteria: Recommendations of the American Society of Clinical Oncology – Friends of Cancer Research Organ Dysfunction, Prior or Concurrent Malignancy, and Comorbidities Working Group. J Clin Oncol. 2017;35(33): 3753-9.
17. Balducci L, Ershler WB, Lyman GH. Comprehensive Geriatric Oncology. London: Taylor & Francis Group; 1992.
18. Freitas E, Py L. Tratado de Geriatria e Gerontologia. 5 ed. Rio de Janeiro: Guanabara Koogan; 2022.
19. Tinetti M, Huang A, Molnar F. The geriatrics 5 M's: a new way of communicating what we do. J Am Geriatr Soc. 2017;65(9):2115.
20. Tucker-Seeley RD, Wallington SF, Canin B et al. Health equity for older adults with cancer. J Clin Oncol. 2021;39(19):2205-16.
21. Outlaw D, Abdallah M, Gil-Jr LA et al. The evolution of geriatric oncology and geriatric assessment over the past decade. Semin Radiat Oncol. 2022;32(2):98-108.
22. Cufer T, Kosty MP. ESMO/ASCO Recommendations for a Global Curriculum in Medical Oncology Edition 2023. JCO Glob Oncol. 2023;(9):e2300277.
23. Monfardini S, Balducci L, Overcash J et al. Cancer in Older Adults: The History of Geriatric Oncology, 1980-2015. The ASCO Post [Internet]. 10 out. 2020. Disponível em: https://ascopost.com/issues/october-10-2020/the-history-of-geriatric-oncology-1980-2015. Acesso em: 22 abr. 2024.

2 Epidemiologia do Câncer em Pessoas Idosas

Clarissa Cavalin Silva ♦ Anelise Fonseca

Introdução

O câncer, assim como as demais enfermidades crônicas não transmissíveis, a exemplo da hipertensão arterial sistêmica e do diabetes melito, é uma doença multicausal, sabidamente relacionada com fatores de risco ambientais, culturais, socioeconômicos, certos estilos de vida (em especial obesidade, tabagismo, consumo de álcool, sedentarismo e escolhas dietéticas), além do envelhecimento populacional; pode haver interseção e interdependência entre esses fatores.[1,2]

Os fenômenos de transição demográfica e epidemiológica estão estabelecidos nas últimas décadas em nível mundial, a despeito das peculiaridades inerentes de cada país, sejam nos países de maior economia, como EUA, China e nações da Europa ocidental, ou nos de menor economia, como aqueles da África e América Latina. Esses fenômenos são marcados pela queda da natalidade e da mortalidade e pela redução das condições infectoparasitárias e aumento das doenças crônicas não transmissíveis (DCNT).[3] Os processos de globalização e urbanização, que ocorreram nos países em desenvolvimento de maneira muito mais acelerada que nos países desenvolvidos, também contribuíram para o envelhecimento populacional e o aumento da expectativa de vida. As projeções futuras indicam que esse envelhecimento se intensificará ainda mais, provocando mudanças importantes no mundo, como o aumento do número de indivíduos com mais de 65 anos, que saltará de 962 milhões, em 2017, para 2,1 bilhões em 2050, prevalência do sexo feminino na faixa etária acima de 90 anos e a duplicação do percentual de centenários. Há profissionais capacitados para cuidar dessa população? As sociedades estão preparadas para o que se chama *silver tsunami*?[1,2]

Em paralelo, e diante das melhorias nas condições de vida, mais da metade de todos os novos casos de câncer no mundo ocorre em pessoas de 65 anos ou mais; também nesta faixa etária ocorrem cerca de 70% das mortes pela doença.[3]

Na mesma proporção, as taxas de câncer em pessoas idosas continuam a subir: no Reino Unido, esse aumento foi de 23% entre 2015 e 2020, com estimativas de, até 2040, esse grupo representar até 77% de todas as pessoas com câncer naquele grupo de países. Estima-se que o número anual de novos casos de câncer no mundo nessa faixa etária dobre de 7 para 14 milhões, até 2035, sobretudo em países em desenvolvimento, devido às condições sociodemográficas únicas, combinadas à falta de planejamento de controle e rastreamento da doença.[2]

Portanto, é urgente e primordial, definir políticas públicas factíveis para o controle do câncer, que vão desde a prevenção primária, com educação em saúde, passando pela secundária, com triagem e diagnóstico precoce, culminando na terciária, com redução das complicações preveníveis, além da melhoria do acesso e da consequente redução do tempo para início do tratamento. Os cuidados paliativos não podem ser menosprezados e devem estar presentes na linha do cuidado oncológico desde o início do tratamento, a fim de garantir melhor adesão às propostas terapêuticas e a qualidade de vida do paciente.[2,3]

Senescência e senilidade

A senescência caracteriza-se pelo envelhecimento decorrente do processo fisiológico, compreendido como normal e que ocorre diariamente ao longo do tempo cronológico. Contudo, ao longo dessa senescência poderão surgir doenças, agudas e/ou crônicas, que contribuirão, assim como certos hábitos adquiridos ao longo da vida, com o processo chamado senilidade.[5] A "senilidade" corresponde ao envelhecimento do ser humano que tem alguma doença. Entre as doenças mais comuns em pessoas idosas e que têm impacto significativo na qualidade de vida, podem ser citadas: hipertensão arterial sistêmica, diabetes melito, doenças ósseas degenerativas, como osteoartrite e osteopenia, câncer, síndromes demenciais, depressão e Síndrome da Fragilidade.[5]

As pessoas idosas apresentam não apenas mudanças fisiológicas, mas também uma carga individual de comorbidades associada a fatores sociais que podem impactar em sua capacidade funcional para se submeter ao tratamento do câncer. A estreita colaboração entre especialistas em Gerontologia, geriatras e outros profissionais da Saúde para avaliar a funcionalidade e a vulnerabilidade de cada paciente possibilita oferecer uma terapia mais adequada e personalizada, de acordo também com os valores e objetivos de vida do indivíduo. Um inquérito realizado pelo Centro de Controle e Prevenção de Doenças (CDC) evidenciou que 80% das pessoas idosas têm ao menos uma condição de saúde crônica e mais de 50% tem duas ou mais. Além disso, também se demonstrou que as intervenções geriátricas melhoram a sobrevida e a qualidade de vida, além de diminuir as internações hospitalares e a institucionalização desses pacientes.[6] Dados do Sistema de Vigilância de Fatores de Risco e Proteção para Doenças Crônicas por Inquérito Telefônico (Vigitel) publicados em 2023 mostram que, na população com mais de 65 anos, a prevalência de obesidade é de 60,9%; hipertensão arterial sistêmica, 65,1%; diabetes melito, 30,3%; e depressão, 14,3%. Além disso, apenas 26,9% dos entrevistados informaram fazer atividade física regular, enquanto os inativos somam 63,6%; 9,1% relataram tabagismo ativo e 5,4%, uso regular de derivados etílicos.[7]

É importante destacar que a obesidade está relacionada com o desenvolvimento de 13 tipos de câncer: endometrial, adenocarcinoma esofagogástrico, de fígado, de rim, mieloma múltiplo, meningioma, adenocarcinoma pancreático, colorretal, de vesícula biliar, de mama, de ovário e de tireoide. Atualmente, os cânceres relacionados com obesidade representam 40% de todas as doenças oncológicas nos EUA; no Brasil, o excesso de peso contribui para o surgimento de 1,8% dos casos de câncer. Segundo o Instituo Nacional do Câncer (INCA), 5% dos casos de câncer de mama no período pós-menopausa são atribuíveis ao excesso de gordura corporal.[2,8]

Como a pessoa idosa não deve ser vista apenas como portadora de várias doenças concomitantes, em 1969, o geriatra britânico Bernard Isaacs criou o conceito de "síndromes geriátricas", conjunto de doenças ou sequelas de doenças de alta prevalência em pessoas idosas e que geram danos na capacidade de se autocuidar e de se autodeterminar, impactando a independência e a autonomia da pessoa. Portanto, quando se fala em doenças em pessoas idosas, é preciso compreender que essas duas características devem ser perseguidas para a percepção de qualidade de vida.[9]

Na fisiologia do envelhecimento – a senescência –, há alguns marcadores, como a perda muscular e óssea, a redução do colágeno e a redução da acuidade visual e auditiva, que interferem diretamente no autocuidado e, quando associadas à perda de papéis sociais (como ocorre na aposentadoria ou no luto), que gera uma dificuldade de se adaptar a uma nova realidade, podem levar ao isolamento, à depressão e à demência, afetando diretamente a saúde global da pessoa idosa e aumentando a probabilidade de mortalidade. Alguns pontos cruciais que devem ser acompanhados são a perda do equilíbrio e o risco de queda, o risco nutricional, as incontinências e a imobilidade, pois são alguns dos problemas mais comuns desse perfil populacional e que, somados à insuficiência familiar e comunicativa, favorecem um insucesso em qualquer abordagem terapêutica.[10,11]

Apesar da tendência sustentada de diminuição da incidência global do câncer, o número de pessoas idosas diagnosticadas com a doença aumentará consideravelmente nos próximos anos, uma vez que a incidência do câncer aumenta 11 vezes depois dos 65 anos, em comparação com adultos jovens, tendo chance de morte 15 vezes maior em relação ao mesmo grupo. Para agravar a situação, ainda são escassas diretrizes e dados com base em evidências, dada a sub-representação desses pacientes em ensaios oncológicos. A exclusão de pacientes mais velhos desses ensaios, seja por meio do estabelecimento de limites de idade explícitos nos critérios de inclusão ou pela recusa de pacientes com comorbidades comuns, aumenta o risco de se criar um quadro inflacionado da eficácia de uma intervenção e com perfil mais brando de toxicidade. Partindo-se da premissa de que ocorrem mudanças biológicas do câncer em indivíduos de idade avançada, são necessários, portanto, ensaios clínicos desenhados especificamente para essa população, a fim de gerar a melhor evidência científica para amparar as decisões terapêuticas no dia a dia.[11]

O profissional da Saúde e o envelhecimento

Em 2016, estimava-se que 15,5 milhões de sobreviventes de câncer viviam nos EUA, 62% dos quais tinham 65 anos ou mais. Prevê-se que essa população aumente para 26,1 milhões até 2040 e, destes, 73% correspondam à faixa etária acima de 65 anos. A carga de comorbidade é significativa entre as diferentes idades, sendo maior numericamente em indivíduos mais velhos (idade igual ou superior a 85 anos) e qualitativamente pior entre os sobreviventes de câncer de pulmão.[12,13] Uma análise de 2018 mostrou que a sobrevivência relativa em 5 anos para pacientes com 65 anos ou mais nos EUA foi de 59,3%, em comparação a 73,9% para pacientes mais jovens. Isso se deve, em parte, à maior prevalência de comorbidades em pacientes mais velhos, o que pode aumentar a toxicidade de tratamentos oncológicos, como a quimioterapia, e interferir na eficácia da dose de tratamento. Outros estudos sugerem que a diferença nas estatísticas de mortalidade pode ser atribuída ao subtratamento de pacientes idosos com câncer.[13,14]

Ainda assim, os adultos mais velhos constituem hoje a maioria dos sobreviventes do câncer, e esse grupo continuará nessa posição pelos próximos 24 anos. Um grande estudo de base populacional norte-americano estimou uma média de cinco comorbidades a cada paciente idoso, duas das quais foram relatadas como tendo se desenvolvido após um diagnóstico de câncer. É cada vez mais reconhecido que os sobreviventes mais velhos têm necessidades complexas de cuidados de saúde, mas estas são mal compreendidas, sobretudo seu impacto ao longo do tempo.[13]

Com a escassez prevista de prestadores de serviços de Oncologia e as necessidades específicas de saúde desses indivíduos, tornar-se-á cada vez mais importante encontrar formas eficientes de satisfazer às necessidades de vigilância médica de pessoas idosas. O papel dos prestadores de cuidados primários pode tornar-se ainda mais crítico no reconhecimento e na gestão dos efeitos tardios de tratamento a longo prazo, bem como do risco mais amplo de morbilidade e mortalidade, incluindo nesse risco aumentado o impacto que o câncer provoca na dinâmica familiar.[1,13]

Grupo dos "mais idosos"

No Brasil, classificam-se como pessoas idosas aquelas com mais de 60 anos. Esse número aumenta de maneira acelerada, e, atualmente, o país conta com mais de 30,2 milhões de idosos, o que representa 14,6% da população. Para 2070, estima-se que os idosos representem 35% do total de brasileiros. É importante destacar que, atualmente, entre os idosos, a população que mais cresce é a dos "mais idosos", isto é, aqueles com 80 anos ou mais. Atualmente, os homens brasileiros têm uma expectativa de vida de 73 anos, e as mulheres, de 80 anos.[10]

O risco de câncer aumenta com a idade, alcançando o pico, em homens, entre 85 e 89 anos, e, em mulheres, entre 80 e 84 anos, refletindo o acúmulo, ao longo da vida, de exposições cancerígenas (p. ex., tabagismo, excesso de peso, consumo de álcool) e doenças somáticas. As razões para o subsequente declínio do risco para além dessas idades – os centenários – não são claras, mas podem refletir uma menor suscetibilidade genética e/ou as consequências do processo natural de envelhecimento, que inibem o crescimento do tumor.[14,15]

O câncer no grupo dos indivíduos com mais de 80 anos tem algumas particularidades: com frequência, é diagnosticado em fases mais avançadas, em comparação ao grupo entre 65 e 79 anos. Outra característica marcante é a menor taxa de indicações de tratamentos invasivos potencialmente curativos: apenas 65% dos pacientes com câncer de mama com 85 anos ou mais foram operados, em comparação a 89% daqueles entre 65 e 84 anos. Essa diferença pode refletir as complexidades do tratamento oncológico em pacientes mais velhos, incluindo a presença de múltiplas comorbidades, declínios funcionais e comprometimento cognitivo, bem como a presença de outros riscos concorrentes de mortalidade. Cabe ressaltar que a maioria das indicações de tratamentos oncológicos nessa população é feita de maneira arbitrária e por intermédio de profissionais não treinados em Gerontologia e Geriatria ou, ainda, sem a ciência e o consentimento desses profissionais.[14]

Algumas tendências observadas também se relacionam com as mudanças da sociedade ao longo dos anos de vida dessa população: prevê-se que, até 2030, o melanoma se torne o segundo câncer mais frequentemente diagnosticado entre homens de 85 anos ou mais, chegando a ser três vezes mais frequente, quando comparado a homens com menos de 65 anos. Ao mesmo tempo, o declínio nas taxas de incidência de câncer do pulmão começou mais cedo nas mulheres com idades entre 65 e 84 anos, em comparação àquelas com 85 anos ou mais, o que reflete o alcance das campanhas antitabagismo.[14-16]

Embora a investigação sobre a experiência de sobreviventes na população idosa "mais velha" seja limitada, alguns estudos sugerem prevalência mais elevada dos efeitos colaterais do câncer e de seu tratamento, incluindo depressão, angústia e ansiedade, que podem reduzir ainda mais o funcionamento físico e a reserva fisiológica, sobretudo entre indivíduos com múltiplas comorbidades. Ainda assim, uma porcentagem significativa de indivíduos nessa faixa etária permanece viva. A atividade física, a manutenção de um peso saudável e a felicidade subjetiva servem como fatores de proteção contra o declínio funcional nesse grupo populacional.[14]

Números no mundo

O impacto do câncer no mundo, em 2020, de acordo com as estimativas do Global Cancer Observatory (GLOBOCAN), elaboradas pela Agência Internacional para Pesquisa em Câncer (IARC, do inglês *International Agency For Research on Cancer*), órgão da Organização Mundial da Saúde (OMS), indica que ocorreram 19,3 milhões de casos novos de câncer no mundo (o número passa a ser 18,1 milhões, se excluídos os casos de câncer de pele não melanoma).[15-17]

Estima-se que um em cada cinco indivíduos terão câncer durante a vida. Os 10 principais tipos de câncer representam mais de 60% do total de casos novos, sendo os principais: câncer de mama (2,3 milhões); de pulmão (2,2 milhões); de cólon e reto (1,9 milhão); de próstata (1,4 milhão) e de pele não melanoma (1,2 milhão); ver Tabela 2.1.[15-17]

As estimativas do INCA, embora mostrem a magnitude do problema, não estratificam os casos previstos por faixa etária.[2] Para o período entre 2020 e 2040, considerando-se indivíduos com mais de 65 anos, a GLOBOCAN prevê quase o dobro de novos casos de câncer no mundo (aumento de 9.949.049 para 17.654.735), e o principal aumento percentual ocorre na Ásia e na América Latina, conforme Tabelas 2.2 e 2.3.

Tabela 2.1 Estimativas de incidência e mortalidade dos tipos de câncer mais comuns na população acima de 85 anos nos EUA,[14] para o ano de 2019.

Incidência					
Homens	**Número***	**%**	**Mulheres**	**Número***	**%**
Pulmão	9.800	16	Mama	14.800	19
Próstata	7.690	13	Colorretal	11.200	14
Bexiga	7.870	13	Pulmão	10.870	14
Colorretal	6.640	11	Pâncreas	4.150	5
Melanoma	4.000	6	Linfoma não Hodgkin	3.710	5
Linfoma não Hodgkin	3.090	5	Bexiga	3.360	4
Leucemia	2.740	4	Leucemia	3.000	4
Pâncreas	2.270	4	Melanoma	2.510	3
Rim	1.730	3	Corpo uterino	2.310	3
Estômago	1.390	2	Ovário	1.900	2
Todos	**61.830**		**Todos**	**78.860**	
Mortalidade					
Homens	**Número***	**%**	**Mulheres**	**Número***	**%**
Próstata	9.860	20	Pulmão	10.200	19
Pulmão	9.700	20	Mama	7.150	13
Colorretal	4.380	9	Colorretal	6.740	12
Bexiga	3.410	7	Pâncreas	4.210	8
Leucemia	2.590	5	Leucemia	2.630	5
Pâncreas	2.530	5	Linfoma não Hodgkin	2.570	5
Linfoma não Hodgkin	2.160	4	Ovário	2.060	4
Fígado e vias biliares	1.230	3	Bexiga	1.680	3
Rim	1.200	2	Fígado e vias biliares	1.380	3
Esôfago	1.120	2	Corpo uterino	1.330	2
Todos	**49.040**		**Todos**	**54.210**	

*A cada 100 mil habitantes.

Tabela 2.2 Incidência de câncer no mundo (com exceção do câncer de pele não melanoma) por faixa etária a partir de 65 anos, para o período de 2020 a 2040, segundo estimativa da GLOBOCAN.[16]

Grupo etário (anos)	2020	2040	Diferença bruta	Diferença percentual
65 a 69	2.727.002	3.829.985	1.102.983	40,44%
70 a 74	2.458.114	4.148.275	1.690.161	68,75%
75 a 79	1.920.182	3.775.711	1.855.529	96,63%
> 80	2.843.751	5.900.766	3.057.015	107,49%

Tabela 2.3 Mortalidade por câncer no mundo (com exceção do câncer de pele não melanoma) por faixa etária a partir de 65 anos, para o período de 2020 a 2040, segundo estimativa da GLOBOCAN.[17]

Grupo etário (anos)	2020	2040	Diferença bruta	Diferença percentual
65 a 69	1.433.796	2.120.213	686.417	47,87%
70 a 74	1.352.012	2.427.473	1.075.461	79,54%
75 a 79	1.148.009	2.336.270	1.188.261	103,50%
> 80	1.975.389	4.171.977	2.196.588	111,19%

Particularidades da América Latina

Os países latino-americanos, com suas populações cultural e etnicamente diversas e particularidades sócio-político-econômicas, formam um bloco de difícil previsão para o delineamento de políticas públicas, já que os sistemas de saúde da região estão profundamente fragmentados, o que traz grandes desafios à equidade global dos níveis na saúde. Até 2030, haverá mais pessoas na América Latina com mais de 60 anos do que com menos de 5 anos. A expectativa de vida aos 65 anos aumentou de 17,1 anos, em 1990, para 19,2, em 2019, enquanto a expectativa de vida saudável aumentou apenas de 12,2 para 13 anos. Essa é uma das regiões que envelhecem mais rapidamente no mundo, com uma procura crescente também de cuidados agudos e de longa duração, apesar de as transições demográficas e epidemiológicas ocorrerem de maneira heterogênea entre os países e mesmo dentro deles.[18]

Nesse contexto avalia-se que os sistemas de saúde na América Latina estão, em geral, largamente despreparados para enfrentar o desafio da promoção do envelhecimento saudável e capitanear o controle do câncer na população idosa nas próximas décadas. Outro fator que contribuiu para esse despreparo foi a deflagração da pandemia da covid-19, que colocou em primeiro plano essas desigualdades de saúde crônicas da população idosa, desde o preconceito e barreiras ao acesso, passando pela recusa de serviços e tratamentos. A região poderá ser capaz de suportar o aumento da dependência de cuidados a curto prazo, mas, a longo prazo, prevê-se que as capacidades demográficas relacionadas com os cuidados informais tradicionais diminuirão, aumentando a pressão e a carga tanto para as famílias como para os sistemas de saúde.[18] O Brasil, por exemplo, tem hoje 32% dos usuários do sistema público de saúde com alguma limitação funcional, trazendo um custo estimado de, no mínimo, 123 milhões de dólares por ano em hospitalizações prolongadas.[18,19]

Outra preocupação de longa data é a preparação da força de trabalho da saúde. Há uma falta geral de trabalhadores treinados em cuidados de longa duração, e os profissionais da Saúde muitas vezes não estão preparados para lidar com as necessidades de saúde específicas das pessoas idosas em razão de uma formação insuficiente e do fato de os sistemas de saúde não estarem projetados para a inclusão dessas pessoas. Além disso, os cuidados de longa duração têm dependido, sobretudo, de cuidados familiares e, em virtude das mudanças na sociedade e na estrutura familiar, a capacidade familiar será muito limitada nas próximas décadas.[18,19]

A nutrição é um fator-chave no desenvolvimento das DCNT, hoje representando 81%, ou 5,8 milhões de mortes por ano. Na América Latina, o "duplo fardo da desnutrição" caracteriza-se pela coexistência de subnutrição e supernutrição na mesma população ao longo da vida, uma vez que a transição de uma população predominantemente com baixo peso para uma população com excesso de peso e obesidade aumentou de maneira mais rápida em comparação às demais regiões do mundo. No entanto, as razões para a obesidade estão mais relacionadas com a pobreza e o baixo acesso a uma alimentação de qualidade do que a um desenvolvimento econômico da região.[18,19]

Cenário brasileiro

Conforme dados do último Censo demográfico, atualmente há, no Brasil, 203.080.756 de habitantes, dos quais a população de pessoas idosas soma 32.113.490, representando um acréscimo de 56% em relação aos dados de 2010. Dessa população total, 17.887.737 (55,7%) eram mulheres e 14.225.753 (44,3%), homens, conforme a distribuição por faixa etária acima dos 60 anos representada na Tabela 2.4, demonstrando uma pirâmide etária muito similar à de países desenvolvidos, como os EUA (Figura 2.1).[20]

Tabela 2.4 Número de brasileiros por sexo e faixa etária.

Faixa etária	Homens	Mulheres
60 a 64	4.605.834	5.338.555
65 a 69	3.588.052	4.288.180
70 a 74	2.615.350	3.243.186
75 a 79	1.657.786	2.189.593
80 a 84	1.009.852	1.465.178
85 a 89	493.649	835.554
90 a 94	194.341	385.388
95 a 99	50.319	114.859
> 100	10.570	27.244

Fonte: IBGE.[20]

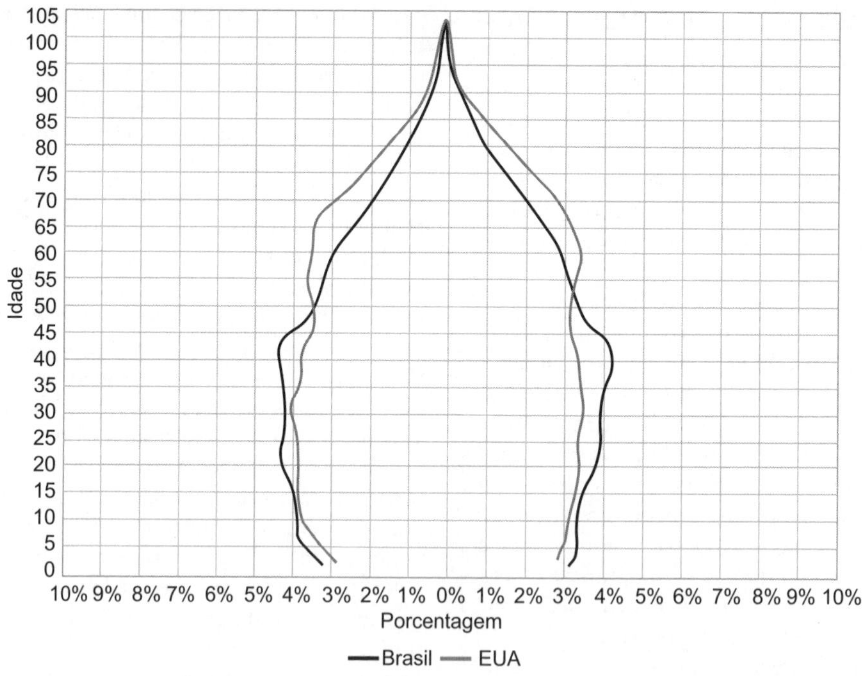

Figura 2.1 Pirâmide etária do Brasil sobreposta à dos EUA. (Adaptada de IBGE.[20])

Em 1980, 6,1% da população brasileira tinha 60 anos ou mais. Já em 2022, esse grupo etário representava 15,8% da população total, havendo um crescimento de 46,6% em relação ao Censo Demográfico 2010, quando representava 10,8% da população. No outro extremo da pirâmide etária, o percentual de crianças de até 14 anos, que era de 38,2%, em 1980, passou a 19,8%, em 2022. Estima-se que, até 2050, a população idosa do Brasil salte de 31 milhões de pessoas para 60 milhões.[20,21]

No entanto, existem disparidades entre as macrorregiões, sendo a região Norte a mais jovem do país, seguida do Nordeste. As regiões Sudeste e Sul apresentam população mais idosa, e o Centro-Oeste tem uma estrutura intermediária, com distribuição etária próxima da média do país.[20,21]

Para além dos números brutos por idade, outro indicador importante é o índice de envelhecimento, que é calculado a partir da relação entre dois grupos de idades extremas. No Censo 2022, o índice foi calculado pela razão entre o grupo de pessoas de 60 anos ou mais sobre aqueles de 0 a 14 anos. Assim, quanto maior o valor do indicador, mais velha é a população. No Brasil como um todo, o índice de envelhecimento chegou a 80, em 2022, ou seja, há 80 pessoas idosas para cada 100 crianças de 0 a 14 anos, quando, em 2010, o valor era de 44,8. Essa é mais uma evidência do processo acelerado de desenvolvimento e envelhecimento que passou na sociedade brasileira, chegando hoje a níveis semelhantes ao de países desenvolvidos em termos de distribuição etária (Figura 2.2).[20-22]

O INCA organiza, desde 1995, a publicação das estimativas de câncer. A metodologia adotada é análoga à utilizada pela IARC nas estimativas mundiais, e suas principais fontes de informação são os registros de câncer e o Sistema de Informação sobre Mortalidade (SIM). Além da importância para o planejamento das ações de controle, a dinâmica dos tipos de câncer possibilita uma reflexão sobre a situação dos cenários nacional e estadual relativos aos fatores de risco que, ao longo do tempo, geraram os casos atuais, bem como sobre as desigualdades que representam a diversidade de cenários nas regiões geográficas do

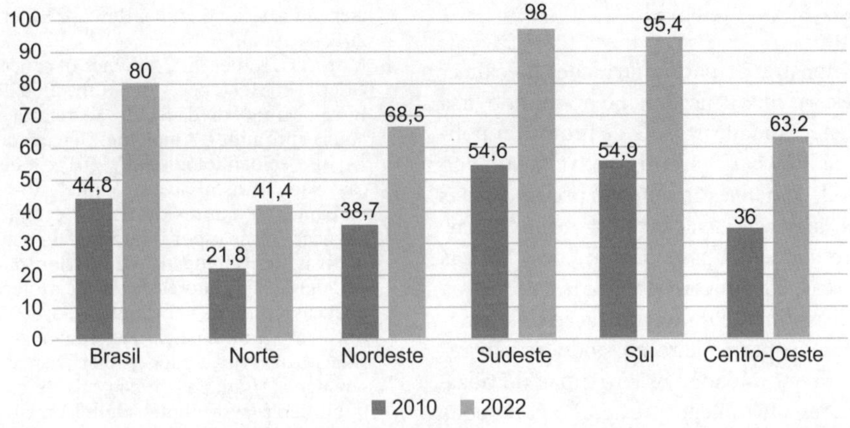

Figura 2.2 Distribuição do índice de envelhecimento por regiões do Brasil – parâmetro: 60 anos ou mais. (Adaptada de IBGE.[20-22])

país. Para o Brasil, a estimativa para o triênio de 2023 a 2025 aponta que ocorrerão 704 mil casos novos de câncer (se excluídos os casos de câncer de pele não melanoma, o número cai para 483 mil). A distribuição da incidência por região geográfica mostra que as regiões Sul e Sudeste concentram cerca de 70% das incidências, com a região Sudeste abrigando metade dos casos. Entretanto, existe grande variação na magnitude e nos tipos de câncer entre as diferentes regiões do país.[2,23]

As regiões Sudeste, Centro-oeste e Sul têm maior Índice de Desenvolvimento Humano (IDH), enquanto as regiões Nordeste e Norte apresentam menor. No sexo masculino, o câncer de próstata é predominante em todas as regiões. Para as regiões de maior IDH, os cânceres de cólon e reto ocupam a segunda ou a terceira posição, enquanto para as de menor IDH o câncer de estômago é o segundo ou o terceiro mais frequente. No sexo feminino, o câncer de mama é o mais incidente e, nas regiões com maior IDH, os cânceres de cólon e reto são o segundo ou terceiro mais frequentes; já nas regiões de menor IDH, o câncer do colo do útero permanece na segunda posição.[2]

Efeito covid-19

Ainda não se sabe com certeza de que maneira a pandemia da covid-19 afetou o impacto dos casos de câncer. Essa situação extraordinária não será refletida nas estimativas do INCA para 2023 a 2025, já que estas se basearam nas tendências de incidência e mortalidade de anos anteriores. Atrasos importantes no diagnóstico de câncer foram relatados em diversos países. A pandemia da covid-19 afetou o processo de registro nos sistemas de informação, sobretudo em países em desenvolvimento, e pode levar a atrasos nos relatórios que afetam as taxas de incidência correspondentes aos anos anteriores a 2020.[2]

Ainda, nessa época, houve menor acesso aos serviços de saúde e aos exames preventivos, o que impactou a incidência de alguns cânceres, como os melanomas. Nos EUA, dados mostraram uma redução no diagnóstico de melanoma *in situ* e em estágios iniciais, além de um aumento relativo de melanomas espessos em 2020, sobretudo entre pacientes brancos mais velhos, do sexo masculino e não hispânicos.[23]

Assim, há uma relativa queda a curto prazo na incidência de câncer no mundo, seguida por um aumento das taxas da doença em fase avançada e, em última análise, o aumento na mortalidade. Vale ressaltar que a quantificação das consequências secundárias da pandemia ao nível da população levará vários anos devido ao atraso na divulgação dos dados de vigilância de base populacional.[24,25]

Considerações finais

Ao demonstrar as particularidades do câncer nas pessoas idosas no Brasil e no mundo, fica clara a necessidade urgente de promover políticas públicas para garantir o envelhecimento saudável, com investimento em prevenção das DCNT, além da capacitação de profissionais com treinamento para as questões clínicas geriátricas, idealmente abordadas de forma multidisciplinar, e da estruturação dos serviços de saúde para que receba todo esse incremento de morbidade nas próximas décadas. Isso representa um enorme desafio para todas as sociedades, sobretudo aquelas que, como a brasileira, são bastante marcadas pela desigualdade social.[26,27]

O controle do câncer é entendido, hoje, como um *continuum* de ações que iniciam no controle das exposições aos fatores de risco, na detecção precoce da doença e nos cuidados paliativos, estes compostos de diagnóstico, tratamento, seguimento durante o período de sobrevivência e cuidados de fim de vida para aqueles que não alcançam a cura ou o controle da doença. Para que o cuidado integral aconteça em todas essas etapas, são necessários um planejamento cuidadoso, a organização dos serviços de saúde e o monitoramento permanente das ações de controle.

Referências bibliográficas

1. Francisco PMSB, Friestino JKO, Ferraz R de O et al. Prevalência de diagnóstico e tipos de câncer em idosos: dados da Pesquisa Nacional de Saúde 2013. Rev Bras Geriat Gerontol. 2020;23(2):e200023.
2. Instituto Nacional de Câncer (INC) [Internet]. Estimativa 2023: incidência de câncer no Brasil/Instituto Nacional de Câncer. Rio de Janeiro: Inca; 2022. Disponível em: https://www.inca.gov.br/sites/ufu.sti.inca.local/files/media/document/estimativa-2023.pdf. Acesso em: 23 abr. 2024.
3. The Economist Intelligence Unit Limited. Cancer and ageing: policy responses to meeting the needs of older people. Sanofi: 2020. Disponível em: https://d33sjysxhm81uh.cloudfront.net/LON_-_ES_Sanofi_Report_Final.pdf. Acesso em: 23 abr. 2024.
4. Estapé T. Cancer in the elderly: challenges and barriers. Asia Pac J Oncol Nurs. 2018;5(1):40-2.
5. Ciosak SI, Braz E, Costa MFBNA et al. Senescência e senilidade: novo paradigma na atenção básica de saúde. Rev Esc Enferm USP. 2011;45(spe2):1763-8.
6. Marosi C, Köller M. Challenge of cancer in the elderly. ESMO Open. 2016;1(3):e000020.
7. Brasil. Ministério da Saúde. Secretaria de Vigilância em Saúde e Ambiente. Departamento de Análise epidemiológica e Vigilância de Doenças Não Transmissíveis. Vigitel Brasil 2023: vigilância de fatores de risco e proteção para doenças crônicas por inquérito telefônico: estimativas sobre frequência e distribuição sociodemográfica de fatores de risco e proteção para doenças crônicas nas capitais dos 26 estados brasileiros e no Distrito Federal em 2023. Brasília: Ministério da Saúde; 2023. Disponível em: www.gov.br/saude/pt-br/centrais-de-conteudo/publicacoes/svsa/vigitel/vigitel-brasil-2023-vigilancia-de-fatores-de-risco-e-protecao-para-doencas-cronicas-por-inquerito-telefonico/view. Acesso em: 23 abr. 2024.
8. Bevel MS, Tsai MH, Parham A et al. Association of food deserts and food swamps with obesity-related cancer mortality in the US. JAMA Oncol. 2023;9(7):909-16.
9. Isaacs B. Some characteristics of geriatric patients. Scott Med J. 1969;14(7):243-51.
10. Brasil. Ministério da Saúde. Secretaria de Atenção Primária à Saúde. Departamento de Gestão do Cuidado Integral. Guia de cuidados para a pessoa idosa. Brasília: Ministério da Saúde; 2023. Disponível em: https://bvsms.saude.gov.br/bvs/publicacoes/guia_cuidados_pessoa_idosa.pdf. Acesso em: 23 abr. 2024.
11. The Lancet Healthy Longevity. Older patients with cancer: evidence-based care needs evidence. Lancet Healthy Longev. 2021;2(11):e678.
12. American Cancer Society. Cancer Facts & Figures 2019 [Internet]. Disponível em: www.cancer.org/research/cancer-facts-statistics/all-cancer-facts-figures/cancer-facts-figures-2019.html. Acesso em: 23 abr. 2024.
13. Pilleron S, Soto-Perez-de-Celis E, Vignat J et al. Estimated global cancer incidence in the oldest adults in 2018 and projections to 2050. Int J Cancer. 2020;148(3):601-8.
14. DeSantis CE, Miller KD, Dale W et al. Cancer statistics for adults aged 85 years and older, 2019. CA Cancer J Clin. 2019;69(6):452-67.
15. International Agency for Research on Cancer (IARC) [Internet]. Disponível em: www.iarc.who.int. Acesso em: 23 abr. 2024.
16. Global Cancer Observatory. [Internet]. Disponível em: https://gco.iarc.fr. Acesso em: 23 abr. 2024.
17. Sung H, Ferlay J, Siegel RL et al. Global Cancer Statistics 2020: GLOBOCAN estimates of incidence and mortality worldwide for 36 cancers in 185 countries. CA Cancer J Clin. 2021;71(3):209-49.
18. Robledo LMG, Cano-Gutiérrez C, García EV. Healthcare for older people in Central and South America. Age Ageing. 2022;51(5):afac017.

19. Kruse MH, Durstine A, Evans DP. Effect of COVID-19 on patient access to health services for noncommunicable diseases in Latin America: a perspective from patient advocacy organizations. Int J Equity Health. 2022;21 (1):45.
20. Instituto Brasileiro de Geografia e Estatística (IBGE) [Internet]. Censo Demográfico 2022. Disponível em: http://biblioteca.ibge.gov.br/visualizacao/livros/liv102038.pdf. Acesso em: 23 abr. 2024.
21. Instituto Brasileiro de Geografia e Estatística (IBGE) [Internet]. População por idade e sexo. Disponível em: https://agenciadenoticias.ibge.gov.br/media/com_mediaibge/arquivos/ca93b770f7ef3931bd425cdea60c8b5c.pdf. Acesso em: 23 abr. 2024.
22. Instituto Brasileiro de Geografia e Estatística (IBGE) [Internet]. Panorama do Censo 2022. Disponível em: https://censo2022.ibge.gov.br/panorama. Acesso em: 23 abr. 2024.
23. Kim DY, Hartman RI. Incidence of in situ and invasive cutaneous melanomas during the COVID-19 pandemic in the US. JAMA Dermatol. 2023;159(10):1141-5.
24. Siegel RL, Miller KD, Fuchs HE et al. Cancer statistics, 2022. CA Cancer J Clin. 2022;72(1): 7-33.
25. Siegel RL, Miller KD, Wagle NS et al. Cancer statistics, 2023. CA Cancer J Clin. 2023;73(1):17-48.
26. Kamangar F, Dores GM, Anderson WF. Patterns of cancer incidence, mortality, and prevalence across five continents: defining priorities to reduce cancer disparities in different geographic regions of the world. J Clin Oncol. 2006;24(14):2137-50.
27. Bluethmann SM, Mariotto AB, Rowland JH. Anticipating the "Silver Tsunami": prevalence trajectories and comorbidity burden among older cancer survivors in the United States. Cancer Epidemiol Biomarkers Prev. 2016;25(7):1029-36.

3 Desafios e Oportunidades da Avaliação Oncogeriátrica na América Latina

Cristiane Decat Bergerot ♦ Paulo Gustavo Bergerot ♦
Enrique Soto-Perez-de-Celis

Introdução

A América Latina é uma região de grande diversidade cultural, geográfica e socioeconômica, onde a saúde pública desempenha papel fundamental na vida de milhões de pessoas. Nesse contexto, o envelhecimento da população e o aumento da incidência do câncer são duas tendências que têm suscitado crescente atenção.

Conforme o mundo enfrenta o desafio do envelhecimento populacional, um fenômeno notável ocorre na área da saúde: o crescente número de pacientes idosos diagnosticados com câncer. A Oncogeriatria, disciplina que combina os campos da Oncologia e da Geriatria, emerge como componente vital do cuidado de pacientes idosos com câncer. Essa área da medicina destaca a importância de uma abordagem interdisciplinar, considerando tanto os desafios quanto as oportunidades que o envelhecimento traz para o diagnóstico e o tratamento do câncer.

Neste capítulo, será explorada a avaliação geriátrica, processo de avaliação abrangente projetado para atender às necessidades específicas de pacientes idosos com câncer. Serão investigados os desafios únicos que os pacientes oncológicos enfrentam na América Latina, abordando-se questões como o acesso limitado a serviços de saúde e os desafios socioeconômicos. Ao mesmo tempo, serão destacadas as oportunidades oferecidas pela avaliação geriátrica, incluindo a melhoria da qualidade de vida dos pacientes, a otimização das decisões de tratamento e a promoção de cuidados mais personalizados.

À medida que as complexidades da avaliação geriátrica na América Latina são exploradas, serão examinadas as abordagens inovadoras que têm sido desenvolvidas para superar barreiras e garantir que pacientes com 65 anos ou mais recebam assistência de qualidade.

Desafios na América Latina

Nos últimos dois séculos, houve um notável crescimento populacional em nível global. Entretanto, atualmente, muitos países desenvolvidos enfrentam um declínio demográfico, resultado do aumento da expectativa de vida e da redução das taxas de fertilidade.[1] Nesse contexto, merece destaque o impressionante aumento do número de pessoas com mais de 60 anos, que quadruplicou entre 1950 e 2015; projeções indicam que esse grupo demográfico poderá alcançar a marca de 2,1 bilhões de indivíduos até 2050.[2]

O Brasil, como a quinta nação mais populosa do mundo, conta com mais de 200 milhões de habitantes. Surpreendentemente, em apenas 16 anos, assistiu-se a um rápido aumento na idade média da população, que passou de 68,8 anos, em 2000, para 75,8 anos, em 2016. Essa tendência se projeta para acelerar ainda mais durante o século XXI.[3-5] Além disso, toda a região da América Latina observa um expressivo processo de envelhecimento populacional.

O aumento da população idosa gera desafios significativos nos sistemas de saúde latino-americanos. Isso inclui maior incidência e prevalência de doenças crônicas e comorbidades, necessidade crescente de serviços de saúde e aumento nos casos de câncer. Estima-se que entre 30 e 65% dos novos diagnósticos de câncer ocorram em adultos mais velhos, com taxas de mortalidade mais altas nesse grupo. Somando-se a esse desafio, há questões econômicas, sociais, de políticas públicas e de recursos humanos para a saúde. A escassez de especialistas em Geriatria é uma realidade global, com poucos especialistas localizados na atenção primária, na qual a maioria dos cuidados de saúde para adultos mais velhos deve ser fornecida.[6,7]

Na América Latina, essa questão é ainda mais complexa. Embora os programas de formação em Geriatria tenham sido estabelecidos na região desde a década de 1970, ainda é notável a falta de geriatras qualificados. Para ilustrar essa escassez, existem no Brasil apenas 1.405 geriatras, resultando em uma proporção de apenas um geriatra para cada 24 mil idosos. Além disso, é importante notar que a maioria dos geriatras está concentrada na região Sudeste do país. A razão para essa falta de médicos com conhecimento em Geriatria inicia já na graduação, uma vez que muitos currículos de cursos de medicina não incluem a disciplina. Ademais, apenas algumas faculdades de medicina na América Latina oferecem programas de especialização em Geriatria, e esses programas estão concentrados em apenas alguns países.[8,9]

Essa escassez de especialistas em Geriatria na América Latina cria um desafio adicional no contexto da Oncologia, que requer uma abordagem multidimensional para atender às complexas necessidades de saúde dos pacientes idosos com câncer. A Oncologia Geriátrica desempenha papel fundamental na garantia de tratamentos personalizados e decisões adequadas. No Brasil, por exemplo, existem poucos cursos de pós-graduação em Oncogeriatria; além disso, no cadastro oficial do Ministério da Educação, há apenas sete instituições cadastradas de Oncogeriatria.[10]

Portanto, é fundamental que a América Latina avance na capacitação e no reconhecimento de profissionais de saúde em Geriatria e Oncologia Geriátrica, adaptando-se ao envelhecimento da população. É necessário, ainda, fortalecer a pesquisa e o desenvolvimento de programas eficazes de Geriatria e Oncologia Geriátrica para atender à crescente demanda.[11,12]

Nesse cenário desafiador, a Oncologia Geriátrica se apresenta como uma abordagem promissora para garantir que os adultos mais velhos com câncer na América Latina recebam assistência de qualidade e voltada às reais necessidades de cada paciente. É essencial que a América Latina promova parcerias internacionais para compartilhar conhecimento e recursos, buscando melhorar os cuidados e a qualidade de vida dos pacientes idosos com câncer. Alguns países, como Brasil, Chile e México, já contam com representantes na International Society of Geriatric Oncology (SIOG).[13]

Avaliação geriátrica

A avaliação geriátrica surge como uma estratégia para minimizar o impacto da escassez de profissionais qualificados na área e garantir que as necessidades mais comuns de pacientes com 65 anos ou mais sejam identificadas, viabilizando um planejamento terapêutico direcionado para melhorar os desfechos clínicos e a qualidade de vida. Essa abordagem é multidimensional, abrangendo diversos domínios essenciais para avaliar a saúde e as necessidades de pacientes idosos com câncer de forma completa. A American Society of Clinical Oncology (ASCO) recomenda a avaliação dos domínios físico-funcional, funcional, nutricional, do suporte social e emocional, das comorbidades, da função cognitiva e do risco de toxicidade por quimioterapia (Tabela 3.1).[14,15]

Tabela 3.1 Domínios que compõem a avaliação geriátrica.

Domínios	Descrição	Versão *on-line*
Físico-funcional, *performance*	Histórico de queda nos últimos 6 meses e habilidade para caminhar e subir escadas	–
Status funcional	A capacidade funcional do paciente é um importante indicador e pode ser avaliada por meio das atividades instrumentais de vida diária (AIVD) e das atividades básicas de vida diária (ABVD)	AIVD: https://edisciplinas.usp.br/pluginfile.php/2551437/mod_resource/content/1/LAWTON%20dez%202015.pdf ABVD: https://edisciplinas.usp.br/pluginfile.php/2551429/mod_resource/content/1/KATZ%20dez%202015.pdf
Nutrição, perda de peso	O estado nutricional pode ser avaliado considerando-se a perda de peso não intencional, o índice de massa corporal (IMC) < 21 kg/m^2, o Geriatric-8 (G8) e a avaliação mínima do estado nutricional	Geriatric-8[16]
Suporte social	A presença de suporte social pode ser mensurada por meio do Medical Outcome Survey (MOS)	MOS[17]
Psicológico	A presença de sintomas de ansiedade e/ou de depressão pode ser avaliada por meio dos questionários PROMIS Ansiedade e a Escala de Depressão Geriátrica (GDS 5)	GDS: https://linhasdecuidado.saude.gov.br/portal/tabagismo/escala-depressao-geriatrica
Comorbidade	A presença de comorbidades pode ser avaliada por meio da história clínica, do Cumulative Illness Rating Scale-Geriatrics (CIRS-G) e do Índice de Comorbidade de Charlson	–
Função cognitiva	A avaliação cognitiva é importante e pode ser feita por meio do Mini-Cog	Mini-Cog: www.minicog.com/wp-content/uploads/2022/09/PORTUGUESE-Mini-Cog-in-Portuguese.pdf
Avaliação geriátrica	A avaliação geriátrica pode ser feita por meio do Geriatric-8	Geriatric-8[16]
Risco de toxicidade por quimioterapia	Para avaliar o risco de toxicidade por quimioterapia, recomenda-se o uso do questionário de toxicidade CARG	MyCARG:[18] www.mycarg.org/?page_id=2405

Essas ferramentas e domínios são fundamentais para oferecer assistência personalizada e abrangente a pacientes idosos com câncer, identificando suas necessidades específicas, com proposição de tratamentos adequados. A abordagem multidimensional da avaliação geriátrica desempenha papel fundamental na garantia de cuidados de alta qualidade e na otimização dos resultados para essa população.[14,15]

Desafios e oportunidades

A crescente transição demográfica na América Latina, com um envelhecimento populacional acelerado, apresenta uma série de desafios e oportunidades para a avaliação geriátrica. Enquanto os sistemas de saúde enfrentam pressões crescentes para atender às necessidades de uma população idosa em expansão, a incorporação da Oncologia Geriátrica torna-se fundamental para garantir cuidados de qualidade e tratamentos adequados aos pacientes mais velhos com câncer.[19]

Desafios

1. Escassez de especialistas em Geriatria: a América Latina enfrenta uma carência significativa de geriatras e especialistas em Oncologia Geriátrica. A falta de acesso a profissionais com conhecimento especializado é um dos principais desafios na implementação da avaliação geriátrica.

2. Falta de programas de formação: a região carece de programas abrangentes de formação em Geriatria e Oncologia Geriátrica, desde a graduação até a especialização, e isso limita a disponibilidade de profissionais capacitados.

3. Heterogeneidade na oferta de cuidados: os cuidados geriátricos e oncológicos podem variar significativamente entre os países latino-americanos, levando a desigualdades no acesso a tratamentos de qualidade.

Oportunidades

1. Expansão da formação em Geriatria: a criação de novos programas de formação em Geriatria e Oncologia Geriátrica, bem como o incentivo à especialização, podem ajudar a suprir a falta de profissionais especializados na região.

2. Pesquisa e inovação: a América Latina tem a oportunidade de contribuir para a pesquisa em Oncologia Geriátrica, adaptando protocolos e diretrizes globais às necessidades locais e desenvolvendo estratégias eficazes de avaliação geriátrica.

3. Colaboração internacional: a cooperação com instituições e especialistas internacionais em Geriatria e Oncologia Geriátrica pode impulsionar o avanço dos cuidados nessa área e incentivar ainda mais a formação de profissionais locais.

4. Integração multidisciplinar: promover a integração de equipes multidisciplinares no atendimento a pacientes idosos com câncer pode melhorar significativamente a qualidade dos cuidados, aproveitando as habilidades de profissionais de diferentes áreas.

5. Conscientização e educação: a educação de pacientes, familiares e cuidadores sobre a importância da avaliação geriátrica pode ajudar a criar uma demanda por cuidados especializados e promover melhores resultados.

6. Políticas de saúde orientadas para o envelhecimento: é fundamental a determinação de políticas públicas que reconheçam as necessidades específicas dos pacientes idosos com câncer e incentivem a criação de programas de avaliação geriátrica.

À medida que a população idosa da América Latina continua a aumentar, a Oncologia Geriátrica desempenhará papel cada vez mais crucial na garantia de que os pacientes mais velhos com câncer recebam atendimento de alta qualidade e tratamentos individualizados. Superar os desafios e aproveitar as oportunidades envolvidas na avaliação geriátrica é essencial para enfrentar de maneira eficaz as demandas de cuidados de saúde de grupo populacional que tem aumentado rapidamente.

Programas de avaliação geriátrica

A importância de fazer uma avaliação geriátrica abrangente para pacientes com 65 anos ou mais e com câncer tem ganhado crescente reconhecimento. Diversos estudos randomizados de fase III foram realizados para avaliar a eficácia dessa avaliação isolada ou combinada com intervenções voltadas às necessidades identificadas, em diversos desfechos clínicos (Tabela 3.2). Esses desfechos incluem mortalidade, sobrevida global, conclusão do tratamento quimioterápico sem atrasos ou redução de dose, presença de toxicidade ao tratamento de grau moderado a severo (critérios de eventos adversos de graus III-IV), satisfação na comunicação sobre preocupações relacionadas com envelhecimento, qualidade de vida, bem como o estado funcional e nutricional.[20-28] De maneira geral, esses estudos destacaram a importância da avaliação na melhoria desses desfechos, otimizando as decisões terapêuticas, reduzindo as toxicidades relacionadas com quimioterapia e aumentando a satisfação do paciente e do cuidador com o atendimento. É fundamental destacar que tais benefícios se mostraram mais evidentes em pacientes idosos e vulneráveis.

Tabela 3.2. Resumo dos três principais estudos randomizados para avaliar a eficácia da avaliação geriátrica.

	GAIN[21]	GAP70+[20]	Integrate[23]
População	613 pacientes Idade:≥ 65 anos Estadiamento IV: 71,4% Em tratamento quimioterápico	718 pacientes Idade: ≥ 70 anos Estadiamento IV: 100% Em tratamento	154 pacientes Idade: ≥ 70 anos Em tratamento
Intervenção	402 pacientes Avaliação geriátrica seguida de intervenção e encaminhamento	349 pacientes Avaliação geriátrica com recomendações sugeridas ao oncologista antes do início do tratamento	76 pacientes Avaliação geriátrica seguida de consulta com um geriatra
Local	1 centro de câncer designado pelo Instituto Nacional de Câncer	40 clínicas oncológicas comunitárias	Multicêntrico
Resultados	Redução de toxicidade de grau ≥ 3 Melhora da taxa de diretivas avançadas	Redução de toxicidade de grau ≥ 3 Redução de queda e polifarmácia	Melhora da qualidade de vida, redução no número de admissão hospitalar

No Brasil, um estudo recente de viabilidade e aceitabilidade reforça ainda mais essas descobertas.[29] Esse estudo longitudinal abrangeu adultos com 65 anos ou mais, diagnosticados com vários tipos de cânceres sólidos, programados para iniciar a quimioterapia em centros de câncer localizados em diferentes estados brasileiros. Nesse estudo, a avaliação geriátrica e as intervenções foram feitas por telessaúde (Figura 3.1). Em uma amostra de 56 pacientes com idade média de 76 anos, a maioria dos quais do sexo feminino, houve 92% de adesão completa, superando o limite de viabilidade de 70%. Dos pacientes identificados com necessidades que precisariam ser atendidas, 86% seguiram as recomendações para consulta remota, e observaram-se melhorias significativas em vários domínios, incluindo funcionalidade, qualidade de vida e sintomas depressivos.[29] O estudo enfatiza que a avaliação geriátrica remota é tanto viável quanto bem recebida por adultos mais velhos com câncer em tratamento no Brasil e resultou em significativas melhorias nos resultados relacionados com a qualidade de vida ao longo do tempo.[29] Cabe destacar que os resultados preliminares, incluindo somente pacientes com câncer metastático que recebiam tratamento de primeira ou subsequentes linhas de tratamento – na qual os pacientes foram randomizados em uma proporção de 1:1 para receber o atendimento padrão da instituição ou participar do programa GAIN-S (Serviços de Avaliação Geriátrica Integrada - Suporte) –, confirmam a eficácia desse tipo de programa.[30]

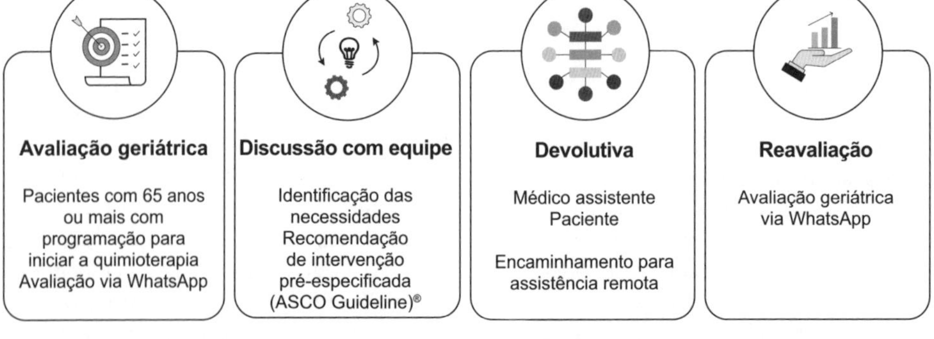

Figura 3.1. Representação gráfica do estudo GAIN de viabilidade e aceitabilidade realizado no Brasil.[29]

Em resumo, esses achados destacam a viabilidade e o potencial promissor da integração do programa GAIN-S para adultos mais velhos com câncer. As melhorias significativas na saúde física, nos sintomas de depressão e na qualidade de vida reforçam a importância dos serviços de apoio personalizados e o potencial da intervenção remota para superar obstáculos relacionados com os resultados e melhorar a qualidade de vida de pacientes mais velhos com câncer. Fica evidente que a avaliação, quando acompanhada de intervenções direcionadas e acompanhamento com base nos resultados da avaliação, contribui de maneira substancial para a melhoria dos resultados centrados no paciente, proporcionando um atendimento de maior qualidade para esse grupo. Apesar da comprovação desses benefícios, ainda persistem obstáculos que dificultam a adoção desse tipo de programa. No entanto, esforços estão em andamento para superar essas barreiras e garantir a adoção dessa recomendação, assegurando que os pacientes mais velhos recebam o atendimento que merecem.

Futuras direções e recomendações

Recomenda-se que a avaliação geriátrica seja implementada na prática clínica.[11] Isso requer conscientização e treinamento adequados para profissionais da Saúde, a fim de integrar efetivamente esse programa de avaliação na assistência oncológica. Os benefícios dessa abordagem são evidentes, e, com base em diversos estudos realizados nos últimos 3 anos (2021 a 2023), é possível afirmar que as diretrizes propostas pela ASCO podem ser adaptadas para atender às necessidades de diferentes contextos clínicos e populações de pacientes, incluindo a brasileira.[15,20-30] Essa adaptação pode incluir considerações relacionadas com os recursos disponíveis, como a disponibilidade de pessoal, particularmente em configurações com recursos limitados. Além disso, o crescimento da Oncologia Geriátrica no Brasil pode ser alcançado por meio da colaboração com organizações internacionais, como a SIOG, que têm capacidade de gerar recursos educativos, cursos de treinamentos e recursos práticos para uso clínico.

Para melhorar a qualidade do atendimento e o tratamento do câncer em adultos mais velhos na América Latina, é necessário considerar a importância da avaliação geriátrica para detectar as necessidades dos pacientes com mais de 65 anos. Nessa avaliação, é preciso interpretar os resultados e colaborar com especialistas em Geriatria e outros membros da equipe de saúde para tomar decisões clínicas fundamentadas. Isso inclui abordar problemas sociais identificados nos pacientes e cuidadores, avaliar o risco de toxicidade com base na avaliação geriátrica e ajustar as doses e a intensidade do tratamento. Os profissionais da Saúde devem ter conhecimento sobre o uso da avaliação geriátrica na tomada de decisões clínicas; isso também implica compreender as diretrizes internacionais e a epidemiologia do câncer em adultos mais velhos, bem como familiarizar-se com ferramentas de predição de toxicidade e expectativa de vida.[15,19,31]

É imperativo que futuras pesquisas explorem intervenções multidisciplinares mais amplas e específicas, direcionadas a problemas identificados por meio dessas avaliações. Essas intervenções podem abranger áreas como fisioterapia, serviços de apoio, orientação nutricional e suporte psicossocial. Ademais, é importante a avaliação dos resultados a longo prazo desses programas, incluindo a qualidade de vida a longo prazo e a necessidade de hospitalização após o tratamento.

Uma vez que a imunoterapia e outras terapias inovadoras são cada vez mais utilizadas em pacientes idosos com câncer, é essencial avaliar o impacto da avaliação geriátrica nessas novas modalidades de tratamento.[32,33] Além disso, novos estudos devem explorar os custos e os benefícios desses programas, a fim de entender seu valor econômico e seu impacto no sistema de saúde como um todo. Organizações de saúde e sociedades médicas devem continuar a desenvolver diretrizes clínicas claras sobre a implementação da avaliação geriátrica em várias configurações clínicas. É fundamental incentivar os profissionais da Saúde a buscar educação continuada na área de avaliação geriátrica, garantindo, assim, uma aplicação eficaz e alinhada com as melhores práticas.

Referências bibliográficas

1. United Nations. Department of Economic and Social Affairs. World Population Ageing 2019: Highlights. Disponível em: https://digitallibrary.un.org/record/3846855?v=pdf. Acesso em: 24 abr. 2024.
2. White MC, Holman DM, Goodman RA et al. Cancer risk among older adults: time for cancer prevention to go silver. Gerontologist. 2019;59(suppl 1):S1-S6.
3. The World Bank. Gini index (World Bank estimate) 2011-2015. Disponível em: https://data.worldbank.org/indicator/SI.POV.GINI?view=map. Acesso em: 24 abr. 2024.
4. Human Development. Report 2015: Work for Human Development. New York, NY: United Nations Development Programme; 2015.
5. Instituto Brasileiro de Geografia e Estatística (IBGE). Life expectancy at birth according to population projections: 1980, 1991-2030-both sexes; 2016.
6. Health Resources & Services Administration (HRSA); Health Workforce. National and Regional Projections of Supply and Demand for Geriatricians: 2013-2015. Disponível em: https://bhw.hrsa.gov/sites/default/files/bureau-health-workforce/data-research/geriatrics-report-51817.pdf. Acesso em: 24 abr. 2024.
7. Wildiers H, Heeren P, Puts M et al. International Society of Geriatric Oncology consensus on geriatric assessment in older patients with cancer. J Clin Oncol. 2014;32(24):2595-603.
8. Rivera-Hernandez M, Flores Cerqueda S, García Ramírez JC. The growth of gerontology and geriatrics in Mexico: Past, present, and future. Gerontol Geriatr Educ. 2017;38:76-91.
9. Sociedade Brasileira de Geriatria e Gerontologia (SBGG). Mais idosos, poucos geriatras; 2016. Disponível em: www.sbgg-sp.com.br/mais-idosos-poucos-geriatras. Acesso em: 24 abr. 2024.
10. Portal e-MEC [Internet]. Sistema de Regulação do Ensino Superior. Disponível em: https://emec.mec.gov.br/emec/nova#simples. Acesso em: 24 abr. 2024.
11. Gil Jr LA, Karnakis T, Kanaji AL et al. Geriatrician team in a cancer hospital in Brazil: how do oncologists ask for help? J Geriatr Oncol.2019; 10(6_suppl 1):S88-S89.
12. Soto-Perez-de-Celis E, Cordoba R, Gironés R et al. Cancer and aging in Ibero-America. Clin Transl Oncol. 2018;20(9):1117-26.
13. International Society of Geriatry Oncology (SIOG). SIOG National Representatives [Internet]; 2015. Disponível em: https://bit.ly/3igBBnc. Acesso em: 24 abr. 2024.
14. Mohile SG, Dale W, Somerfield MR et al. Practical Assessment and Management of Vulnerabilities in Older Patients Receiving Chemotherapy: ASCO Guideline for Geriatric Oncology. J Clin Oncol. 2018;36(22):2326-47.
15. Dale W, Klepin HD, Williams GR et al. Practical Assessment and Management of Vulnerabilities in Older Patients Receiving Systemic Cancer Therapy: ASCO Guideline Update. J Clin Oncol. 2023;41(26):4293-312.
16. Mello ALL, Lima JTO, Magno IMF et al. Validação do G8 como instrumento para predição do óbito em 1 ano em pacientes oncológicos brasileiros com idade igual ou superior a 60 anos. Monografia [Pesquisa Pibic] – Instituto de Medicina Integral Prof. Fernando Figueira (IMIP); 2018.
17. Griep RH, Chor D, Faerstein E et al. Validade de constructo de escala de apoio social do *Medical Outcomes Study* adaptada para o português no Estudo Pró-Saúde. Cad Saúde Pública. 2005;21(3):703-14.
18. Bergerot CD, Razavi M, Philip EJ et al. Association between chemotherapy toxicity risk scores and physical symptoms among older Brazilian adults with cancer. J Geriatr Oncol. 2020;11(2):280-3.
19. Verduzco-Aguirre HC, Navarrete-Reyes AP, Negrete-Najar JP et al. Cáncer en el adulto mayor en Latinoamérica: cooperación interdisciplinaria entre oncología y geriatría. Rev Salud Publica (Bogota). 2020;22(3):337-45.
20. Mohile SG, Mohamed MR, Xu H et al. Evaluation of geriatric assessment and management on the toxic effects of cancer treatment (GAP70+). A cluster-randomised study. Lancet. 2021;398:1894-904.
21. Li D, Sun CL, Kim H et al. Geriatric assessment-driven intervention (GAIN) on chemotherapy-related toxic effects in older adults with cancer: A randomized clinical trial. JAMA Oncol. 2021;7:e214158.
22. Lund CM, Vistisen KK, Olsen AP et al. The effect of geriatric intervention in frail older patients receiving chemotherapy for colorectal cancer: A randomised trial (GERICO). Br J Cancer. 2021;124(12):1949-58.
23. Mohile SG, Epstein RM, Hurria A et al. Communication with older patients with cancer using geriatric assessment: A cluster-randomized clinical trial from the National Cancer Institute Community Oncology Research Program. JAMA Oncol. 2020;6(2):196-204.
24. Soo WK, King MT, Pope A et al. Integrated Geriatric Assessment and Treatment Effectiveness (INTEGERATE) in older people with cancer starting systemic anticancer treatment in Australia: A multicentre, open-label, randomised controlled trial. Lancet Healthy Longev. 2022; 3:e617-e627.
25. Puts M, Alqurini N, Strohschein F et al. Impact of geriatric assessment and management on quality of life, unplanned hospitalizations, toxicity, and survival for older adults with cancer: The randomized 5C trial. J Clin Oncol. 2023;41(4):847-58.
26. Paillaud E, Brugel L, Bertolus C et al. Effectiveness of geriatric assessment-driven interventions on survival and functional and nutritional status in older patients with head

and neck cancer: A randomized controlled trial (EGeSOR). Cancers (Basel). 2022;14(13):3290.
27. Ørum M, Eriksen SV, Gregersen M et al. The impact of a tailored follow-up intervention on comprehensive geriatric assessment in older patients with cancer: A randomized controlled trial. J Geriatr Oncol. 2021;12:41-8.
28. DuMontier C, Uno H, Hshieh T et al. Randomized controlled trial of geriatric consultation *versus* standard care in older adults with hematologic malignancies. Haematologica. 2022;107(5):1172-80.
29. Bergerot CD, Bergerot PG, Razavi M et al. Implementation and evaluation of a remote geriatric assessment and intervention program in Brazil. Cancer. 2023;129(13):2095-102.
30. Bergerot CD, Bergerot PG, Silva JRG et al. Telehealth-based, geriatric assessment-guided supportive care intervention (GAIN-S) for older adults with advanced cancer: A randomized clinical trial in Brazil. JCO Oncology Practice. 2023;19(11_suppl):215.
31. Burhenn PS, McCarthy AL, Begue A et al. Geriatric assessment in daily oncology practice for nurses and allied health care professionals: Opinion paper of the Nursing and Allied Health Interest Group of the International Society of Geriatric Oncology (SIOG). J Geriatr Oncol. 2016;7(5):315-24.
32. Kanesvaran R, Cordoba R, Maggiore R. Immunotherapy in older adults with advanced cancers: implications for clinical decision-making and future research. Am Soc Clin Oncol Educ Book. 2018;(38):400-14.
33. Nebhan CA, Cortellini A, Ma W et al. Clinical outcomes and toxic effects of single-agent immune checkpoint inhibitors among patients aged 80 years or older with cancer. JAMA Oncol. 2021;7(12):1856.

4 Confluência entre Biologia do Envelhecimento e Síndrome da Fragilidade

Ivan Aprahamian ♦ Virgilio Garcia Moreira ♦ Andréia Pain

Introdução

O envelhecimento é um fenômeno biológico complexo, caracterizado pela perda progressiva de funcionalidade e pelo aumento da vulnerabilidade a fatores de estresse. A biologia do envelhecimento é um campo de estudo que se dedica a compreender os mecanismos moleculares e celulares que estão na base desse processo. Diversas teorias têm sido propostas, incluindo danos ao DNA, estresse oxidativo e inflamação crônica. Nesse contexto, a Síndrome da Fragilidade emerge como uma condição clínica particularmente relevante, sendo definida como uma condição biológica de aumento da vulnerabilidade a estressores, resultando de declínios funcionais acumulados em vários sistemas orgânicos. A fragilidade é um preditor independente de desfechos adversos de saúde, incluindo hospitalização, institucionalização e morte.[1]

Em Oncogeriatria, a relevância da biologia do envelhecimento e da fragilidade é ainda mais pronunciada. Pacientes oncológicos idosos com frequência apresentam comorbidades e são mais vulneráveis aos efeitos colaterais do tratamento do câncer. A avaliação geriátrica, que inclui uma abordagem detalhada da fragilidade, é essencial para o manejo clínico desses pacientes e para a tomada de decisões terapêuticas.[2]

Este capítulo visa explorar a biologia do envelhecimento e a Síndrome da Fragilidade no contexto da Oncogeriatria, com foco em seu impacto na prática clínica e nas estratégias para seu manejo.

Processo de envelhecimento

O processo de envelhecimento humano e a consequente Síndrome da Fragilidade têm sido objeto de investigação desde longa data. O primeiro vem sendo interpretado de diferentes maneiras por meio das culturas e mitologias, uma vez que a curiosidade intrínseca do ser humano continua a impulsionar a busca por uma compreensão mais profunda desses fenômenos. Todavia, a certeza ainda é uma miragem distante. As teorias explicativas sobre o como e o porquê do envelhecimento são cíclicas, surgindo e decaindo com o avanço do conhecimento científico. No campo da biologia do envelhecimento, disciplinas como a bioquímica, a genética e a fisiologia fornecem um vasto espectro para a investigação e a compreensão desse processo.[3]

A Biogerontologia, uma disciplina científica emergente, tem experimentado um crescimento exponencial nas últimas seis décadas. Apenas recentemente a elucidação dos mecanismos putativos subjacentes ao envelhecimento tem sido sistematicamente explorada sob rigoroso escrutínio científico. Embora a questão do envelhecimento tenha sido objeto de debate e reflexão por séculos, foi durante a conjuntura da transição demográfica e epidemiológica global que a expansão do conhecimento a respeito do tema ganhou um ímpeto sem precedentes. A consciência desses marcos significativos instigou a sociedade a confrontar o paradigma da longevidade, realidade cada vez mais palpável na atualidade.[4,5]

A avaliação das patologias comuns inerentes ao processo de senescência como paradigma para os mecanismos fundamentais do envelhecimento biológico não se revela útil para a compreensão intrínseca do fenômeno do envelhecimento. A doença é caracterizada como o processo no qual um organismo experimenta a deterioração de suas funções normativas, fisiológicas e evolutivas. No envelhecimento normal, observa-se uma alteração direta da entropia e uma degradação da matéria e da energia, conduzindo a célula a um estado final de uniformidade inerte.[4]

Leonard Hayflick, um dos pioneiros na Biogerontologia, resume as diferenças e sustenta que o envelhecimento não é uma doença, pois, ao contrário das alterações que ocorrem em qualquer patologia, as modificações inerentes ao envelhecimento se manifestam de maneira diversificada, a saber:[6]

- Manifestam-se em qualquer animal que alcança a maturidade
- Ocorrem após a maturação sexual
- Aumentam a vulnerabilidade à morte
- Superam praticamente todas as barreiras entre as espécies, ocorrendo de maneira diversificada, mas constante e com um curso claramente demarcado para cada espécie.

O conceituado biogerontólogo Bernard Strehler postulou parâmetros fundamentais acerca das transmutações intrínsecas ao envelhecimento. Segundo sua concepção, o envelhecimento é:[6]

- Um processo ubiquitário: manifesta-se em todos os indivíduos, independentemente de etnia, sexo ou localização geográfica
- Intrínseco: trata-se de um processo endógeno, não induzido por influências exógenas
- Progressivo: evolui invariavelmente com o avanço do tempo
- Deletério: acarreta consequências nocivas
- Não adaptativo: não confere nenhum propósito vantajoso, sendo, ao contrário, prejudicial ao organismo.

Nesse contexto, diversos acadêmicos, corroborando cada uma dessas perspectivas, imergiram na exploração das teorias predominantes relacionadas com o processo de senescência na espécie humana.

Teorias biológicas do envelhecimento

As teorias estocásticas e sistêmicas do envelhecimento são dois grandes ramos que buscam explicar a biologia do envelhecimento, conforme postulado por Arking.[6]

As teorias estocásticas do envelhecimento, também conhecidas como teorias do dano, fundamentam-se na premissa de que o envelhecimento é o resultado acumulativo de eventos aleatórios que infligem danos às moléculas biológicas. Essas teorias postulam que o acúmulo de danos em macromoléculas, células e tecidos ao longo do tempo resulta em um declínio gradual da função biológica e na consequente emergência de características fenotípicas associadas ao envelhecimento. Todavia, as teorias sistêmicas do envelhecimento, também chamadas "teorias programadas", propõem que o envelhecimento é um processo intrínseco, programado e ordenado, semelhante ao desenvolvimento do organismo. Segundo essas teorias, o envelhecimento é um processo evolutivo geneticamente regulado e controlado por uma infinidade de mecanismos biológicos complexos. Ambas as teorias oferecem explicações complementares para o envelhecimento, e uma compreensão aprofundada delas é crucial para desvendar a intricada biologia do envelhecimento e da fragilidade.[6,7]

Teorias estocásticas do envelhecimento

A biologia do envelhecimento é uma área complexa e intricada da ciência, dedicada ao estudo dos mecanismos biológicos que levam ao declínio funcional associado a idade. As teorias estocásticas do envelhecimento, como são chamadas, apresentam uma perspectiva particularmente intrigante sobre esse processo. Elas sugerem que o envelhecimento é produto de eventos aleatórios e do acúmulo de danos ao longo do tempo (Tabela 4.1).

Tabela 4.1 Teorias biológicas do envelhecimento: erro estocástico.

Teoria do envelhecimento	Descrição	Referência bibliográfica
Teoria dos radicais livres	O envelhecimento e a patologia associada à idade são o resultado cumulativo do dano oxidativo causado pelos radicais livres	Harman D. Aging: a theory based on free radical and radiation chemistry. J Gerontol.1956;11(3):298-300
Teoria do erro	O envelhecimento é resultado de erros aleatórios que ocorrem durante a síntese de proteínas e o processamento do RNA	Orgel LE. The maintenance of the accuracy of protein synthesis and its relevance to ageing. Proc Natl Acad Sci USA. 1963;49(4):517-21
Teoria do dano ao DNA	O envelhecimento é resultado de danos ao DNA que se acumulam ao longo do tempo	Vijg J, Suh Y. Genome instability and aging. Annu Rev Physiol. 2013;75:645-68

No âmago das teorias estocásticas do envelhecimento encontra-se a noção do dano molecular acumulativo. A ideia é que, ao longo do tempo, uma série de danos aleatórios ocorre às moléculas biológicas - incluindo DNA, proteínas e lipídios. Esses eventos danosos são ditos como "estocásticos" por natureza, o que significa que ocorrem ao acaso, sem uma sequência ou padrão previsível.[6]

A teoria dos radicais livres do envelhecimento, uma das mais conhecidas dentro das teorias estocásticas, postula que o envelhecimento e a patologia associada a idade são o resultado cumulativo do dano oxidativo causado pelos radicais livres. Essas moléculas altamente reativas são um subproduto normal do metabolismo celular, mas podem danificar macromoléculas biológicas importantes quando não são adequadamente neutralizadas pelo sistema de defesa antioxidante do organismo.

Outra teoria estocástica relevante é a teoria do erro. Segundo essa perspectiva, o envelhecimento é resultado de erros aleatórios que ocorrem durante a síntese de proteínas e o processamento do RNA, os quais podem levar à produção de moléculas defeituosas que, com o tempo, contribuem para o declínio funcional associado ao envelhecimento.

Uma terceira teoria estocástica do envelhecimento é a teoria do dano ao DNA, que postula que o envelhecimento é o resultado de danos ao DNA que se acumulam ao longo do tempo. Apesar de os mecanismos de reparo do DNA serem extremamente eficientes, não são perfeitos e alguns deles podem permanecer, levando a mutações e a uma instabilidade genética que contribuem para o fenótipo do envelhecimento.

Em suma, as teorias estocásticas oferecem uma visão intrigante do envelhecimento, sugerindo que se trata de um processo largamente impulsionado por eventos aleatórios e danos acumulativos. Embora essas teorias não excluam a possibilidade de mecanismos regulados e programados também estarem em jogo, certamente oferecem uma perspectiva valiosa para nossa compreensão do envelhecimento e das doenças associadas com a idade.[6]

Teorias sistêmicas do envelhecimento

A perspectiva sistêmica do envelhecimento, tal como delineada por Arking, propõe que o envelhecimento é um processo multifatorial, em que diversas interações sistêmicas são desencadeadas e evoluem ao longo da vida do organismo. O envelhecimento é, portanto, entendido como um fenômeno complexo, abrangendo múltiplas dimensões da fisiologia orgânica (Tabela 4.2).[6]

Tabela 4.2 Teorias biológicas do envelhecimento: teorias sistêmicas.

Teoria	Descrição	Referência bibliográfica
Teoria sistêmica do envelhecimento	Propõe que o envelhecimento é um processo multifatorial, em que diversas interações sistêmicas são desencadeadas e evoluem ao longo da vida do organismo	Arking R. Biology of Aging: Observations and Principles. 4th Ed. Nova York: Springer Publishing; 2015
Teoria neuroendócrina	Postula que o envelhecimento é consequência de modificações na homeostase neuroendócrina, influenciadas por fatores genéticos e ambientais	Leng SX, Cappola AR, Anderson RE et al. Serum levels of insulin-like growth fator-I (IGF-I) and dehydroepiandrosterone sulfate (DHEA-S), and their relationship with serum interleukin-6, in the geriatric syndrome of frailty. Aging Clin Exp Res. 2004;16(2):153-7
Teoria imunológica	Sugere que a senescência é produto da deterioração progressiva do sistema imunológico, fenômeno conhecido como "imunossenescência"	Pawelec G, Larbi A. Immunity and ageing in man: Annual Review 2006/2007. Exp Gerontol. 2008;43(1):34-8
Teoria da senescência celular	Propõe que a senescência é desencadeada pela acumulação de células em estado de senescência no organismo	Hayflick L, Moorhead PS. The serial cultivation of human diploid cell strains. Exp Cell Res. 1961;25:585-621
Teoria da inflamação crônica de baixo grau	Postula que o envelhecimento está associado a um estado crônico de inflamação de baixo grau, também conhecido como "inflamação"	Franceschi C, Campisi J. Chronic inflammation (inflammaging) and its potential contribution to age-associated diseases. J Gerontol A Biol Sci Med Sci. 2014;69(Suppl 1):S4-S9

A teoria neuroendócrina é uma dessas dimensões, postulando que o envelhecimento é consequência de modificações na homeostase neuroendócrina. Essa teoria destaca que tais alterações são influenciadas por fatores genéticos e ambientais. A homeostase neuroendócrina é um componente vital na regulação do crescimento, do metabolismo e da resposta ao estresse, e perturbações nesse equilíbrio – comuns na senescência – podem desencadear uma série de distúrbios metabólicos e endócrinos.

A teoria imunológica do envelhecimento sugere que a senescência é produto da deterioração progressiva do sistema imunológico, fenômeno conhecido como "imunossenescência". Esse declínio funcional do sistema imune pode resultar em uma maior suscetibilidade a infecções, doenças inflamatórias crônicas e neoplasias.

A teoria da senescência celular propõe que a senescência é desencadeada pela acumulação de células em estado de senescência no organismo. A senescência celular é caracterizada por um estado de parada do crescimento celular em resposta a diversos estressores, incluindo danos ao DNA. A senescência celular tem sido associada a diversas patologias relacionadas com a idade.

A teoria da inflamação crônica de baixo grau postula que o envelhecimento está associado a um estado crônico de inflamação de baixo grau, também conhecido como "inflamação". Essa inflamação crônica pode provocar danos teciduais e disfunção orgânica.

Embora essas teorias sejam distintas em sua concepção, elas são interdependentes e representam diferentes aspectos do complexo processo de envelhecimento. A compreensão dessas teorias pode proporcionar valiosos *insights* para o desenvolvimento de terapias destinadas ao combate de doenças associadas à senescência.

Hormese, um fenômeno biológico paradoxal

A hormese descreve uma resposta dose-resposta caracterizada por uma estimulação de baixo nível e uma inibição de alto nível. A essência desse fenômeno é o reforço das defesas celulares, que resulta em um aumento da resistência ao estresse e, portanto, na longevidade. Em relação ao envelhecimento, a hormese pode ser vista como um mecanismo que promove a sobrevivência celular mediante uma estimulação suave da resposta ao estresse.[7]

Os mecanismos moleculares subjacentes ao fenômeno da hormese são complexos e envolvem uma gama de vias de sinalização celular, ativadas por diversas formas de estresse, incluindo radicais livres, espécies reativas de oxigênio (ROS) e temperatura, culminando no fortalecimento das defesas antioxidantes da célula, na reparação do DNA e na remoção de proteínas danificadas.[8]

A hormese pode ser induzida de várias maneiras, como restrição calórica, exercício físico e exposição a baixas doses de toxinas. Esses estímulos horméticos desencadeiam respostas adaptativas que melhoram a resistência celular ao estresse. No entanto, a exposição prolongada ou intensa a esses estímulos pode levar à exaustão do sistema, resultando em dano celular e envelhecimento acelerado.[9]

A hormese tem profundas implicações para a compreensão da biologia do envelhecimento e da Síndrome da Fragilidade. Essa resposta adaptativa, caracterizada pela ativação de múltiplas vias de sinalização celular em resposta ao estresse, pode ser vista como um mecanismo de fortalecimento das defesas celulares e, consequentemente, de aumento da resistência ao estresse e da longevidade. O estudo da hormese, portanto, pode fornecer uma visão valiosa sobre os mecanismos celulares e moleculares subjacentes ao envelhecimento e à Síndrome da Fragilidade, com potencial para determinar intervenções terapêuticas e melhorar a saúde na velhice.[10]

No contexto da Oncogeriatria, a compreensão da hormese e seus efeitos sobre a biologia do envelhecimento e a Síndrome da Fragilidade é muito promissora. Pacientes idosos com câncer são, com frequência, caracterizados por um estado de fragilidade e envelhecimento acelerado, o qual pode ser exacerbado pelo estresse do diagnóstico e pelo tratamento da doença. A promoção da hormese, por meio de estratégias a serem delineadas, pode ter potencial para mitigar esses efeitos, reforçar a resiliência celular e melhorar os resultados clínicos nesses pacientes. No entanto, a implementação clínica da hormese em Oncogeriatria requer uma compreensão aprofundada das vias de sinalização celular envolvidas e dos limites para a indução de respostas horméticas.[11]

Síndrome da Fragilidade

A Síndrome da Fragilidade é caracterizada como uma entidade clínica de natureza complexa e multicausal, intrinsecamente associada ao processo senescente. Pode ser caracterizada com um extremo de envelhecimento malsucedido, no qual houve um processo acelerado de envelhecimento, envolvendo as teorias revisadas anteriormente em algum aspecto de sua fisiopatologia ainda em crescente descoberta. Em um racional prático, essa síndrome é associada a um ou mais processos, muitas vezes patológicos, como o câncer, resultante da má interação entre a doença e o organismo que envelhece.

A Síndrome da Fragilidade é evidenciada por uma prevalência que oscila entre 19 e 29% na população geriátrica brasileira, com variações atribuíveis à heterogeneidade dos critérios diagnósticos empregados.[12] Embora se correlacione com a multimorbidade, a Síndrome da Fragilidade mantém uma identidade nosológica distinta, não sendo redutível à mera coexistência de múltiplas patologias. O indivíduo acometido por tal síndrome exibe uma redução substancial na capacidade de restabelecimento homeostático subsequente a estímulos estressores exógenos ou endógenos. A relevância clínica e socioeconômica dessa síndrome advém de seu significativo impacto modulatório sobre a manifestação clínica e o curso prognóstico de diversas condições patológicas, culminando em um incremento na necessidade de intervenções de saúde especializadas e, consequentemente, acarretando elevação dos encargos financeiros impostos ao sistema de saúde.[4]

Em 2001, Fried et al.[1] propuseram um constructo fenotípico para a fragilidade, circunscrevendo-a como uma síndrome clínica caracterizada pela confluência de três ou mais dos seguintes critérios:

- Alteração involuntária do peso superior a 4,5 kg no período de 1 ano
- Sensação subjetiva de exaustão
- Astenia aferida objetivamente por meio da força de preensão palmar
- Declínio na velocidade de marcha
- Redução quantitativa de atividade física.

No mesmo ano, um grupo de trabalho liderado por Rockwood desenvolveu o Índice de Fragilidade[13] como ferramenta de avaliação ampla do estado de fragilidade, fundamentado no acúmulo de déficits, abrangendo uma gama de manifestações clínicas, incluindo sinais, sintomas, disfunções funcionais e alterações nos parâmetros laboratoriais, e espelhando a magnitude do estado patológico e as implicações prognósticas associadas.

Incluir a avaliação da fragilidade em condições clínicas ameaçadoras à vida, como neoplasias, auxilia a equipe de saúde na definição das propostas terapêuticas (intensidade do tratamento, duração, medicamentos a serem utilizados, indicação de procedimentos invasivos), uma vez que o papel modulador dessa complexa síndrome apresenta influência em toda a trajetória de doença do paciente.

A Avaliação Geriátrica Ampla (AGA) tem sido usada como padrão-ouro para classificar as pessoas idosas de acordo com o *status* funcional, identificar fragilidade e, a longo prazo, auxiliar na elaboração de prognósticos; todavia, sua execução demanda tempo e profissionais capacitados, tornando a aplicação pouco viável em termos populacionais e – dependendo do sistema de saúde em que a pessoa idosa está inserida – no âmbito individual.

Na Oncogeriatria, um instrumento foi desenvolvido para auxiliar o oncologista a detectar a fragilidade de maneira mais rápida e prática. O G8 foi criado para identificar pacientes com neoplasia e que necessitam de avaliação geriátrica adicional, em uma população com idade igual ou superior a 70 anos. Com base na Miniavaliação Nutricional, considerado um instrumento de rastreio, o G8 contém vários itens de *performance* clínica, com pontuação de 0 a 17 pontos, sendo que pontuações mais baixas indicam maior risco, com ponto de corte ≤ 14 pontos.[14,15]

No contexto da Oncogeriatria, a função do geriatra envolve a aplicação da AGA para a elaboração de um prognóstico oncológico detalhado. Tal avaliação incorpora a estimativa da expectativa de vida basal do paciente, analisando a presença da entidade neoplásica por meio de instrumentos prognósticos validados, incluindo o Índice de Suemoto,[16] o Índice de Lee[17] e o *e-prognosis* (ferramenta *on-line* não validada para populações fora dos EUA), mas não se limitando a estes. Adicionalmente, a análise do risco de quimiotoxicidade é essencial para mitigar o potencial esgotamento das reservas fisiológicas do paciente secundário ao tratamento antineoplásico. É imperativo também o discernimento etiológico dos elementos precipitantes da Síndrome da Fragilidade, devendo-se questionar se as comorbidades preexistentes ou a própria neoplasia são os agentes causadores. Frente à presença de comorbidades não otimizadas, impõe-se ao geriatra a tarefa de revisar a farmacoterapia vigente e as intervenções não farmacológicas em curso, visando, em sinergia com uma equipe multidisciplinar, à elaboração de um plano terapêutico individualizado que atenda às necessidades específicas do paciente oncológico idoso. Caso o fator de fragilização seja o câncer, o estadiamento inicial com adoção de tratamento oncológico específico pode recuperar a funcionalidade do paciente, a depender também da biologia do tumor. Portanto, um grande esforço deve ser empregado na avaliação de pessoas idosas com neoplasia.

Em 2022, foi publicada uma revisão sistemática com o objetivo de resumir os dados sobre a influência da avaliação geriátrica na conduta terapêutica de pacientes idosos com neoplasias.[18] O trabalho mostrou que a AGA pode alterar o plano de cuidados oncológicos, promover intervenções não oncológicas e melhorar a comunicação sobre o planejamento terapêutico e questões relacionadas com o envelhecimento; também pode reduzir a toxicidade e as complicações, melhorando a conclusão do tratamento e os resultados centrados no paciente. Cognição, desnutrição e baixa capacidade funcional parecem estar entre os componentes da AGA mais implicados em mudanças na conduta oncológica.[19]

Um estudo com o objetivo de avaliar o impacto da fragilidade nas terapias adjuvantes não oferecidas a pacientes idosos submetidos a cirurgia de câncer de mama (ou recusadas por eles) incluiu 133 sujeitos, dos quais 16,5% eram frágeis e 46,6%, pré-frágeis.[20] Pacientes frágeis mais frequentemente deixaram de receber ou recusaram alguma terapia (frágeis: 63,2%; pré-frágeis 36,2%; aptos: 28,2%; $p = 0,03$). A fragilidade foi associada ao não oferecimento ou à recusa terapêutica, embora os autores ressaltem que outros fatores também parecem ter tido influência, como a idade do paciente. Ser frágil também foi associado a maiores chances de readmissão aos 6 meses.

Em uma revisão sistemática que incluiu 14 estudos e um total de 43.683 pacientes com idades igual ou superior a 65 anos e diagnóstico de câncer colorretal não metastático, a fragilidade foi associada a uma maior taxa de complicações pós-operatórias gerais e graves, maior risco de mortalidade pós-operatória e pior sobrevida.[21]

Em razão do potencial de reversibilidade do *status* de fragilidade, a equipe de saúde deve empregar esforços para identificar oportunidades de otimizar a terapêutica e instituir, assim que possível, programas de reabilitação que incluam atividade física (exercício resistivo ou multicomponente),[22] cuidados nutricionais (com avaliação da necessidade de suplementação proteica),[23] redução da polifarmácia, manejo de comorbidades, bem como controle dos sintomas relacionados com a neoplasia e/ou seu tratamento.

A integralidade dos dados extraídos tanto de revisões sistemáticas recentes como de estudos observacionais sobre a interação entre fragilidade e terapêutica oncológica em idosos denota a imperiosidade de uma abordagem oncológica geriátrica refinada. A AGA tem se consolidado como pilar fundamental nessa abordagem, influenciando decisivamente a adaptação dos planos de tratamento e a instauração de medidas terapêuticas complementares, considerando não apenas a Oncologia, mas também o espectro multifacetado do envelhecimento. A incorporação de tal avaliação tem demonstrado potencial para mitigar a toxicidade oriunda do tratamento, reduzir as taxas de complicações e reinternações, bem como melhorar a adesão e os desfechos clínicos centrados no paciente.

Adicionalmente, a identificação da fragilidade como uma variável preditiva de menor adesão à terapêutica adjuvante e de piores prognósticos pós-operatórios ressalta a necessidade de estratégias de reabilitação e otimização funcional. Portanto, postula-se a implementação de intervenções multidisciplinares, visando à reversão ou à atenuação da fragilidade, por meio de exercícios físicos direcionados, suporte nutricional adequado, gestão eficaz da polifarmácia e manejo integral das comorbidades e sintomatologias associadas, a fim de sustentar a qualidade de vida e otimizar os resultados terapêuticos em pacientes oncológicos senescentes.

Considerações finais

Na intersecção entre a Oncologia Geriátrica e a biologia do envelhecimento, a Síndrome da Fragilidade emerge como um fenótipo clínico de alta prevalência, delineado pela redução da reserva homeostática e por uma maior suscetibilidade a desafios fisiológicos. No cenário oncológico, essa síndrome é potencializada pela ação catabólica da neoplasia e dos agentes antineoplásicos, criando um ambiente propício para a amplificação dos efeitos deletérios associados ao avanço etário. Mecanismos biológicos inerentes ao envelhecimento, como senescência celular, disfunção mitocondrial, inflamação sistêmica persistente e estresse oxidativo, são amplificados na presença de um tumor maligno, resultando em uma progressão acelerada do estado de fragilidade. A integração da AGA nos protocolos de manejo oncológico visa à identificação precoce de pacientes geriátricos em condição de fragilidade, possibilitando a implementação de estratégias terapêuticas individualizadas e adaptativas, com o intuito de preservar a autonomia funcional e promover a qualidade de vida. Assim, a abordagem clínica contemporânea demanda o reconhecimento da fragilidade como um constructo dinâmico, intrinsecamente ligado à heterogeneidade fisiopatológica do envelhecimento, e como um determinante crítico na modulação das intervenções oncológicas em idosos.

Referências bibliográficas

1. Fried LP, Tangen CM, Walston J et al. Frailty in older adults: evidence for a phenotype. J Gerontol A Biol Sci Med Sci. 2001;56(3): M146-M157.
2. Balducci L, Extermann M. Management of cancer in the older person: a practical approach. Oncol. 2000;5(3):224-37.
3. López-Otín C, Blasco MA, Partridge L et al. The hallmarks of aging. Cell. 2013;153(6): 1194-217.
4. Dent E, Martin FC, Bergman H et al. Management of frailty: opportunities, challenges, and future directions. Lancet. 2019; 394(10206):1376-86.
5. Sierra F. The Emergence of Geroscience as an Interdisciplinary Approach to the Enhancement of Health Span and Life Span. Cold Spring Harb Perspect Med. 2016;6(4):a025163.
6. Arking R. The Biology of Aging: Observations and Principles. 3rd ed. Nova York: Oxford University Press; 2006.
7. Calabrese EJ, Bachmann KA, Bailer AJ et al. Biological stress response terminology: Integrating the concepts of adaptive response and preconditioning stress within a hormetic dose-response framework. Toxicol Appl Pharmacol. 2015;222:122-8.
8. Martucci M, Ostan R, Biondi F et al. Mediterranean diet and inflammaging within the hormesis paradigm. Nutr Rev. 2017;75(6):442-55.
9. Rattan SI. Hormesis in aging. Ageing Res Rev. 2008;7(1):63-78.
10. Le Bourg E. Hormesis, aging and longevity. Biochim Biophys Acta. 2009;1790(10):1030-9.
11. Liguori I, Russo G, Curcio F et al. Oxidative stress, aging, and diseases. Clin Interv Aging. 2013;13:757-72.
12. Melo RC, Cipolli GC, Buarque GLA et al. Prevalence of Frailty in Brazilian Older Adults: A Systematic Review and Meta-analysis. J Nutr Health Aging. 2020;24(7):708-16.
13. Mitnitski AB, Mogilner AJ, Rockwood K. Accumulation of deficits as a proxy measure of aging. ScientificWorldJournal. 2001;1:323-36.
14. Soubeyran P, Bellera C, Goyard J et al. Screening for vulnerability in older cancer patients: the ONCODAGE Prospective Multicenter Cohort Study. PLoS One. 2014;9(12): e115060.
15. Bellera CA, Rainfray M, Mathoulin-Pélissier S et al. Screening older cancer patients: first evaluation of the G-8 geriatric screening tool. Ann Oncol. 2012;23(8):2166-72.
16. Suemoto CK, Ueda P, Beltrán-Sánchez H et al. Development and Validation of a 10-Year Mortality Prediction Model: Meta-Analysis of Individual Participant Data From Five Cohorts of Older Adults in Developed and Developing Countries. J Gerontol A Biol Sci Med Sci. 2017;72(3):410-6.
17. Lee SJ, Lindquist K, Segal MR et al. Development and validation of a prognostic index for 4-year mortality in older adults. JAMA. 2006;295(7):801-8.
18. Hamaker M, Lund C, Te Molder M et al. Geriatric assessment in the management of older patients with cancer – A systematic review (update). J Geriatr Oncol. 2022;13(6):761-77.
19. Sourdet S, Brechemier D, Steinmeyer Z et al. Impact of the comprehensive geriatric assessment on treatment decision in geriatric oncology. BMC Cancer. 2020;20:384.
20. Solsky I, Cairns A, Martin T et al. The Impact of Frailty on Adjuvant Therapies Not Offered to or Declined by Breast Cancer Surgery Patients. Am Surg. 2024;90(3):365-76.
21. Moreno-Carmona MR, Serra-Prat M, Riera SA et al. Effect of frailty on postoperative complications, mortality, and survival in older patients with non-metastatic colon cancer: A systematic review and meta-analysis. J Geriatr Oncol. 2024;15(2):101639.
22. Negm AM, Kennedy CC, Thabane L et al. Management of frailty: A systematic review and network meta-analysis of randomized controlled trials. J Am Med Dir Assoc. 2019; 20(10):1190-8.
23. Park Y, Choi JE, Hwang HS. Protein supplementation improves muscle mass and physical performance in undernourished prefrail and frail elderly subjects: a randomized, double-blind, placebo-controlled trial. Am J Clin Nutr. 2018;108(5):1026-33.

5 *Screening* em Pessoas Idosas

Lessandra Chinaglia

Introdução

O câncer é o principal problema de saúde pública do mundo, sendo uma das principais causas de morte na sociedade. Na última década, houve aumento de 20% na incidência, e, para 2030, espera-se que ocorram mais de 25 milhões de casos novos. No Brasil, a estimativa para o triênio de 2023 a 2025 indica que haverá 704 mil novos casos de câncer (483 mil se excluídos os casos de câncer de pele não melanoma). O câncer é a segunda maior causa de morte no Brasil, com 190 mil óbitos por ano, segundo o INCA.[1]

Com o envelhecimento populacional, a incidência de câncer e a mortalidade relacionada com essa doença aumentarão significativamente. Os cânceres de maior incidência na população idosa são os de mama, próstata, colorretal e pulmão. À medida que a quantidade de pessoas idosas cresce, o impacto do rastreamento do câncer nessa população se torna cada vez mais significativo, urgindo a necessidade de discussões e pesquisas crescentes.[2-4] Indivíduos com mais de 75 anos, sobretudo, ainda são sub-representados em estudos clínicos sobre rastreamento do câncer, com escassez de dados sobre a eficácia, a efetividade e a eficiência, e, pior, sobre os danos causados nessa população, favorecendo um cenário incerto dos reais riscos e benefícios. As diretrizes existentes muitas vezes baseiam-se em evidências derivadas dos níveis populacionais mais jovens e, em geral, não abordam variações individuais em expectativa de vida, comorbidades, funcionalidade ou preferência pessoal.[5,6]

Rastreamento do Câncer

O envelhecimento ocorre de maneira heterogênea. Por esse motivo, o rastreamento do câncer não deve ser feito com base apenas na idade cronológica do indivíduo, mas sim em sua idade funcional. Os exames de rastreamento visam reduzir a mortalidade a partir da detecção precoce e do tratamento em estádios iniciais de determinados tipos de câncer. Para isso, devem, idealmente, ser específicos, sensíveis, não gerar danos à pessoa, ser amplamente disponíveis e com baixo custo, além de seguir princípios de custo-efetividade. Por isso, é de extrema relevância abordar a necessidade de uma avaliação específica antes da decisão de se realizar ou não o rastreamento do câncer na população idosa.[5]

Exames de rastreamento podem trazer alguns riscos para essa população, como riscos inerentes do próprio exame, resultados imprecisos ou falso-positivos, sobrediagnóstico (isto é, diagnóstico de um câncer que provavelmente não seria evidente clinicamente durante a vida do indivíduo) e danos relacionados com o tratamento. Isso tudo pode gerar complicações que podem levar a impactos emocionais desfavoráveis, prejudicar a adesão ao tratamento e, assim, comprometer a qualidade de vida dessa população. Portanto, a avaliação individualizada do paciente, considerando sempre os riscos e os benefícios da indicação de rastreamento do câncer, é de extrema importância e deve ser preconizada.[6] Pessoas idosas saudáveis podem ser subdiagnosticadas por não serem submetidas a exames de rastreio de neoplasias, enquanto os indivíduos frágeis e/ou com menor expectativa de vida podem ser expostos a exames desnecessários.

Uma estratégia para se fazer uma abordagem mais individualizada na decisão de rastreamento oncológico da população idosa precisa levar em consideração: a expectativa de vida; a capacidade funcional – física e cognitiva; a determinação dos benefícios e dos possíveis danos secundários aos exames de rastreio; o risco de o paciente morrer por causa do câncer; o risco de morte por outras causas (comorbidades); os riscos relacionados com o tratamento oncológico; a avaliação da reserva funcional; e, por fim, o equilíbrio entre os riscos e os benefícios em relação às preferências e aos valores do paciente.

A Avaliação Geriátrica Ampla (AGA) é um instrumento que permite identificar os riscos de uma pessoa com múltiplas comorbidades, a dependência funcional, a vulnerabilidade social e o déficit cognitivo. Todos esses itens podem ser limitadores para o prognóstico do tratamento, a compreensão dos riscos e o consentimento informado do plano terapêutico. Além de estratificar indivíduos com provável expectativa de vida inferior a 10 anos (isto é, menos propensos à redução de mortalidade específica relacionada com o rastreamento e, sim, mais sujeitos a complicações precoces com o procedimento), a AGA traz informações de quais pessoas seriam candidatas a intervenções e tratamentos guiados por um teste de rastreio positivo.[5] Assim como ajuda a selecionar indivíduos longevos, totalmente independentes, sem comorbidades e que se beneficiariam em receber o rastreamento para algumas neoplasias, o instrumento também identifica aqueles com maior risco a danos, e, por isso, o tratamento passa a ser eticamente proibitivo.

Algumas pessoas idosas podem considerar a interrupção do rastreamento do câncer algo ruim, como se o profissional da Saúde estivesse "desistindo" de sua saúde e de seus cuidados; por essa razão, a realização do rastreamento do câncer pode representar, para essas pessoas, um investimento em sua saúde e, dessa maneira, elas podem aderir ao tratamento com mais confiança. Por isso, é fundamental que o profissional da Saúde comunique com clareza os benefícios reais em relação aos riscos de um teste de rastreio de câncer em idosos com menor expectativa de vida.

Na tentativa de desfazer crenças sobre os benefícios absolutos do rastreamento para diagnóstico precoce de um câncer nessa população, independentemente do estado geral de saúde do indivíduo, é de extrema importância compartilhar a decisão com o paciente ou seu cuidador, levando em consideração preferências e valores individuais. A orientação de quais medidas e intervenções são mais benéficas nesse contexto e quais teriam impacto na expectativa e na qualidade de vida faz parte de toda consulta oncogeriátrica.[6]

Em conjunto com a AGA, o uso de ferramentas prognósticas e de estimativa de expectativa de vida pode e deve ser considerada para auxílio no julgamento clínico e na tomada de decisão sobre o rastreamento nessa população. Um exemplo é o uso das Tábuas Completas de Mortalidade fornecidas pelo IBGE, as quais fornecem a estimativa da expectativa de vida a idades exatas até 80 anos, conforme o sexo.[7] Outra ferramenta importante são os índices de mortalidade e expectativa de vida (que podem ser validados do *site* ePrognosis, da University of California San Francisco). Exemplos de calculadoras de expectativa de vida de 10 anos disponíveis nesse *site* são: o índice de Lee, o índice de Schonberg e o índice de Suemoto, todas as quais podem ser aplicadas consumindo pouco tempo.[5]

O Choosing Wisely é uma iniciativa multinacional para promoção de debates e reflexões sobre eventuais excessos no emprego de testes diagnósticos, procedimentos e tratamentos. Isso é realizado por meio de listas de recomendações, criadas principalmente pelas sociedades de especialidades médicas. A iniciativa, criada pelo American Board of Internal Medicine (ABIM), é voltada a profissionais da Saúde e pacientes, para auxiliar no diálogo sobre excessos de intervenções e colaborar para escolhas sábias em saúde.[8] Essa campanha também está realizada no Brasil, com o apoio de sociedades de especialidades médicas, incluindo a Sociedade Brasileira de Geriatria e Gerontologia (SBGG), que elaborou recomendações relacionadas com o rastreamento do câncer em idosos brasileiros.[9]

Estudos sugerem que uma expectativa de vida de, ao menos, 10 anos é necessária para se obter um benefício em sobrevida no diagnóstico de alguns cânceres, como os de mama, próstata e colorretal; portanto, o rastreamento para esses cânceres não é recomendado em indivíduos com expectativa de vida inferior a 10 anos.[5,6] Além disso, o foco no rastreamento para esses casos pode ser um distrator para a equipe de saúde, que deixa de fazer outras intervenções com claro benefício para esses casos e, assim, agir de maneira preventiva a complicações, com a redução da polifarmácia, atenção a quedas ou orientação de mudança de estilo de vida. Há dados que mostram que mudanças no estilo de vida podem fornecer ganhos em expectativa de vida, mesmo em uma população idosa e com doenças avançadas, demonstrando que os médicos devem priorizar o aconselhamento de estilo de vida saudável para seus pacientes, mais do que focar apenas em rastreamento de câncer.[6]

Câncer de mama

O Instituto Nacional de Câncer (INCA), do Ministério da Saúde, estima que o Brasil registrará mais de 73 mil casos novos de câncer de mama até 2025 ou 41,89 casos a cada 100 mil mulheres.[10] O câncer de mama é o tipo mais letal dessa doença para a população feminina do país. É importante lembrar que, a cada cem casos de câncer de mama em mulheres, há um caso de câncer de mama em homens.

A mamografia é o único exame de rastreio que demonstrou reduzir a mortalidade em estudos randomizados, chegando até, aproximadamente, 19% de redução em mulheres entre 40 e 69 anos. Nesses estudos, não eram incluídas mulheres com mais de 74 anos, e, por isso, o benefício do rastreamento nessa faixa etária não é tão claro. Porém, estudos observacionais demonstraram redução na mortalidade por câncer de mama associada à detecção mamográfica em mulheres com 75 anos ou mais.[11]

Existem razões para supor que a realização de mamografia seja benéfica em mulheres idosas. Uma razão é o fato de a incidência de câncer de mama aumentar com a idade, e os testes de rastreamento tendem a ter maior benefício nas populações em que a doença rastreada é mais prevalente. Além disso, a sensibilidade, a especificidade e a precisão da mamografia aumentam com a idade,[11] e, assim, o rastreamento nessa população pode detectar tumores em estágios mais precoces, e, consequentemente, indicando-se tratamentos menos agressivos.

Todavia, a realização regular do exame mamográfico pode trazer riscos e malefícios, como ansiedade relacionada com exames falso-positivos (12 a 27% das mulheres submetidas a rastreamento com mamografia a cada 2 anos em um período de 10 anos experimentam falso-positivos); complicações e ansiedade relacionadas com a biopsia; sobrediagnóstico (detecção de um tumor maligno na mama que não impactaria na sobrevida da paciente); e complicações e toxicidades relacionadas com o tratamento.[5,11] Uma expectativa de vida de, ao menos, 10 anos é necessária para obter um benefício em sobrevida no diagnóstico do câncer de mama; portanto, o rastreamento em mulheres idosas com expectativa de vida inferior a 10 anos é questionável.

A U.S. Preventive Services Task Force (USPSTF) recomenda que seja realizado rastreamento com mamografia a cada 2 anos em mulheres entre 40 e 74 anos e afirma que não há evidências suficientes para recomendar ou não o rastreamento em mulheres com mais de 75 anos.[12-14] Em contraste, a American Cancer Society (ACS) recomenda a realização de mamografia enquanto a paciente estiver saudável e com expectativa de vida de, ao menos, 10 anos.[15,16] A Sociedade Americana de Geriatria (AGS) também não recomenda o rastreamento para pacientes com expectativa de vida inferior a 10 anos.[17] Em 2013, o Choosing Wisely, por sua vez, passou a recomendar que não se realizasse o rastreamento em mulheres com expectativa de vida inferior a 10 anos.

Mulheres com diagnóstico de câncer de mama em idade mais avançada têm maior probabilidade de morrer de outras causas que não o câncer, em comparação a mulheres mais jovens. Isso acontece em razão do crescimento mais lento e insidioso do tumor de mama em pacientes idosas e da presença de mais comorbidades nessa faixa etária. Além disso, o tratamento em pacientes idosas está associado a maior morbidade, com risco de complicações pós-operatórias e toxicidade de quimioterapia.

As principais organizações médicas que publicam diretrizes sobre rastreamento para câncer de mama afirmam que as decisões sobre quando parar de fazer mamografias em idosas devem basear-se na situação individual de cada pessoa (*performance* física, saúde geral, risco individual para câncer de mama e expectativa de vida). As diretrizes recomendam que os médicos discutam os riscos e os benefícios de se realizar o rastreamento em idosas com mais de 75 anos e que tenham expectativa de vida superior a 10 anos, encorajando-as a também fazer parte dessa decisão, com base em seus valores e suas preferências.[5,11]

O Colégio Brasileiro de Radiologia e Diagnóstico por Imagem (CBR), a Sociedade Brasileira de Mastologia (SBM) e a Federação Brasileira das Associações de Ginecologia e Obstetrícia (Febrasgo) publicaram uma revisão de suas recomendações para rastreamento do câncer de mama em território nacional. O documento, publicado em setembro de 2017 na Revista Brasileira de Ginecologia e Obstetrícia, atualiza as recomendações daquele ano. Para mulheres entre 40 e 74 anos com risco habitual, a recomendação é fazer mamografia de rastreamento anualmente. Já para mulheres acima de 75 anos, os profissionais devem seguir com o rastreamento anual apenas em pacientes com expectativa de vida superior a 7 anos.[18] Esse documento difere da recomendação do Ministério da Saúde, que orienta mulheres entre 50 e 69 anos com risco habitual para que realizem rastreamento a cada 2 anos. Após os 70 anos, dado um maior risco de se encontrar um câncer que não evoluiria a ponto de causar prejuízos à saúde da mulher, não se recomenda o tratamento desse tipo de câncer.[19] A SBGG, em conjunto com a Choosing Wisely Brasil, não recomenda rastreamento para câncer de mama para indivíduos com expectativa de vida inferior a 10 anos.[9] Dessa maneira, a melhor forma de decidir se deve ou não realizar o rastreamento do câncer de mama em idosas é sempre considerar o risco de neoplasia maligna mamária específico de cada mulher, a expectativa de vida e as preferências individuais.

Câncer de próstata

O câncer de próstata afeta predominantemente homens idosos, com idade média de 66 anos quando do diagnóstico. Aproximadamente 65% dos diagnósticos são realizados em indivíduos com mais de 65 anos, dos quais 20% têm mais de 75 anos.[20] No Brasil, o câncer de próstata é o segundo tipo de câncer mais incidente na população masculina em todas as regiões do país, atrás somente dos tumores de pele não melanoma. Estimam-se 71.730 novos casos de câncer de próstata por ano para o triênio 2023-2025. Atualmente, essa é a segunda causa de óbito por câncer na população masculina, reafirmando a importância epidemiológica da doença no país.[10]

O rastreamento do câncer de próstata é um tema controverso, uma vez que alguns estudos demonstraram a queda de mortalidade com o diagnóstico precoce. Todavia, o rastreamento pode levar à realização de biopsias de próstata desnecessárias, com possíveis efeitos colaterais relacionados, como sangramento, dor e infecção, o que propicia o sobrediagnóstico e o tratamento excessivo de tumores clinicamente não significativos. Isso tudo pode acarretar complicações, como incontinência urinária, disfunção erétil, depressão e, consequentemente, perda da qualidade de vida.[5]

Muitos casos de câncer de próstata irão evoluir de forma lenta, sem chegar a apresentar sinais durante a vida e sem ameaçar a saúde do paciente. Um dos desafios do tratamento do câncer de próstata é identificar os tumores de potencial indolente, procedimento que, muitas vezes, não é possível fazer no momento do diagnóstico. Todavia, sem o rastreamento, casos de apresentação mais agressiva poderão ser identificados somente em uma fase mais avançada (doença metastática).

As recomendações de rastreamento para o câncer de próstata baseiam-se em dois estudos randomizados e controlados, um americano e um europeu, que avaliaram a dosagem sérica do Antígeno Prostático Específico (PSA) e a mortalidade. O estudo americano incluiu pacientes de 55 a 74 anos e não demonstrou redução na mortalidade após 15 anos de seguimento.[21] O estudo europeu, em 2023, após 21 anos de seguimento, mostrou redução na mortalidade específica por câncer na ordem de 27% com o rastreamento baseado em PSA e em homens assintomáticos de 55 a 69 anos. Uma redução abaixo de 17% foi observada em toda a coorte com idades entre 55 a 74 anos, enquanto para indivíduos com mais de 70 anos não houve benefício no quesito mortalidade.[22]

A partir desses estudos, a USPSTF, em sua última recomendação de 2018, sugere que, para homens entre 55 e 69 anos, a decisão de se submeter ao rastreamento periódico do câncer de próstata com base no PSA deve ser individual. Antes de decidir sobre o rastreamento, os pacientes devem ter a oportunidade de discutir os potenciais benefícios e danos com o médico e incorporar seus valores e suas preferências na decisão. Já para idosos com mais de 70 anos, não se recomenda rastreamento com PSA de rotina.[23]

A Associação Americana de Urologia (AUA) recomenda a discussão dos riscos e dos benefícios do rastreamento para indivíduos entre 55 e 69 anos e orienta que não se faça o rastreamento em indivíduos com mais de 70 anos ou expectativa de vida inferior a 10 anos.

De acordo com a Sociedade Americana de Câncer (ACS), indivíduos com expectativa de vida superior a 10 anos devem receber orientações sobre os riscos, os benefícios e as incertezas do rastreamento a partir dos 50 anos, para que, dessa maneira, seja tomada uma decisão compartilhada sobre a indicação ou não do rastreamento. Além disso, as diretrizes da ACS recomendam que indivíduos sem sintomas relacionados com o câncer de próstata e com expectativa de vida superior a 10 anos não devem ser submetidos a rastreamento, devido a um provável baixo benefício.[19]

No Brasil, o Ministério da Saúde não recomenda o rastreamento populacional do câncer de próstata e orienta ampla discussão sobre os possíveis riscos e benefícios para a tomada de decisão compartilhada com os indivíduos que solicitarem exames de rastreio.[15] A Sociedade Brasileira de Urologia (SBU) recomenda que homens a partir de 50 anos devem procurar um profissional especializado para uma avaliação individualizada. Após os 75 anos, recomenda somente para indivíduos com expectativa de vida superior a 10 anos. A SBGG, em conjunto com a Choosing Wisely Brasil, não recomenda rastreamento para câncer de próstata para indivíduos com expectativa de vida inferior a 10 anos.[9]

O risco de diagnóstico excessivo ou sobrediagnóstico aumenta com a idade. Muitos homens com níveis elevados de PSA são submetidos à biopsia da próstata; ao menos um terço desses homens terá dor, febre, sangramento, infecção, incontinência urinária ou disfunção erétil, e cerca de 1% requer hospitalização.[23] Em contraponto, com o advento de novas tecnologias, reduz-se o número de biopsias desnecessárias, como a ressonância nuclear magnética de próstata, a densidade do PSA e os nomogramas para se estimar risco de câncer de próstata.[24] Já a possibilidade de vigilância ativa, em casos de câncer de próstata de baixo risco, reduz a possibilidade de morbidade do tratamento em tumores clinicamente menos significantes. Desse modo, a decisão deve ser individualizada e levar em consideração os potenciais riscos e benefícios no contexto da expectativa de vida e da funcionalidade do paciente idoso.

Câncer de colo de útero

A incidência do câncer de colo de útero é maior em países em desenvolvimento, em comparação a países desenvolvidos. No Brasil, com exceção dos tumores de pele não melanoma, o câncer do colo do útero é o terceiro tipo de câncer mais incidente entre mulheres e a quarta causa de morte de mulheres por câncer. Para o ano de 2023, foram estimados 17.010 novos casos, o que representa risco considerado de 13,25 casos a cada 100 mil mulheres.[10]

A prevenção do câncer de colo uterino inclui a detecção precoce e a vacinação contra o papilomavírus humano (HPV). O rastreamento baseia-se na citologia oncótica, mas, recentemente, tem sido indicado teste para a detecção de DNA-HPV de alto risco (teste de HPV) devido à sua maior sensibilidade, que, comparado à citologia no primeiro exame, detecta 60 a 70% mais casos de doença invasiva.[25]

Com o aumento da expectativa de vida e a maior longevidade da população, mais pessoas idosas permanecem sexualmente ativas; porém, a prática sexual da população idosa ainda é um tabu na sociedade atual. Isso faz com que esse público seja pouco orientado sobre o uso de preservativos, doenças sexualmente transmissíveis e os tipos de cânceres relacionados. O câncer de colo de útero, embora mais comum entre mulheres jovens, ainda é bastante frequente, mesmo entre as mulheres idosas.[26]

O rastreamento populacional é eficiente na redução da mortalidade pelo câncer cervical; porém, a decisão de se indicar ou não o rastreamento na população idosa é um desafio. Os dados de estudos observacionais sobre o benefício do rastreamento do câncer de colo de útero em mulheres idosas ainda são limitados.[5]

A avaliação dos riscos e dos benefícios do rastreamento deve ser individualizada, considerando rastreamento prévio, fatores de risco, expectativa de vida, valores pessoais e preferências da paciente. Outra consideração é a má aderência da população brasileira, sobretudo a geriátrica, ao rastreamento do câncer de colo de útero. As razões associam-se à dificuldade de acesso aos serviços de saúde, ao medo e à vergonha por parte das pacientes para a realização dos exames, atreladas à falta de suporte social e de capacitação dos profissionais da Saúde para com essa população. Isso explica por que esse tipo de tumor é detectado, em geral, em estágios mais avançados na população idosa, promovendo maior morbimortalidade.[26]

A recomendação da American College of Obstetricians and Gynecologists (ACOG), da ACS e da USPSTF é de não realizar exames de rastreamento para câncer de colo de útero em mulheres com mais de 65 anos e que tenham três exames de citologia oncótica anteriores negativos nos últimos 10 anos, o último tendo sido realizado nos 5 anos anteriores. Além disso, o rastreio não deve ser realizado em mulheres que foram submetidas à histerectomia com retirada do colo uterino e que não tenham antecedentes de neoplasia intraepitelial de grau 2 ou maior.[27-29] É importante destacar que mulheres com mais 65 anos e sem documentação de triagem prévia devem continuar a triagem até que os critérios para cessação sejam atendidos.[28]

Para o Ministério da Saúde e o INCA, os exames periódicos devem seguir até os 64 anos e em mulheres sem história prévia de doença neoplásica pré-invasiva, e só deverão ser interrompidos quando essas mulheres tiverem ao menos dois exames negativos consecutivos nos últimos 5 anos. Para mulheres com mais de 64 anos e que nunca se submeteram ao exame citopatológico, devem-se realizar dois exames com intervalo de 1 a 3 anos. Se ambos os exames forem negativos, essas mulheres podem ser dispensadas de exames adicionais. Mesmo em países com população de alta longevidade, não há evidências sobre a efetividade do rastreamento após os 65 anos.[19]

Câncer colorretal

O câncer colorretal (CCR) é comum em todo o mundo e afeta os idosos de maneira desproporcional. Trata-se da segunda principal causa de morte por câncer em idosos e do terceiro tipo de câncer mais comum em adultos com mais de 70 anos nos EUA.[30] No Brasil, o CCR é o segundo tipo mais incidente, tanto entre os homens quanto entre mulheres. Segundo o INCA, em cada ano do triênio 2023-2025 serão diagnosticados 46 mil casos novos de CCR, correspondendo a cerca de 10% do total de tumores diagnosticados no país (excluindo-se o câncer de pele não melanoma).[10]

O envelhecimento é um fator de risco para o desenvolvimento de adenomas pré-cancerosos e do CCR, aumentando, assim, a importância de se discutir sobre o rastreamento desse câncer na população idosa. O estudo Prostate, Lung, Colorectal, and Ovarian (PLCO) Cancer Screening Trial, com seguimento de aproximadamente 12 anos, demonstrou que indivíduos de 65 a 74 anos tiveram redução de 20% na incidência de CCR e redução de 35% na mortalidade por CCR quando o rastreamento ocorria a cada 3 a 5 anos.[5,31]

O rastreamento do CCR pode ser benéfico para muitos pacientes, mas, em alguns casos específicos, dependendo das comorbidades e da funcionalidade do indivíduo, pode causar riscos e malefícios. Pacientes com 65 anos ou mais submetidos a colonoscopia podem apresentar eventos adversos gastrintestinais (26 em 1.000), perfuração do cólon (1 em 1.000), sangramento pós-polipectomia (3,6 em 1.000), problemas cardíacos ou pulmonares graves (12,1 em 1.000) e morte (1 em 1.000). As taxas de eventos adversos aumentam com a idade.

Além disso, o preparo da colonoscopia pode levar à desidratação, com consequências graves em idosos frágeis, como tontura, quedas e hospitalizações prolongadas.[5]

Os testes de rastreio disponíveis atualmente são os feitos por meio da observação das fezes (pesquisa de sangue oculto nas fezes por meio de pesquisa de alta sensibilidade com guaiaco e teste imunoquímico fecal, e teste de DNA nas fezes multialvo); sigmoidoscopia; colonoscopia e colonoscopia virtual, por tomografia computadorizada.[15]

A USPSTF recomenda o rastreamento do CCR por meio da observação de sangue oculto nas fezes, sigmoidoscopia ou colonoscopia a partir de 45 anos até 75 anos. Entre 76 e 85 anos, recomenda uma decisão individualizada, levando em consideração a saúde geral do indivíduo e o histórico de rastreio prévio.[32] Como exemplo, pessoas nessa faixa etária que nunca foram submetidas a um exame de rastreamento para CCR provavelmente teriam maior benefício. Considera-se que o rastreio é mais adequado entre os adultos saudáveis o suficiente para serem submetidos ao tratamento específico, caso o câncer seja detectado, e que não tenham comorbidades que limitem significativamente a expectativa de vida. Em pessoas com 86 anos ou mais, faltam evidências sobre os benefícios e os malefícios do rastreio do CCR, uma vez que as causas concorrentes de mortalidade provavelmente excluem qualquer benefício em sobrevida que supere os malefícios da triagem.

A AGS não recomenda a realização de rastreamento para CCR sem considerar expectativa de vida e riscos dos exames de rastreamento, sobrediagnóstico e sobretratamento.[8] A ACS recomenda o rastreamento por meio de pesquisa anual de sangue oculto nas fezes ou teste de DNA nas fezes multialvo a cada 3 anos, sigmoidoscopia ou colonoscopia virtual a cada 5 anos ou colonoscopia a cada 10 anos a partir dos 45 anos, devendo continuar até os 75 anos para indivíduos com expectativa de vida superior a 10 anos. Para idosos entre 76 e 85 anos, orienta-se que a decisão seja individualizada e compartilhada; acima dos 85 anos, não se recomenda manter o rastreamento.[15] A SBGG, em conjunto com a Choosing Wisely Brasil, não recomenda rastreamento para CCR para indivíduos com expectativa de vida inferior a 10 anos.[9]

As decisões relativas ao rastreio, à vigilância e ao tratamento para CCR exigem uma abordagem multiprofissional que não seja focada apenas na idade cronológica do paciente, mas também na saúde geral, nas preferências e no estado funcional.

Câncer de pulmão

O câncer de pulmão ocupa o primeiro lugar, em todo o mundo, em incidência entre os homens e o terceiro entre as mulheres. Em mortalidade, é o primeiro entre homens e mulheres com idade maior ou igual a 50 anos, segundo estimativas mundiais de 2020.[33] No Brasil, segundo as estimativas de 2023, é o terceiro mais comum em homens (18.020 casos novos) e o quarto em mulheres (14.540 casos novos), excluindo-se o câncer de pele não melanoma.[34] O principal fator de risco para o câncer de pulmão é o tabagismo, e o risco aumenta com a idade – 66% dos diagnósticos de câncer de pulmão ocorrem em adultos com idade maior ou igual a 65 anos.[5]

As recomendações de rastreamento para o câncer de pulmão baseiam-se em diversos estudos que avaliaram o benefício do rastreamento com tomografia computadorizada de tórax de baixa dosagem (TCBD) ou radiografia de tórax em pacientes entre 50 e 74 anos. O estudo americano da National Lung Screening Trial (NLST) avaliou a eficácia do rastreamento em indivíduos de 55 a 74 anos, com história de consumo de ao menos trinta maços por ano, com tabagistas ativos ou que pararam de fumar nos últimos 15 anos. O estudo comparou a realização de três exames anuais de rastreamento de câncer de pulmão com TCBD ou radiografia de tórax posteroanterior. O grupo que realizou TCBD apresentou redução de 20% na mortalidade por câncer de pulmão. Os pacientes incluídos no estudo eram relativamente saudáveis, e menos de 10% tinham 70 anos ou mais. Foram excluídos pacientes que não teriam condições clínicas de ser submetidos a cirurgia curativa para o câncer de pulmão ou que tinham comorbidades com risco de morte durante os 6 anos e meio de seguimento do estudo.[35] Em 2019, foram publicados os resultados do seguimento estendido desse estudo, demonstrando que, após o intervalo de 11 anos, os resultados se mantiveram similares em relação à redução da mortalidade (redução do risco relativo de 16%) por câncer de pulmão no grupo que realizou TCBD.[36]

Outro grande estudo europeu *NELSON trial*, realizado em pessoas com alto risco para câncer de pulmão, demonstrou redução da mortalidade nos indivíduos submetidos a TCBD em comparação aos que não realizaram rastreamento. Esse ensaio encontrou 24% de redução na mortalidade específica por câncer de pulmão ao longo de 10 anos de acompanhamento.[32]

Apesar dos resultados favoráveis ao rastreamento, é comum a ocorrência de resultados falso-positivos nos exames de TCBD. Em geral, resultados falso-positivos e complicações de intervenções diagnósticas são maiores entre as pessoas idosas em comparação a pacientes jovens. Pode ocorrer sobrediagnóstico em aproximadamente 20 a 25% das ocorrências de câncer de pulmão detectadas no rastreamento, acarretando maior exposição à radiação, consumo de recursos financeiros e maior ansiedade dos pacientes que apresentam resultados falso-positivos.[5]

A ACS, com base nos estudos anteriores, recomenda o rastreamento anual do câncer de pulmão com TCBD para pacientes entre 55 e 74 anos, saudáveis, que tenham história de consumo de 30 maços por ano e tabagismo atual ou que tenham parado de fumar nos últimos 15 anos. Aconselha, ainda, a cessação do tabagismo e o compartilhamento com o paciente da decisão sobre a realização do rastreamento.[15]

Recentemente, a USPSTF atualizou suas recomendações, com base em uma revisão sistemática para avaliar a precisão do rastreamento do câncer de pulmão com TCBD, bem como os benefícios e os malefícios do procedimento. Além disso, encomendou estudos de modelagem colaborativa da Cancer Intervention and Surveillance Modeling Network (CISNET) para fornecer informações sobre as idades de início e término da triagem, o intervalo ideal e os benefícios e danos relativos de diferentes estratégias de triagem.[37]

Na recomendação atual, a USPSTF sugere a triagem anual para câncer de pulmão por meio de TCBD em adultos de 50 a 80 anos que têm histórico de tabagismo de ao menos 20 maços por ano e que mantêm tabagismo ativo ou pararam de fumar nos últimos 15 anos. O rastreamento deve ser interrompido se o paciente tiver parado de fumar há mais de 15 anos ou tem alguma comorbidade que limite a expectativa de vida ou a capacidade de ser submetido a uma cirurgia curativa do pulmão.[38]

A Choosing Wisely e a American Geriatrics Society não recomendam o rastreamento para câncer de pulmão sem considerar a expectativa de vida, os riscos inerentes do procedimento, os sobrediagnósticos (tumores indolentes) e os riscos do tratamento excessivos.[8]

No Brasil, para o INCA ainda não há dados que justifiquem um rastreamento populacional para o câncer de pulmão, pois, além do custo excessivo relacionado com o rastreamento tomográfico, existe a possibilidade de identificação de achados suspeitos, os quais, após a investigação, serão demonstrados como infecciosos.[18]

Em 2024, três entidades médicas criaram o 1º Consenso Brasileiro para Rastreamento do Câncer de Pulmão. O documento foi elaborado pela Sociedade Brasileira de Pneumologia e Tisiologia (SBPT), pela Sociedade Brasileira de Cirurgia Torácica (SBCT) e pelo Colégio Brasileiro de Radiologia (CBR). Recomenda-se a realização anual de TCBD para pessoas entre 50 e 80 anos, fumantes ou que pararam de fumar há menos de 15 anos, com uma carga tabágica de 20 maços por ano.[39]

A decisão de rastreamento em câncer de pulmão em pessoas idosas deve ser individualizada e levar em conta a expectativa de vida, os benefícios e danos potenciais e os valores e preferências do paciente. A estratégia mais eficaz de controle do câncer de pulmão continua sendo a prevenção primária, com ações de controle e cessação do tabagismo (Tabela 5.1).

Tabela 5.1 Recomendações para rastreamento de câncer em idosos.

Neoplasia	Recomendações		
	USPSTF	ACS	AGS/SBGG
Mama	♦ 40 a 74 anos: mamografia a cada 2 anos ♦ ≥ 75 anos: sem evidências que justifiquem o rastreamento	♦ 45 a 54 anos: mamografia anual ♦ ≥ 55 anos: enquanto a paciente estiver saudável, com expectativa de vida de pelo menos 10 anos – mamografia anual ou bianual	Não recomendam rastreamento com mamografia em mulheres com expectativa de vida < 10 anos
Próstata	♦ 55 a 69 anos: decisão individualizada e compartilhada com paciente ♦ ≥ 70 anos: não recomenda rastreamento	♦ Homens ≥ 50 anos com expectativa de vida ≥ 10 anos: discussão dos riscos e benefícios com o paciente	Não recomendam rastreamento em homens com expectativa de vida < 10 anos e sem considerar o risco de sobrediagnóstico e sobretratamento
Colo de útero	Parar rastreamento com citologia oncótica a cada 3 anos: ♦ Idade > 65 anos com três exames de citologia oncótica anteriores negativos, nos últimos 10 anos ♦ histerectomizadas	Parar rastreamento com citologia oncótica a cada 3 anos: ♦ Idade > 65 anos com três exames de citologia oncótica anteriores negativos, nos últimos 10 anos ♦ histerectomizadas	Parar rastreamento (AGS): ♦ Idade > 70 anos sem rastreio prévio adequado ♦ Se não rastreado previamente, manter rastreamento após 70 anos até resultados negativos ♦ Considerar expectativa de vida e possibilidade de tolerância ao tratamento oncológico[40]
Colorretal	♦ 45 a 75 anos: rastreamento por meio de sangue oculto nas fezes anual ou sigmoidoscopia a cada 5 anos ou colonoscopia a cada 10 anos ♦ 76 a 85 anos: decisão individualizada ♦ Idade > 85 anos: interromper	♦ 45 a 75 anos: rastreamento por meio de pesquisa anual de sangue oculto nas fezes ou sigmoidoscopia ou colonoscopia virtual por tomografia computadorizada a cada 5 anos ou colonoscopia a cada 10 anos, se expectativa de vida > 10 anos ♦ 76 a 85 anos: decisão individualizada ♦ Idade > 85 anos: interromper	Parar rastreamento em idosos com expectativa de vida < 10 anos
Pulmão	♦ 50 a 80 anos: rastreamento anual com tomografia computadorizada de tórax de baixa voltagem em idosos com histórico de tabagismo de 20 maços por ano e tabagismo atual ou se tiverem parado de fumar nos últimos 15 anos Parar rastreamento se: ♦ Paciente estiver há mais de 15 anos sem fumar ♦ Houver presença de comorbidades que limitem o tratamento	♦ 55 a 74 anos: iniciar discussão sobre rastreamento com tomografia computadorizada de tórax de baixa voltagem, em idosos saudáveis, que tenham história de tabagismo de 30 maços por ano e tabagismo atual ou se tiverem parado de fumar nos últimos 15 anos	Não recomendam o rastreamento sem considerar a expectativa de vida, os riscos inerentes do procedimento e os riscos do tratamento

ACS: American Cancer Society; AGS: American Geriatrics Society; PSA: antígeno prostático específico; SBGG: Sociedade Brasileira de Geriatria e Gerontologia; USPSTF: U.S. Preventive Services Task Force.

Considerações finais

O câncer tem alta prevalência na população idosa, e, em muitos casos, a detecção precoce de doenças neoplásicas pode levar a um tratamento mais efetivo e menos agressivo. A decisão de realizar o rastreamento oncológico em idosos deve ser individualizada por meio de avaliação pré-rastreamento direcionada idealmente pela AGA. Deve ser levada em consideração não apenas a idade cronológica, mas, sobretudo, fatores como comorbidades, fragilidade, expectativa de vida, cognição, valores pessoais e preferências.

Os riscos relacionados com os exames de rastreio, às possibilidades de sobrediagnósticos e às complicações relacionadas com o tratamento devem ser considerados, bem como a história natural da doença oncológica e o risco de o paciente falecer do câncer ou com a doença. Desse modo, evitam-se solicitações automáticas de exames, considerando somente o diagnóstico precoce de uma doença oncológica, sem considerar o indivíduo de forma integral, possibilitando uma abordagem com base não só nas diretrizes mais atuais de indicação de rastreamento, mas também em uma discussão ampla sobre os riscos e os benefícios. Isso favorece uma decisão compartilhada e embasada nos valores e nas preferências do paciente.

Referências bibliográficas

1. Santos MO, Lima FCS, Martins LFL et al. Estimativa de Incidência de Câncer no Brasil, 2023-2025. Rev Bras Cancerol. 2023;69(1):e-213700.
2. World Health Organization (WHO). Decade of healthy ageing: baseline report. Genebra: WHO; 2021.
3. Instituto Brasileiro de Geografia e Estatística (IBGE). Censo 2022: número de pessoas com 65 anos ou mais de idade cresceu 57,4% em 12 anos. 2023. Disponível em: https://agenciadenoticias.ibge.gov.br/agencia-noticias/2012-agencia-de-noticias/noticias/38186-censo-2022-numero-de-pessoas-com-65-anos-ou-mais-de-idade-cresceu-57-4-em-12-anos. Acesso em: 29 abr. 2024.
4. Walter LC, Lewis CL, Barton MB. Screening for colorectal, breast, and cervical cancer in the elderly: a review of the evidence. Am J Med. 2005;118(10):1078-86.
5. Kotwal AA, Walter LC. Cancer Screening among older adults: a geriatrician's perspective on breast, cervical, colon, prostate, and lung cancer screening. Curr Oncol Rep. 2020;22(11):108.
6. Smith J, Dodd RH, Gainey KM et al. Patient-reported factors associated with older adults' cancer screening decision-making: a systematic review. JAMA Netw Open. 2021;4(11): e2133406.
7. Instituto Brasileiro de Geografia e Estatística (IBGE). Tábuas completas de mortalidade. 2022. Disponível em: www.ibge.gov.br/estatisticas/sociais/populacao/9126-tabuas-completas-de-mortalidade.html. Acesso em: 29 abr. 2024.
8. Choosing Wisely [Internet]. Disponível em: www.choosingwisely.org. Acesso em: 29 abr. 2024.
9. Sociedade Brasileira de Geriatria e Gerontologia (SBGG). Top Ten SBGG: Recomendações Choosing Wisely Brasil da Sociedade Brasileira de Geriatria e Gerontologia. Disponível em: https://sbgg.org.br/wp-content/uploads/2020/10/1601487844_1600714311_Choosing_Wisely_Brasil_top_ten.pdf. Acesso em: 29 abr. 2024.
10. Instituto Nacional de Câncer (INCA). Estimativa 2023: incidência de câncer no Brasil/ Instituto Nacional de Câncer. Rio de Janeiro: INCA; 2022. Disponível em: www.inca.gov.br/sites/ufu.sti.inca.local/files/media/document/estimativa-2023.pdf. Acesso em: 29 abr. 2024.
11. Schrager S, Ovsepyan V, Burnside E. Breast cancer screening in older women: the importance of shared decision making. J Am Board Fam Med. 2020;33(3):473-80.
12. Uscher J, Santora T. When to get a mammogram. Breast Cancer Organization; [2020?]. Disponível em: www.breastcancer.org/screening-testing/mammograms/recommen dations. Acesso em: 29 abr. 2024.
13. U.S. Preventive Services Task Forces [Internet]. Final Recommendation Statement. Breast cancer: Screening. 2024. Disponível em: www.uspreventiveservicestaskforce.org/uspstf/recommendation/breast-cancer-screening. Acesso em: 29 abr. 2024.
14. Siu AL, U.S. Preventive Services Task Force. Screening for Breast Cancer: U.S. Preventive Services Task Force Recommendation Statement. Ann Intern Med. 2016;164(4):279-96.
15. Smith RA, Andrews KS, Brooks D et al. Cancer screening in the United States, 2019: A review of current American Cancer Society guidelines and current issues in cancer screening. CA Cancer J Clin. 2019;69(3):184-210.
16. Oeffinger KC, Fontham ET, Etzioni R et al. Breast Cancer Screening for Women at Average Risk: 2015 Guideline Update from the American Cancer Society. JAMA. 2015;314(15):1599-614.
17. Breast cancer screening in older women. American Geriatrics Society Clinical Practice Committee. J Am Geriatr Soc. 2000;48(7): 842-4.

18. Urban LABD, Chala LF, Paula IB et al. Recommendations for the screening of breast cancer of the Brazilian College of Radiology and Diagnostic Imaging, Brazilian Society of Mastology and Brazilian Federation of Gynecology and Obstetrics Association. Rev Bras Ginecol Obstet. 2023;45(8):e480-e488.
19. Instituto Nacional de Câncer (INCA). Detecção precoce do câncer/Instituto Nacional de Câncer José Alencar Gomes da Silva. Rio de Janeiro: INCA; 2021.
20. Graham LS, Lin JK, Lage DE et al. Management of Prostate Cancer in Older Adults. Am Soc Clin Oncol Educ Book. 2019;43:e390396.
21. Pinsky PF, Prorok PC, Yu K et al. Extended mortality results for prostate cancer screening in the PLCO trial with median follow-up of 15 years. Cancer. 2017;123(4):592-9.
22. De Vos II, Meertens A, Hogenhout R et al. A detailed evaluation of the effect of prostate-specific antigen-based screening on morbidity and mortality of prostate cancer: 21-year follow-up results of the Rotterdam Section of the European Randomized Study of Screening for Prostate Cancer. Eur Urol. 2023;84(4):426-34.
23. Fenton JJ, Weyrich MS, Durbin S et al. Prostate specific antigen–based screening for prostate cancer: Evidence report and systematic review for the US Preventive Services Task Force. JAMA. 2018;319(18):1914-31.
24. Russo F, Mazzetti S, Regge D et al. Diagnostic accuracy of single-plane biparametric and multiparametric magnetic resonance imaging in prostate cancer: A randomized noninferiority trial in biopsy-naïve men. Eur Urol Oncol. 2021;4(6):855-62.
25. Carvalho CF, Teixeira JC, Bragança JF et al. Rastreamento do câncer do colo do útero com teste de DNA-HPV: atualizações na recomendação. Femina. 2022;50(4):200-7.
26. Green MCTP, Carvalho GF, Migliari AB et al. Câncer de colo uterino em idosas: revisão de literatura. Rev Eletr Acervo Saúde. 2020;52:e3589.
27. The American College of Obstetricians and Gynecologists. Updated Cervical Cancer Screening Guidelines; 2021. Disponível em: www.acog.org/clinical/clinical-guidance/practice-advisory/articles/2021/04/updated-cervical-cancer-screening-guidelines. Acesso em: 29 abr. 2024.
28. Fontham ETH, Wolf AMD, Church TR et al. Cervical cancer screening for individuals at average risk: 2020 guideline update from the American Cancer Society. CA Cancer J Clin. 2020;70(5):321-46.
29. US Preventive Services Task Force. US Preventive Services Task Force Recommendation Statement: Screening for Cervical Cancer. JAMA. 2018;320(7):674-86.
30. Siegel RL, Wagle NS, Cercek A et al. Colorectal Cancer Statistics, 2023. CA Cancer J Clin. 2023;73:233-54.
31. Gohagan JK, Prorok PC, Hayes RB et al., Prostate, Lung, Colorectal and Ovarian Cancer Screening Trial Project Team. The Prostate, Lung, Colorectal and Ovarian (PLCO) Cancer Screening Trial of the National Cancer Institute: history, organization, and status. Control Clin Trials. 2000;21(6 Suppl):251S-272S.
32. De Koning HJ, Van der Aalst CM, De Jong PA et al. Reduced Lung-cancer mortality with volume CT screening in a randomized trial. N Engl J Med. 2020;382(6):503-13.
33. Siegel RL, Miller KD, Wagle NS et al. Cancer statistics, 2023. CA Cancer J Clin. 2023;73(1):17-48.
34. Instituto Nacional do Câncer (INCA). Câncer de pulmão. Rio de Janeiro: INCA; 2022. Disponível em: www.gov.br/inca/pt-br/assuntos/cancer/tipos/pulmao. Acesso em: 29 abr. 2024.
35. Black WC, Gareen IF, Soneji SS et al. Cost-effectiveness of CT screenning in the National Lung Screening Trial. N Engl J Med. 2014;371(19):1793-802.
36. Team NLSTR. Lung cancer incidence and mortality with extended follow-up in the National Lung Screening Trial. J Thorac Oncol. 2019;14(10):1732-42.
37. Meza R, Jeon J, Toumazis I et al. Evaluation of the benefits and harms of lung cancer screening with low-dose computed tomography: modeling study for the US Preventive Services Task Force. JAMA. 2021;325(10):988-97.
38. US Preventive Services Task Force, Krist AH, Davidson KW et al. Screening for Lung cancer: US Preventive Services Task Force Recommendation Statement. JAMA. 2021;325(10):962-70.
39. Oncoguia [Internet]. Entidades passam a indicar exame periódico para câncer de pulmão. Oncoguia; 2023. Disponível em: www.oncoguia.org.br/conteudo/entidades-passam-a-indicar-exame-periodico-para-cancer-de-pulmao/16571/7. Acesso em: 29 abr. 2024.
40. Screening for cervical carcinoma in older women. American Geriatrics Society. J Am Geriatr Soc. 2001; 49(5):655-7.

6 Funcionalidade: Instrumentos Práticos de Avaliação em Pessoas Idosas

Charlys Barbosa Nogueira ♦ Andrea Silva Gondim ♦
Rachel Gabriel Bastos Barbosa

Introdução

Os últimos números do censo de 2022 do Instituto Brasileiro de Geografia e Estatística (IBGE) apontam, conforme já mostravam as projeções, que o grupo de pessoas de 60 anos ou mais vem crescendo substancialmente no Brasil, representando hoje 15,1% da população geral. Trata-se da faixa etária que mais cresce, e vale ressaltar que o grupo de pessoas de 80 anos ou mais também tem apresentado crescimento significativo, perfazendo 2,25% da população, aproximadamente 4,5 milhões de idosos.[1] Assim, tem-se uma prevalência de doenças cujo principal fator de risco é a própria idade, bem como de idosos com multimorbidades e diferentes graus de dependência, o que resulta na heterogeneidade característica dessa faixa etária. Como avaliar um grupo tão heterogêneo? Quais instrumentos podem ser utilizados para uma melhor percepção de prognóstico das doenças oncológicas e dos tratamentos a serem instituídos? Quais variáveis seriam mais representativas para a realização de tais avaliações?

A percepção da importância da avaliação geriátrica ampla (AGA) para a tomada de decisões terapêuticas nos mais variados cenários em saúde de pessoas idosas tem sido fortalecida na última década. Estudos observacionais retrospectivos e prospectivos descrevendo fatores associados à mortalidade por covid-19 entre idosos demonstraram que avaliações negativas de funcionalidade realizadas com escalas simples, como a escala de Barthel e o Índice de Comorbidades de Charlson, estavam associadas a desfechos desfavoráveis.[2] Desse modo, considerar a idade como o principal ou único fator para qualquer tomada de decisão no contexto de pacientes idosos certamente geraria condutas equivocadas e bastante limitadas.[3] Essa questão é tão relevante que chegou a gerar um editorial na revista da Sociedade Espanhola de Geriatria e Gerontologia.[4]

Instrumentos de avaliação de pessoas idosas

"Síndrome da Fragilidade" é um termo estabelecido para descrever a vulnerabilidade, que tem sido reconhecida como o principal obstáculo à terapia do câncer em pacientes idosos. Nas últimas duas décadas, esforços têm sido realizados para otimizar a detecção e a quantificação da fragilidade nesses pacientes.[5]

Identificação da Síndrome de Fragilidade em idosos

Os dois métodos reconhecidos como padrão-ouro para identificar a fragilidade em pessoas idosas são os critérios de fragilidade de Fried e o Índice de Fragilidade de Rockwood. Os critérios de Fried (Tabela 6.1) tem como base um modelo fenotípico, em que a presença de ao menos três dos cinco critérios em um paciente indica fragilidade. Os critérios são: baixo nível de atividade física; fadiga autorreferida; força de preensão palmar reduzida; diminuição da velocidade de marcha; e perda de peso não intencional. O Índice de Rockwood, por sua vez, considera o efeito acumulado de alterações associadas à idade. O índice é calculado dividindo-se o número total de déficits diagnosticados pelo número de déficits predefinidos. Em contraste com

Tabela 6.1 Critérios de Fried.

Perda de peso	Perda de mais de 5 kg no último ano de maneira não intencional ou perda não intencional de pelo menos 5% do peso do ano anterior
Exaustão	Utilização da escala de depressão do centro de estudos epidemiológico (CES-D) com escolha das frases: "Senti que tudo que fazia era com esforço" e "Senti falta de energia". Em seguida, perguntar a frequência com que o paciente se sentiu dessa maneira na última semana e atribuir uma pontuação: 0, se raramente ou nunca; 1, se pouco ou algum tempo (1 a 2 dias); 2, intervalo moderado de tempo (3 a 4 dias); 3, a maior parte do tempo; os que responderem 2 ou 3 pontuam positivamente para este critério
Atividade física	Aplicação de questionário com base na versão reduzida do Minnesota Leisure Time Activity ou contabilização das quilocalorias (Kcal) gastas em 1 semana por meio de um algoritmo
Tempo de caminhada	Avaliado em uma caminhada de 4,5 metros, considerando a estatura e o sexo do paciente e comparando com valores de referência
Força de preensão	Avaliada com dinamômetro, considerando-se o sexo e o índice de massa corporal do paciente, comparada com valores de referência

Fonte: Fried LP, Tangen CM, Walston J et al. Frailty in older adults: evidence for a phenotype. J Gerontol A Biol Sci Med Sci. 2021;56(3):146-56.

o modelo fenotípico, o modelo de acumulação de déficits permite determinar se a fragilidade é presente ou não (variável categórica), bem como quantificar a extensão da fragilidade de um paciente (variável contínua). No modelo de 70 itens, um índice igual ou superior a 0,25 pode indicar fragilidade.[6]

Dentro do espectro maior da fragilidade, que abrange vários aspectos, encontra-se a sarcopenia, presente quando a perda muscular provoca disfunções, prejudicando a força ou a *performance.* A sarcopenia é a característica que mais representa a fragilidade. A vulnerabilidade é um fator que contribui para uma maior incidência de quedas, institucionalização precoce, eventos adversos e até mesmo óbito. Como proposta para o monitoramento de intervenções de fragilidade usadas para direcionar vulnerabilidades relacionadas com sarcopenia em idosos com câncer, ensaios clínicos randomizados e controlados citam: encaminhamento para fisioterapia; prescrição de exercícios; desprescrição de medicamentos ortostáticos ou psicoativos; educação sobre avaliação de risco de queda; e segurança domiciliar.[5]

Rotineiramente, ferramentas como o Eastern Cooperative Oncology Group (ECOG) e a pontuação de desempenho de Karnofsky (KPS) são utilizadas para estimar o estado geral dos pacientes. No entanto, bons resultados de ECOG ou KPS não excluem a existência de vulnerabilidades crônicas e clinicamente relevantes em pacientes idosos. Portanto, a capacidade desses instrumentos para prever a toxicidade da quimioterapia em pacientes idosos com câncer é baixa. Dessa maneira, as pontuações nessas escalas podem ser insuficientes para substituir de modo abrangente a avaliação de fragilidade em idosos com câncer e também não permitem uma abordagem diferenciada para a tomada de decisões de tratamento oncológico ou a seleção de intervenções significativas para a fragilidade.[5]

A maioria das recomendações atuais das sociedades médicas orienta que a avaliação da fragilidade em pessoas idosas com doenças oncológicas deve começar com um rastreio rápido, a fim de identificar os pacientes presumivelmente vulneráveis e que poderiam se beneficiar de outra avaliação, mais abrangente. A ferramenta mais frequentemente aplicada é a chamada "triagem G8" (Geriatric 8), que tem alta sensibilidade, embora baixa especificidade, e avalia as principais vulnerabilidades do paciente quanto a mobilidade, nutrição, questões cognitivas e problemas de humor e polifarmácia, associada à idade e à percepção subjetiva de saúde. Uma pontuação abaixo de 14 indica pacientes com vulnerabilidade possivelmente alta e indica o encaminhamento para uma avaliação geriátrica mais abrangente.[7]

O G8 foi descrito como uma ferramenta de triagem robusta e validada em múltiplas revisões sistemáticas. Recentemente, foi descrita uma ferramenta de rastreio ainda menos investigada, o G8 modificado (mG8), desenvolvida com base no G8. O mG8 apresenta utilidade clínica promissora, relatando sensibilidade semelhante e melhor especificidade do que o G8 original, bem como uma associação com melhora de sobrevida a curto e a longo prazos.[8,9]

Avaliação geriátrica ampla

A AGA é considerada o padrão-ouro para avaliação de idosos em geral e, notoriamente, idosos frágeis, tanto no contexto da Geriatria como no da Oncogeriatria. Trata-se de uma avaliação multidimensional de pacientes idosos, incluindo a avaliação da capacidade funcional e física (atividades básicas e instrumentais de vida diária), cognitiva, da saúde psíquica, do estado nutricional, além de condições socioambientais, fármacos e comorbidades. Essa avaliação pode levar à implementação da melhor terapêutica nos mais variados cenários, desde condutas potencialmente curativas a condutas paliativas.[10]

A AGA pode ser utilizada para um registro sistemático e abrangente de vulnerabilidades em pacientes idosos em domínios geriátricos, como apoio social, atividades da vida diária, mobilidade e quedas, nutrição, cognição, emoção, sono, visão e audição, dor e feridas, comorbidades, polifarmácia etc. Para essa avaliação, são utilizadas ferramentas tradicionais, testadas ao longo dos anos, dentre as quais: escala de Lawton para atividades instrumentais de vida diária; escala de Katz para atividades básicas da vida diária; escore de Charlson para comorbidades; teste Timed Up & Go para mobilidade; miniexame do estado mental para cognição.[5]

A AGA pode detectar vulnerabilidades que muitas vezes não são identificadas em avaliações oncológicas padrão e pode prever melhor os efeitos tóxicos relacionados com a quimioterapia. Portanto, as organizações internacionais endossaram a inclusão da AGA na prática clínica e, também, nos ensaios clínicos oncológicos. A intervenção orientada pela AGA pode reduzir a mortalidade, as hospitalizações e o declínio funcional na população idosa.[11]

Em Oncologia Geriátrica, é possível identificar dois objetivos principais de uma AGA. O primeiro é a adaptação da decisão do tratamento oncológico à capacidade do paciente de tolerar o tratamento, evitando, assim, o excesso ou o subtratamento e melhorando resultados, como mortalidade, taxas de complicações e toxicidade. O segundo objetivo é utilizar a avaliação para implementar intervenções a fim de otimizar o estado de saúde do paciente, levando a melhor tolerância ao tratamento. Em uma revisão sistemática, foi possível identificar que em 75% dos estudos em que a AGA foi considerada na tomada de decisão constatou-se uma redução nas taxas de complicações e toxicidade, em comparação com 33% em estudos que focaram somente na melhoria da tolerância ao tratamento por meio de intervenções não oncológicas; tais intervenções foram recomendadas em mais de 70% dos pacientes, levando a planos de intervenção mais eficazes. Essa mesma revisão mostra que é importante que a AGA seja realizada por profissional que tenha conhecimentos não oncológicos específicos, como um geriatra ou uma equipe multidisciplinar. Ao utilizar uma AGA realizada pelo oncologista ou alguém da equipe, o resultado foi de redução de 2,5 a 3 vezes na chance de receber uma ou mais recomendações para intervenções não oncológicas. A AGA pode mudar o planejamento da terapêutica oncológica e, também, favorecer intervenções não oncológicas e melhorar a comunicação sobre o planejamento dos cuidados e questões relacionadas com o envelhecimento.[12]

A International Society of Geriatric Oncology (SIOG) e a American Society of Clinical Oncology (ASCO) recomendam a realização de AGA em pacientes idosos com câncer presumivelmente vulneráveis, abrangendo todos os domínios geriátricos essenciais descritos anteriormente. A capacidade da AGA em prever complicações do tratamento foi ampliada com o desenvolvimento de calculadoras de risco de quimiotoxicidade, as quais permitem calcular a probabilidade de toxicidade durante a quimioterapia em pacientes idosos com câncer.

O Cancer Aging Research Group (CARG) e o Chemotherapy Risk Assessment Score for High Age Patients (CRASH) são facilmente acessíveis *on-line* e ambos incorporam componentes-chave da AGA, juntamente a características demográficas e clínicas, para calcular uma pontuação de risco de toxicidade.[13,14]

O escore CARG foi desenvolvido em uma coorte de 500 idosos com idades acima de 65 anos antes da doença sistêmica. Fatores de risco preditivos de toxicidade da quimioterapia incluíram idade acima de 72 anos, tipo de tumor (gastrintestinal/geniturinário), poliquimioterapia e intensidade padrão de tratamento, bem como algumas variáveis, como perda auditiva, quedas, necessidade de ajuda com medicamentos, limitações de locomoção e redução de atividade social; além destas, também foram incluídas baixa hemoglobina e diminuição da depuração de creatinina.[15]

A ferramenta de toxicidade CRASH é outra pontuação de risco que prevê toxicidade grave de quimioterapia. Para seu estudo, foram incluídos 518 idosos adultos, com idades acima de 70 anos, com câncer predominantemente de pulmão (22%) e de mama (22%), a maioria com doença em estádio IV (56%). Preditores de toxicidade hematológica foram incluídos, a saber: pressão arterial diastólica, dependência nas atividades instrumentais da vida diária (AIVD), lactato desidrogenase (LDH) e uma pontuação *chemotox*, que se refere a um risco de toxicidade de diferentes regimes de quimioterapia (com base em um protocolo previamente desenvolvido e validado, o índice MAX 247).[16]

Capacidade intrínseca

A Organização Mundial da Saúde (OMS) publicou o Relatório Mundial de Saúde e Envelhecimento em 2015, estabelecendo que, para se alcançar um envelhecimento saudável, é necessário promover o desenvolvimento e a manutenção de habilidades funcionais que favoreçam o bem-estar dos indivíduos. Em 2017, a OMS publicou diretrizes para a implementação de uma estratégia de saúde pública com esse propósito, o Integrated Care for Older People (ICOPE), aplicando uma abordagem centrada no paciente e com base nos conceitos de habilidade funcional e Capacidade Intrínseca (CI). Também em 2020, foi publicado um artigo que foi amplamente distribuído na sociedade científica, descrevendo a "década do envelhecimento saudável". Em todos os documentos citados, a avaliação multidimensional e a percepção do envelhecimento saudável e do processo saúde-doença com base nas capacidades vêm trazendo, a partir da reserva funcional e da capacidade, uma visão antecipada de envelhecimento saudável e de potenciais adoecimentos na população idosa. Comparando com uma árvore, seria uma avaliação da raiz, o que anteciparia – caso cuidados sejam instituídos – a amarelidão das folhas ou a ausência de frutos (adoecimento), que seriam prevenidos.[17-19]

A CI é definida como a combinação de todas as capacidades físicas e mentais de um indivíduo e é conceituada como uma construção dinâmica para o potencial de reserva funcional no processo de envelhecimento. Assim, a estratégia ICOPE estabeleceu ações de rastreamento e identificação das pessoas em maior risco de apresentar desfechos adversos de saúde, sugerindo intervenções que possam melhorar a sua saúde de modo geral.[17-19]

Com a consolidação do conceito de CI, a OMS passou a discutir a viabilidade de estabelecer uma padronização para implementar seu plano estratégico de ação global para o envelhecimento e para a saúde (WHO's Global Strategy and Plan of Action on Ageing and Health). Um painel multidisciplinar de especialistas de diversos centros internacionais da OMS (WHO's Clinical Consortium on Healthy Ageing – CCHA) estabeleceu estratégias para definir instrumentos para o rastreio da perda de CI, com o objetivo de definir recomendações com base em evidências para identificar, monitorar e manejar a CI em uma rede de cuidados integrados em saúde, considerando seus seis domínios: locomoção, vitalidade, visão, audição, cognição e humor.[20]

No Brasil, um conjunto de especialistas nas áreas de epidemiologia e envelhecimento humano tem trabalhado em um projeto com o objetivo de avaliar a CI de idosos brasileiros atendidos em unidades de atenção primária à saúde, o que possibilita estudar a capacidade preditiva de diferentes fatores mentais, físicos e sociais para o declínio da CI e entender o papel preditivo da perda de CI para desfechos geriátricos maiores ao longo do seguimento, como hospitalizações, quedas, declínio funcional e cognitivo e mortalidade.[20]

É importante considerar a avaliação da CI como potencial modelo de avaliação em diversos cenários da Geriatria, desde o atendimento primário até os atendimentos mais complexos, como na Oncologia Geriátrica.

Contexto clínico no cenário da Oncogeriatria

Oncologia Geriátrica

O câncer afeta principalmente as pessoas idosas, e as decisões acerca do melhor tratamento da doença nesse grupo de pacientes levou ao surgimento do campo da Oncologia Geriátrica há mais de 25 anos. O conceito de Oncologia Geriátrica cresceu exponencialmente nas últimas décadas para tornar-se parte integrante dos cuidados oncológicos em todo o mundo. Idosos com doenças oncológicas perfazem um grupo heterogêneo e com grande variabilidade em sua condição de saúde e em relação ao apoio social; por esse motivo, necessitam de uma abordagem personalizada para a terapia do câncer. A presença de comorbidades, polifarmácia, sarcopenia, desnutrição, comprometimento cognitivo, mudanças imprevisíveis no apoio social, além de alterações na farmacodinâmica e farmacocinética, devem ser considerados nos cuidados de idosos com câncer.[21]

Plano de cuidados individualizado

A idade cronológica, por si só, vinha sendo tradicionalmente utilizada para a estratificação de pacientes em Oncologia e, também, como critério de estratificação em ensaios clínicos randomizados, o que indubitavelmente levava a avaliações incompletas e enganosas. É evidente que, em se tratando de uma população bastante heterogênea há necessidade de uma avaliação mais complexa para que a estratificação seja realizada de maneira mais fidedigna. Para isso, devem ser considerados aspectos como funcionalidade, humor, suporte social, entre outros.[22,23]

Os idosos frágeis são mais suscetíveis a eventos de saúde desfavoráveis e a complicações médicas durante o curso clínico da doença oncológica. As doses adequadas e a resposta terapêutica mantida em pacientes com fragilidade são mais difíceis de alcançar. Desse modo, a fragilidade aumenta o risco de intolerância à quimioterapia e respostas menos eficientes ao tratamento. Pacientes idosos frágeis submetidos a cirurgia oncológica têm aumento de probabilidade de complicações pós-operatórias.[5]

Ao determinar o grau de fragilidade, essa informação pode auxiliar na decisão quanto ao início da terapia, bem como na escolha da modalidade de tratamento mais adequada. Os processos de envelhecimento em nível molecular e celular, incluindo senescência e exaustão de células-tronco, causam uma diminuição fisiológica da capacidade de reserva de órgãos e sistemas orgânicos. Esses processos podem contribuir para o desenvolvimento de degeneração tecidual patológica e inflamação subclínica, que levam a doenças comuns associadas ao envelhecimento, seguido de um possível declínio da função física e mental e da incapacidade. Em pacientes idosos com câncer, as comorbidades, a incapacidade e a fragilidade muitas vezes coexistem e são consideradas fenômenos sobrepostos, embora não idênticos. Ainda, há uma sobreposição significativa entre os conceitos de fragilidade e capacidade intrínseca.[5]

Após a avaliação para o início de uma terapia oncológica, o tratamento instituído pode trazer alterações no *status* da fragilidade. A experiência clínica indica que progressão da doença tumoral, toxicidade pelo tratamento do tumor e exacerbação ou progressão de condições crônicas ou doenças intercorrentes agudas independentes do câncer podem levar à deterioração da fragilidade, enquanto melhorias podem ocorrer em resposta à remissão de um tumor ou a intervenções direcionadas à fragilidade.[5]

Abordagem multidimensional e interdisciplinar

O tratamento de pessoas idosas com doença oncológica é um grande desafio para as equipes multiprofissionais em todo o mundo.[24] Portanto, é necessária uma avaliação multidimensional de cuidados geriátricos para melhorar a qualidade de vida, reduzir os declínios na saúde, evitar complicações e reduzir o risco de hospitalização e internações hospitalares prolongadas.[25,26]

Muitos idosos com câncer necessitam de tratamentos complexos, que podem incluir cirurgia, quimioterapia, radioterapia ou uma combinação desses ou de outros, que devem ser prescritos considerando-se a doença em si e o estado geral de saúde do paciente. É importante salientar que uma abordagem multidimensional tem se mostrado eficaz e necessária para permitir uma melhor tomada de decisões, e essa abordagem individualizada ao cuidado de idosos com câncer sintetiza a tarefa da Oncologia Geriátrica. A participação de diversas disciplinas e a integração de equipes de modo interdisciplinar são fatores importantes na Oncologia Geriátrica, pois impactam positivamente na saúde dos pacientes. Os grupos interdisciplinares poderão ser formados por assistentes sociais, enfermeiros, especialistas em ostomias, fisioterapeutas, terapeutas ocupacionais, nutricionistas, psicólogos, neuropsicólogos, farmacêuticos e geriatras, além de oncologistas, radioterapeutas e cirurgiões, entre outros.[27,28]

A AGA é a principal ferramenta de diagnóstico multidimensional e de avaliação multidisciplinar em pacientes idosos.[28] Pode ser aplicada pelos profissionais da Saúde envolvidos nos cuidados a esses pacientes e visa avaliar a capacidade funcional e elaborar um plano de cuidados multidisciplinar de modo a fornecer manutenção da capacidade funcional e da qualidade de vida de pessoas idosas.[29]

Idosos em tratamento oncológico estão sujeitos a condições de estresse decorrentes de tratamentos potencialmente deletérios. As síndromes geriátricas e a fragilidade característica desse grupo podem levar a incapacidade funcional, transição a um nível de cuidados mais complexo, internações hospitalares mais longas e taxas de mortalidade mais elevadas, o que pode ter impacto negativo na sobrevivência e na recuperação de pessoas idosas com câncer.[30] Portanto, a avaliação da equipe interdisciplinar é exponencial para a melhor tomada de decisão terapêutica e acompanhamento de pessoas idosas com doença oncológica.[31]

Na avaliação interdisciplinar de pessoas idosas em tratamento oncológico, não se deve considerar apenas a idade, mas também a capacidade de tolerância ao tratamento pelo paciente, pois a depleção de energia causada pela doença oncológica pode levar ao surgimento de efeitos adversos, como: caquexia, desnutrição, sarcopenia, fadiga, fraqueza muscular e distúrbios de equilíbrio e de marcha.[31]

Estudos mostram que reuniões interdisciplinares, com o intuito de prover decisões terapêuticas e um plano de cuidados, são bastante eficazes; entretanto, em pacientes com idade avançada, as reuniões interdisciplinares são mais escassas pela limitação terapêutica decorrente da vulnerabilidade que o paciente idoso apresenta durante o tratamento. Portanto, reforça-se a necessidade de uma avaliação geriátrica que possa mostrar a capacidade funcional de pessoas idosas e possíveis tratamentos curativos.[32,33]

Para a realização da AGA nesses pacientes, os serviços oncológicos devem dispor de especialistas em Geriatria e Gerontologia para oferecer esse suporte. Entretanto, existe uma escassez de especialistas, o que dificulta a atuação desses profissionais na prática clínica. Na realidade, o cuidado de saúde deve ser conduzido por uma equipe de profissionais que deveria ser composta de médicos oncologistas, oncologistas cirúrgicos, radioterapeutas e geriatras, além de nutricionista, assistente social, enfermeiro, fisioterapeuta, farmacêutico e médicos da atenção primária.[34] Um estudo recente mostra a necessidade de modelos inovadores de cuidados em saúde criados para harmonizar os princípios geriátricos com os cuidados oncológicos, como a criação de clínica oncológica geriátrica multidisciplinar, de modo que os cuidados estejam centrados no paciente.[25]

Tomada de decisões compartilhadas

A tomada de decisões em relação a pacientes idosos com câncer deve ser feita de maneira cuidadosa, considerando os valores do paciente e da família, as mudanças na fisiologia do envelhecimento, a qualidade de vida e as questões terapêuticas. Esse processo pode ser potencialmente melhorado ao se incorporar a AGA nos cuidados oncológicos de rotina, a fim de melhorar a precisão da terapia do câncer. O atendimento deve ser individualizado e centrado no paciente. Uma vez que o número de pessoas idosas com câncer continua a aumentar e à medida que a complexidade do tratamento oncológico continua a progredir, o planejamento deve se concentrar em fornecer cuidados individualizados, eficientes e eficazes, personalizados, centrados no paciente, precisos e com base em evidências.[18,35]

É essencial discutir o prognóstico com o paciente. Sobrevida e riscos de complicações com o tratamento são dois aspectos do prognóstico, mas também é necessário considerar a qualidade de vida do paciente, o estado funcional, a função cognitiva antes e depois do tratamento, bem como a possibilidade de eventos imprevisíveis. A tomada de decisão compartilhada costuma ser ainda mais complexa quando o paciente tem comprometimento cognitivo. Avaliar a capacidade de tomada de decisão do próprio paciente é uma etapa necessária considerando-se pacientes idosos com câncer. Um meio de salvaguardar os desejos do paciente, enquanto a cognição está preservada, é oferecer planejamento antecipado de cuidados, o que pode resultar em uma diretriz antecipada, especificando os desejos futuros do paciente. Em geral, quando o paciente não tem capacidade de tomada de decisão, o parente mais próximo tem direito de receber e fornecer informações sobre as preferências e, muitas vezes, de decidir em nome dele, de acordo com o que sabe sobre seus interesses e desejos presumidos.[36]

Estratégias sugeridas para auxiliar o paciente no melhor enfrentamento após receber um diagnóstico de doença avançada podem incluir o controle de sintomas físicos e o apoio emocional, identificando objetivos e equilibrando informações prognósticas com esperança. O estado de espírito do paciente pode oscilar entre desesperança e otimismo. Lidar com a depressão em pessoas idosas com câncer é um desafio específico, sobretudo se a neoplasia for potencialmente curável, mas o paciente se recusar a se submeter ao tratamento. A depressão é, muitas vezes, uma condição tratável, mas, se não for identificada, pode influenciar o estado de saúde do paciente. Vale salientar que envolver o paciente no processo de tomada de decisão em relação ao tratamento requer dedicação de tempo para entender quais prioridades, medos e esperanças motivam suas escolhas, e a tomada de decisões deve ser integrada com uma avaliação minuciosa do estado de saúde, das reservas e do prognóstico do paciente.[37]

Cuidados paliativos e espiritualidade

O câncer é uma doença bastante característica do envelhecimento e uma das principais causas de morte e invalidez. O risco de complicações relacionadas com o tratamento aumenta com a idade, a funcionalidade e as comorbidades, e a necessidade de apoio social se torna ainda mais relevante. Desse modo, os cuidados paliativos (CP) podem melhorar os resultados do tratamento, aprimorando a qualidade de vida do paciente e da família, bem como o controle de sintomas e a satisfação com o tratamento, priorizando o cuidado individualizado.[38]

Os CP, além de reconhecerem e modularem os objetivos do cuidado, com base nos valores e nas crenças do paciente e de seus cuidadores durante o curso de uma doença, também confrontam a dimensão espiritual de cada paciente e de seus cuidadores. A consciência de que o profissional respeita os valores e as crenças do paciente auxilia a fornecer a este a confiança necessária em um cuidado eficaz ao longo da trajetória da doença. Essa confiança é essencial para facilitar a tomada de decisões no fim da vida, como a interrupção de um tratamento prolongador de sofrimento. Além disso, a conexão espiritual pode impedir a sensação de abandono terapêutico, muito comum em situações de cuidados de fim de vida.[38]

Considerações finais

Em uma população que cresce a cada ano no Brasil e com características próprias, incluindo a heterogeneidade, é preciso também pensar em uma abordagem que possa abranger sua complexidade, suas peculiaridades e suas necessidades para que, no contexto da Oncologia Geriátrica, se possa chegar aos melhores resultados e à individualização das abordagens terapêuticas.

O uso de índices e escalas de fácil aplicação, a AGA realizada por um profissional de Geriatria ou Gerontologia e a abordagem interdisciplinar são fatores que trazem diferença nos resultados dos tratamentos oncológicos, bem como na recuperação de pacientes e na qualidade de vida deles.[15]

A integração entre Oncologia, Geriatria e Gerontologia traz, sem dúvida, um grande diferencial em uma condição na qual cuidados individualizados são imprescindíveis. O conhecimento sobre Síndrome da Fragilidade, sarcopenia, AGA, além das avaliações oncológicas recomendadas, torna-se um grande diferencial para os oncogeriatras.

Referências bibliográficas

1. Instituto Brasileiro de Geografia e Estatística (IBGE) [Internet]. Censo Demográfico 2022. População por idade e sexo. Pessoas de 60 anos ou mais de idade. Resultados do universo – Brasil, Grandes Regiões e Unidades da Federação. Rio de Janeiro; 2023. Disponível em: https://biblioteca.ibge.gov.br/visualizacao/livros/liv102038.pdf. Acesso em: 3 maio 2024.
2. Rodríguez-Sánchez I, Redondo-Martín M, Furones-Fernández L et al. Functional, clinical, and sociodemographic variables associated with risk of in-hospital mortality by COVID-19 in people over 80 years old. J Nutr Health Aging. 2021;25(8):964-70.
3. Silva MF, Da Silva DSM, Bacurau AGM et al. Ageísmo contra idosos no contexto da pandemia da covid-19: uma revisão integrativa. Rev Saúde Pública. 2021;55:4.
4. Tarazona-Santabalbina FJ, Martínez-Velilla N, Vidán MT et al. COVID-19, older adults and ageism: Mistakes that should never happen again. Rev Esp Geriatr Gerontol. 2020;55(4):191-2.
5. Goede V. Frailty and cancer: Current perspectives on assessment and monitoring. Clin Interv Aging. 2023;18:505-21.
6. Dent E, Martin FC, Bergman H et al. Management of frailty: opportunities, challenges, and future directions. Lancet. 2019;394(10206):1376-86.
7. Cavdar E, Iriagac Y, Karaboyun K et al. Prospective comparison of the value of CARG, G8, and VES-13 toxicity tools in predicting chemotherapy-related toxicity in older Turkish patients with cancer. J Geriatr Oncol. 2022;13(6):821-7.
8. Garcia MV, Agar MR, Soo WK et al. Screening tools for identifying older adults with cancer who may benefit from a geriatric assessment: A systematic review. JAMA Oncol. 2021;7(4):616-27.
9. Camara DB, Lima JTO, Bezerra MR et al. Prognostic performance of the modified-G8 screening instrument for patients aged 60 years or older: A prospective cohort of 889 Brazilian patients. J Geriatr Oncol. 2020;11(3):533-5.
10. Seghers PAL, Alibhai SMH, Battisti NML et al. Geriatric assessment for older people with cancer: policy recommendations. Glob Health Res Policy. 2023;8:37.
11. Mohile SG, Dale W, Somerfield MR et al. Practical assessment and management of vulnerabilities in older patients receiving chemotherapy: ASCO Guideline for Geriatric Oncology. J Clin Oncol. 2018;36(22):2326-47.
12. Hamaker M, Lund C, Te Molder M et al. Geriatric assessment in the management of older patients with cancer – A systematic review (update). J Geriatr Oncol. 2022;13(6):761-77.
13. Mittal A, Rangaraju RR, Agarwal A et al. Estimating the risk of chemotherapy toxicity in Indian geriatric patient population and utility of Chemotherapy Risk Assessment Scale for High Age Patients (CRASH) Score. South Asian J Cancer. 2021;10(3):161-6.
14. Ostwal V, Ramaswamy A, Bhargava P et al. Cancer Aging Research Group (CARG) score in older adults undergoing curative intent chemotherapy: a prospective cohort study. BMJ Open. 2021;11(6):e047376.
15. Outlaw D, Abdallah M, Gil-Jr LA et al. The evolution of geriatric oncology and geriatric assessment over the past decade. Semin Radiat Oncol. 2022;32(2):98-108.
16. DuMontier C, Sedrak MS, Soo WK et al. Arti Hurria and the progress in integrating the geriatric assessment into oncology: Young International Society of Geriatric Oncology review paper. J Geriatr Oncol. 2020;11(2):203-11.
17. World Health Organization (WHO). World report on ageing and health [Internet]. Genebra: WHO; 2015. Disponível em: https://apps.who.int/iris/handle/10665/186463. Acesso em: 3 maio 2024.
18. World Health Assembly (WHA). The Global strategy and action plan on ageing and health 2016-2020: towards a world in which everyone can live a long and healthy life [Internet].

Genebra: WHO; 2017. Disponível em: https://apps.who.int/iris/handle/10665/252783. Acesso em: 3 maio 2024.

19. World Health Organization (WHO). Getting ready for the Decade of Healthy Ageing 2021-2030 [Internet]; 2020. Disponível em: https://social.desa.un.org/sdn/decade-of-healthy-ageing-2021. Acesso em: 3 maio 2024.
20. Ferriolli E, Lourenço RA, Oliveira VP et al. Project ICOPE Brazil: a study on the intrinsic capacity of Brazilian older adults and accuracy of the screening tool proposed by the World Health Organization. Geriatr Gerontol Aging. 2023;17:e0230003.
21. Williams GR, Pisu M, Rocque GB et al. Unmet social support needs among older adults with cancer. Cancer. 2019;125(3):473-81.
22. Sedrak MS, Freedman RA, Cohen HJ et al. Older adult participation in cancer clinical trials: A systematic review of barriers and interventions. CA Cancer J Clin. 2021;71: 78-92.
23. Giri S, Al-Obaidi M, Weaver A et al. Association between chronologic age and geriatric assessment-identified impairments: findings from the CARE Registry. J Natl Compr Canc Netw. 2021;19(8):922-7.
24. Morris L, Turner S, Thiruthaneeswaran N et al. Melhorando a educação de profissionais de oncologia de radiação em oncologia geriátrica: onde estamos e onde deveríamos estar? Semin Radiat Oncol. 2022;32(2):109-14.
25. Presley CJ, Krok-Schoen JL, Wall SA et al. Implementing a multidisciplinary approach for older adults with cancer: geriatric oncology in practice. BMC Geriatrics. 2020;20:231.
26. O'Dea A, Gedye C, Jago B et al. Identifying unmet supportive care needs of people affected by kidney cancer: a systematic review. J Cancer Surviv. 2022;16(6):1279-95.
27. Verduzco-Aguirre HC, Navarrete-Reyes AP, Negrete-Najar JP et al. Cáncer en el adulto mayor en Latinoamérica: cooperación interdisciplinaria entre oncología y geriatría. Rev Salud Pública. 2020;22(3):337-45.
28. Yang J, Heung-Kwon OH, Lee J et al. Efficacy of geriatric multidisciplinary oncology clinic in the surgical treatment decision-making process for frail elderly patients with colorectal cancer. Ann Surg Treat Res. 2022;103(3):169-75.
29. Choi JY, Rajaguru V, Shin J et al. Comprehensive geriatric assessment and multidisciplinary team interventions for hospitalized older adults: A scoping review. Arch Gerontol Geriatr. 2023;104:104831.
30. Alemania E, Hind A, Samara J et al. Nurse-led interventions among older adults affected by cancer: An integrative review. Asia Pac J Oncol Nurs. 2023;10(10):100289.
31. Smits MJI, Lebens IJ, Vondeling AM et al. Multidisciplinary decision-making and course of treatment in older patients with colorectal cancer: Effect of geriatrician input. Geriatr Oncol. 2023;14(2):101448.
32. Walraven JEW, Desar IME, Hoeven van der JJM et al. Analysis of 105.000 patients with cancer: have they been discussed in oncologic multidisciplinary team meetings? A nationwide population-based study in the Netherlands. Eur J Cancer. 2019;121:85-93.
33. Dubois C, De Schutter H, Leroy R et al. Multidisciplinary work in oncology: population-based analysis for seven invasive tumours. Eur J Cancer Care. 2018;27:e12822.
34. Monfardini S, Perrone F, Balducci L. Pitfalls in Oncogeriatrics. Cancers (Basel). 2023;15 (11):2910.
35. Glatzer M, Panje CM, Sirén C et al. Decision making criteria in oncology. Oncology. 2020; 98(6):370-8.
36. Rostoft S, Van den Bos F, Pedersen R et al. Shared decision-making in older patients with cancer – What does the patient want? J Geriatr Oncol. 2021;12(3):339-42.
37. Greer JA, Applebaum AJ, Jacobsen JC et al. Understanding and addressing the role of coping in palliative care for patients with advanced cancer. J Clin Oncol. 2020; 38(9):915-25.
38. Balducci L. Geriatric oncology, spirituality, and palliative care. J Pain Symptom Manage. 2019;57:171-5.

7 Polifarmácia e Tratamento Oncológico

Ana Carolina Magaldi Capuano ♦ Isabella Pagetti de Oliveira ♦ Isabela Bueno Stolar ♦ Toshio Chiba

Introdução

O Brasil atualmente vem experimentando uma significativa tendência de envelhecimento demográfico. De acordo com os dados do censo de 2022, conduzido pelo Instituto Brasileiro de Geografia e Estatística (IBGE), a população de indivíduos com 65 anos ou mais representa 10,9% (22,2 milhões) de todos os habitantes do país em 2022, refletindo um aumento de 57,4% em comparação com o ano de 2010.[1] Entre os fatores que se relacionam a esse processo de envelhecimento populacional, destaca-se a crescente prevalência de doenças crônicas não transmissíveis (DCNT), incluindo o câncer, em detrimento de doenças agudas.[2]

A população idosa encontra-se mais suscetível ao desenvolvimento de patologias oncológicas,[3] resultado do prolongado tempo de exposição a agentes cancerígenos, de uma maior incidência de multimorbidades e do processo de senescência celular; esses fatores levam à diminuição dos mecanismos de reparação celular.[4] A incidência de câncer em indivíduos com idade superior a 65 anos é 11 vezes maior que em grupos etários mais jovens.[5] No Brasil, as estimativas do Instituto Nacional de Câncer (INCA) para o triênio de 2023 a 2025 indicam a ocorrência de 704 mil novos casos de câncer (o número cai para 483 mil se excluídos os casos de câncer de pele não melanoma).[6]

Com o aumento da longevidade e o acúmulo de morbidades, observa-se uma correspondente elevação na prescrição concomitante de diversas medicações. A utilização de múltiplos fármacos para tratar uma ou mais condições caracteriza a polifarmácia.[7] Embora não exista consenso na literatura quanto à quantidade mínima de medicamentos que configuram a polifarmácia,[8] a prática clínica comumente a define como o uso de cinco ou mais medicamentos, e a polifarmácia excessiva está associada ao consumo de 10 ou mais medicações.[9-11] Além disso, a polifarmácia engloba o uso de medicamentos sem clara indicação, o que traz elevado risco de efeitos colaterais, configurando os medicamentos potencialmente inapropriados (MPI).[9,10]

Nos EUA, há registro de que 90% dos adultos de 65 anos ou mais fazem uso regular de ao menos um medicamento. Nessa mesma população, cerca de 40% relatam uso de cinco ou mais medicações, e 20% fazem uso de polifarmácia excessiva, ou seja, mais de 10 medicações continuamente. O cenário brasileiro apresenta semelhanças com o norte-americano, e estima-se que o uso de ao menos um fármaco por idoso seja de 70 a 97%. A quantidade média de medicações usadas pela população idosa é de dois a cinco remédios regularmente.[12]

Portanto, é notável a prevalência de polifarmácia e MPI em idosos com câncer, mesmo antes do início do tratamento oncológico.[3] Ambos estão associados a diversas complicações, como quedas, taxas mais elevadas de hospitalização, reinternações e aumento no tempo de permanência hospitalar.[3,11] Também estão associados ao processo de fragilização do idoso, à perda de funcionalidade, à suscetibilidade a complicações cirúrgicas e à redução da sobrevida.[7,13,14]

A população oncogeriátrica requer uma avaliação especializada, dada sua vulnerabilidade a desenvolver limitações funcionais, fragilidade e outras síndromes geriátricas, em comparação com a população geriátrica sem câncer.[13,15] Ressalta-se a importância de revisar as medicações em uso regular durante a abordagem ao paciente idoso com câncer, devido ao elevado risco de eventos adversos relacionados com o uso de MPI nessa população. Além disso, tais medicamentos estão associados a uma eventual redução da tolerância do paciente ao tratamento oncológico. Em pessoas idosas com câncer, a polifarmácia e o uso de MPI também estão correlacionados com o aumento do risco de interações fármaco-fármaco e fármaco-terapia antitumoral.[16-19]

Considerando a maior incidência de múltiplas comorbidades nessa população, é plausível que o uso de diversas medicações possa ser apropriado em situações específicas, visando ao melhor controle das doenças de base, com impacto no aumento do tempo e, também, da qualidade de vida do indivíduo.[8,20] Para além disso, em pacientes com doença oncológica avançada, aproximando-se da fase de fim de vida, é comum a ampliação dos tratamentos para um controle mais eficaz dos sintomas, independentemente de estarem associados ao câncer ou ao próprio tratamento oncológico.[20,21]

Idealmente, no paciente idoso com doença oncológica metastática ou avançada, sobretudo naquele sob cuidados paliativos exclusivos, é fundamental uma revisão criteriosa dos fármacos utilizados. O plano terapêutico tende a priorizar um rigoroso controle de sintomas, além de instituir medidas para promoção do bem-estar em todas as suas esferas: biológica, psíquica, social, espiritual e existencial. Nesse contexto, torna-se cada vez mais relevante a ferramenta da "desprescrição", ou seja, a retirada do regime terapêutico das medicações previamente utilizadas para o controle de comorbidades ou profilaxias, por já não agregarem benefício clínico, em detrimento do tempo estimado de sobrevida do paciente.[22,23]

Porém, é descrito ainda que, no último ano de vida, a prevalência de polifarmácia, nesse perfil populacional com câncer, permanece elevada. Esses pacientes continuam a receber tratamentos preventivos, anti-hipertensivos, anticolinérgicos, bem como estatinas, vitaminas e suplementos minerais. Embora essas medicações possam estar indicadas em *guidelines* e protocolos específicos para a população em geral, a manutenção de terapias centradas na doença em pessoas idosas com câncer avançado, sobretudo à medida que se aproximam do fim da vida, suscita questionamentos, dado o reduzido potencial de alcançar benefícios clínicos significativos.[23,24]

Para abordar de maneira mais eficaz a polifarmácia e o uso de MPI, é essencial que a equipe de saúde envolvida no cuidado do paciente conduza uma revisão minuciosa da lista de medicamentos utilizados pelo paciente, além das avaliações prognósticas oncológicas e geriátricas. É necessário, ainda, listar eventuais sintomas, desconfortos, efeitos colaterais ou toxicidades inerentes ao tratamento antineoplásico e, por fim, explorar os desejos e as preferências do paciente em relação ao próprio tratamento, de modo a promover o processo de tomada de decisão compartilhada.[24,25]

Neste capítulo, serão abordados de maneira mais detalhada o manejo da polifarmácia e a prescrição de MPI na população geriátrica com câncer. Essa exposição compreenderá a revisão dos principais riscos associados ao uso dos medicamentos mais comuns em Oncogeriatria e apresentará algumas das ferramentas concebidas para auxiliar no processo do uso criterioso – e na desprescrição – de medicamentos. Em pacientes em fase de fim de vida, recebendo cuidados paliativos, a abordagem dessas questões assume particular importância, considerando a necessidade de otimizar a qualidade de vida e minimizar a carga terapêutica em um contexto tão sensível como o da Oncogeriatria.

Riscos envolvidos com a polifarmácia em idosos com câncer

A interação medicamentosa é caracterizada como um evento clínico no qual as ações e os efeitos de um medicamento são modificados pela presença de outro fármaco, um fitoterápico ou um alimento. Quando administrados simultaneamente, esses elementos podem atuar de maneira independente ou interagir, resultando na diminuição ou no aumento dos efeitos terapêuticos ou tóxicos.[19]

Pessoas idosas passam por alterações fisiológicas graduais inerentes à idade, complexas e ainda pouco compreendidas no processo de envelhecimento. Essas mudanças impactam a farmacodinâmica e a farmacocinética de determinados fármacos, o que, por si só, já representa maior risco de efeitos adversos e outros agravos à saúde. Esse risco, no entanto, é significativamente ampliado no contexto das multimorbidades, incluindo o câncer, e no uso de polifarmácia.[12,25-27] Existem evidências que indicam que essas alterações têm impacto na biodisponibilidade, no volume de distribuição, no *clearance* e no tempo de meia-vida dos fármacos.[26]

Na população geriátrica, incluindo a oncológica, observa-se a redução da concentração de água corporal, de albumina e da acidez gástrica, além do aumento de gordura corporal e da redução do funcionamento hepático e renal.[3,8] Essas alterações podem diminuir a eficácia terapêutica de determinados quimioterápicos, gerar mudanças bioquímicas em seus locais-alvo e aumentar o risco de reações adversas a medicamentos.[11,28]

As adaptações inerentes ao processo fisiológico de envelhecimento, agravadas pelo acúmulo de morbidades ao longo da vida, resultam em uma redução lenta e progressiva das reservas energéticas fisiológicas. Esse declínio nas funções orgânicas frequentemente leva a comprometimentos funcionais e cognitivos do indivíduo, aumentando a suscetibilidade ao adoecimento, ao desenvolvimento de fragilidade e ao risco de morte.[27] A maior predisposição ao desenvolvimento do câncer, com o passar dos anos, catalisa o processo de fragilização do idoso, muitas vezes já em curso previamente, expondo-o aos riscos associados às alterações bioquímicas e metabólicas presentes na senescência.[12,27]

A prescrição de tratamentos oncológicos específicos para a população idosa é naturalmente desafiadora devido às particularidades desse grupo. Além disso, a grande disponibilidade de medicações para o tratamento do câncer e a frequente necessidade de tratamentos de suporte às terapias antineoplásicas expõem essas pessoas ao uso concomitante de diversas medicações. Vale ressaltar que o manejo antitumoral pode resultar em diversos efeitos colaterais ou adversos, desde náuseas até mielossupressão, sobretudo ao se considerar os agentes citotóxicos. O aumento do uso de fármacos contribui para os riscos de eventos adversos, interações medicamentosas, baixa adesão à prescrição, maior número de hospitalizações, aumento dos custos em saúde e maior mortalidade.[3,7,28]

A progressiva associação de medicamentos, a escassa cultura de desprescrição e a desorganização no cuidado levam à chamada "cascata de prescrição" (doença A → tratamento A → reação adversa ao tratamento A → medicação B e assim por diante), conforme ilustrado nas Figuras 7.1 e 7.2.[29,30]

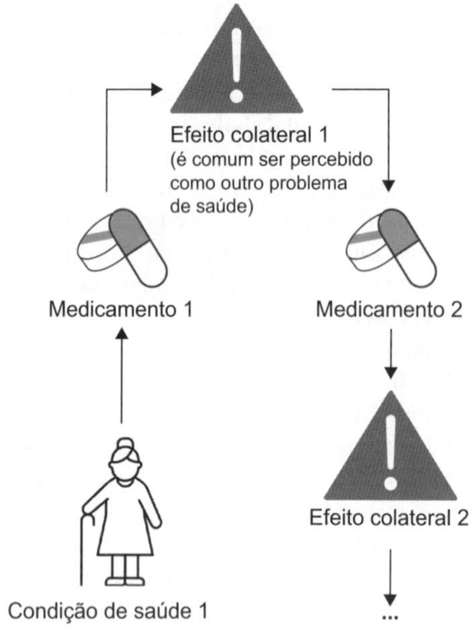

Figura 7.1 Exemplo de cascata de prescrição.

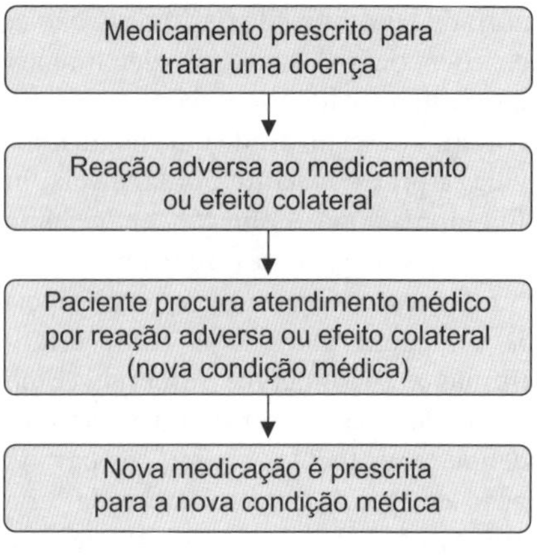

Figura 7.2 Exemplo de cascata de prescrição.

Essa situação frequentemente envolve MPI,[11,16] muitas vezes com uso de medicamento impróprio, ou dosagem inapropriada, frequência inadequada, período insuficiente ou demasiado de consumo, utilização exagerada de princípios ativos e combinação inadequada com outros medicamentos. Tudo isso resulta em interações indesejadas, aumento da dificuldade de adesão aos tratamentos propostos e riscos ao paciente.[15]

Nesse cenário, a prática da "desprescrição" tornou-se uma medida para viabilizar a boa prática médica. Desprescrever infere a descontinuação de medicações potencialmente inapropriadas, com o objetivo de reduzir os riscos da polifarmácia e, eventualmente, melhorar os desfechos em saúde dos idosos.[31,32] Trata-se de um processo conduzido por um profissional da saúde capacitado, visando interromper o uso de medicações que já não produzem os benefícios clínicos desejados e expõem o paciente a riscos de efeitos adversos ou colaterais, ou de interações medicamentosas. É crucial ressaltar que o objetivo da estratégia de desprescrição é melhorar a qualidade de vida do paciente e não deve ser confundido com negligência, interrupção ou não indicação de tratamentos efetivos para a pessoa idosa.[31-33]

Acessando a polifarmácia na avaliação oncogeriátrica

É frequente a presença de uma ou mais DCNT entre pessoas idosas com câncer. No Brasil, algumas das principais comorbidades observadas na população geriátrica oncológica são: doenças cardiovasculares (hipertensão arterial sistêmica, doença coronariana e insuficiência cardíaca), diabetes melito, doença pulmonar obstrutiva crônica, doença renal crônica, doenças neurológicas (síndromes demenciais e acidente vascular encefálico), doenças ósseas (como osteoporose e fraturas), doenças do trato gastrintestinal (como hepatopatia crônica e doença inflamatória intestinal), doenças psiquiátricas (depressão, ansiedade e insônia) e artrite reumatoide.[34,35]

As medicações utilizadas na população idosa com câncer podem variar significativamente dependendo do tipo específico de câncer, do estágio da doença e das condições médicas individuais.[36] As classes medicamentosas mais comumente utilizadas na população oncogeriátrica estão alinhadas com as comorbidades mais prevalentes neste grupo, descritas a seguir:[8]

- Anti-hipertensivos
- Agentes antidiabéticos
- Agentes cardiovasculares: estatinas para controle do colesterol, antiplaquetários (p. ex., ácido acetilsalisílico) e medicamentos para insuficiência cardíaca
- Analgésicos e medicamentos para controle de sintomas: analgésicos opioides e não opioides, além de medicamentos para controle de náuseas, vômitos e outros sintomas relacionados com câncer e com tratamento oncológico
- Medicamentos para controle respiratório: broncodilatadores, anticolinérgicos e corticosteroides inalatórios
- Suplementos de cálcio e vitamina D
- Medicamentos com ação no sistema musculoesquelético, como o ácido zoledrônico
- Antidepressivos e ansiolíticos
- Agentes imunossupressores
- Medicamentos para controle gastrintestinal, incluindo antiácidos, medicamentos para refluxo gástrico como procinéticos e agentes para o controle de sintomas gastrintestinais
- Antineoplásicos.

Segundo o estudo conduzido por Laleska et al.,[3] para avaliar o uso de polimedicação em pessoas com idade igual ou superior a 65 anos submetidas a tratamentos oncológicos, foi evidenciada uma média de uso de cerca de sete medicamentos por paciente, dos quais aproximadamente 31% eram destinados à terapia antitumoral e 69%, ao tratamento das morbidades de base dos doentes ou a tratamentos de suporte (sintomáticos, controle de transtornos paraneoplásicos ou efeitos colaterais e adversos relacionados com o tratamento oncológico específico). As medicações mais frequentemente utilizadas entre os pesquisados foram: omeprazol, pantoprazol, ácido acetilsalicílico, fluoruracila, metoprolol, sinvastatina, morfina e ácido zoledrônico.

Nesse estudo, foram identificadas 90 interações medicamentosas, correspondentes a uma mediana de quatro interações por indivíduo. Os remédios mais envolvidos em todas as interações foram, em ordem de maior frequência: losartana, sulfametoxazol e trimetoprima, ácido acetilsalicílico, morfina, mirtazapina, metadona, clonazepam, domperidona, sinvastatina e fluoruracila. Os autores ainda destacam a grande prevalência do uso de MPI, com prevalência em 65% dos pacientes do estudo.

É fundamental destacar que, na avaliação oncogeriátrica, a revisão da prescrição deve ser feita ao longo do seguimento clínico, de maneira dinâmica e crítica, a fim de promover o uso racional das medicações e evitar a polifarmácia e o uso de MPI. Os ajustes devem ser feitos de acordo com a resposta individual do paciente à determinada terapêutica, as interações medicamentosas potenciais e a tolerabilidade global. A colaboração entre as equipes médicas envolvidas nos cuidados, incluindo oncologistas, geriatras e outros especialistas, bem como o envolvimento da equipe multidisciplinar, são cruciais para uma abordagem abrangente e segura em idosos com câncer e multimorbidades.[37]

A associação entre o diagnóstico de doença oncológica na população geriátrica representa um marco de potencial desenvolvimento de deterioração funcional, nutricional e de Síndrome da Fragilidade. É comum que, nos últimos meses de vida, esse grupo de pessoas com doenças crônicas graves, progressivas e irreversíveis, incluindo o câncer, experimente perda funcional e fragilização progressiva. Esses aspectos demandam uma abordagem diferenciada no plano terapêutico. Desse modo, é necessário providenciar adequações medicamentosas, com eventual desprescrição de medicamentos, diante do objetivo do cuidado desses pacientes.[32,33]

Medicamentos potencialmente inapropriados e desprescrição

Os MPI são referidos como aqueles que não têm indicação com base em evidências. Essas substâncias apresentam riscos potenciais que superam os benefícios esperados, sendo associadas a reações adversas significativas, com elevada probabilidade de interferência e interação com outras medicações e condições clínicas.[38,39] Para orientar a avaliação e a tomada de decisão quanto à prescrição apropriada para a população idosa, existem critérios que oferecem diretrizes e alertas sobre o uso de MPI.

O critério de Beers, desenvolvido pela Sociedade Americana de Geriatria, é aplicável a pacientes com mais de 65 anos em cenários ambulatoriais ou de institucionalização, excluindo pacientes em cuidados de fim de vida e/ou em Hospice. O objetivo dessa ferramenta é reduzir a exposição das pessoas idosas a medicamentos potencialmente inapropriados, promovendo uma prescrição mais criteriosa e seletiva por parte dos profissionais da saúde.[40] Esse critério abrange uma lista com mais de 110 medicamentos potencialmente problemáticos e mais de 60 interações fármaco-fármaco ou fármaco-doença a serem evitadas.[39,40] As medicações são categorizadas em cinco categorias, a saber:

- Medicamentos considerados potencialmente inapropriados
- Medicamentos potencialmente inapropriados em pacientes com doenças e/ou síndromes específicas
- Medicamentos para serem usados com cautela
- Interações fármaco-fármaco potencialmente inapropriadas
- Medicamentos que devem ter as doses ajustadas para a função renal.

Outra ferramenta relevante que direciona a adequação das prescrições na população idosa é a Screening Tool of Older Persons Prescriptions in Frail Adults with Limited Life Expectancy (STOPPFrail). Especificamente direcionada a idosos frágeis com condições clínicas que ameaçam a vida e implicam um prognóstico mais desfavorável, a STOPPFrail organiza seus critérios e recomendações por sistemas, e desse modo, orienta a desprescrição das seguintes medicações:[41]

- Geral: qualquer medicamento que o paciente não tolere tomar, apesar de ter recebido informações adequadas sobre o tratamento e de terem sido feitas tentativas de adaptar as formulações

- Qualquer medicamento sem indicação clínica com base em evidências
- Sistema cardiovascular: estatinas e outras medicações hipolipemiantes; alfabloqueadores e outros anti-hipertensivos
- Sistema de coagulação: antiagregantes plaquetários na prevenção primária (para prevenção secundária não há consenso, sendo necessário individualizar). Em relação aos anticoagulantes, a recomendação é ponderar riscos *versus* benefícios considerando as particularidades de cada paciente
- Sistema Nervoso Central: neurolépticos/antipsicóticos (se não houver indicação para controle de sintomas agudos); memantina (em pacientes com demência moderada e severa, a menos que tenha sido evidenciado ganhos cognitivo e comportamental com seu uso); inibidores da colinesterase (devem ser individualizados na demência avançada)
- Sistema gastrintestinal: inibidores da bomba de prótons em doses elevadas; antagonistas do receptor H2 em doses elevadas e antiespasmódicos (exceto se houver indicação devido à dor abdominal ou benefício do efeito anticolinérgico no controle sintomático)
- Sistema respiratório: teofilina e antagonistas de receptor de leucotrienos
- Sistema musculoesquelético: suplementação com cálcio; antirreabsortivos (bifosfonatos) e moduladores seletivos dos receptores de estrogênio no cenário de osteoporose; anti-inflamatórios não esteroides e esteroides por tempo prolongado (2 meses ou mais)
- Sistema urogenital: inibidores da 5-alfa redutase (finasterida); bloqueadores alfa (doxazosina); antagonistas muscarínicos
- Sistema endócrino: antidiabéticos orais; no contexto de nefropatia diabética, inibidores da enzima conversora de angiotensina e bloqueadores dos receptores de angiotensina; terapia hormonal sistêmica para menopausa
- Diversos: suplementos vitamínicos; suplementos nutricionais; antimicrobianos em contexto de profilaxia.

O uso de ferramentas que auxiliam no processo de prescrição e desprescrição medicamentosa contribui para a avaliação oncogeriátrica. Ressalta-se a importância de revisar a lista de medicamentos utilizados pelo paciente de maneira individualizada, considerando a expectativa de vida e todas as morbidades presentes, de modo a evitar a prescrição de medicamentos cujo tempo para alcançar benefícios clínicos ultrapassa essa estimativa ou cujos benefícios são questionáveis. Nesse sentido, é fundamental a revisão dos objetivos de cada tratamento no contexto de terminalidade para evitar a exposição desses pacientes a riscos e efeitos adversos, com ênfase na desprescrição, sempre que possível, priorizando-se o controle de sintomas em detrimento da prevenção ou de tratamentos modificadores de doença.[41-43]

Considerações finais

A polifarmácia e o consequente uso de MPI são prevalentes na população geriátrica, sobretudo se submetida a tratamento oncológico, com conhecidos riscos e agravos associados. O processo de envelhecimento também torna a pessoa idosa suscetível a maiores riscos de efeitos adversos ou colaterais, toxicidades e interações medicamentosas. Portanto, a avaliação geriátrica ampla e individualizada é essencial para o melhor alinhamento do objetivo do cuidado.

Para melhor elaboração do plano de cuidados, devem-se levar em consideração as doenças de base da pessoa, as associações de síndromes geriátricas envolvidas, bem como uma avaliação prognóstica por meio de escalas específicas para a doença oncológica e para eventuais comorbidades prévias do paciente. É importante também conhecer os desejos e valores do paciente e providenciar os devidos esclarecimentos diagnósticos e prognósticos, para auxiliar no processo de tomada de decisão compartilhada, no fortalecimento do vínculo entre paciente e equipe e na melhor adesão aos tratamentos propostos.

Em relação ao uso racional de medicamentos, a utilização das ferramentas desenvolvidas especificamente para a população idosa orienta uma prescrição mais adequada de medicações a serem utilizadas. Esses recursos também contribuem para auxiliar no processo de desprescrição de medicações, ou seja, fármacos cujo tempo para obter benefícios clínicos supera a expectativa de vida do paciente.

O reconhecimento da terminalidade de doença é um importante passo para a adequação terapêutica, inclusive em relação ao tratamento oncológico específico. Uma boa comunicação, com os devidos esclarecimentos diagnósticos, prognósticos e dos objetivos terapêuticos dos tratamentos propostos desde o início do acompanhamento do idoso, é a principal ferramenta para um cuidado adequado, com rigor técnico e centrado no paciente.

Referências bibliográficas

1. Instituto Brasileiro de Geografia e Estatística (IBGE). Censo Demográfico 2022. Rio de Janeiro: IBGE; 2022. Disponível em: https://censo2022.ibge.gov.br/panorama. Acesso em: 7 maio 2024.
2. Organização Mundial da Saúde (OMS). Aging and health: World report on aging and health. Genebra: OMS; 2015.
3. Alves LP, Silva GN, Caetano BMOS et al. Polimedicação em idosos submetidos a tratamento oncológico. Rev Bras Cancerol. 2020;65(4):e-09379. Disponível em: https://rbc.inca.gov.br/index.php/revista/article/view/379. Acesso em: 7 maio 2024.
4. Lian J, Yue Y, Yu W et al. Immunosenescence: a key player in cancer development. J Hematol Oncol. 2020;13:151.
5. Lichtman SM. Guidelines for the treatment of elderly cancer patients. Cancer Control. 2003;10(6):445-53.
6. Instituto Nacional de Câncer (INCA). Estimativa 2023: incidência de câncer no Brasil. Rio de Janeiro: INCA; 2022. Disponível em: www.gov.br/inca/pt-br/assuntos/cancer/numeros/estimativa. Acesso em: 7 maio 2024.
7. Lees J, Chan A. Polypharmacy in elderly patients with cancer: clinical implications and management. Lancet Oncol. 2011;12(13):1249-57.
8. Castro NF, Figueiredo BQ, Vieira GG et al. Polifarmácia na saúde dos idosos: revisão integrativa de literatura. Res Soc Dev. 2022; 11(8):e31711830968. Disponível em: https://rsdjournal.org/index.php/rsd/article/view/30968. Acesso em: 7 maio 2024.
9. Masnoon N, Shakib S, Kalisch-Ellett L et al. What is polypharmacy? A systematic review of definitions. BMC Geriatr. 2017;17:230.
10. Miller MG, Kneuss TG, Patel JN et al. Identifying potentially inappropriate medication (PIM) use in geriatric oncology. J Geriatr Oncol. 2021;12:34-40.
11. Nightingale G, Hajjar E, Swartz K et al. Evaluation of a pharmacist-led medication assessment used to identify prevalence of and associations with polypharmacy and potentially inappropriate medication use among ambulatory senior adults with cancer. J Clin Oncol. 2015;33(13):1453-9.
12. Rodrigues DA, Herdeiro MT, Figueiras A et al. Elderly and polypharmacy: Physiological and cognitive changes. In: Palermo S. Frailty in the elderly-understanding and managing complexity. Londres: IntechOpen; 2021. p. 73-86.
13. Davies LE, Kingston A, Todd A et al. Is polypharmacy associated with mortality in the very old: findings from the Newcastle 85+ Study. Br J Clin Pharmacol. 2022;88(6):2988-95.
14. Davies LE, Spiers G, Kingston A et al. Adverse outcomes of polypharmacy in older people: Systematic review of reviews. J Am Med Dir Assoc. 2020;21(2):181-7.
15. Ramsdale E et al. Polypharmacy, potentially inappropriate medications, and drug-drug interactions in vulnerable older adults with advanced cancer initiating cancer treatment. Oncologist. 2022;27(7):e580-e588.
16. Jørgensen TL, Herrstedt J. The influence of polypharmacy, potentially inappropriate medications, and drug interactions on treatment completion and prognosis in older patients with ovarian cancer. J Geriatr Oncol. 2020;11 (4):593-602.
17. Mohamed MR et al. Association of polypharmacy and potentially inappropriate medications with physical functional impairments in older adults with cancer. J Natl Compr Canc Netw. 2021;19(3):267-74.
18. Popa MA, Wallace KJ, Brunello A et al. Potential drug interactions and chemotoxicity in older patients with cancer receiving chemotherapy. J Geriatr Oncol. 2014;5(3):307-14.
19. Duerden M, Avery T, Payne R. Polypharmacy and medicines optimisation. Making it safe and sound. Londres: The King's Fund; 2013.
20. Shrestha S, Shrestha S, Khanal S. Polypharmacy in elderly cancer patients: challenges and the way clinical pharmacists can contribute in resource-limited settings. Aging Med. 2019; 2(1):42-9.
21. Halli-Tierney AD, Scarbrough C, Carroll D. Polypharmacy: evaluating risks and deprescribing. Am Fam Physician. 2019;100:32-8.
22. Morin L, Todd A, Barclay S et al. Preventive drugs in the last year of life of older adults with cancer: is there room for deprescribing? Cancer. 2019;125(13):2309-17.
23. Morin L, Todd A, Barclay S, Laroche ML, Vetrano DL et al. Adequate, questionable, and inadequate drug prescribing for older adults at the end of life: a European expert consensus. Eur J Clin Pharmacol. 2018;74:1333-42.
24. Pel-Littel RE, Snaterse M, Teppich NM et al. Barriers and facilitators for shared decision making in older patients with multiple chronic conditions: A systematic review. BMC Geriatr. 2021;21:1-14.

25. Sgnaolin V. Terapia oncológica em idosos com câncer: perfil epidemiológico e toxicidade relacionada ao tratamento antineoplásico sistêmico [dissertação]. Porto Alegre: Pontifícia Universidade Católica do Rio Grande do Sul; 2021.
26. Golubev A, Hanson AD, Gladyshev VN. A tale of two concepts: Harmonizing the free radical and antagonistic pleiotropy theories of aging. Antioxid Redox Signal. 2018;29 (10):1003-17.
27. Mercadante ACC, Conti MDSB, Wagner GA et al. Fatores determinantes da polifarmácia entre idosos residentes em um grande centro urbano da região sudeste do Brasil. Valore. 2021;6(4):167-82.
28. Antimisiaris D, Cheek DJ. Polypharmacy. In: Mauk KL. Gerontological nursing. Burlington, MA: Jones & Bartlett; 2014. p. 417-56.
29. Reeve E, Gnjidic D, Long J et al. A systematic review of the emerging definition of 'deprescribing' with network analysis: implications for future research and clinical practice. Br J Clin Pharmacol. 2015;80(6):1254-68.
30. Gagnon C, Currie J, Trimble J. Are you the victim of a prescribing cascade? Canadian Medication Appropriateness and Deprescribing Network. [Internet]. Disponível em: www.deprescribingnetwork.ca/blog/prescribing-cascade. Acesso em: 7 maio 2024.
31. Garfinkel D, Ilhan B, Bahat G. Routine deprescribing of chronic medications to combat polypharmacy. The Adv Drug Saf. 2015; 6(6):212-33.
32. Page AT, Potter K, Clifford R et al. Deprescribing in older people. Maturitas. 2016; 91:115-34.
33. Instituto Nacional de Câncer (INCA). Além dos 60. Rede Câncer. 2017;39. Disponível em: www.inca.gov.br/sites/ufu.sti.inca.local/files//media/document//rrc-39-assistencia-alem-dos-60.pdf. Acesso em: 7 maio 2024.
34. Fowler H, Belot A, Ellis L et al. Comorbidity prevalence among cancer patients: a population-based cohort study of four cancers. BMC Cancer. 2020;20:2.
35. Topaloğlu US, Özaslan E. Comorbidity and polypharmacy in patients with breast cancer. Breast Cancer. 2020;27(3):477-82.
36. The Lancet Oncology. Not old, just older: considering age in cancer care. Lancet Oncol. 2019;20(7):887.
37. Sharma M, Loh KP, Nightingale G et al. Polypharmacy and potentially inappropriate medication use in geriatric oncology. J Geriatr Oncol. 2016;7(5):346-53.
38. American Geriatrics Society 2023 updated AGS Beers Criteria® for potentially inappropriate medication use in older adults. J Am Geriatr Soc. 2023;71(7):2052-81.
39. Lavan AH, Gallagher P, Parsons C et al. STOPPFrail (Screening Tool of Older Persons Prescriptions in Frail adults with limited life expectancy): consensus validation. Age Ageing. 2017;46(4):600-7.
40. Barlow A, Prusak ES, Barlow B et al. Interventions to reduce polypharmacy and optimize medication use in older adults with cancer. J Geriatric Oncol. 2021;12(6):863-71.
41. Schmidt TP, Wagner KJP, Schneider IJC et al. Padrões de multimorbidade e incapacidade funcional em idosos brasileiros: estudo transversal com dados da Pesquisa Nacional de Saúde. Cad Saúde Pública. 2020;36(11):e00 241619.
42. Tavares DMS, Pelizaro PB, Pegorari MS et al. Prevalência de morbidades autorreferidas e fatores associados entre idosos comunitários de Uberaba, Minas Gerais, Brasil. Ciênc Saúde Colet. 2019;24(9):3305-13.
43. Oliveira HSB, Corradi MLG. Aspectos farmacológicos do idoso: uma revisão integrativa de literatura. Rev Med. 2018;97(2):165-76.

8 Síndromes Geriátricas

Laiane Moraes Dias

Introdução

O envelhecimento é um fenômeno heterogêneo complexo, caracterizado como um processo natural, progressivo e irreversível, intimamente ligado a fatores biológicos, psíquicos e sociais. Apresenta-se em cada indivíduo de modo singular. Durante o processo de envelhecimento, é frequente a diminuição da reserva homeostática, o que torna os indivíduos mais suscetíveis a estressores, aumentando o risco de incapacidade. Essa limitação de reserva para tolerar estressores caracteriza as síndromes geriátricas, condições de saúde que nem sempre se enquadram em categorias específicas de doenças e são altamente prevalentes, multifatoriais e associadas a uma alta carga de morbidade e prejuízo de autonomia, funcionalidade e independência.[1,2]

Existem dois fatores fundamentais para a manutenção da qualidade de vida em pessoas idosas: a autonomia, que é a capacidade individual de decisão e comando sobre as próprias ações, dependendo diretamente da cognição e do humor, e a independência, que é a capacidade de execução de atividades por meios próprios e depende diretamente da mobilidade e da comunicação. Portanto, a funcionalidade (que resulta da autonomia e da independência) é determinada por quatro domínios: cognição, humor, mobilidade e comunicação.

O comprometimento ou a perda das referidas funções resultam nas grandes síndromes geriátricas. De início, eram denominadas como os 5 "is": incapacidade cognitiva, instabilidade postural, imobilidade, incontinência urinária e iatrogenia. Posteriormente, as alterações sensoriais levaram ao acréscimo da incapacidade comunicativa. Os aspectos familiares, por serem capazes de influenciar o bem-estar biopsicossocial, foram incluídos na insuficiência familiar[2] (Figura 8.1).

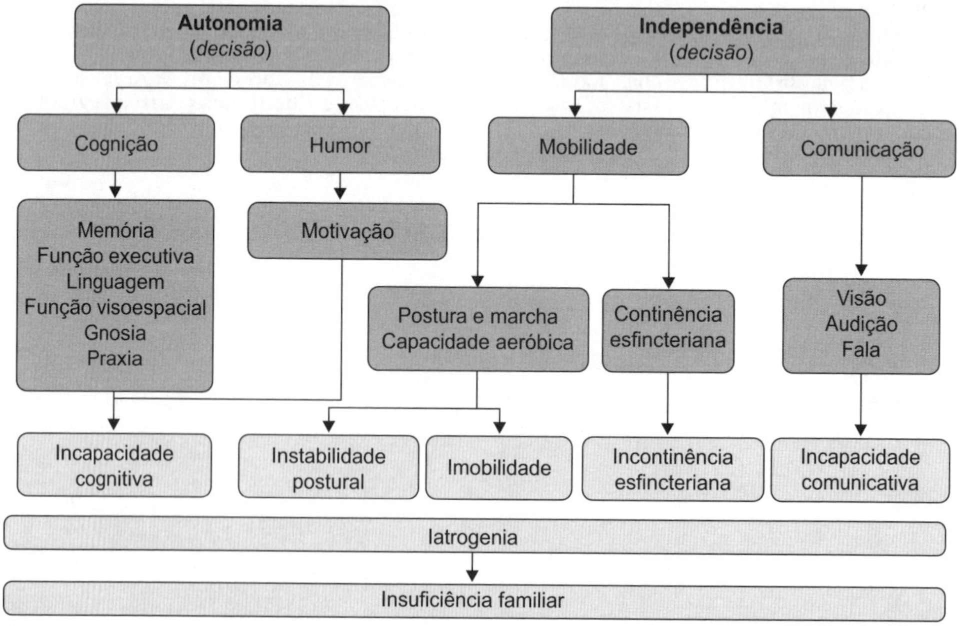

Figura 8.1 Síndromes geriátricas. (Adaptada de Moraes EN et al. Avaliação multidimensional do idoso. Curitiba: SESA, 2018. Disponível em: https://www.saude.pr.gov.br/sites/default/arquivos_restritos/files/documento/2020-04/avaliacaomultiddoidoso_2018_atualiz.pdf.)

É importante enfatizar que as síndromes geriátricas, apesar da alta prevalência, não são quadros esperados no processo de envelhecimento normal (senescência), mas estão associados à senilidade (envelhecimento com alguma patologia) e, por isso, são condições que precisam ser bem avaliadas e em tempo hábil, de preferência por equipes interdisciplinares, para um manejo adequado.[2,3] As síndromes geriátricas são, portanto, preditores de desfechos negativos, como maior risco de hospitalização, multimorbidade e mortalidade geral, bem como aumento dos custos com cuidados de saúde.[2,4]

No contexto da Oncologia, as síndromes geriátricas apresentam grande relevância, pois as doenças oncológicas e seus tratamentos (quimioterapia, radioterapia, entre outros) podem potencializar o surgimento de tais síndromes; do mesmo modo, indivíduos já portadores de síndromes geriátricas podem tolerar menos os tratamentos oncológicos e ter desfechos mais desfavoráveis.

Alguns estudos já demonstram maior prevalência de síndromes geriátricas nos pacientes diagnosticados com câncer quando comparados com aqueles sem a doença. Mohile et al. avaliaram 12.480 beneficiários do Medicare, 18% deles com história de câncer, e descobriram que, entre os pacientes com câncer, 60,3% relataram uma ou mais síndromes geriátricas.[5] Em outro estudo com uma população geriátrica robusta submetida a transplante alogênico de células-tronco, foram observadas novas síndromes geriátricas em 21% dos pacientes após os primeiros 3 meses de tratamento. Além disso, a ocorrência de quedas ou de *delirium* durante esse período foi associada ao aumento da mortalidade sem recidiva, com destaque às quedas que também foram associadas à redução da sobrevida global.[6]

Considerando que as síndromes geriátricas podem refletir maior vulnerabilidade aos estressores adicionais, é importante a Avaliação Geriátrica Ampla (AGA) da pessoa idosa com câncer para síndromes geriátricas, uma vez que auxilia os oncologistas a compreender melhor a reserva fisiológica dos pacientes e ajudá-los a desenvolver o apoio e as intervenções de cuidados necessárias para melhorar a qualidade de vida e a capacidade funcional.

Este capítulo aborda sucintamente as principais síndromes geriátricas.

Instabilidade postural: quedas

A instabilidade postural e sua pior consequência – a queda – representam um grave problema de saúde pública devido às suas sequelas que vão desde lesões leves e o medo de cair, perpassando pelas fraturas graves, maior dependência de cuidados de terceiros, maior probabilidade de hospitalização e institucionalização e mesmo a morte. É um evento multifatorial, diretamente associado ao envelhecimento, tanto em termos de fatores desencadeantes como em relação ao impacto sobre aspectos biopsicossociais do indivíduo. Uma abordagem terapêutica multidimensional é necessária para seu manejo, da prevenção à reabilitação.

A manutenção do equilíbrio corporal em posição bípede representa a capacidade fundamental para a persistência da estabilidade postural. O equilíbrio corporal é mantido pela integração entre informações sensoriais captadas pela visão, sistema vestibular e propriorreceptores, e permite corrigir mudanças de posição do corpo em relação à base de sustentação.[7]

No Brasil, a prevalência de quedas apontada pelo Estudo Longitudinal da Saúde dos Idosos Brasileiros (ELSI-Brasil), realizado em uma amostra representativa da população idosa residente em áreas urbanas, foi de 25%. De acordo com o estudo, ao menos 30% dos idosos ambulatoriais sofrem, no mínimo, um evento ao ano; naqueles com mais de 80 anos, a prevalência foi de 50%, e a taxa foi ainda maior entre os institucionalizados. É importante destacar que as quedas são responsáveis por mais de 80% das fraturas em pessoas idosas; as complicações por fraturas são as principais causas de morte acidental nesse grupo, com mortalidade de até 25% entre aqueles com fratura de fêmur. No entanto, é baixa a procura por serviços de saúde relacionada com a queda, que é um sinalizador de gravidade, e existem poucos estudos de base populacional sobre esse evento subestimando os números reais. Apesar disso, já se sabe que muitos dos determinantes são modificáveis com intervenções pertinentes, como a organização segura da casa, o uso de sapatos adequados e de órteses e próteses e a realização de exercícios físicos frequentes. Esses exemplos de intervenções podem reduzir mesmo os custos financeiros.[7,8]

Os principais fatores associados às quedas são multidimensionais, com destaque para: sexo feminino, faixa etária igual ou superior a 75 anos, medo de cair, osteoartrite e outras doenças reumatológicas, tonturas, diabetes e depressão.[8] O ambiente domiciliar implica até 35% das quedas entre idosos, e é nesse ambiente que ocorrem 85% das fraturas nessas pessoas.

São várias as complicações associadas às quedas entre idosos, como lesões físicas (contusão, entorses), fraturas, imobilidade, dependência, institucionalização, além da síndrome pós-queda. Esta última, uma das complicações mais frequentes, é uma condição caracterizada por um medo de cair limitante que pode interferir nas atividades do cotidiano e evoluir para quadros graves de fragilidade e imobilidade, com prevalência de até 50% entre os pacientes com fratura de quadril.[8]

A avaliação sobre as quedas deve se iniciar com um questionamento sistemático de sua ocorrência durante a anamnese da pessoa idosa, que deve conter um detalhamento das circunstâncias da queda; uma avaliação dos antecedentes mórbidos pessoais, com revisão da lista dos medicamentos (a polifarmácia aumenta o risco de quedas em cinco vezes); uma avaliação das alterações sensoriais e um exame físico detalhado dos sistemas neurológico, cardiovascular e osteoarticular; além da avaliação dos fatores de risco ambientais (moradia ou ambiente de circulação).

No contexto das doenças oncológicas, tanto o câncer quanto seu tratamento aumentam o risco de quedas ou lesões relacionadas com quedas na pessoa idosa, considerando-se as chances aumentadas de quedas devido à perda óssea, muitas vezes associada a tumores primários, metástases ósseas ou complicações da radioterapia, como o déficit no fluxo sanguíneo ósseo na pelve e nos quadris; o aumento de quedas e a osteoporose resultantes da terapia de privação androgênica e do uso de inibidores da aromatase; a anemia e a trombocitopenia; além de fadiga e da sarcopenia, todos relacionados com o tratamento. As quedas estão associadas a um risco aumentado de toxicidade quimioterápica e a menor sobrevida em pacientes idosos com câncer.[4,9,10]

Na avaliação de quedas, podem-se identificar oportunidades para o reconhecimento de fatores de risco e para uma intervenção apropriada antes de desfechos negativos. Para isso, alguns testes específicos e já validados são de extrema importância na avaliação de pessoas idosas em risco de cair ou que já têm histórico de quedas, uma vez que também fornecem uma visão abrangente da capacidade física, o que permite a proposta de intervenções personalizadas para melhorar a segurança e a qualidade de vida. Trata-se de testes simples e rápidos, alguns com menos de 2 minutos de execução, fundamentais para a avaliação do início ou da interrupção de tratamento oncológico. A Tabela 8.1 traz a descrição de alguns testes.

Tabela 8.1 Testes para avaliação de quedas.

Teste *Timed Up and Go*	Mede-se o tempo que uma pessoa leva para levantar-se de uma cadeira, andar 3 m, retornar e sentar-se novamente Tempo de corte: 12,47 s
Levantar e sentar cinco vezes	Avalia a força e a potência muscular dos membros inferiores, além do equilíbrio
Velocidade da marcha	Avalia-se a marcha na distância mínima de 4,5 m. Idosos com velocidade menor que 0,7 m/s têm maior risco de quedas e hospitalização
Escala de equilíbrio funcional de Berg	Avalia o desempenho do equilíbrio funcional durante atividades rotineiras, como caminhar e levantar-se de uma cadeira

Após o diagnóstico da síndrome geriátrica, são mandatórias intervenções que abrangem diversas áreas, visando melhorar força, equilíbrio, mobilidade e promover ambientes seguros, de modo a prevenir novas quedas e piores desfechos na qualidade de vida.

Algumas estratégias eficazes são as seguintes:

- Programas de exercícios físicos, incluindo exercícios de equilíbrio (estático e dinâmico), exercícios funcionais e de fortalecimento muscular, ao menos três vezes na semana, com 3 horas semanais, têm sido associados a melhores benefícios. Exercícios como *tai chi chuan* e fisioterapia podem ser especialmente benéficos
- Revisão medicamentosa: deve-se reduzir a polifarmácia sempre que possível e ter atenção especial às medicações sedativas e psicotrópicas, que aumentam o risco de quedas
- Correção de alterações sensoriais: providenciar avaliação oftalmológica, se houver diminuição da acuidade visual, e avaliação de otorrinolaringologia, se houver hipoacusia ou alterações vestibulares, que aumentam o risco de queda
- Adaptações ambientais: deve-se ajustar iluminação do ambiente; corrigir ou sinalizar pontos de desnível em pisos irregulares ou escorregadios; retirar do chão objetos que podem ser obstáculos, como tapetes, fios e brinquedos; adaptar os banheiros com barras de apoio, piso antiderrapante etc.
- Uso de calçados adequados, leves, confortáveis, antiderrapantes e apropriados para o exercício físico
- Monitoramento de saúde: avaliação e manejo adequado de comorbidades que aumentam o risco de queda, como as doenças reumatológicas, diabetes, osteoporose e as próprias doenças oncológicas.

A abordagem ideal para avaliação de queda na pessoa idosa é a multidimensional, que deve ser individualizada e estar de acordo com as necessidades específicas de cada indivíduo. Quedas podem e devem ser prevenidas, dado todo o impacto negativo que essa síndrome geriátrica causa na funcionalidade e na qualidade de vida.

Insuficiência cognitiva

A insuficiência cognitiva é caracterizada pela perda das funções corticais, que podem incluir memória (capacidade de armazenamento de informações); função executiva (capacidade de planejamento, antecipação, sequenciamento e monitoramento de tarefas complexas); linguagem (capacidade de compreensão e expressão da linguagem oral e escrita); praxia (capacidade de executar um ato motor); gnosia (capacidade de reconhecimento de estímulos visuais, auditivos e táteis); e função visuoespacial (capacidade de localização no espaço e percepção das relações dos objetos entre si). Quando as alterações desses domínios cognitivos prejudicam a funcionalidade do indivíduo, confirma-se a insuficiência cognitiva. Assim, alterações nas funções encefálicas superiores que não apresentam prejuízo na funcionalidade não podem ser classificadas como incapacidade cognitiva, como é o caso do transtorno cognitivo leve.[11,12]

Alterações cognitivas em idosos são decorrentes de um processo multifatorial, no qual determinantes não modificáveis, como a idade e a genética, atuam em conjunto com outros fatores de risco modificáveis. Diabetes, obesidade, hipertensão arterial sistêmica, depressão, tabagismo e sedentarismo, bem como baixa escolaridade, elevam o risco para o declínio cognitivo. Cerca de um terço dos casos de síndromes demenciais poderia ser evitado com o manejo adequado de determinantes, que incluem o exercício físico e a dieta, entre outros fatores modificáveis por hábitos saudáveis e pelo autocuidado à saúde.[13]

As principais etiologias da incapacidade cognitiva são: demência, depressão, *delirium* e doenças mentais, como esquizofrenia, oligofrenia e parafrenia (Tabela 8.2). É recomendado o uso de normas padronizadas para detectar as alterações na funcionalidade da pessoa idosa pelo desempenho em suas atividades básicas ou instrumentais de vida diária.

Exemplos de instrumentos simples para avaliação da funcionalidade, considerando as atividades básicas (ABVDs) e instrumentais de vida diária (AIVDs), são as escalas de Katz e de Lawton-Brody, respectivamente[12] (Tabelas 8.3 e 8.4).

Tabela 8.2 Principais etiologias da incapacidade cognitiva.

Demência	◆ Síndrome associada ao declínio cognitivo ou comportamental, cujos sintomas interferem nas atividades de vida diárias, não são explicáveis por *delirium* ou transtorno psiquiátrico maior e levam a prejuízo funcional em relação a níveis prévios
Delirium	◆ Síndrome neuropsiquiátrica caracterizada pela alteração aguda e flutuante do estado mental ◆ Segundo o Confusion Assessment Method, são critérios clínicos: início agudo e flutuante e distúrbio de atenção, além da presença de pelo menos mais um critério; pensamento desorganizado ou alteração do nível de consciência ◆ É mandatório identificar e tratar a causa do *delirium*, como doenças agudas ou descompensação de doenças crônicas
Depressão	◆ Humor deprimido ou perda de interesse de maneira acentuada, com prejuízo no dia a dia por período maior que 2 semanas, podendo haver outros sintomas, como fadiga, redução da capacidade de concentração, insônia ou hipersonia, sentimentos de inutilidade, agitação ou retardo psicomotor, pensamentos de morte ou ideação suicida ◆ O diagnóstico segundo o DSM-V inclui a presença de pelo menos cinco dos critérios descritos anteriormente
Doença mental	◆ Esquizofrenia, oligofrenia e parafrenia, de curso crônico, podem ser flutuantes. São menos frequentes, mas é importante o diagnóstico diferencial com as síndromes descritas anteriormente

Tabela 8.3 Índice de Katz – atividades básicas da vida diária.

Atividade	Independência	Sim	Não
Banho	Não precisa de ajuda ou recebe ajuda para apenas uma parte do corpo	1	
Vestimenta	Escolhe as roupas e se veste sem nenhuma ajuda	1	
Higiene pessoal	Usa o banheiro, limpa-se e ajeita as roupas sem ajuda	1	
Deslocamento	Deita-se e sai da cama, senta-se e levanta-se de uma cadeira sem ajuda (pode usar dispositivo de auxílio de marcha como apoio)	1	
Continência	Controle total da micção e da evacuação	1	
Alimentação	Alimenta-se sozinho	1	
Escore Independência para atividades instrumentais de vida diária: 6 pontos Dependência parcial: 4 pontos Dependência total: 2 pontos ou menos			

Tabela 8.4 Escala de Lawton-Brody – atividades instrumentais da vida diária – adaptada para a cultura brasileira.

◆ Esta entrevista tem como propósito identificar o nível de condição funcional do Sr./Sra., por intermédio das possíveis dificuldades do seu dia a dia ◆ Procure recordar, em cada atividade a ser questionada, se o Sr./Sra. faz sem ajuda, com auxílio ou não realiza de forma nenhuma
a) Em relação ao telefone: ( ) [3]Recebe e faz ligações sem assistência ( ) [2]Necessita de assistência para fazer ligações telefônicas ( ) [1]Não tem hábito ou é incapaz de usar o telefone
b) Em relação às viagens: ( ) [3]Faz viagens sozinho ( ) [2]Somente viaja quanto tem companhia ( ) [1]Não tem hábito ou é incapaz de viajar

(*continua*)

Tabela 8.4 Escala de Lawton-Brody – atividades instrumentais da vida diária. (*Continuação*)

c) Em relação à realização de compras: ( ) ^{3}Faz compras quando é fornecido o transporte ( ) ^{2}Somente faz compras quando tem companhia ( ) ^{1}Não tem hábito ou é incapaz de fazer compras
d) Em relação ao preparo das refeições: ( ) ^{3}Planeja e cozinha as próprias refeições ( ) ^{2}Prepara apenas refeições pequenas ou quando recebe ajuda ( ) ^{1}Não tem hábito ou é incapaz de preparar refeições
e) Em relação ao trabalho doméstico: ( ) ^{3}Realiza tarefas pesadas ( ) ^{2}Realiza tarefas leves, necessitando de ajuda nas pesadas ( ) ^{1}Não tem hábito ou é incapaz de fazer trabalhos domésticos
f) Em relação ao uso de medicamentos: ( ) ^{3}Faz uso de medicamentos sem assistência ( ) ^{2}Necessita de lembretes ou assistência ( ) ^{1}É incapaz de controlar sozinho o uso de medicamentos
g) Em relação ao manuseio do dinheiro: ( ) ^{3}Preenche cheques e paga contas sem auxílio ( ) ^{2}Necessita de assistência para uso de cheques e contas ( ) ^{1}Não tem o hábito de lidar com o dinheiro ou é incapaz de manusear dinheiro e contas
Classificação Dependência total: 7 Dependência parcial: > 7 < 21 Independência: 21

Adaptada para a cultura brasileira por Santos e Virtuoso Júnior, 2008 (disponível em: https://www.redalyc.org/articulo.oa?id=40811508010).

Avaliação cognitiva de pessoas idosas

Deve ser feita de rotina, sobretudo se houver queixa cognitiva pelo próprio indivíduo ou pelo acompanhante e comportamento sugestivo observado por um profissional da saúde (p. ex., indivíduo está mais repetitivo em seu discurso ou não se lembra de orientações, não adere à lista de medicações). A investigação consta de testes cognitivos (Tabela 8.5) e avaliação dos sintomas psiquiátricos, além de uma entrevista com um informante de convívio próximo.

Tabela 8.5 Testes de avaliação cognitiva.

Teste	Objetivo
10-Point Cognitive Screener (10 CS)	Para uma triagem rápida, inclui avaliação de memória, orientação e fluência verbal
Miniexame do estado mental (MEEM)	Avalia orientação, memória, atenção, cálculo e linguagem. Tempo médio de 5 minutos
Teste do desenho do relógio	Avalia habilidades visuoespaciais, praxia, funções executivas e atenção
Teste de fluência verbal	Avalia linguagem, memória semântica e funções executivas
Bateria breve de rastreio cognitivo	Inclui teste de memória (exige duas listas de figuras), além da fluência verbal e do teste do relógio. Tempo médio de 7 minutos
Escala de depressão geriátrica (GDS-15)	Para rastreio de depressão em idosos

Avaliação cognitiva em pacientes oncológicos

No contexto da Oncologia, apesar de a maioria dos estudos envolver pacientes mais jovens, há evidências crescentes de que a população idosa exposta a tratamentos oncológicos é mais suscetível à piora da cognição, sobretudo aqueles com reserva cognitiva basal mais baixa (como menor nível de escolaridade).[14,15] Alterações cognitivas prévias ao diagnóstico de câncer também podem influenciar negativamente nos resultados do tratamento. Em um modelo para prever a toxicidade da quimioterapia na população idosa com câncer (Chemotherapy Risk Assessment Scale for High-Age Patients Score), uma pontuação do MEEM abaixo de 30 foi preditiva de maior toxicidade.[16] A presença de demência no momento do diagnóstico do câncer pode afetar negativamente a sobrevida, e não necessariamente pelo câncer, mas pelas outras comorbidades e pela alteração prévia da funcionalidade.[17,18] Para os pacientes com comprometimento cognitivo preexistente ou com avaliação de triagem cognitiva anormal, recomenda-se avaliação da capacidade de tomada de decisão, avaliação quanto ao risco de *delirium*, revisão minuciosa das medicações e possível encaminhamento para uma avaliação cognitiva mais criteriosa. Destaca-se que a AGA realizada por especialistas se faz necessária nesses casos.[19]

É importante aconselhar pacientes e cuidadores sobre os potenciais efeitos cognitivos da terapia oncológica e o possível impacto na funcionalidade. Aconselha-se, sempre que possível, uma discussão sobre diretivas antecipadas nesse contexto, com a designação de um procurador de cuidados de saúde que possa tomar decisões caso o estado cognitivo do paciente piore. Deve-se considerar, ainda, o reforço do apoio social para auxiliar no monitoramento da adesão à medicação e da toxicidade.

Iatrogenia

Considera-se iatrogenia qualquer alteração patológica provocada pela prática médica. Pode ser consequência de um procedimento diagnóstico ou, com mais frequência, de um tratamento. É fundamental evitar iatrogenia em pessoas idosas devido à maior vulnerabilidade a reações adversas aos medicamentos, intervenções não farmacológicas, alterações decorrentes da senescência, devido à multimorbidade e à polifarmácia, às quais esses pacientes são os mais expostos. A iatrogenia não é exclusiva da classe médica, e não se pode deixar de mencionar a iatrogenia pela indiferença social, pelas palavras mal empregadas, pela falta de suporte que podem ser provocados por qualquer categoria profissional, entre outros motivos.

A iatrogenia como síndrome geriátrica resulta da presença de uma ou mais das seguintes situações:[12]

- Uso de medicamentos inapropriados, polifarmácia, interações medicamentosas ou desconhecimento das alterações farmacocinéticas e farmacodinâmicas associadas ao envelhecimento, sendo essas situações as mais frequentes
- Internação hospitalar, que pode potencializar os riscos decorrentes do declínio funcional, da subnutrição, da imobilidade, da lesão por pressão e da infecção hospitalar
- Iatrogenia da comunicação, associada ao desconhecimento de técnicas de comunicação que pode dificultar a relação médico-paciente e trazer sintomas
- Subdiagnóstico, em que há tendência a atribuir todas as queixas apresentadas pelo paciente ao processo de envelhecimento, o que pode resultar no não tratamento de condições potencialmente tratáveis
- Prescrição de intervenções fúteis e/ou sem comprovação científica, sejam diagnósticas ou terapêuticas, que impõem risco desnecessário ao paciente.

A Agência Nacional de Vigilância Sanitária (Anvisa) definiu como reação adversa a medicamentos (RAM) qualquer resposta prejudicial ou indesejável e não intencional a um medicamento, que ocorre nas doses empregadas, em geral, para profilaxia, diagnóstico, terapia da doença ou para modificação das funções fisiológicas. As RAM são consideradas as principais causas de complicação para atos médicos, aumentam o risco de morte em, no mínimo, 20%, além de aumentar o tempo de internação hospitalar e os custos da saúde. A cascata iatrogênica é uma de suas principais consequências, caracterizada pela prescrição de medicamento para "tratar" uma reação adversa de outro fármaco, na convicção errônea de que uma nova condição clínica está presente.[20]

A maioria das iatrogenias nas pessoas idosas resulta do desconhecimento das alterações fisiológicas do envelhecimento e das peculiaridades da abordagem a esse perfil populacional. Trata-se de uma síndrome geriátrica potencialmente reversível se reconhecida e tratada em tempo hábil, mas ainda com elevada prevalência, sendo responsável por até 24% das admissões hospitalares, associadas principalmente às RAM. Além disso, é a quinta principal causa de óbito em idosos hospitalizados e representa 5 a 10% do total dos custos hospitalares. Em consonância, estudos em pacientes norte-americanos com mais de 65 anos indicam que, a cada ano, mais de 180 mil efeitos adversos fatais por medicamentos ocorrem em ambiente ambulatorial, dos quais ao menos metade poderia ser evitada.[21]

Pacientes com mais de 60 anos e com comorbidades, entre elas o câncer, são mais expostos ao risco de iatrogenia por polifarmácia, caracterizada pelo uso concomitante de quatro ou mais medicamentos. As consequências clínicas da polifarmácia nesses pacientes têm sido associadas a reações adversas a medicamentos, depressão, incapacidade, quedas, fragilidade, complicações pós-operatórias, mortalidade e sobrecarga do cuidador.[22-24]

Para avaliar o risco de iatrogenia em pessoas idosas, alguns instrumentos já validados são muito úteis:

- Os critérios de Beers, publicados pela primeira vez em 1991 e atualizados mais recentemente em 2019, são os mais utilizados. Classificam mais de 40 medicamentos ou classes de medicamentos potencialmente inapropriados por meio de cinco critérios[25]
- Os critérios Screening Tool of Older Person's Prescriptions (STOPP) e Screening Tool to Alert Doctors to Right Treatment (START) foram criados em 2003 com o propósito de suprir as possíveis deficiências dos critérios de Beers. Trata-se de listas de medicamentos considerados potencialmente inapropriados (MPI), denominados STOPP, e medicamentos potencialmente omitidos (MPO), que foram denominados START. Entende-se como MPO o medicamento considerado essencial para o sucesso do tratamento e a preservação da saúde do paciente idoso.[26,27] Tais instrumentos devem ser utilizados no contexto da Oncogeriatria e podem ser usados de maneira complementar devido às variações entre as ferramentas.

Incontinência urinária

A incontinência urinária (IU) é definida como qualquer perda involuntária de urina que pode ocorrer associada ou não a esforços. Entre os fatores ligados ao seu aparecimento, muitos não se relacionam diretamente ao trato geniturinário, mas aos efeitos cumulativos de prejuízos em vários órgãos e sistemas. No contexto da Oncologia, a neoplasia de próstata e algumas modalidades de tratamento cirúrgico, quimioterapia e radioterapia, sobretudo de tumores pélvicos, como os de colo de útero, ovário, bexiga e reto, podem resultar em disfunções dos nervos e músculos do assoalho pélvico, causando incontinência urinária. A multiparidade e o hipoestrogenismo interferem negativamente na função esfincteriana da bexiga e tornam a condição mais frequente em mulheres idosas. Além disso, efeitos adversos de fármacos, como os diuréticos, infecções e constipação intestinal também são causas de incontinência urinária. A IU é considerada uma das mais importantes síndromes geriátricas. A prevalência é de 15 a 35% na população idosa da comunidade e acima de 50% em institucionalizados.[28,29]

Na prática clínica, a ocorrência da IU parece ser constantemente negligenciada e ainda é bastante estigmatizada. Em geral, portadores de IU sentem-se constrangidos pelo medo do odor, de parecer sujos e, nos homens, de serem vistos como impotentes, cursando com um impacto negativo na qualidade de vida desses indivíduos, não só do ponto de vista biológico, mas também do psíquico e do social.[30]

A IU é erroneamente considerada um processo natural do envelhecimento; todavia, pode ser evitada, postergada e tratada com sucesso, a depender da causa. Assim, recomenda-se uma abordagem multiprofissional para a prevenção, a avaliação e o tratamento o quanto antes. Cabe ressaltar que os impactos da IU não se restringem ao paciente, mas também estão relacionados com maior sobrecarga dos cuidadores.

A fisiopatologia da IU pode ser:

- De esforço, caracterizada pela perda involuntária de urina sincrônica ao esforço, espirro ou tosse. É decorrente da deficiência esfincteriana, que não tolera aumento da pressão intravesical, causando perdas recorrentes de urina não precedidas de desejo miccional. Mais comum em mulheres, pela fraqueza do assoalho pélvico e, em homens após prostatectomia radical
- De urgência, caracterizada pela perda involuntária de urina, associada ou imediatamente precedida de urgência miccional. Decorre da hiperatividade do detrusor e é a principal causa de IU em ambos os sexos
- Mista, caracterizada pela perda involuntária de urina concomitante à urgência miccional e ao esforço
- Por transbordamento ou paradoxal (bexiga hiperativa), é caracterizada pela hiperdistensão vesical, que pode ser secundária ao mau esvaziamento, seja por obstrução ou hipocontratilidade do detrusor, e perde-se a urina por transbordamento. É importante causa de incontinência em homens idosos
- Funcional, por perda involuntária da urina associada com a incapacidade para chegar ao banheiro. Pode estar relacionada com prejuízo cognitivo e/ou incapacidade física e psíquica, que dificultam a continência, e não necessariamente está associada à alteração do trato geniturinário.

A avaliação da incontinência deve-se iniciar pela história clínica, considerando-se diabetes, hipertensão arterial, doenças neurodegenerativas, como acidente vascular encefálico e demências, depressão, assim como constipação intestinal, alterações da mobilidade (doenças osteoarticulares), história de cirurgias pélvicas, alterações do trato geniturinário, além das medicações, sobretudo os diuréticos. Todos são exemplos de causas de IU e, por isso, as ações terapêuticas são de vários tipos, em muitos casos concomitantes.

A abordagem do tratamento deve ser sempre individualizada, variando de acordo com o tipo de IU. As ações incluem medidas comportamentais com modificações no estilo de vida, como treinamento vesical, fortalecimento da musculatura pélvica, cessação do tabagismo, redução de consumo de cafeína, chás (efeito diurético) e álcool, até técnicas de *biofeedback*, além de tratamento de IU e diabetes, cuidados para evitar a constipação intestinal e controle da obesidade, fatores de risco importante e decisivos na permanência desse problema. Para pacientes com IU do tipo urgência, a adequação da ingesta hídrica (em torno de 1.500 mℓ/dia) e a adoção de micção de horário – diário miccional – são medidas simples e úteis que podem melhorar a frequência urinária. Nos casos mais sintomáticos, a terapia farmacológica pode ser indicada para o controle de sintomas de bexiga hiperativa. Os medicamentos mais estudados para essa finalidade são os anticolinérgicos, como a tolterodina, a solifenacina e, mais recentemente, a mirabegrona, um beta-3 agonistas com melhor perfil de segurança em relação aos sintomas cognitivos e anticolinérgicos (boca seca e constipação). A cirurgia é indicada para o tratamento da IU de esforço quando o tratamento conservador falha em aliviar os sintomas, assim como nas obstruções que podem levar à incontinência por transbordamento, como nos casos de hipertrofia prostática importante.[31]

O conhecimento dos fatores associados à IU é essencial para uma melhor abordagem, pois proporciona grande impacto na qualidade de vida do paciente com essa síndrome geriátrica subtratada, por ser muito subestimada e erroneamente entendida como parte do processo natural do envelhecimento.

Imobilidade

Por imobilidade, entende-se qualquer limitação do movimento que pode representar causa importante de comprometimento da qualidade de vida. O espectro de gravidade é variável e, frequentemente, progressivo. Para o diagnóstico da síndrome da imobilidade, a pessoa idosa deverá apresentar dois critérios maiores, que são: múltiplas contraturas em grandes articulações e déficit cognitivo moderado a grave; e dois critérios menores, dentre estes: afasia, dupla incontinência (fecal e urinária), disfagia e úlceras de pressão.[22,32]

As causas de imobilidade nessa faixa etária são multifatoriais, predominando os fatores neurológicos e musculoesqueléticos, bem como outras síndromes geriátricas (demências e quedas). A multimorbidade, bem como hospitalização prolongada (ao menos 15 dias), são consideradas importantes fatores de risco.[33]

As consequências da imobilidade podem afetar diferentes órgãos e sistemas, como:

- Sistema cardiovascular: hiporresponsividade barorreceptora (hipotensão ortostática); intolerância ortostática (taquicardia, náusea, sudorese e síncope após repouso prolongado); redistribuição do volume circulante dos membros inferiores para a circulação central; risco de trombose venosa profunda
- Sistema respiratório: redução do volume corrente e da capacidade vital; hipersecreção brônquica; tosse ineficaz; atelectasia; pneumonia; retenção de secreção; embolia pulmonar; insuficiência respiratória
- Sistema digestivo: anorexia secundária à restrição dietética, à doença de base ou ao efeito de medicamentos; desidratação por redução da ingestão hídrica; alto risco de aspiração pulmonar por engasgo, tosse ou refluxo, associados a posicionamento inadequado; doença do refluxo gastresofágico; constipação intestinal e fecaloma
- Sistema geniturinário: aumento do volume residual da bexiga e, com isso, alto risco de retenção urinária ("bexigoma"); incontinência urinária de urgência, transbordamento e/ou funcional; alto risco de infecção urinária aguda ou recorrente
- Pele: intertrigo nas regiões de dobras cutâneas, particularmente nas regiões inframamária e interglútea; dermatite amoniacal da "fralda"; escoriações, lacerações e equimoses, xerodermia; prurido cutâneo; úlcera de pressão por compressão prolongada da pele.

Por ser condição crônica e irreversível, o tratamento para a síndrome da imobilidade não visa à cura, mas sim à melhora de sintomas frequentes, como dor, náuseas, vômitos, xerostomia, constipação, retenção urinária e alterações neuropsiquiátricas, como *delirium* e sintomas de humor deprimido ou agitação psicomotora, entre outros. Por se tratar de uma condição associada à alta morbimortalidade com prejuízo de qualidade de vida, indica-se de maneira incontestável a abordagem dos cuidados paliativos, sendo a linha de cuidados que irá proporcionar maior qualidade de vida ao paciente, seus familiares e cuidadores. Os cuidados paliativos consistem no cuidado holístico dos indivíduos com importante sofrimento relacionado com a presença de doença grave.[23,33]

Incapacidade comunicativa

Todas as pessoas têm necessidade de se comunicar. Essa habilidade é essencial para estabelecer uma relação produtiva com o meio em que se vive e com os outros indivíduos, uma vez que é a partir dela que o indivíduo compreende e expressa seu mundo.

Um dos principais problemas associados ao envelhecimento, pela alta prevalência e pelo grande impacto na qualidade de vida, é a dificuldade de comunicação, que pode resultar em perda de independência, sentimento de desconexão com o mundo, restrição da participação social e menor capacidade de execução das decisões tomadas; isso consequentemente leva a frustrações e tem alto impacto emocional, pela perda de independência.[12]

Aproximadamente um quinto da população com mais de 65 anos apresenta problemas de comunicação. As habilidades comunicativas compreendem quatro áreas distintas: linguagem, audição, motricidade oral e voz (fala). A visão pode ser incluída como a quinta função comunicativa, atuando como função compensatória, na ausência das outras habilidades da comunicação oral-verbal. O prejuízo de uma ou mais habilidades caracteriza a incapacidade comunicativa.[2,3]

A presbiacusia (prejuízo da audição) é a incapacidade comunicativa mais prevalente na população idosa, que pode ser encontrada em 30 a 90% dos indivíduos com mais de 65 anos. Isolamento social, baixa autoestima, sintomas depressivos e piora cognitiva são comuns nos estágios mais avançados de hipoacusia. Seguida de alteração da audição, há o prejuízo da visão, que, apesar de muito prevalente, é subdiagnosticado e subtratado; muitos consideram uma perda esperada no processo de envelhecimento e, por isso, acaba sendo subestimado, resultando em maior risco de quedas, dependência e humor deprimido.[3]

Alterações da voz, da fala, da mastigação e da deglutição são decorrentes de prejuízos da oromotricidade, que podem ser estruturais ou funcionais e vão desde o acometimento neurológico das fibras musculares até alterações dos dentes e estruturas ósseas da face, determinando diminuição sensorimotora e funcional. Essas alterações que constituem a incapacidade comunicativa devem ser avaliadas e bem manejadas por equipes interdisciplinares (com a presença da Geriatria, Fonoaudiologia, Odontologia, Oftalmologia, Otorrinolaringologia, Fisioterapia, Psicologia e Nutrição) para uma adequada reabilitação, diminuindo, assim, o risco de prejuízo funcional, cognitivo e mesmo de depressão pela piora da dependência e pelo isolamento social que podem determinar.

Insuficiência familiar

A família pode ser definida por um conjunto de pessoas ligadas por laços de parentesco, dependência doméstica ou normas de convivência, que residem na mesma unidade domiciliar ou sozinhas.[12] Também pode ser vista como um sistema interpessoal formado por indivíduos que interagem por diferentes motivos, como afetividade e reprodução, dentro de um processo histórico de vida, mesmo sem habitar o mesmo espaço físico. Constitui-se um espaço de proteção social, à medida que se caracteriza como lugar de apoio, de solidariedade, de reprodução social e de cuidados aos seus membros.[12]

Mudanças sociodemográficas e culturais ao longo dos anos, como o aumento da longevidade, a redução da taxa de fecundidade, o aumento da participação da mulher no mercado de trabalho, a valorização do individualismo e os conflitos intergeracionais, repercutiram na configuração da família com consequente fragilização do suporte familiar. Isso comprometeu a função da família, afetando sua capacidade de acolhimento às pessoas com menor autonomia que historicamente dependiam de apoio e cuidado familiar. Quando a família não tem condições psicológicas, sociais nem mesmo recursos financeiros ou humanos para cuidar de um familiar idoso, essa pessoa fica exposta às situações de morbidade.[12,34]

Por isso, a insuficiência familiar tem sido considerada uma síndrome geriátrica, diante do impacto negativo nas condições de vida da pessoa idosa, com maior possibilidade de institucionalização e separação de seus familiares. No enfrentamento ao câncer, doença que demanda tratamento complexo, continuado e de longa duração, o quadro socioeconômico e familiar dos pacientes precisa ser considerado, uma vez que pode comprometer o seguimento do paciente, a continuidade do tratamento e os cuidados que o manejo da doença exige. É importante que as equipes de saúde reconheçam essa síndrome geriátrica o quanto antes, pois, apesar de a abordagem ser complexa, é possível minimizar seus danos, sobretudo com uma equipe interdisciplinar.

Considerações finais

As síndromes geriátricas são problemas de saúde pública e têm importante impacto na qualidade de vida da pessoa idosa. Afetam várias dimensões além da física, como a psíquica e a social, levando à perda da autonomia e da funcionalidade, e aumentando os custos com saúde e a morbimortalidade. Nesse contexto, a avaliação global do idoso ou a AGA são imprescindíveis para identificar o idoso em risco de desenvolver uma síndrome geriátrica ou para diagnosticá-la e abordá-la da melhor maneira, interdisciplinarmente, como sugerem as melhores evidências. A visão fragmentada do idoso é, sem dúvida, uma das principais causas de iatrogenia. Considerando que a maioria dos pacientes com câncer tem mais de 60 anos, identificar e manejar as síndromes geriátricas é de enorme valor nesse contexto, uma vez que tais condições podem interferir na capacidade de tolerar os tratamentos oncológicos, bem como na qualidade de vida e sobrevida desses pacientes. Por meio de uma avaliação adequada, podem-se identificar possíveis intervenções para melhorar a qualidade de vida e outros desfechos, como sobrevida e diminuição da morbidade.

Referências bibliográficas

1. Duarte PO et al. Avaliação geriátrica ampla e peculiaridades da consulta geriátrica. In: Duarte PO, Amaral JRG. (eds.) Geriatria: prática clínica. 2. ed. Barueri: Manole; 2023.
2. Bitencourt GR. Avaliação das síndromes geriátricas para o cuidado de enfermagem. Porto Alegre: Secad/Artmed; 2023. Disponível em: https://portal.secad.artmed.com.br/artigo/avaliacao-das-sindromes-geriatricas-para-o-cuidado-de-enfermagem. Acesso em: 9 maio 2024.
3. Sétlik CM, Lenardt MH, Betiolli SE et al. Relação entre fragilidade física e síndromes geriátricas em idosos da assistência ambulatorial. Acta Paul Enferm. 2022;35:eAPE01797.
4. Magnuson A, Sattar S, Nightingale G et al. A practical guide to geriatric syndromes in older adults with cancer: A focus on falls, cognition, polypharmacy, and depression. Am Soc Clin Oncol Educ Book. 2019;39:e96-e109.
5. Mohile SG, Fan L, Reeve E et al. Association of cancer with geriatric syndromes in older Medicare beneficiaries. J Clin Oncol. 2011; 29(11):1458-64.
6. Lin RJ, Hilden PD, Elko TA et al. Burden and impact of multifactorial geriatric syndromes in allogeneic hematopoietic cell transplantation for older adults. Blood Adv. 2019;3:12-20.
7. Abreu DCC et al. Instabilidade postural e quedas. In: Duarte PO, Amaral JRG. (eds.) Geriatria: prática clínica. 2. ed. Barueri: Manole; 2023.
8. Pimentel WRT, Pagotto V, Stopa SR et al. Falls among Brazilian older adults living in urban areas: ELSI-Brazil. Rev Saúde Pública. 2018;52(Suppl 2):12s.
9. Silbermann R, Roodman GD. Bone effects of cancer therapies: pros and cons. Curr Opin Support Palliat Care. 2011;5(3):251-7.
10. Bylow K, Mohile SG, Stadler WM et al. Does androgen-deprivation therapy accelerate the development of frailty in older men with prostate cancer?: A conceptual review. Cancer. 2007;110(12):2604-13.
11. Moraes EM, Marino MCA. Envelhecimento. Rev Med Minas Gerais. 2010;20(1):3-4.
12. Moraes EM, Marino MCA, Santos RR. Principais síndromes geriátricas. Rev Med Minas Gerais. 2010;20(1): 54-66.
13. Lázari MR, Bertelli-Costa T, Scaramel IC et al. Prevalência e incidência de déficit cognitivo em pessoas idosas: associações com atividade física no lazer. Rev Bras Geriatr Gerontol. 2022;25(5):e220127.
14. Ahles TA, Saykin AJ, McDonald BC et al. Longitudinal assessment of cognitive changes associated with adjuvant treatment for breast cancer: impact of age and cognitive reserve. J Clin Oncol. 2010;28(29):4434-40.
15. Mandelblatt JS, Small BJ, Luta G et al. Cancer-related cognitive outcomes among older breast cancer survivors in the Thinking and Living with Cancer Study. J Clin Oncol. 2018; 36(32):JCO1800140.
16. Extermann M, Boler I, Reich RR et al. Predicting the risk of chemotherapy toxicity in older patients: the Chemotherapy Risk Assessment Scale for High-Age Patients (CRASH) score. Cancer. 2012;118(13):3377-86.
17. Raji MA, Kuo YF, Freeman JL et al. Effect of a dementia diagnosis on survival of older patients after a diagnosis of breast, colon, or prostate cancer: implications for cancer care. Arch Intern Med. 2008;168(18):2033-40.
18. Hshieh TT, Jung WF, Grande LJ et al. Prevalence of cognitive impairment and association with survival among older patients with hematologic cancers. JAMA Oncol. 2018; 4(5):686-93.
19. Mohile SG, Dale W, Somerfield MR et al. Practical assessment and management of vulnerabilities in older patients receiving chemotherapy: ASCO guideline for geriatric oncology summary. J Oncol Pract. 2018;14(7): 442-6.
20. Amaral JR. Iatrogenia, polifarmácia e desprescrição no idoso. In: Duarte PO, Amaral JRG. (eds.) Geriatria: prática clínica. 2. ed. Barueri: Manole; 2023.
21. Onder G, Lattanzio F, Battaglia M et al. The risk of adverse drug reactions in older patients: beyond drug metabolism. Curr Drug Metab. 2011;12(7):647-51.
22. Karuturi MS, Holmes HM, Lei X et al. Potentially inappropriate medication use in older patients with breast and colorectal cancer. Cancer. 2018;124(14):3000-7.
23. Feng X, Higa GM, Safarudin F et al. Potentially inappropriate medication use and associated healthcare utilization and costs among older adults with colorectal, breast, and prostate cancers. J Geriatr Oncol. 2019;10(5):698-704.
24. Nightingale G, Skonecki E, Boparai MK. The impact of polypharmacy on patient outcomes in older adults with cancer. Cancer J. 2017;23 (4):211-8.
25. American Geriatrics Society 2019 Updated AGS Beers Criteria® for potentially inappropriate medication use in older adults. J Am Geriatr Soc. 2019;67(4):674-94.
26. O'Mahony D, Gallagher P, Ryan C et al. STOPP & START criteria: A new approach to detecting potentially inappropriate prescribing in old age. Eur Geriatr Med. 2010;1:45-51.

27. Rosa ASKC, Costa BP, Kapper Cp et al. Identificação de prescrição inapropriada em ambulatório de Geriatria utilizando os Critérios Stopp e Start. Rev Bras Geriatr Gerontol. 2016;19(5):871-8.
28. Carneiro JA, Ramos GCF, Barbosa ATF et al. Prevalência e fatores associados à incontinência urinária em idosos não institucionalizados. Cad Saúde Colet. 2017;25(3):268-77.
29. Rocha FET. Incontinência urinária. In: Duarte PO, Amaral JRG. (eds.) Geriatria: prática clínica. 2. ed. Barueri: Manole; 2023.
30. Gibson W, Wagg A. New horizons: urinary incontinence in older people. Age Ageing. 2014;43(2):157-63.
31. Greer JA, Arya LA, Smith AL. Urinary incontinence: diagnosis and treatment in the elderly. Curr Transl Geriatr and Exp Gerontol Rep. 2013;2:66-75.
32. Pereira HCB, Duarte PHM, Mélo TM et al. Intervenção fisioterapêutica na Síndrome da Imobilidade em pessoas idosas: revisão sistematizada. Arch Health Invest. 2017;6(11):505-8.
33. Leduc MMS. Imobilidade e síndrome da imobilização. In: Freitas EV, Py L. Tratado de geriatria e gerontologia. 4. ed. Rio de Janeiro: Guanabara Koogan; 2016. p. 1069-77.
34 Carvalho CSU. A necessária atenção à família do paciente oncológico. Rev Bras Cancerol. 2008;54(1):97-102.

9 Peculiaridades dos Tumores mais Frequentes em Pessoas Idosas: Pulmão, Mama, Próstata e Colorretal

Mariane Cunha Taveira ♦ Elisa Cançado Porto Mascarenhas

Introdução

Este capítulo tem como objetivo apresentar um panorama dos principais tumores em pessoas idosas, suas características e o que o geriatra deve atentar, na prática diária, naqueles diagnosticados com maior frequência na rotina do oncologista.

Câncer de mama

Epidemiologia

O câncer de mama é o tumor maligno mais comum no sexo feminino, tanto em incidência como em mortalidade. Também pode ocorrer no sexo masculino, na proporção de um câncer de mama no homem a cada 100 nas mulheres. A Associação Americana de Câncer estimou, em 2023, quase 3 mil casos de câncer de mama nos EUA, e cerca de 500 pessoas morreram dessa causa.[1]

São vários os fatores de risco modificáveis e não modificáveis associados ao desenvolvimento do câncer de mama, como obesidade, inatividade física, tratamentos hormonais e predisposição genética. Porém, a idade é, sem dúvida, o fator de risco mais importante, uma vez que mais de 50% dos casos são diagnosticados em pessoas com mais de 60 anos. As taxas de mortalidade são mais elevadas em mulheres de idade mais avançada, sobretudo naquelas com mais dos 80 anos, fato que pode ser explicado pelo atraso no diagnóstico, pelas disfunções orgânicas e pela presença de multimorbidades.[2,3]

Apresentação

O câncer de mama em mulheres idosas frequentemente se apresenta em estágios mais avançados, tem maior chance de ser receptor hormonal positivo e HER2-negativa, e, além disso, tende a ser mais indolente quando comparado aos de mulheres mais jovens.[4] Em geral, quanto mais avançada for a idade da pessoa, maior será a probabilidade de o tumor se apresentar como uma lesão palpável, e não como um achado de exame de rastreio.

Tratamento

Cirurgia

O tratamento cirúrgico tem papel central no tratamento do câncer de mama localizado, pois é uma estratégia potencialmente curativa. Embora seja, em geral, um procedimento seguro, na população idosa há aumento da morbidade e da mortalidade sobretudo em pacientes octogenárias e nonagenárias.[5]

Opções para o tratamento do câncer de mama em estágio inicial incluem cirurgia conservadora da mama e mastectomia com ou sem reconstrução imediata. A mastectomia é preferível à cirurgia conservadora em casos de doenças multicêntricas, tumores grandes ou conforme a preferência da paciente. Alguns estudos revelam que pacientes idosas optam com maior frequência pela mastectomia, independentemente das características do tumor ou do aumento dos riscos de complicação pós-operatória. Entre os motivos para a preferência pela mastectomia estão a percepção de redução da recorrência e de melhora da sobrevida, bem como o desejo de evitar a radioterapia.[5]

Manejo da axila

Em pacientes com axila clinicamente negativa, é recomendada a realização da biopsia do linfonodo sentinela. Em caso de linfonodo negativo ou com micrometástases, nenhum tratamento adicional na axila deve ser realizado, uma vez que a dissecção axilar não produz benefício em termos de sobrevida global ou sobrevida livre de doença.[2,4,5]

Para pacientes com linfonodo sentinela positivo, a dissecção axilar nem sempre é necessária e, nesses casos, pode ser substituída pela radioterapia, sobretudo em pacientes com baixo volume de doença, hormônio positivo e que serão submetidas a tratamento endócrino adjuvante. É importante destacar que, em pacientes muito frágeis ou com idade muito avançada, pode-se pensar em não realizar a biopsia do linfonodo sentinela, limitando, assim, qualquer impacto funcional negativo do membro.[2,6,7]

Cirurgia de reconstrução

Pessoas idosas têm menos chance de receber cirurgia de reconstrução mamária que as mais jovens. Isso se dá, em grande parte, pela maior preocupação com os riscos operatórios, pelo preconceito com a imagem corporal dessas pessoas e pelo menor engajamento nas decisões do tratamento.[6]

Radioterapia

A radioterapia tem papel fundamental no controle locorregional do câncer de mama em estágios iniciais; é rotineiramente utilizada após cirurgia conservadora e, embora bem tolerada, está associada a efeitos colaterais de curto e longo prazos, como fadiga, irritação da pele, dor, telangiectasia cutânea, retração e, mais raramente, doença isquêmica cardíaca e neoplasias secundárias.[8] Apesar de reduzir a incidência cumulativa de recorrência local, o benefício da radioterapia nos tumores de baixo risco é discreto quando o foco do tratamento é a sobrevida. Um estudo recente demonstrou que em pacientes com mais de 55 anos, T1N0 grau 1 ou 2, luminal A tratadas com cirurgia conservadora e hormonioterapia, a incidência de recorrência local em 5 anos foi muito baixa, sugerindo que essa população poderia ser poupada da radioterapia.[8]

Quimioterapia adjuvante

Pessoas idosas podem apresentar o mesmo benefício da quimioterapia adjuvante que mulheres mais jovens. Entretanto, o risco é maior para eventos adversos, como toxicidades cardíaca e hematológica. As pessoas que mais se beneficiam do tratamento quimioterápico adjuvante são as idosas com receptor de estrógeno negativo, independentemente do *status* linfonodal e HER2-positivo ou triplo negativo. Atualmente, discute-se amplamente a indicação da quimioterapia adjuvante para os tumores luminais e de que maneira o uso de perfil de expressão gênica, como o Oncotype DX, pode auxiliar a identificar as pacientes com maior benefício a elas.[2,9]

Doença HER2-negativa

Embora seja esperada maior toxicidade no tratamento de câncer de mama HER2-negativa, não há evidências que suportem o uso de protocolos diferentes para as pacientes idosas. Entre os riscos identificados, há toxicidade hematológica, cardiotoxicidade relacionada com antraciclina, neurotoxicidade, quedas, hospitalizações e redução da qualidade de vida.[3,9]

Em geral, as pessoas idosas são excluídas ou rigorosamente selecionadas nos estudos que utilizam antraciclinas e taxanos de forma sequencial. Dessa maneira, esses protocolos devem ser considerados somente em pacientes mais robustos em relação à capacidade funcional, em casos de tumores grandes, linfonodo positivo e doenças triplo-negativas. Sabe-se que a dose densa não deve ser utilizada pelo risco maior de toxicidade e falta de dados para essa população. O protocolo docetaxel com ciclofosfamida, em geral, é bem tolerado, e quatro ciclos oferecem melhor sobrevida livre de progressão do que doxorrubicina e ciclofosfamida. Paclitaxel isolado pode ser utilizado em pacientes consideradas de alto risco para uso de poliquimioterapia.[9,10]

Doença HER2-positiva

Em relação ao tratamento do câncer de mama HER2-positivo, a associação de trastuzumabe à quimioterapia adjuvante demonstrou aumento de sobrevida global e sobrevida livre de progressão, independentemente da idade, e é conduta padrão em pacientes com tumores com mais de 0,5 cm. Cardiotoxicidade é o principal risco associado ao trastuzumabe. A idade está associada ao aumento da toxicidade cardíaca e, consequentemente, à descontinuação precoce do tratamento, sobretudo em pacientes com mais de 80 anos, na presença de muitas comorbidades. As opções de quimioterapia incluem as seguintes medicações: paclitaxel, monodroga ou a associação de docetaxel e carboplatina, para minimizar a cardiotoxicidade. Para pacientes selecionadas, sem cardiopatia, a sequência de antraciclina e taxano também pode ser uma opção. A adição de pertuzumabe pode ser considerada em pacientes de alto risco, porém a diarreia pode ser debilitante nessa população.[9,10]

Hormonioterapia

Em pessoas idosas com tumores iniciais, a hormonioterapia pode ser utilizada como único tratamento para pacientes com baixa "*performance* funcional"; terapia neoadjuvante em substituição à quimioterapia; ou, ainda, na adjuvância após tratamento cirúrgico.[3,4]

A hormonioterapia adjuvante deve ser oferecida a todo paciente com tumores receptores hormonais positivos, independentemente da idade. Os inibidores da aromatase (IA) são fármacos preferíveis ao tamoxifeno por apresentarem os melhores resultados em relação à redução do risco de recorrência e mortalidade de câncer específica. Os principais efeitos colaterais dos IA são artralgia, mialgia, hipercolesterolemia e osteoporose. O tamoxifeno pode ser utilizado nos casos de intolerância ou contraindicação aos IA e está mais associado à trombose venosa profunda e ao câncer de endométrio.[4]

Doença metastática

O objetivo do tratamento da paciente com câncer de mama metastático, independentemente da idade, é controlar os sintomas da doença enquanto se busca a manutenção da "*performance* funcional" e da qualidade de vida da paciente. Em geral, as pessoas idosas têm sobrevida pior que as mais jovens.

A quimioterapia como tratamento de primeira linha nessa população pode ser oferecida a pacientes com doença rapidamente progressiva e que logo evoluem com disfunção orgânica e/ou receptor hormonal negativo. O uso de monodroga, sobretudo em pacientes frágeis, é preferível ao uso de poliquimioterapia. A escolha do agente deve basear-se nos efeitos colaterais, nas comorbidades e nas preferências da paciente. Capecitabina, vinorelbina, taxanos e eribulina são opções com evidência de benefício na população idosa.[2,9,10]

Para pessoas portadoras de tumores HER2-positivo, metastático e com função cardíaca adequada, deve ser oferecida terapia anti-HER2 associada a quimioterapia ou hormonioterapia. A combinação de trastuzumabe, pertuzumabe e taxano é indicada para pacientes robustas, embora esteja associada a diarreia, fadiga e inapetência. Em pacientes mais frágeis, pode ser considerada a troca do taxano por capecitabina, vinorelbina ou mesmo hormonioterapia. Trastuzumabe emtansine pode ser usado em linhas posteriores para esse perfil de pessoas, mas existem poucos dados em pacientes frágeis. Ainda, o uso de inibidores de CDK4/6 associado ao de aromatase ou, ainda, o fulvestranto – é o tratamento de escolha na doença com receptor hormonal positivo e HER2-negativo. Os três fármacos aprovados nesse contexto são: palbociclibe, abemaciclibe e ribociclibe. Todos são eficazes e apresentam bom perfil de tolerância, embora pessoas com mais de 75 anos tenham maior risco de toxicidade, o que promove a necessidade de ajuste de dose com maior frequência. Os principais efeitos colaterais nessa faixa etária são fadiga, injúria renal aguda e neutropenia.[3] Outra opção, o everolimus, deve ser utilizado com cautela devido ao seu perfil de toxicidade. Os eventos adversos incluem mucosite, *rash*, pneumonite e hiperglicemia, que ocorrem com incidência semelhante às pacientes mais jovens. Em pacientes com mais de 70 anos, porém, ocorre maior taxa de descontinuação, redução de dose e morte durante o tratamento.[3]

Para concluir, pode-se resumir que a melhor maneira de tomar decisões assertivas de tratamento no câncer de mama envolve a realização de uma Avaliação Geriátrica Ampla (AGA), o envolvimento de uma equipe multidisciplinar, uma conversa franca com a paciente e os membros da família a fim de avaliar expectativas, informar sobre a toxicidade do tratamento e, o mais importante, identificar os desejos. Os dois principais indicadores sempre serão alinhar os valores da paciente com a qualidade de vida almejada a partir deles.

Câncer de cólon

Epidemiologia

O câncer colorretal (CCR) ocupa a terceira posição entre os tipos de câncer mais frequentes no Brasil.[2] A idade média para o diagnóstico é de 70 anos, e mais de 30% dos pacientes têm 75 anos ou mais. Os principais fatores de risco para esse câncer são: obesidade, consumo regular de álcool e tabaco, baixo consumo de fibras, frutas, vegetais e carnes magras e alto consumo de carne vermelha e processada.[2]

Os oncologistas e cirurgiões atendem uma média de 60% de pessoas acima de 70 anos e 45% acima de 75 anos com CCRR. Por isso, deveriam utilizar instrumentos de rastreio, como a AGA ou o G8, para pessoas idosas, a fim de identificar características como a Síndrome da Fragilidade e comorbidades que influenciam diretamente a escolha do tratamento a ser realizado.[11,12]

Apresentação

O CCR pode ser diagnosticado após o início dos sintomas ou por meio de exames de rastreio, em indivíduos assintomáticos. A apresentação do CCR em pessoas idosas é semelhante à dos pacientes mais jovens e inclui hematoquezia, dor abdominal, deficiência de ferro ou anemia e alteração do hábito intestinal. Casos mais avançados podem se manifestar com distensão abdominal, náuseas e vômitos, que podem ser indicativos de obstrução intestinal, fase que exige uma conversa franca incluindo abordagem paliativa.[13,14]

A população idosa tem maior incidência de tumores de cólon direito, os quais, em geral, estão associados a um pior prognóstico na doença metastática, em comparação ao cólon esquerdo. A histologia, assim como o grau de diferenciação e subtipo histológico, não são diferentes na população mais jovem, com exceção do adenocarcinoma mucinoso, que é mais comum na população idosa. Existe uma maior prevalência do fenótipo de instabilidade de microssatélite e mutação de BRAF em pacientes com mais de 75 anos. Em relação à mutação do gene *KRAS*, não há dados que indiquem diferença de prevalência com a idade.[13]

Rastreio do câncer de cólon

O principal objetivo do rastreio é reduzir a incidência de CCR, por meio da remoção de pólipos pré-malignos (adenomas e lesões serrilhadas) e, assim, reduzir a morbidade e mortalidade pela detecção precoce do câncer.

A indicação da colonoscopia de rastreio deve levar em consideração a experiência pessoal do paciente, os riscos e os benefícios. Indivíduos idosos são mais suscetíveis a complicações relacionadas com o preparo do processo, necessitando, muitas vezes, suspender medicações de uso contínuo, como hipoglicemiantes, anticoagulantes e antitrombóticos. Existe também maior risco de queda, distúrbio hidroeletrolítico e disfunção renal secundários até a desidratação. Em geral, as pessoas idosas se apresentam ao exame com um preparo inadequado do cólon. Além disso, apresentam maior vulnerabilidade aos riscos inerentes ao próprio procedimento, como sangramento e perfuração intestinal e outras complicações cardiopulmonares relacionadas com a sedação, como arritmias, infarto e broncoaspiração.[15]

A maioria dos *guidelines* recomenda o rastreio para indivíduos entre 50 e 75 anos. Para aqueles entre 76 e 85 anos, a continuidade do rastreio deve ser individualizada, preferencialmente para aqueles com expectativa de vida superior a 10 anos, considerando sempre os riscos inerentes ao procedimento e as preferências do paciente. É importante enfatizar que o rastreio para pacientes acima de 85 anos não é recomendado.[12]

Cirurgia

A cirurgia é o tratamento de escolha do câncer de cólon nos estágios I-III. Em relação aos mais jovens, a população idosa tem maior mortalidade, não somente no primeiro mês do pós-operatório, como também durante o primeiro ano, fato relacionado principalmente com complicações cardiopulmonares. Indivíduos idosos que sobrevivem após o primeiro ano de cirurgia têm a mesma sobrevida câncer-específica que os pacientes mais jovens, o que demonstra a importância do suporte pré e pós-operatório nessa população. Octogenários e nonagenários têm os piores resultados em termos de morbidade, mortalidade e readmissões hospitalares. É importante salientar que há evidência de que a maioria das pessoas idosas com CCR pode ser tratada com segurança em centros especializados, nos quais a experiência está disponível para fornecer tratamento e cuidados cirúrgicos mais favoráveis.[14,16]

A laparoscopia tem ganhado importância ao longo dos anos em relação à laparotomia devido à reduzida morbidade (menor tempo para funcionamento intestinal, redução do tempo de internação e baixa taxa de conversão) e já provou ser segura e eficaz na população idosa.[14,16,17]

Para os pacientes com doença metastática, o papel da cirurgia é limitado e deve ser restrito aos pacientes sintomáticos (que apresentam sangramento, obstrução, perfuração) ou àqueles com doença hepática potencialmente ressecável.[17]

Quimioterapia adjuvante

A cirurgia é o único tratamento curativo para o câncer de cólon e o prognóstico está diretamente relacionado com o estadiamento e à apresentação inicial. A quimioterapia adjuvante é recomendada para pacientes de alto risco com a finalidade de aumentar as taxas de cura, eliminando micrometástases.

O benefício da quimioterapia adjuvante é mais claramente demonstrado no estágio III. No estágio II, a indicação é controversa e o tratamento deve ser restrito a pacientes de mais alto risco. Atualmente, a combinação de fluoropirimidina com oxaliplatina é o padrão-ouro para os pacientes em estágio III. Embora a combinação seja efetiva e segura, o benefício em sobrevida para pacientes com mais de 70 anos é incerto, o que pode ser explicado, em parte, por menor adesão ao tratamento, maior taxa de descontinuação, menor dose de intensidade e óbitos por outras causas.[18]

O uso de fluoropirimidina monoterapia 5 FU/LV ou capecitabina é um tratamento adjuvante apropriado para a maioria dos pacientes com mais de 70 anos, uma vez que essa população é sub-representada nos grandes ensaios clínicos.[18]

Pelo fato de esses pacientes geralmente apresentarem comorbidades graves e baixa expectativa de vida pelos escores, os riscos da adjuvância podem exceder os benefícios; contudo, para aqueles com boa *performance*, comorbidades controladas e expectativa de vida longa, os benefícios são semelhantes aos dos pacientes mais jovens, sem aumento da toxicidade ou hospitalizações durante o tratamento, e, por isso, acaba sendo uma opção a ser apresentada ao paciente idoso e sua família.[12,14]

Doença metastática

A decisão da melhor terapia sistêmica deve levar em consideração o perfil mutacional (RAS, BRAF), a lateralidade, a instabilidade de microssatélite, assim como o suporte social, a *performance* funcional e as perspectivas e preferências do paciente. O tratamento paliativo com quimioterapia e fármaco-alvo promove um aumento de sobrevida global e sobrevida livre de doença em relação aos melhores cuidados de suporte. Os tratamentos combinados atuais promovem uma sobrevida média de aproximadamente 30 meses. Pacientes considerados robustos são candidatos a terapia combinada semelhante aos pacientes mais jovens, enquanto os pacientes frágeis devem receber tratamentos adaptados às suas condições clínicas e perfil molecular.[14,19]

Comumente, a primeira linha de tratamento inclui fluoropirimidina infusional ou capecitabina como agentes únicos ou associados a oxaliplatina e irinotecano. Fármacos-alvo podem ser utilizados isoladamente ou em combinação com a quimioterapia e incluem, sobretudo, bevacizumabe, cetuximabe e panitumumabe.[14,18]

O tratamento com fluorouracil ou capecitabina isolados é uma alternativa razoável para pacientes idosos frágeis ou pré-frágeis para tolerar uma combinação ou que não desejam toxicidades adicionais que possam impactar a qualidade de vida. A capecitabina deve ser utilizada com precaução em pacientes com disfunção renal, uma vez que sua excreção é feita predominantemente por essa via. Pacientes com taxa de filtração glomerular entre 30 e 50 mℓ/minuto devem ter a dose reduzida em 25%; naqueles com *clearance* menor que 30 mℓ/minuto, o uso deve ser evitado. É importante salientar que o fluorouracil, assim como a capecitabina, podem induzir vasospasmo coronariano, desencadeando dor torácica e descompensação da insuficiência cardíaca.[14,18]

Para pacientes com boa *performance* funcional, a combinação de fluorouracil com oxaliplatina fornece os mesmos benefícios que no paciente mais jovem, mas à custa de maiores taxas de neutropenia, náuseas e neuropatia. A neurotoxicidade pode acontecer e deve ser levada em consideração por aumentar o risco de queda, *delirium*, entre outros distúrbios cognitivos. A combinação com irinotecano em pacientes com mais de 75 anos promove aumento da taxa de resposta, mas sem benefício em sobrevida livre de progressão. Diarreia e neutropenia são os principais efeitos limitadores de dose do irinotecano.[14,18]

O bevacizumabe tem um perfil de toxicidade particular, que deve ser considerado ao ser indicado para essa população: hipertensão, insuficiência cardíaca, infarto do miocárdio, eventos tromboembólicos, hemorragia, perfuração intestinal, formação de fístula, complicações na cicatrização de feridas e síndrome nefrótica. A despeito da potencial toxicidade, dados retrospectivos e análise de subgrupos sugerem benefício semelhante ao de indivíduos jovens com a adição à quimioterapia padrão. Dessa maneira, a idade isoladamente não deve ser uma barreira ao uso da medicação; no entanto, uma avaliação adequada das comorbidades e fatores de risco, assim como o monitoramento adequado da toxicidade durante o tratamento, otimizam o risco-benefício de sua utilização.[14,18]

Os anticorpos anti-EGFR, cetuximabe e panitumumabe, apresentam benefícios em associação com quimioterapia ou em monoterapia para pacientes RAS não mutados. As toxicidades mais comuns são fadiga, *rash* cutâneo e distúrbios hidreletrolíticos, porém sem relação com a idade. Em alguns casos, essas medicações são as únicas opções para pacientes frágeis não candidatos a receber quimioterapia. O equilíbrio entre riscos e benefícios da quimioterapia na doença metastática difere do contexto da adjuvância, uma vez que, sem tratamento, esses pacientes têm menor sobrevida. Além disso, a despeito da toxicidade, mesmo no idoso vulnerável, quando utilizada uma ferramenta que identifique e atue sobre o domínio que o torna frágil, o tratamento pode ser instituído, levando a uma melhora dos sintomas da doença e, consequentemente, da qualidade de vida.[14]

Assim, mais do que nunca, a abordagem paliativa deve ser precoce, até porque, dependendo do tumor, podem acontecer emergências oncológicas, como obstrução intestinal que exija uma colostomia de urgência. E se for um valor importante para a pessoa idosa não ser submetida à colostomia, o que fazer? Obstrução do primário é uma situação de emergência, podendo evoluir com perfuração e óbito; assim, cabe aos profissionais da saúde compartilhar decisões e indicar recomendações e cuidados alinhados aos objetivos e valores do paciente.[20]

Câncer de pulmão

Epidemiologia

O câncer de pulmão ocupa a quarta posição entre os tipos de câncer mais frequentes no Brasil; mundialmente, é o segundo mais incidente.[2] A probabilidade de desenvolver câncer de pulmão aumenta consideravelmente com a idade, e dois terços dos casos novos ocorrem em pacientes com 65 anos ou mais. Os principais fatores de risco são o tabagismo e a exposição passiva ao tabaco. Outros fatores de risco importantes estão associados às exposições ocupacionais e ambientais, como os presentes na produção de alumínio, nas fundições de ferro e aço, na exposição a metais e nas poeiras (amianto, sílica, poeira de couro e de madeira).[2] A mortalidade de câncer de pulmão ultrapassa a de outros cânceres, e 72% das mortes ocorrem em pacientes com 65 anos ou mais. A proporção de mortes relacionadas com o câncer em pacientes idosos é mais elevada no câncer de pulmão em comparação com o do cólon, da mama e da próstata.[2,21]

Apresentação

A maioria dos pacientes com câncer de pulmão está em fase avançada ao diagnóstico, refletindo a agressividade biológica da doença e a ausência de sintomas até que o câncer seja localmente avançado ou metastático. O diagnóstico também pode ser feito por meio de exames de rastreio ou achados incidentais em exames de imagem realizados por outros motivos. Os principais sintomas são tosse, dispneia, dor torácica e hemoptise. O subtipo de câncer de pulmão mais comum é o carcinoma de células não pequenas, que representa 85% de todos os cânceres de pulmão.[21]

Tratamento

Doença precoce (estágios I e II)

A cirurgia é o tratamento primário para pacientes em estágio I e II e, eventualmente, para o estágio IIIA. Alterações fisiológicas do sistema respiratório associados ao envelhecimento incluem redução da parede torácica, diminuição da excursão diafragmática, perda da arquitetura alveolar e redução da capacidade de resposta do sistema nervoso central. Desse modo, a idade é fator independente de sobrevida no pós-operatório e a ressecção tem menor chance de ser oferecida aos pacientes com mais de 75 anos em relação aos pacientes mais jovens.[22] A videotoracoscopia assistida tornou-se a técnica padrão de ressecção oncológica e está associada a menos complicações, menor tempo de internação e menos readmissões quando comparada à toracotomia.[22]

Após a ressecção, os pacientes devem ser avaliados quanto à indicação de quimioterapia adjuvante com base em cisplatina. A terapia combinada com cisplatina mostrou benefícios em sobrevida em pessoas idosas, a despeito do uso de doses menores ou menos ciclos. Entretanto, pacientes que recebem quimioterapia têm maior taxa de hospitalizações relacionadas com o tratamento, bem como anemia, desidratação e infecção.[21,22]

Para os pacientes que recusam a cirurgia, são clinicamente inoperáveis ou apresentam risco cirúrgico elevado, a radioterapia pode ser oferecida com intuito curativo, embora tenha sobrevida menor que a do tratamento cirúrgico.[21,22]

Doença localmente avançada (estágio III)

O tratamento combinado com quimiorradioterapia pode ser considerado o padrão-ouro para grande parte dos pacientes com doença localmente avançada, embora não seja universalmente adotado em indivíduos idosos.[23] A associação com quimioterapia demonstrou ganho de sobrevida nos pacientes com mais de 70 anos, em relação ao tratamento com radioterapia isolada, à custa de maior toxicidade hematológica, esofagite e infecções. No entanto, quando comparada aos pacientes mais jovens, a população idosa apresenta menor sobrevida global, maior toxicidade, maior taxa de descontinuidade e morte durante o tratamento. Dessa maneira, essas pessoas devem ser criteriosamente selecionadas para receber tratamento concomitante ou direcionado para alternativas como o tratamento com radioterapia isolada.

O uso de durvalumabe, um anticorpo monoclonal anti-PDL1, por 12 meses em pacientes no estágio III que não progrediram após o tratamento combinado promove um importante aumento de sobrevida livre de progressão e sobrevida global. Apesar de a toxicidade graus 3/4 ser mais comum nos pacientes com mais de 70 anos, o durvalumabe está associado a benefícios e tem efeitos colaterais manejáveis, independentemente da idade, sugerindo utilidade em pacientes idosos.[22-24]

Um estudo de vida real desenvolvido na população australiana publicado em 2023, adiciona mais dados que apoiam a eficácia e a segurança da consolidação com durvalumabe na manutenção de pacientes idosos com câncer de pulmão de células não pequenas irressecável. Além disso, reforça que fatores como carga de comorbidades podem ser mais importantes na tolerância ao tratamento que a idade cronológica e mais: o reconhecimento da fragilidade como prognóstico deve determinar que, no futuro, a AGA seja determinante no planejamento do tratamento avaliando o risco de danos *versus* a probabilidade de benefício na população idosa.[22]

Doença metastática

Comparado com outros cânceres, o câncer de pulmão é o que apresenta maiores taxas de alterações genéticas, algumas delas com fármacos-alvo direcionados disponíveis. A mutação mais comum está relacionada com o EGFR. Outras menos frequentes incluem genes do *ALK*, *ROS1*, *BRAF*, *MET*, *RET* e *NKRT*.[25]

Para pacientes com mutações ativadoras de *EGFR*, o tratamento é realizado com um inibidor de tirosinoquinase *EGFR* (*TKI*), como erlotinibe, gefitinibe, afatinibe ou osimertininbe. O uso de gefitinibe e afatinibe foi avaliado em pacientes idosos demonstrando boa taxa de resposta, controle da doença e aumento de sobrevida global com bom perfil de segurança. Mesmo os pacientes com baixo desempenho obtiveram benefícios em sobrevida e melhora da *performance* funcional com bom perfil de toxicidade. Os efeitos adversos mais comuns foram disfunção hepática e *rash* cutâneo. Osimertinibe demonstrou melhores resultados em primeira linha com menores taxas de eventos adversos de grau 3.[24,25]

Não há dados de eficácia e segurança do tratamento em pacientes com mais de 75 anos que tenham mutações incomuns de *EGFR*, *ALK*, *ROS*, *BRAF*, *MET* e *RET*, dada a raridade dessas mutações nessa população. Entretanto, os inibidores de tirosinoquinase são menos tóxicos que a quimioterapia e podem ser utilizados com relativa segurança em idosos, desde que observadas as toxicidades próprias de cada terapia.[24,25]

Para pacientes sem mutação-alvo molecular, o padrão de tratamento em primeira linha é a combinação de quimioterapia com imunoterapia ou imunoterapia isolada. A quimioterapia isolada em primeira linha é reservada para pacientes com contraindicação à imunoterapia. Pessoas idosas com boa *performance* e poucas comorbidades se beneficiam mais com a quimioterapia do que com a terapia de suporte exclusiva. Além disso, também se beneficiam mais com o uso de *doublet* de platina do que com o de monodroga.[25]

A imunoterapia demonstrou importante benefício no tratamento do câncer de pulmão, independentemente da idade. No entanto, ainda não está claro se o declínio do sistema imune típico do envelhecimento pode afetar negativamente a eficácia desse tratamento. A associação de quimioterapia com imunoterapia não aumentou a frequência de eventos adversos relacionados com a quimioterapia. Os principais efeitos adversos autoimunes são hipotireoidismo e pneumonite.[25]

Câncer de próstata

Epidemiologia e fatores de risco

O câncer de próstata é o mais incidente entre os homens. Em valores absolutos, e considerando ambos os sexos, é o segundo tipo mais comum. O câncer de próstata é a segunda causa de óbitos por câncer em homens, sendo superado apenas pelo câncer de pulmão. O principal fator de risco é a idade, aumentando significativamente a partir dos 50 anos. Cerca de 75% dos casos novos no mundo ocorrem a partir dos 65 anos. Outros fatores de risco incluem tabagismo, etnia, história familiar, alterações genéticas, dieta rica em gordura animal e pobre em vegetais.[2]

Apresentação

A maioria dos pacientes com câncer de próstata é diagnosticada com doença localizada e assintomática. Hematúria e hematospermia podem ocorrer na fase avançada da doença; urgência urinária, noctúria e estrangúria estão mais relacionadas com alterações benignas do trato urinário, como a hiperplasia prostática, as infecções e a prostatite.[26] O osso é o principal sítio de metástase do câncer de próstata e a dor é a manifestação mais comum. Perda ponderal, fratura óssea, anemia e fadiga também podem estar presentes na fase avançada da doença.

O Antígeno Prostático Específico (PSA) é o teste mais comumente usado para a detecção precoce do câncer de próstata, e a probabilidade de câncer aumenta quanto maiores forem os valores do PSA.

Tratamento

Doença localizada

Vigilância ativa

A vigilância ativa é uma alternativa terapêutica reservada para pacientes criteriosamente selecionados. Sua indicação é bastante rara na população idosa, tendo em vista que apresentações mais agressivas do câncer de próstata geralmente são mais frequentes com o aumento da idade. Além disso, há maior possibilidade de reclassificação de pacientes com mais de 65 anos em relação ao risco, durante a vigilância, em comparação a um paciente mais jovem. O monitoramento simples é a opção terapêutica para pacientes acamados e em fim de vida ou para pacientes idosos que apresentem uma forma de baixo risco ou mesmo de alto risco com múltiplas comorbidades.[26-28]

Prostatectomia

A prostatectomia radical tem papel importante no tratamento curativo de pacientes com câncer de próstata localizado e é viável em qualquer idade. A escolha da prostatectomia em detrimento de outras opções terapêuticas, como a radioterapia, deve levar em consideração expectativa de vida, preferências pessoais, riscos inerentes ao procedimento e resultados funcionais. Incontinência urinária e impotência pós-operatória têm maior incidência e gravidade com o aumento da idade.

Radioterapia

A radioterapia externa é a opção de tratamento local mais frequentemente utilizada em pacientes idosos e tem apenas duas contraindicações específicas nessa população: alteração cognitiva/comportamental e posições viciosas que inviabilizem as sessões ou o posicionamento na máquina. Se são saudáveis, podem se beneficiar do tratamento definitivo tanto quanto os mais jovens. A toxicidade da radioterapia em pessoas idosas não difere de pacientes mais jovens, e fadiga, sintomas digestivos e geniturinários são os efeitos colaterais agudos mais comuns; já hematúria, estenose de uretra e sangramento retal são os efeitos tardios mais frequentes.[29]

Terapia de privação androgênica

A via de sinalização androgênica exerce papel central na progressão do câncer de próstata. O receptor de andrógeno regula vários processos celulares, incluindo proliferação, diferenciação, invasão e apoptose. Devido à profunda dependência da via androgênica com a progressão do câncer de próstata, as estratégias direcionadas aos androgênios são a base do tratamento sistêmico. A privação androgênica pode ser realizada por orquiectomia bilateral ou com uso de agonistas ou antagonistas de hormônio hipotalâmico liberador de LH e FSH (LHRH, do inglês *LH releasing hormone*).[30]

Na doença localizada, o uso de privação androgênica de forma isolada não é recomendado e mostrou resultados inferiores quando comparado a outros tratamentos (radioterapia, cirurgia, observação). A associação com radioterapia na doença de riscos intermediário e alto promove redução da mortalidade em pacientes com poucas comorbidades. No entanto, em pacientes com comorbidades graves, a associação tem efeitos deletérios. A terapia de privação androgênica (TDA) isolada pode ser uma opção para pacientes muito frágeis, sem condições de tratamento local, com sobrevida limitada por outras comorbidades e que tenham doença agressiva, com o objetivo de redução de sintomas.[30]

Doença metastática

O tratamento padrão de primeira linha tanto na doença metastática como na recidiva bioquímica é a terapia de privação androgênica. Recentemente, com a introdução da quimioterapia com docetaxel e de novos inibidores da síntese de andrógenos, a terapia dupla tornou-se o novo padrão de tratamento. Embora esses novos tratamentos tenham aumentado significativamente a sobrevida global, têm o potencial de adicionar toxicidade a longo prazo. Abiraterona, apalutamida, enzalutamida e darolutamida são antagonistas do receptor de androgênio de nova geração aprovados para o tratamento do câncer de próstata, agindo tanto na doença sensível como na doença resistente à castração.[29,30]

Tendo em vista os desafios do tratamento de pessoas idosas, é necessário um apurado conhecimento do perfil de segurança e toxicidade de cada medicação, a fim de selecionar a melhor opção para cada paciente. O uso de abiraterona com prednisona está associado a um maior risco de edema periférico, hipocalemia, hepatotoxicidade e eventos cardíacos, embora raramente esses efeitos levem à interrupção do tratamento. Enzalutamida e apalutamida são dois fármacos associados a um maior risco de convulsão, queda e fratura. Por sua menor penetração na barreira hematencefálica, a darolutamida tem menos sintomas no sistema nervoso central, como tontura, problemas cognitivos e convulsão.[29,30]

A quimioterapia com docetaxel associado à terapia hormonal demonstrou ganho de sobrevida em todas as idades, tanto na doença sensível à castração como na resistente à castração. Na doença resistente, o esquema posológico consensual para docetaxel em pacientes idosos é de 50 mg/m^2 a cada 2 semanas, devido ao melhor perfil de tolerância com menos neutropenia febril. Durante o tratamento, deve ser dada atenção especial a neuropatia, hiperglicemia (secundária ao uso de corticoide como pré-medicação), citopenias e complicações infecciosas. Estudos recentes sugerem considerar terapia tripla com docetaxel, TDA e inibidores de andrógeno de segunda geração em pacientes com doença *de novo* de alto volume. No entanto, foi observado que, em pacientes com mais de 70 anos, esse benefício é menor que em pacientes mais jovens.[29,30]

A possibilidade de resposta duradoura e a longo prazo, mantendo a qualidade de vida preservada, em homens idosos com câncer de próstata metastático torna mais complexa a discussão sobre os riscos e os benefícios de tratamentos considerados demasiadamente tóxicos, sobretudo nos pacientes mais frágeis. Assim, uma avaliação cuidadosa de comorbidades, expectativa de vida, objetivos e valores deve sempre ser levada em consideração ao comunicar as opções de tratamento ao paciente e seus cuidadores.[30]

Manejo do paciente idoso em tratamento com terapia antiandrogênica

A privação androgênica oferece riscos, mesmo quando utilizada por período limitado. Promove aumento da síndrome metabólica, hiperlipidemia e diabetes, contribuindo para o agravamento de condições preexistentes. Pode haver redução da massa óssea e sarcopenia, elevando o número de quedas e de fraturas, além de aumentar a morbidade cardiovascular, elevando o risco de doença arterial, infarto do miocárdio e morte súbita. Além disso, a privação androgênica está associada a vários outros fatores que impactam diretamente na qualidade de vida, como fadiga, insônia, irritabilidade, disfunção sexual, fogachos, ginecomastia e depressão.[30]

Antes do início da terapia, é recomendada a avaliação do risco cardiovascular e metabólico e a compensação das comorbidades preexistentes; além disso, deve-se avaliar as funções cognitivas e proceder a um rastreio de sintomas de depressão. Durante o tratamento, a prática de atividade física de resistência e a otimização da dieta podem reduzir o risco de quedas e de eventos cardiovasculares. Uma avaliação da saúde óssea com densitometria basal, ingestão diária adequada de cálcio (1.000 a 1.200 mg) e vitamina D3 (400 a 1.000 UI), além de terapia antirreabsortiva nos casos selecionados, reduz a chance de fraturas.[30]

Referências bibliográficas

1. American Cancer Society. Breast Cancer in Men. Disponível em: www.cancer.org/cancer/types/breast-cancer-in-men.html. Acesso em: 10 maio 2024.
2. Instituto Nacional de Câncer (INCA). Estimativa 2023: incidência do Câncer no Brasil. Rio de Janeiro: INCA; 2022. Disponível em: https://www.gov.br/inca/pt-br/assuntos/cancer/numeros/estimativa. Acesso em: 10 maio 2024.
3. Updated recommendations regarding the management of older patients with breast cancer: a joint paper from the European Society of Breast Cancer Specialists (EUSOMA) and the International Society of Geriatric Oncology (SIOG). Lancet Oncol. 2021;22:e327-40.
4. Montroni I, Rocchi M, Santini D et al. Has breast cancer in the elderly remained the same over recent decades? A comparison of two groups of patients 70 years or older treated for breast cancer twenty years apart. J Geriatr Oncol. 2014;5(3):260-5.
5. Varghese F, Wong J. Breast cancer in the elderly. Surg Clin North Am. 2018;98(4):819-33.
6. Martelli G, Miceli R, Daidone MG et al. Axillary dissection versus no axillary dissection in elderly patients with breast cancer and no palpable axillary nodes: Results After 15 years of follow-up. Ann Surg Oncol. 2011; 18(1):125-33.
7. Van Herck Y, Feyaerts A, Alibhai S et al. Is cancer biology different in older patients? Lancet Healthy Longev. 2021;2(10):e663-e677.
8. Kunkler IH, Williams LJ, Jack WJL et al. Breast-Conserving Surgery with or without Irradiation in Early Breast Cancer. N Engl J Med. 2023;388(7):585-94.
9. Le Saux O, Ripamonti B, Bruyas A et al. Optimal management of breast cancer in the elderly patient: current perspectives. Clin Interv Aging. 2015;10:157-74.

10. Whelan TJ, Smith S, Parpia S et al. Omitting radiotherapy after breast-conserving surgery in luminal A breast cancer. N Engl J Med. 2023;389(7):612-9.
11. Aarts MJ, Lemmens VEPP, Louwman MWJ et al. Socioeconomic status and changing inequalities in colorectal cancer? A review of the associations with risk, treatment and outcome. Eur J Cancer. 2010;46(15):2681-95.
12. Van Leersum NJ, Janssen-Heijnen MLG, Wouters MWJM et al. Increasing prevalence of comorbidity in patients with colorectal cancer in the South of the Netherlands 1995–2010. Int J Cancer. 2012;132(9):2157-63.
13. Speights VO, Johnson MW, Stoltenberg PH et al. Colorectal cancer: current trends in initial clinical manifestations. South Med J. 1991;84(5):575.
14. Van Leeuwen BL, Kristjansson SR, Audisio RA. Should specialized oncogeriatric surgeons operate older unfit cancer patients? Eur J Surg Oncol. 2010;36:S18-S22.
15. Wilson JAP. Colon cancer screening in the elderly: when do we stop? Trans Am Clin Climatol Assoc. 2010:121:94-103.
16. Papamichael D, Audisio RA, Glimelius B et al. Treatment of colorectal cancer in older patients: International Society of Geriatric Oncology (SIOG) consensus recommendations 2013. Ann Oncol. 2015;26(3):463-76.
17. Vacante M, Cristaldi E, Basile F et al. Surgical approach and geriatric evaluation for elderly patients with colorectal cancer. Updates Surg. 2019;71(3):411-7.
18. Rosati G, Lonardi S, Galli F et al. Oxaliplatin plus fluoropyrimidines as adjuvant therapy for colon cancer in older patients: A subgroup analysis from the TOSCA trial. Eur J Cancer. 2021;148:190-201.
19. Vardy J, Blinman P, Moth EB. Decision-making in geriatric oncology: systemic treatment considerations for older adults with colon cancer. Expert Rev Gastroenterol Hepatol. 2016;10(12):1321-40.
20. Dadalto L, Guirro U (orgs.). Bioética e cuidados paliativos. Indaiatuba: Foco; 2023.
21. Zenke Y, Hakozaki T, Nakahara Y. On behalf of the Lung Cancer Study Group of the Japan Clinical Oncology Group (JCOG). Medical management of older patients with lung cancer. Jpn J Clin Oncol. 2022;52(10):1082-8.
22. Bravo-Iñiguez C, Martinez MP, Armstrong KW et al. Surgical resection of lung cancer in the elderly. Thorac Surg Clin. 2014;24(4):371-81.
23. Stevens S, Nindra U, Shahnam A et al. Real world efficacy and toxicity of consolidation durvalumab following chemoradiotherapy in older Australian patients with unresectable stage III non-small cell lung cancer. J Geriatr Oncol. 2024;15(2):101705.
24. Gajra A, Akbar SA, Din NU. Management of lung cancer in the elderly. Clin Geriatr Med. 2016;32(1):81-95.
25. Losanno T, Gridelli C. First-line treatment of metastatic non-small cell lung cancer in the elderly. Curr Oncol Rep. 2021;23(10):119.
26. Hsiao CP, Loescher LJ, Moore IM. Symptoms and symptom distress in localized prostate cancer. Cancer Nurs. 2007;30(6):E19.
27. Mongiat-Artus P, Paillaud E, Caillet P et al. Spécificités gériatriques du cancer de la prostate. Prog Urol. 2019;29(14):828-39.
28. Graham LS, Lin JK, Lage DE et al. Management of prostate cancer in older adults. Am Soc Clin Oncol Educ Book. 2023;43:e390396.
29. Boukovala M, Spetsieris N, Efstathiou E. Systemic treatment of prostate cancer in elderly patients: Current role and safety considerations of androgen-targeting strategies. Drugs Aging. 2019;36(8):701-17.
30. Feng Z, Graf JN. Next-generation androgen receptor-signaling inhibitors for prostate cancer: Considerations for older patients. Drugs Aging. 2021;38(2):111-23.

10 Cirurgia Oncológica na Oncogeriatria

Marcos Gonçalves Adriano J. ♦ Diego Greatti Vaz da Silva ♦ Jaime Krüger

Introdução

A Organização Mundial da Saúde (OMS) estima em torno de 29 a 37 milhões de novos casos de câncer até 2040 em todo o mundo, com as maiores incidências em países de baixa e média renda.[1] Se for considerada apenas a população acima de 80 anos, esse aumento global será de 200% e, na América Latina/Caribe, haverá um incremento estimado de 235%. No Brasil, esse aumento será de quase 70% de incidência de novos casos,[1] associado ao envelhecimento progressivo da população no país (United Nations). Como quatro em cada cinco pacientes com câncer serão submetidos a algum procedimento cirúrgico durante o curso da sua doença, cada vez mais estará presente o desafio de realizar cirurgias oncológicas em pacientes idosos, sejam estas de pequeno, médio e grande porte.

Decidir fazer uma intervenção cirúrgica considerando-se a população idosa é um processo complexo e multifatorial que deve ser compartilhado com o paciente e seus familiares, indo muito além de simplesmente inquirir sobre suas preferências.[2] Para tal, é imperativo integrar esse entendimento a uma avaliação cuidadosa de todas alternativas terapêuticas disponíveis, sejam elas cirúrgicas ou conservadoras. Devem-se levar em consideração as percepções de condição física e vulnerabilidade, com uma meticulosa avaliação do estado de saúde do paciente, suas capacidades de reserva e prognóstico, tanto por parte da equipe médica quanto do paciente idoso e seus familiares; além disso, devem-se respeitar as preferências e os valores individuais que influenciam a escolha do tratamento, independentemente de ser cirúrgico ou não.[3] No entanto, em pacientes idosos e frágeis, essas dimensões devem ser valorizadas de maneira equivalente às características da doença durante todo o processo decisório, englobando, inclusive, reuniões com toda a equipe de saúde.[4]

Nesse sentido, recomenda-se fortemente, a realização da Avaliação Geriátrica Ampla (AGA) como cuidado pré-operatório em substituição à avaliação clínica habitual.[5-7] É essencial que essa avaliação esteja sob a responsabilidade de um geriatra devidamente treinado, capaz de detectar e manejar agravos nos diferentes domínios funcionais e cognitivos do paciente idoso; conforme a complexidade deste, a colaboração de outros especialistas da saúde será essencial. Como alternativa viável, a implementação dos instrumentos de avaliação da AGA pode ser feita por enfermeiros com *expertise* em Geriatria, garantindo uma abordagem integral e multidisciplinar no cuidado ao idoso oncológico antes de se optar por uma cirurgia de grande porte.[8,9] Essa recomendação torna-se importante para a tomada de decisão de tratamento cirúrgico, uma vez que pacientes frágeis apresentam maior risco de complicações e aumento da mortalidade pós-operatória,[4,10-12] o que pode ser compensado pela adoção de protocolos de pré-habilitação e recuperação acelerada, imprescindíveis e com o intuito de otimizar o paciente idoso oncológico antes da cirurgia e garantir melhores desfechos.[3,13-15]

Programas de recuperação acelerada

Trata-se de protocolos estruturados que contemplam integralmente a jornada terapêutica do paciente, desde a consulta inicial com o cirurgião oncológico até a avaliação pós-operatória após a alta hospitalar.[16] Sua premissa baseia-se em pilares fundamentais, como cuidado perioperatório com base em evidências, abordagens multidisciplinar e multiprofissional com trabalho em equipe de saúde atuando de maneira integrada em benefício do paciente, metodologia multimodal direcionada à resolução de entraves que retardam a recuperação e geram complicações pós-operatórias, além de evolução contínua por meio de auditorias de dados.[17] Quanto maiores forem a adesão e o *compliance* aos itens que compõem a metodologia multimodal dos programas de recuperação acelerada, melhores serão os resultados observados.[13,18-21]

A adoção desses programas é totalmente factível, segura e benéfica, mesmo em uma população idosa em programação de cirurgias oncológicas de grande porte eletivas[22-28] e de urgência.[29] Raza et al.[30] avaliaram mais de 800 pacientes submetidos a duodenopancreatectomias, dos quais 127 eram pacientes acima de 75 anos, com redução do tempo de internação entre a população idosa (p = 0,041), benefício igualmente observado em outras cirurgias hepatobiliopancreáticas,[31] e nem mesmo o avanço da idade esteve associado a uma menor adesão ao protocolo ou a piores desfechos pós-operatórios.[32] Em cirurgia torácica, também se observou diminuição no tempo de internação, sem qualquer aumento nas readmissões, em pacientes com mais de 65 anos após a adoção de programas de recuperação acelerada,[33] com adesão e *compliance* semelhantes aos de pacientes mais jovens e com benefício independentemente da idade.[34]

A mesma segurança foi observada em gastrectomias por Xiao et al.,[35] que estudaram pacientes com mais de 70 anos e demonstraram redução do tempo de internação hospitalar (8,2 *vs.* 10,4 e p = 0,001). Cao et al.[36] avaliaram pacientes com mais de 65 anos que tiveram estadia hospitalar menor em relação ao grupo tradicional ([7-11], com 11 dias *vs.* 13 [8-20] dias; p < 0,001), além da taxa de morbidade de grau IIIa (Clavien-Dindo) inferior (8,2% frente a 18,6%; p = 0,047). Liu et al.[27] constataram diminuição na duração média de internação (4,7 dias *vs.* 11,1 dias) após cirurgia colorretal em um grupo de pacientes com mais de 70 anos que participaram dos programas de recuperação acelerada em comparação àqueles que não foram incorporados. Os resultados foram sustentados pela revisão sistemática e pela metanálise de Tan et al.,[37] que, da mesma maneira, constataram menor morbidade cirúrgica com programas de recuperação acelerada (OR 0,38 e 95% CI 0,25 a 0,59). Por fim, em um estudo randomizado, controlado, não cego, centro único, envolvendo 150 pacientes com mais de 70 anos em programação eletiva de cirurgia colorretal, o programa de recuperação acelerada teve robusta associação com a diminuição da morbidade (OR = 0,23; intervalo de confiança de 95%, 0,09 a 0,57; p = 0,001), complicações menos graves (OR = 0,36; intervalo de confiança de 95%, 0,15 a 0,84; p = 0,02) e uma redução na duração da estadia hospitalar (OR = 2,07; intervalo de confiança de 95%, 1,33 a 3,22; p = 0,001).[38]

Pré-habilitação

Como parte integrante dos programas de recuperação acelerada,[39] a pré-habilitação é uma estratégia fascinante para a população idosa por meio de intervenções unimodais ou multimodais, aproveitando a janela de oportunidade antes de qualquer cirurgia oncológica de grande porte, com o objetivo de identificar fatores de risco modificáveis, corrigir e otimizar carências específicas e incrementar a capacidade funcional pré-operatória para melhorar os desfechos pós-operatórios.[40-42]

Dentro do escopo da pré-habilitação, há intervenções, sejam isoladas ou integradas, com base em exercícios físicos, cuidados nutricionais, preparo psicológico, compensação das comorbidades, cessação do tabagismo e da ingestão alcoólica, a fim de proporcionar uma abordagem holística do paciente idoso,[41,43,44] devendo obedecer sempre a uma sequência de rastreamento, avaliação detalhada e intervenção apropriada, esta última entre 2, 4 ou até 8 semanas.[44-46]

Molenaar et al.,[47] em cirurgia colorretal com um ensaio clínico randomizado, internacional e multicêntrico, avaliando pacientes com média de 69 anos, constataram que um protocolo de pré-habilitação multimodal ocasionou uma significativa redução de complicações graves, além de uma recuperação pós-operatória mais rápida e eficaz.

O programa de pré-habilitação multimodal supervisionado tinha duração de 4 semanas e consistiu em exercícios de alta intensidade feitos 3 vezes/semana, intervenção nutricional, apoio psicológico e, quando necessário, um programa de cessação do tabagismo. De Klerk et al.,[48] ainda em cirurgia colorretal, demonstraram menos complicações pós-operatórias, diminuição nas readmissões e 1 dia a menos de internação hospitalar em pacientes de alto risco (ASA 3 ou com mais de 65 anos) após um programa de pré-habilitação multimodal de 4 semanas. Diversos outros autores evidenciaram benefícios dessa intervenção também em câncer esofagogástrico,[49] urológico,[5] de pulmão,[50,51] de pâncreas[52] e ginecológico.[53]

Imunonutrição e abreviação do jejum

Como parte integrante dos cuidados nutricionais na pré-habilitação, a imunonutrição e a abreviação do jejum são fundamentais para se alcançar melhores desfechos pós-operatórios em qualquer cirurgia oncológica de grande porte, inclusive na população geriátrica.[54,55] A imunonutrição consiste na oferta de suplementos nutricionais (orais ou enterais) enriquecidos com imunonutrientes (arginina, ácidos graxos ômega-3 e nucleotídeos) no período perioperatório em uma dose de 500 mℓ a 1.000 mℓ/dia durante 5 dias antes da cirurgia e mais 5 dias após a cirurgia,[56-60] enquanto a abreviação do jejum é a oferta de uma fonte de carboidratos, com ou sem proteínas, em torno de 2 a 3 horas antes do procedimento cirúrgico,[60,61] sendo uma intervenção segura mesmo na população idosa.[62]

Esofagectomia

A esofagectomia é uma operação de grande porte, com intervenção sobre o abdome, o tórax e o pescoço. Soma-se aos efeitos da operação a repercussão da neoplasia sobre o estado nutricional do paciente, prejudicado pelos efeitos obstrutivos do tumor no trato digestivo alto, que pode se associar à necessidade de terapia enteral via sonda, com prejuízos no mecanismo de deglutição e risco aumentado de infecções pulmonares.[63]

O envelhecimento tem impacto negativo na oferta de tratamento operatório. Estudos populacionais demonstram que a chance de pacientes entre 75 e 79 anos passarem por uma operação é cerca de metade das chances para pacientes entre 65 e 74 anos.[64]

O aumento na morbidade pós-operatória também é crescente com o aumento da faixa etária e decorre da maior incidência de comorbidades que acompanha o processo de envelhecimento. As complicações operatórias específicas da esofagectomia são idênticas entre os grupos etários, como fístulas anastomóticas e necrose do tubo gástrico. No entanto, eventos clínicos, principalmente cardiopulmonares, ocorrem com maior frequência na população geriátrica e fazem com que a mortalidade intra-hospitalar aumente nesse grupo.[65] As consequências da cirurgia se estendem para além da operação, com maior demanda de alta para unidades de reabilitação entre os idosos.[66]

A mortalidade operatória pode duplicar quando se comparam pacientes idosos em diferentes faixas etárias, variando de 8,8% no grupo abaixo dos 70 anos a 19,9% na faixa acima dos 80 anos. Efeito semelhante se observa quando os idosos longevos são operados em centros de baixo volume, o que favorece o tratamento de pacientes de idade avançada em locais especializados.[64]

Além dos desfechos perioperatórios, os resultados oncológicos são afetados pelo envelhecimento, principalmente em octogenários, que evoluem com sobrevidas menores, maior incidência de óbito por causa não oncológica e pior prognóstico, especialmente quando ocorrem complicações pulmonares.[64,66]

Apesar do porte cirúrgico e do potencial estresse fisiológico, a esofagectomia com linfadenectomia representa a mais importante modalidade de tratamento quando se objetivam a sobrevida e o restabelecimento nutricional. Cada vez mais se utiliza acesso minimamente invasivo nessa operação, com ampla aceitação do método em virtude dos melhores desfechos cirúrgicos a curto prazo.[66,67]

O acesso minimamente invasivo tem especial contribuição na redução das complicações pulmonares. Li et al.[67] demonstraram que a esofagectomia minimamente invasiva em idosos transcorre com redução da morbidade geral, especialmente em complicações pulmonares (20,7% *vs.* 39,7%). A preservação da integridade da parede torácica também tem reflexos a longo prazo, uma vez que a função pulmonar se revela melhor no seguimento de pacientes tratados com acesso toracoscópico mesmo 12 meses após a cirurgia.[68]

Gastrectomia

A exemplo do observado nos pacientes idosos com neoplasia de esôfago, o câncer do estômago cursa com demanda crescente de tratamento na população geriátrica e elevada incidência de desnutrição, comorbidades e disfunção cognitiva.[69,70]

Pessoas idosas submetidas a gastrectomia apresentam tratamento operatório com maiores fatores de risco associados. Nesse grupo, é menos frequente o emprego de linfadenectomia padrão preconizada (nível D2), e os pacientes evoluem com estadias hospitalares prolongadas, maiores complicações clínicas pós-operatórias, maior incidência de fístula anastomótica e consequente aumento da mortalidade hospitalar.[69]

Apesar do aumento de complicações com o avanço da idade, quando comparados idosos com o mesmo estado funcional e escore de risco ASA (American Society of Anesthesiologists), os desfechos cirúrgicos são semelhantes. Idosos apresentam menor sobrevida geral após uma gastrectomia em comparação a grupos etários mais jovens; porém, quando se analisa a sobrevida relacionada com o câncer, esta é idêntica, provavelmente em função do maior número de comorbidades da população de idade mais avançada. Isso implica rigorosa seleção de pacientes para obtenção dos melhores desfechos cirúrgicos e oncológicos.[70]

Uma alternativa para a redução da morbidade cirúrgica é a realização de cirurgias limitadas de acordo com a *performance* e as comorbidades do paciente. Pode-se optar por linfadenectomia menos estendida (nível D1 *vs.* D2) em pacientes de alto risco.[71] Pacientes submetidos a cirurgia limitada apresentam menor sobrevida geral (linfadenectomia reduzida 52,6% *vs.* 82,4% na linfadenectomia padrão em 5 anos) e menor sobrevida específica de câncer, porém evoluem com morbidade (linfadenectomia reduzida 18,3% *vs.* 15,3% na linfadenectomia padrão) e mortalidade (linfadenectomia reduzida 2,1% *vs.* 0,6% na linfadenectomia padrão) semelhantes aos pacientes idosos e de melhor *performance*.[71] Outra estratégia para redução da morbidade é a escolha por gastrectomias quase totais, que preservam o menor remanescente gástrico possível, em detrimento às gastrectomias totais, reconhecidamente com maior taxa de morbidade. A via de acesso preferencial é a minimamente invasiva, e a indicação da extensão da linfadenectomia e da gastrectomia deve incluir os fatores de risco de maior influência nos desfechos cirúrgicos: doenças cardiovasculares, *performance* do paciente e estado nutricional.[70,71]

Nos casos de idosos com comorbidades relevantes, em casos selecionados, com neoplasias precoces, pode-se avaliar o tratamento endoscópico do câncer do estômago. Há indicação de tratamento dentro dos critérios clássicos (lesão não ulcerada menor que 20 mm, restrita à mucosa e bem diferenciada) e expandidos (lesão restrita à mucosa, bem diferenciada e medindo mais que 20 mm; ou lesão restrita à mucosa, ulcerada, bem diferenciada e medindo até 30 mm; ou lesão bem diferenciada medindo até 30 mm e com invasão de submucosa de até 500 μm) ou não curativos (que excedem os anteriores). O tratamento endoscópico pode ser uma alternativa viável em pacientes com morbidade cirúrgica proibitiva e com desfechos semelhantes tanto em grupos idosos como não idosos.[72]

Pancreatectomia

As ressecções pancreáticas que abordam a cauda pancreática são de menor porte e, em geral, mais bem toleradas, enquanto as ressecções cefálicas têm maior demanda fisiológica, requerem maiores reservas funcionais e provocam profundas alterações digestivas ao abordar o trato digestivo, biliar e pancreático em uma única operação.

Estudos populacionais do banco de dados norte-americano (Surveillance, Epidemiology and End Results - SEER) avaliaram 2.229 pacientes geriátricos submetidos a ressecções pancreáticas. Idosos evoluem no pós-operatório com maior morbidade e mortalidade, estadia hospitalar prolongada, maior taxa de readmissão hospitalar e maior demanda de suporte e cuidados de enfermagem após a alta hospitalar, o que indica funcionalidade limitante e perda de independência após a alta hospitalar.[73,74]

Em pacientes idosos, o benefício da sobrevida reduz com o envelhecimento, alcançando o menor efeito após os 80 anos.[74,75] Apesar dos riscos associados, a cirurgia permanece como fator prognóstico independente de sobrevida nessa população, quando selecionados pacientes com bases em escores de risco cirúrgico como o Charlson Comorbidity Index (CCI), mostrando que uma indicação com base em boa *performance* e comorbidades controladas é essencial.[76]

Os melhores resultados oncológicos decorrem da associação entre cirurgia e tratamento adjuvante, sobretudo em pacientes com fatores de mau prognóstico.[77] A presença de linfonodos positivos impacta negativamente o prognóstico e ocorre em cerca de 60% da população idosa. Apenas cerca de 40% dos pacientes idosos operados receberão terapia sistêmica, que, por diversos motivos, não é bem tolerada nessa população. A ocorrência frequente de doença avançada e a baixa probabilidade de os pacientes receberem terapia sistêmica tornam os desfechos limitados, a ponto de a sobrevida em pacientes octogenários submetidos a cirurgia apresentar ganho absoluto médio de apenas 3 meses (13 *vs.* 10 meses) em relação ao grupo não operado e tratado com apenas quimioterapia ou suporte clínico. Quando o grupo de idosos recebe terapia adjuvante, a sobrevida aumenta para 16 meses, segundo Marmor et al.,[74] chegando a 21,2 meses, conforme Ikenaga et al.[78] Esses dados indicam que, além da tolerância ao tratamento operatório, é importante considerar a possibilidade de a terapia sistêmica ser efetivamente empregada, especialmente em pacientes com fatores de risco, como presença de doença linfonodal e marcador tumoral muito elevado.[79]

A via de acesso minimamente invasiva, embora considerada acesso padrão para as ressecções distais, ainda é considerada controversa e não indicada rotineiramente nas pancreatectomias cefálicas.[80] Ressecções ampliadas em idosos incorrem em maior morbidade, em especial ressecções vasculares, e devem ser realizadas com cautela, se não contraindicadas.[75]

Quando se abordam tumores localizados em pacientes não candidatos a cirurgia, por contraindicação clínica, pode-se considerar tratamento local radioterápico (Stereotatic Body Radiotherapy - SBRT) com bom controle local e morbidade reduzida.[81]

Hepatectomia

A indicação mais frequente de hepatectomia é a ressecção de metástases hepáticas de neoplasia colorretal, cujos tumores primários apresentam média de diagnóstico aos 67 anos e 30% dos casos ocorrem após os 75 anos. Os tumores primários, sendo o carcinoma hepatocelular o mais relevante, também apresentam incidência maior entre a sexta e a oitava décadas de vida.[82]

A abordagem das lesões hepáticas leva a uma situação única, na qual se devem avaliar a ressecabilidade oncológica do tumor e a função hepática subjacente (seja em casos de hepatopatias crônicas, seja em casos de lesão hepatocitária secundária à quimioterapia) em conjunto com a avaliação funcional e de *performance* do paciente.[83]

Idosos submetidos a hepatectomia apresentam maior número de comorbidades e recebem tratamento sistêmico pré-operatório com menor frequência.[84] A evolução pós-operatória se mostra mais mórbida, com maior tempo de permanência em ventilação mecânica e estadia prolongada em unidade de terapia intensiva e hospitalar como um todo. A mortalidade geral aumenta, passando de 2,2% para 7,2%, conforme estudo de Riediger.[82] Os fatores de risco independentes para mortalidade foram a realização de hepatectomia maior, realização de derivação biliodigestiva e transfusão de sangue intraoperatória.[82] Tais dados apontam para a necessidade de ajustar o porte do procedimento à idade, com preferência para ressecções menores que preservem o parênquima hepático.

Além do incremento de complicações e da mortalidade, a população geriátrica encontra-se em risco de perda funcional após cirurgias hepáticas de grande porte. Lallement et al.[85] avaliaram complicações geriátricas após uma cirurgia hepática, comparando pacientes com menos de 65 anos àqueles com mais de 80 anos. A população de maior idade apresentou maior frequência de complicações relacionadas com o envelhecimento, como confusão mental, retenção urinária e lesões de decúbito. Houve redução do número de altas hospitalares para residência de 92,3% para 68,2%, indicando maior demanda de transferência para instituições de suporte após a alta. De maneira inversa, houve aumento da redução de autonomia, com 27,3% dependentes de auxílio para as atividades básicas diárias no grupo com mais de 80 anos em comparação a 4,1% no grupo de pacientes com menos de 65 anos. Tais fatores são relevantes quando adaptados à realidade brasileira, uma vez que, frequentemente, não se dispõem de instituições de cuidados intermediários após a alta na maioria dos sistemas de saúde do país.

Quando indicada a cirurgia em pacientes com boa reserva funcional sistêmica e hepática, a via de acesso cirúrgica pode promover melhores resultados. Um estudo multicêntrico conduzido no Japão estudou os desfechos em pacientes cirróticos idosos com carcinoma hepatocelular. O grupo de idosos submetidos à cirurgia laparoscópica apresentou menor incidência de complicações durante a internação, com menores índices de sangramento, transfusão sanguínea, complicações gerais, cardiopulmonares e graves. Comparativamente, houve mortalidade semelhante, do ponto de vista estatístico, entre os grupos (0,6% grupo de laparoscopia *vs.* 3,9% cirurgia convencional). No grupo de cirurgia convencional, houve maior necessidade de alta para o serviço de reabilitação; no seguimento a médio prazo, 6 meses após a cirurgia, a mortalidade oncológica relacionada com o carcinoma hepatocelular, bem como a mortalidade relacionada com a disfunção hepática, foram semelhantes entre os grupos. A mortalidade cardiovascular e pulmonar foi maior no grupo da cirurgia convencional, indicando que a cirurgia minimamente invasiva tem efeitos funcionais benéficos que se estendem para além do pós-operatório imediato e deve ser a via de escolha sempre que possível na população geriátrica.[86]

Cirurgia colorretal

A cirurgia é um dos pilares do tratamento com intuito curativo no câncer colorretal, seja na doença localizada ou mesmo naquela localmente avançada (em associação com quimioterapia adjuvante), sobretudo em lesões de cólon e reto intraperitoneal, sendo uma opção segura também na população idosa, desde que os pacientes sejam adequadamente selecionados.[87-91] Pela maior frequência de fragilidade, risco nutricional e múltiplas comorbidades nesse subgrupo de pacientes, considerando as exigências físicas da cirurgia e o subsequente processo de recuperação, é crucial uma preparação por meio de protocolos de recuperação acelerada e pré-habilitação.[27,92-96] Fatores de risco para aumento da morbimortalidade pós-operatória incluem sexo masculino, tumor localizado no reto, albumina $< 3,5$ g/dℓ, Índice de Prognóstico Nutricional (*Prognostic Nutritional Index*) < 40, sarcopenia e mioesteatose, ASA ≥ 3, Índice de Comorbidade de Charlson ≥ 3, polifarmácia, Escala Clínica de Fragilidade ≥ 4, Índice de Fragilidade Modificado (*Modified Frailty Index*) ≥ 2, dependência para as atividades diárias (Instrumental Activities of Daily Living), fadiga moderada/severa (*brief fatigue inventory*), cirurgia aberta, ECOG ≥ 2, tratamento neoadjuvante, maior tempo operatório e necessidade de transfusão sanguínea no intraoperatório.[89,90,95,97-107]

Via de acesso minimamente invasiva deve ser a primeira opção, seja por cirurgia laparoscópica ou robótica.[93,102,108-111] Benefícios como maior rapidez na aceitação da dieta e na eliminação de flatos, redução das complicações e das reinternações, menor tempo de internação, diminuição do custo total do tratamento (apesar do maior consumo de materiais especiais), menor perda sanguínea intraoperatória com consequente baixa necessidade de transfusão e maior quantidade de linfonodos ressecados são todos ganhos sem aumento da mortalidade ou recorrência a curto e longo prazos, evidenciados em pacientes idosos submetidos a cirurgia colorretal laparoscópica.[15,109,112-120]

No entanto, para tumores de reto extraperitoneal, a abordagem convencional ainda está predominantemente concentrada na realização de cirurgia isolada (o que inclui a excisão local via transanal) ou em conjunto com tratamento neoadjuvante, realizada com segurança mesmo na população idosa.[93,103] Apesar disso, cada vez mais se observam índices similares em termos tanto de sobrevida específica relacionada com o câncer como de sobrevida geral nas terapias neoadjuvantes em protocolos de "*watch-and-wait*", em especial para pacientes com elevado risco cirúrgico, idosos, frágeis e/ou nos casos em que a manutenção da funcionalidade e a confecção de um estoma permanente são cruciais. Nesses casos, em resumo, para um grupo selecionado de pacientes que demonstram uma resposta clínica completa, o protocolo "*watch-and-wait*" pode se estabelecer como substituto viável à intervenção cirúrgica, sob uma perspectiva clínica criteriosa.[91,93,121,122]

Histerectomia

A histerectomia simples, em geral realizada por via minimamente invasiva, costuma ser um procedimento bem-aceito, inclusive pela população com idade avançada ou fragilidade associada,[123] sobretudo com a tendência atual de descalonamento de tratamentos cirúrgicos para patologias oncológicas ginecológicas (linfadenectomias menos alargadas, substituição por biopsia de linfonodo sentinela), tornando-os ainda mais toleráveis para esse subgrupo de pacientes.[124]

Quando são discutidas as patologias de colo uterino, a recomendação atual é a realização de histerectomia radical por via convencional (laparotômica). Nesse caso, em grande estudo retrospectivo com mais de 8 mil mulheres submetidas a histerectomia radical, das quais quase 500 tinham mais de 70 anos, foi demonstrado um aumento significativo da morbimortalidade na população mais idosa, incluindo aumento de complicações clínicas e cirúrgicas, intra e pós-operatórias.[125] Nesse sentido, para mulheres com neoplasia cervical precoce (EC IB-IIA), a radioterapia primária é uma alternativa segura para o tratamento definitivo, com taxas de sobrevida similares à cirurgia radical,[126] podendo ser considerada como tratamento alternativo para a população com considerável risco cirúrgico, como muitas vezes ocorre em pacientes idosos e/ou frágeis.

Citorredução peritoneal e quimioterapia hipertérmica intraperitoneal

A cirurgia citorredutora (CRS), associada ou não à quimioterapia hipertérmica intraperitoneal (HIPEC), é, por si só, independentemente do grupo etário, um procedimento cirúrgico considerado de grande porte e de alta morbidade, porém com índices de mortalidade aceitáveis quando realizado em centros de referência por uma equipe experiente. A cirurgia propriamente dita depende do Índice de Disseminação Peritoneal (ICP) e dos órgãos acometidos dentro da cavidade peritoneal, tendo, assim, uma alta variedade de complexidade entre os casos.[127]

Em uma metanálise publicada, incluindo a avaliação de 13 estudos retrospectivos e 2.544 pacientes, foi demonstrado que a CRS junto à HIPEC está associada a um aumento considerável de morbidade e mortalidade pós-operatória na população com mais de 70 anos. Todavia, devido à presença de vieses e da heterogeneidade dos trabalhos, a idade isolada não seria uma contraindicação formal, e sim a fragilidade, que deve ser levada em consideração com maior peso.[128] Outro estudo retrospectivo demonstrou que a citorredução tem maior chance de ser realizada de maneira incompleta em pacientes idosos. Caso seja alcançada a citorredução completa, observam-se maiores taxas de mortalidade pós-operatória, porém esse dado é acompanhado de melhores taxas de sobrevida geral, pelo melhor controle da doença oncológica.[129]

Em termos gerais, a realização de citorreduções maiores na população idosa, associadas ou não à HIPEC, deve levar em conta fatores de risco, como: alto escore ASA, albumina sérica, histologia tumoral, PCI maior que sete e quantidade de órgãos ressecados.[130,131]

Cirurgia de cabeça e pescoço

Não há recomendações de tratamento universalmente aceitas para pacientes idosos com tumores de cabeça e pescoço, especialmente no que tange à indicação de cirurgias de grande porte e que envolvam ressecções multiviscerais associadas a grandes deformidades físicas. Em circunstâncias em que não existam impedimentos relacionados com fragilidade ou comorbidades, e respeitando o desejo do paciente e seus familiares, é aconselhável a adoção de abordagens terapêuticas agressivas com intuito curativo – o que inclui o tratamento cirúrgico e independe do sítio principal – em pacientes geriátricos diagnosticados com câncer de cabeça e pescoço, pois tais estratégias demonstram proporcionar sobrevida superior quando comparadas a tratamentos paliativos nessa mesma população.[132-134] Apesar disso, pacientes com mais de 70 anos, em particular aqueles com idade superior a 80 anos, ainda são subtratados e, por conseguinte, apresentam pior sobrevida geral e livre de recorrência.[133]

Vale lembrar que esses pacientes apresentam maior probabilidade de apresentar múltiplas comorbidades e desenvolver complicações pós-operatórias (em torno de 20 a 30%), sobretudo pulmonares e renais, além de sangramento e infecção.[132,135,136] São fatores de risco a idade avançada (acima de 70 anos), o sexo masculino, a presença de sarcopenia, o CCI igual ou maior que 1, o tipo de cirurgia, a transfusão sanguínea e a realização de traqueostomia.[136-138]

Na indicação cirúrgica, devem-se observar diversos aspectos, como a capacidade física, psicológica e funcional do paciente, seu bem-estar geral e a qualidade de vida, sua independência e autonomia para tomar decisões, bem como as perspectivas e as contribuições dos membros da família.[133,134] Diante desse cenário, existe uma significativa correlação da fragilidade com piores desfechos pós-operatórios (tempo de internação, readmissões, morbidade e mortalidade), e, nesse contexto, recomenda-se utilizar o Índice de Fragilidade Modificado (*Modified Frailty Index*), o Indicador de Fragilidade de Groningen (*Groningen Frailty Indicator*), o Indicador de Diagnóstico Definidor de Fragilidade da John Hopkins (*John Hopkins Adjusted Clinical Groups frailty-defining diagnosis indicator*) e a ferramenta de triagem G8 ou o Índice de Fragilidade de Fried (*Fried's Frailty Index*) como ferramentas imprescindíveis na avaliação antes da cirurgia de pacientes idosos com tumores de cabeça e pescoço, de modo a nortear a decisão de tratamento.[139-144] Como medida prioritária, seria benéfico – diante do atual aumento de pacientes idosos que requerem intervenção cirúrgica para tumores de cabeça e pescoço – concentrar o tratamento dos casos mais desafiadores em centros com grande volume, além de formar equipes multidisciplinares para aprimorar o gerenciamento desses casos e reduzir a incidência de complicações.[135]

Para pacientes não candidatos ao tratamento convencional padrão, seja este cirúrgico ou não, pode-se utilizar como tratamento primário a Stereotactic Body Radiotherapy (SBRT), que apresenta bons resultados de controle local e sobrevida geral ao custo de trazer menos toxicidade enquanto a qualidade de vida é preservada.[145-148]

Cirurgia torácica

Apesar de os avanços na tecnologia e nos cuidados perioperatórios resultarem em um número crescente de pacientes com câncer de pulmão sendo encaminhados para tratamento cirúrgico,[149] a cirurgia com intenção curativa ainda é realizada com menos frequência em pacientes idosos em comparação aos mais jovens,[150] dado que fatores como menor aptidão física, doença pulmonar obstrutiva crônica (DPOC) e outras comorbidades, redução do volume expiratório forçado em 1 segundo (Forced Expiratory Volume – FEV1), polifarmácia e desnutrição com sarcopenia são mais frequentes nessa população e podem interferir negativamente no desfecho pós-operatório, o que, muitas vezes, contraindica o procedimento cirúrgico.[149,151-155] Se selecionados de maneira adequada e respeitando os fatores de risco associados a piores desfechos pós-operatórios, os pacientes idosos podem e devem ser submetidos a cirurgias torácicas com segurança, gerando resultados comparáveis aos da população mais jovem.[149,156-158] A cirurgia é um fator independente que proporciona maior sobrevida geral em relação ao tratamento não operatório, e a idade não deve ser um impeditivo para sua indicação, mesmo no câncer de pulmão de células pequenas.[159]

Como recomendação, esses pacientes demandam um diagnóstico abrangente dos riscos cirúrgicos para se determinar se são adequados para esse tipo de tratamento. Esse diagnóstico deve incluir, necessariamente, uma avaliação geriátrica abrangente (*comprehensive geriatric assessment* – CGA), a classificação da Sociedade Americana de Anestesiologia (American Society of Anesthesiologists – ASA), a avaliação do sistema respiratório e cardiovascular, um adequado controle de diabetes e tabagismo, além de uma detalhada avaliação nutricional.[151]

As complicações mais comuns são atelectasia e pneumonia, mostrando a importância da mobilização precoce após a cirurgia e da intensificação da fisioterapia respiratória perioperatória para mitigar os riscos de complicações,[149] inclusive com a pré-habilitação respiratória interferindo positivamente na diminuição do tempo de internação hospitalar.[160] Programas de recuperação acelerada também estão associados a melhores taxas de realização de quimioterapia adjuvante.[161]

Sarcomas de retroperitôneo

A idade quando do diagnóstico do sarcoma de retroperitônio (SRP) tem distribuição bimodal, com picos na quinta e na oitava décadas de vida (Cancer Statistics Review – SEER). Apesar dessa incidência aumentada na população mais idosa, tem-se comprovado grande decréscimo nas cirurgias realizadas para essa patologia a partir da sétima década de vida.[162]

Em um estudo multicêntrico, quase mil pacientes foram analisados, separados em grupos de acordo com a idade, e a idade de 70 anos foi o ponto de corte. Nessa coorte, não foi encontrada diferença significativa em morbidade ou mortalidade entre os grupos. Os desfechos oncológicos aos 3 anos também foram similares, porém os pacientes idosos apresentaram maior risco de óbito após a recidiva do sarcoma, provavelmente devido às morbidades e à histologia tumoral.[163] A seleção adequada do paciente tem papel fundamental na aproximação desses resultados entre as populações idosas e não idosas.

Em contrapartida, caso seja necessária uma ressecção alargada multivisceral, são observados resultados distintos. A taxa de indicação cirúrgica sofre queda considerável após os 75 anos, sendo observado um número maior de pacientes tratados com terapias não cirúrgicas do que operados após essa idade. Comparando-se os pacientes operados, as taxas de desfechos oncológicos e mortalidade pós-operatória não sofreram mudanças de acordo com a idade, mas se observou aumento significativo na morbidade com maior número de complicações pós-operatórias em pacientes idosos.[164]

Nefrectomia

A utilização de nefrectomias parciais no tratamento oncológico de neoplasias renais tem indicação crescente nos últimos anos para a população geral, mas continua a ser subutilizada para a população de pacientes idosos. Em uma análise populacional nos EUA envolvendo mais de 40 mil pacientes idosos (com mais de 70 anos) com neoplasia renal precoce (T1), demonstrou-se que quase 60% ainda foram submetidos a nefrectomia radical de 2002 a 2011.[165]

Esse dado tem causa multifatorial, mas a preocupação com o impacto das complicações cirúrgicas nos pacientes com maior número de comorbidades basais se sobressai.[165] De encontro com essa informação vai um estudo retrospectivo multicêntrico, que demonstrou que nefrectomia parcial tem qualidade e desfechos aceitáveis na população idosa com idade acima de 75 anos, com avaliação de qualidade cirúrgica e desfechos precoces similares aos de pacientes mais jovens, devendo ser mantidas as mesmas indicações para pacientes idosos.[166]

Apesar desses dados, em pacientes clinicamente mais limítrofes, é possível discutir terapias menos invasivas objetivando menor morbidade, como os tratamentos percutâneos. Uma análise com escore de propensão demonstrou, na população idosa, que a crioablação é uma opção segura para pacientes com massas renais pequenas, apesar de demonstrar maior taxa de recorrência local, e tem taxas de sobrevida para câncer específicas comparáveis.[167]

Cistectomia

A cistectomia radical é considerada o tratamento padrão-ouro para neoplasia invasora de bexiga, mas é um procedimento cirúrgico de grande porte com altas taxas de morbidade e mortalidade, especialmente na população idosa. Uma grande análise de octogenários do Memorial Sloan-Kettering Cancer Center demonstrou que essa população tende a maiores taxas de complicações gerais, com mortalidade em 30 dias, 3 vezes maior quando comparadas à população jovem (3,4% *vs.* 1,2%).[168]

Levando-se em consideração o risco geral associado à cistectomia, além da *performance/status* do paciente, devem-se discutir, como alternativa, opções de tratamento não cirúrgico. Em pacientes selecionados, demonstrou-se que quimioterapia + radioterapia seguida de ressecção transuretral da neoplasia residual pode ser efetivo e seguro como tratamento alternativo à cistectomia radical.[169] Essa técnica foi testada na população idosa e demonstrou toxicidade aceitável e ótima taxa de resposta completa (80,6%, com taxas de sobrevida geral e livre de doenças similares às de pacientes submetidos à ressecção radical).[170]

Prostatectomia

Apesar de o câncer de próstata ser uma doença mais frequente na população idosa e, na maioria das vezes, com comportamento indolente, quando o paciente frequentemente morre de outras causas, 70% das mortes ainda ocorrem em homens com mais de 75 anos.[171] O grande desafio do tratamento da neoplasia de próstata da população idosa é identificar qual paciente irá se beneficiar do tratamento cirúrgico radical. Embora seja importante evitar os tratamentos excessivos para doenças de baixo risco, evidências sugerem que essa neoplasia é subtratada nos idosos.[172] As recomendações internacionais orientam que os pacientes sejam tratados de acordo com a funcionalidade (escalas de fragilidade), e não com base na idade cronológica. No caso do câncer de próstata, a escolha do tratamento deve ser considerada de acordo com o potencial de reduzir o risco de morte pelo câncer ou de melhorar a qualidade de vida, levando amplamente em consideração a expectativa de vida e a agressividade do câncer.[171]

A prostatectomia radical é um procedimento seguro e com baixas taxas de morbidade quando realizada por uma equipe experiente em centros de grande volume. A via minimamente invasiva é preferencial em todas as faixas etárias, inclusive na população idosa, com o objetivo de redução de sequelas.[173] A incontinência pós-operatória deve ser levada em consideração na escolha desse tratamento, dado que uma parte não desprezível dos idosos já tem algum grau de perda urinária antes da cirurgia, mas as taxas de continência no seguimento pós-operatório a longo prazo mostraram-se satisfatórias nessa população.[174] A potência sexual não deve ser considerada um dado relevante, uma vez que mais da metade dos idosos já apresenta disfunção erétil moderada a grave e aproximadamente um quarto deles, apenas, se queixa dessa sintomatologia.[175] A radioterapia é um tratamento atrativo para pacientes não candidatos à cirurgia, frente às altas taxas de controle local e morbidades aceitáveis,[176] além de sua associação com bloqueadores androgênicos para neoplasias prostáticas de alto risco demonstrar melhora na sobrevida.[177]

É amplamente aceito o conceito de que a prostatectomia radical deve ser considerada nos pacientes com expectativa de vida superior a 10 anos, enquanto a radioterapia segue como tratamento de escolha na população com menor expectativa, com base em um estudo populacional com mais de 67 mil homens na base do SEER, o que demonstra diferenças na sobrevida geral desses grupos de acordo com o tratamento escolhido.[178] Terapias com bloqueadores hormonais para privação androgênica devem ser utilizadas em pacientes com doença localizada de maneira isolada apenas para paliação de sintomatologia.[179]

Considerações finais

O manejo cirúrgico em pacientes geriátricos oncológicos não deve ser pautado exclusivamente pela idade cronológica, mas por uma avaliação geral e multidimensional. É imperativo implementar um planejamento terapêutico personalizado para o paciente idoso com câncer em programação cirúrgica, enfatizando a importância de estratégias perioperatórias adotadas como medidas profiláticas contra complicações inerentes a essa opção de tratamento. A implementação de um protocolo de triagem rigorosa, acompanhado de uma avaliação clínica detalhada e uma abordagem transdisciplinar, é crucial para otimizar a condição pré-operatória do paciente e mitigar os riscos pós-operatórios. A participação ativa do paciente idoso nas decisões terapêuticas é de suma importância, reconhecendo-o como agente central no processo decisório.

Nesse sentido, a ênfase em intervenções perioperatórias visando à melhoria dos desfechos pós-operatórios em pacientes idosos deve ser uma prática consolidada. A avaliação meticulosa e intervenções direcionadas são essenciais para otimizar a condição de pacientes geriátricos submetidos a cirurgias oncológicas, principalmente aquelas de médio e grande porte, garantindo, assim, um resultado favorável. Embora a população idosa geralmente apresente boa tolerância aos procedimentos cirúrgicos em si, é fundamental prevenir e gerenciar as possíveis complicações associadas, dada a menor resiliência desse grupo a intercorrências após cirurgias oncológicas.

Referências bibliográficas

1. Pilleron S, Soto-Perez-de-Celis E, Vignat J et al. Estimated global cancer incidence in the oldest adults in 2018 and projections to 2050. Int J Cancer. 2021;148(3):601-8.
2. Rostoft S, Van den Bos F, Pedersen R et al. Shared decision-making in older patients with cancer – What does the patient want? J Geriatr Oncol. 2021;12(3):339-42.
3. Parks R, Cheung KL. Challenges in geriatric oncology – A surgeon's perspective. Curr Oncol. 2022;29(2):659-74.
4. Rostoft S, Van Leeuwen B. Frailty assessment tools and geriatric assessment in older patients with hepatobiliary and pancreatic malignancies. Eur J Surg Oncol. 2021;47(3 Pt A):514-8.
5. Michalik C, Maciukiewicz P, Drewa T et al. Frailty, geriatric assessment and prehabilitation in elderly patients undergoing urological surgery – is there a need for change of the daily clinical practice? Synthesis of the available literature. Cent European J Urol. 2020;73(2):220-5.
6. Mizutani T. Practical management of older adults with cancer: geriatric oncology in Japan. Jpn J Clin Oncol. 2022;52(10):1073-81.
7. Seghers PAL, Alibhai SMH, Battisti NML et al. Geriatric assessment for older people with cancer: policy recommendations. Glob Health Res Policy. 2023;8(1):37.
8. Fusco D, Ferrini A, Pasqualetti G et al. Comprehensive geriatric assessment in older adults with cancer: Recommendations by the Italian Society of Geriatrics and Gerontology (SIGG). Eur J Clin Invest. 2021;51(1):e13347.
9. Chesney TR, Daza JF, Wong CL. Geriatric assessment and treatment decision-making in surgical oncology. Curr Opin Support Palliat Care. 2023;17(1):22-30.
10. Yamashita K, Yamasaki M, Makino T et al. Preoperative comprehensive geriatric assessment predicts postoperative risk in older patients with esophageal cancer. Ann Surg Oncol. 2023;30(2):901-9.
11. Han SH, Cho D, Mohammad R et al. Use of the comprehensive geriatric assessment for the prediction of postoperative complications in elderly patients with head and neck cancer. Head Neck. 2022;44(3):672-80.
12. Kenig J, Szabat K, Mitus J et al. Short- and long-term predictive power of the preoperative Geriatric Assessment components in older cancer patients undergoing high-risk abdominal surgery. Eur J Surg Oncol. 2022;48(6):1421-6.
13. Pang Q, Duan L, Jiang Y et al. Oncologic and long-term outcomes of enhanced recovery after surgery in cancer surgeries – A systematic review. World J Surg Oncol. 2021;19(1):191.
14. Perry R, Herbert G, Atkinson C et al. Pre-admission interventions (prehabilitation) to improve outcome after major elective surgery: A systematic review and meta-analysis. BMJ Open. 2021;11(9):e050806.
15. Zhang Q, Liang J, Chen J et al. Outcomes of Laparoscopic Versus Open Surgery in Elderly Patients with Rectal Cancer. Asian Pac J Cancer Prev. 2021;22(4):1325-9.
16. Ljungqvist O. Enhanced Recovery After Surgery: A paradigm shift in perioperative care. In: Ljungqvist O, Francis NK, Urman RD (eds.). Enhanced Recovery After Surgery

(ERAS®): A complete guide to optimizing outcomes. Switzerland: Springer; 2020. p. 3-10.
17. Ljungqvist O, Scott M, Fearon KC. Enhanced Recovery After Surgery: A review. JAMA Surg. 2017;152(3):292-8.
18. Wijk L, Udumyan R, Pache B et al. International validation of Enhanced Recovery After Surgery Society guidelines on enhanced recovery for gynecologic surgery. Am J Obstet Gynecol. 2019;221(3):237.e1-237.e11.
19. Iniesta MD, Lasala J, Mena G et al. Impact of compliance with an enhanced recovery after surgery pathway on patient outcomes in open gynecologic surgery. Int J Gynecol Cancer. 2019;29(9):1417-24.
20. Rogers LJ, Bleetman D, Messenger DE et al. The impact of Enhanced Recovery After Surgery (ERAS) protocol compliance on morbidity from resection for primary lung cancer. J Thorac Cardiovasc Surg. 2018;155(4):1843-52.
21. Sanchez-Iglesias JL, Gomez-Hidalgo NR, Perez-Benavente A et al. Importance of Enhanced Recovery After Surgery (ERAS) protocol compliance for length of stay in ovarian cancer surgery. Ann Surg Oncol. 2021;28(13):8979-86.
22. Depalma N, Cassini D, Grieco M et al. Feasibility of a tailored ERAS programme in octogenarian patients undergoing minimally invasive surgery for colorectal cancer. Aging Clin Exp Res. 2020;32(2):265-73.
23. Kaman L, Chakarbathi K, Gupta A et al. Impact of Enhanced Recovery after Surgery protocol on immediate surgical outcome in elderly patients undergoing pancreaticoduodenectomy. Updates Surg. 2019;71(4):653-7.
24. Lirosi MC, Tirelli F, Biondi A et al. Enhanced recovery program for colorectal surgery: A focus on elderly patients over 75 years old. J Gastrointest Surg. 2019;23(3):587-94.
25. De Pasqual CA, Torroni L, Gervasi MC et al. Feasibility and safety of an enhanced recovery protocol (ERP) for upper GI surgery in elderly patients (>/= 75 years) in a high-volume surgical center. Updates Surg. 2020;72(3):751-60.
26. Ljungqvist O, De Boer HD. Enhanced Recovery After Surgery and elderly patients: Advances. Anesthesiol Clin. 2023;41(3):647-55.
27. Liu JY, Perez SD, Balch GG et al. Elderly patients benefit from enhanced recovery protocols after colorectal surgery. J Surg Res. 2021;266:54-61.
28. De Nonneville A, Jauffret C, Braticevic C et al. Enhanced recovery after surgery program in older patients undergoing gynaecologic oncological surgery is feasible and safe. Gynecol Oncol. 2018;151(3):471-6.
29. Paduraru M, Ponchietti L, Casas IM et al. Enhanced Recovery After Surgery (ERAS) – The evidence in geriatric emergency surgery: A systematic review. Chirurgia (Bucur). 2017;112(5):546-57.
30. Raza SS, Nutu OA, Powell-Brett S et al. Impact of an enhanced recovery after surgery protocol on short-term outcomes in elderly patients undergoing pancreaticoduodenectomy. HPB (Oxford). 2022;24(10):1720-8.
31. Robinson JN, Davis JMK, Pickens RC et al. Enhanced Recovery After Surgery® in octogenarians undergoing hepatopancreatobiliary surgery. Am Surg. 2023;89(6): 2841-3.
32. Scarsi S, Martin D, Halkic N et al. Enhanced recovery in elderly patients undergoing pancreatic resection: A retrospective monocentric study. Medicine (Baltimore). 2022;101(23):e29494.
33. Shiono S, Endo M, Suzuki K et al. Impact of enhanced recovery after surgery on outcomes of elderly patients undergoing open thoracic surgery. Gen Thorac Cardiovasc Surg. 2019;67(10):867-75.
34. Mazza F, Venturino M, Turello D et al. Enhanced Recovery After Surgery: Adherence and outcomes in elderly patients undergoing VATS lobectomy. Gen Thorac Cardiovasc Surg. 2020;68(9):1003-10.
35. Xiao SM, Ma HL, Xu R et al. Enhanced Recovery After Surgery protocol for elderly gastric cancer patients: A prospective study for safety and efficacy. Asian J Surg. 2022;45(11):2168-71.
36. Cao S, Zheng T, Wang H et al. Enhanced Recovery After Surgery in elderly gastric cancer patients undergoing laparoscopic total gastrectomy. J Surg Res. 2021;257:579-86.
37. Tan JKH, Ang JJ, Chan DKH. Enhanced recovery program *versus* conventional care after colorectal surgery in the geriatric population: A systematic review and meta-analysis. Surg Endosc. 2021;35(6):3166-74.
38. Ostermann S, Morel P, Chale JJ et al. Randomized controlled trial of enhanced recovery program dedicated to elderly patients after colorectal surgery. Dis Colon Rectum. 2019;62(9):1105-16.
39. Gustafsson UO, Scott MJ, Hubner M et al. Guidelines for Perioperative Care in Elective Colorectal Surgery: Enhanced Recovery After Surgery (ERAS®) Society Recommendations: 2018. World J Surg. 2019; 43(3):659-95.
40. Carli F, Bousquet-Dion G. Improving Perioperative Functional Capacity: A Case for Prehabilitation. In: Reves JG, Barnett SR, McSwain JR et al (eds.). Geriatric anesthesiology. Cham: Springer International Publishing; 2018. p. 73-84.
41. Gillis C, Gramlich L, Culos-Reed SN et al. Third-variable effects: Tools to understand who, when, why, and how patients benefit from surgical prehabilitation. J Surg Res. 2021;258:443-52.
42. Whittle J, Wischmeyer PE, Grocott MPW et al. Surgical prehabilitation: Nutrition and exercise. Anesthesiol Clin. 2018;36(4):567-80.

43. Kow AW. Prehabilitation and its role in geriatric surgery. Ann Acad Med Singap. 2019;48(11):386-92.
44. Zhang Y, Tan S, Wang J et al. Nutrition and exercise prehabilitation in elderly patients undergoing cancer surgery. Asia Pac J Clin Nutr. 2021;30(3):349-57.
45. Bongers BC, Dejong CHC, Den Dulk M. Enhanced Recovery After Surgery programmes in older patients undergoing hepatopancreatobiliary surgery: What benefits might prehabilitation have? Eur J Surg Oncol. 2021;47(3 Pt A):551-9.
46. Minnella EM, Carli F. Prehabilitation and functional recovery for colorectal cancer patients. Eur J Surg Oncol. 2018;44(7):919-26.
47. Molenaar CJL, Minnella EM, Coca-Martinez M et al. Effect of multimodal prehabilitation on reducing postoperative complications and enhancing functional capacity following colorectal cancer surgery: The PREHAB randomized clinical trial. JAMA Surg. 2023; 158(6):572-81.
48. De Klerk M, Van Dalen DH, Nahar-van Venrooij LMW et al. A multimodal prehabilitation program in high-risk patients undergoing elective resection for colorectal cancer: A retrospective cohort study. Eur J Surg Oncol. 2021;47(11):2849-56.
49. Minnella EM, Awasthi R, Loiselle SE et al. Effect of exercise and nutrition prehabilitation on functional capacity in esophagogastric cancer surgery: A randomized clinical trial. JAMA Surg. 2018;153(12):1081-9.
50. Liu Z, Qiu T, Pei L et al. Two-week multimodal prehabilitation program improves perioperative functional capability in patients undergoing thoracoscopic lobectomy for lung cancer: A randomized controlled trial. Anesth Analg. 2020;131 (3):840-9.
51. Ferreira V, Minnella EM, Awasthi R et al. Multimodal prehabilitation for lung cancer surgery: A randomized controlled trial. Ann Thorac Surg. 2021;112(5):1600-8.
52. Kim SW. Surgical management for elderly patients with pancreatic cancer. Ann Surg Treat Res. 2023;105(2):63-8.
53. Dholakia J, Cohn DE, Straughn JM et al. Prehabilitation for medically frail patients undergoing surgery for epithelial ovarian cancer: A cost-effectiveness analysis. J Gynecol Oncol. 2021;32(6):e92.
54. Achilli P, Mazzola M, Bertoglio CL et al. Preoperative immunonutrition in frail patients with colorectal cancer: an intervention to improve postoperative outcomes. Int J Colorectal Dis. 2020;35(1):19-27.
55. Oodit R, Biccard BM, Panieri E et al. Guidelines for perioperative care in elective abdominal and pelvic surgery at primary and secondary hospitals in low-middle-income countries (LMIC's): Enhanced Recovery After Surgery (ERAS) Society Recommendation. World J Surg. 2022;46(8):1826-43.
56. BRASPEN (Brazilian Society of Parenteral and Enteral Nutrition). Diretriz BRASPEN de terapia nutricional no paciente com câncer. BRASPEN J. 2019;34(Suppl 1):2-32.
57. Casirati A, Da Prat V, Bettiga A et al. Immunonutrition in radical cystectomy: State of the art and perspectives. Cancers (Basel). 2023;15(14):3747.
58. De Luca R, Gianotti L, Pedrazzoli P et al. Immunonutrition and prehabilitation in pancreatic cancer surgery: A new concept in the era of ERAS® and neoadjuvant treatment. Eur J Surg Oncol. 2023;49(3):542-9.
59. Yu K, Zheng X, Wang G et al. Immunonutrition vs standard nutrition for cancer patients: A systematic review and meta-analysis (Part 1). JPEN J Parenter Enteral Nutr. 2020;44 (5): 742-67.
60. Weimann A, Braga M, Carli F et al. ESPEN practical guideline: Clinical nutrition in surgery. Clin Nutr. 2021;40(7):4745-61.
61. Joshi GP, Abdelmalak BB, Weigel WA et al. 2023 American Society of Anesthesiologists practice guidelines for preoperative fasting: carbohydrate-containing clear liquids with or without protein, chewing gum, and pediatric fasting duration – A modular update of the 2017 American Society of Anesthesiologists practice guidelines for preoperative fasting. Anesthesiology. 2023; 138(2):132-51.
62. Jeong JY, Ahn JH, Shim JG et al. Gastric emptying of preoperative carbohydrate in elderly assessed using gastric ultrasonography: A randomized controlled study. Medicine (Baltimore). 2021;100(37):e27242.
63. Mann D, Benbow JH, Gower NL et al. Swallowing dysfunction after minimally invasive oesophagectomy. BMJ Support Palliat Care. 2022;12(2):235-42.
64. Chang AC, Lee JS. Resection for esophageal cancer in the elderly. Thorac Surg Clin. 2009;19(3):333-43.
65. Markar SR, Karthikesalingam A, Thrumurthy S et al. Systematic review and pooled analysis assessing the association between elderly age and outcome following surgical resection of esophageal malignancy. Dis Esophagus. 2013;26(3):250-62.
66. Kuwabara S, Kobayashi K, Sudo N. Outcomes of elderly patients following thoracoscopic esophagectomy for esophageal cancer. Langenbecks Arch Surg. 2023;408(1):56.
67. Li J, Shen Y, Tan L et al. Is minimally invasive esophagectomy beneficial to elderly patients with esophageal cancer? Surg Endosc. 2015; 29(4):925-30.
68. Kosumi K, Yoshida N, Okadome K et al. Minimally invasive esophagectomy may contribute to long-term respiratory function after esophagectomy for esophageal cancer. Dis Esophagus. 2018;31(6).
69. Merga ZC, Lee JS, Gong CS. Outcomes of gastrectomy for gastric cancer in patients aged > 80 years: A systematic literature

review and meta-analysis. J Gastric Cancer. 2023;23(3):428-50.
70. Kawaguchi Y, Akaike H, Shoda K et al. Is surgery the best treatment for elderly gastric cancer patients? World J Gastrointest Surg. 2021;13(11):1351-60.
71. Mikami K, Hirano K, Futami K et al. Gastrectomy with limited surgery for elderly patients with gastric cancer. Asian J Surg. 2018;41(1):65-72.
72. Nishida T, Kato M, Yoshio T et al. Endoscopic submucosal dissection in early gastric cancer in elderly patients and comorbid conditions. World J Gastrointest Endosc. 2015;7(5):524-31.
73. Tan E, Song J, Lam S et al. Postoperative outcomes in elderly patients undergoing pancreatic resection for pancreatic adenocarcinoma: A systematic review and meta-analysis. Int J Surg. 2019;72:59-68.
74. Marmor S, Burke EE, Virnig BA et al. A comparative analysis of survival outcomes between pancreatectomy and chemotherapy for elderly patients with adenocarcinoma of the pancreas. Cancer. 2016;122(21):3378-85.
75. Hayashi D, Natsume S, Shimizu Y et al. Survival benefit of surgery for very elderly patients with pancreatic cancer: what extent of pancreatectomy is acceptable? Nagoya J Med Sci. 2021;83(2):239-50.
76. Park HM, Park SJ, Han SS et al. Surgery for elderly patients with resectable pancreatic cancer, a comparison with non-surgical treatments: A retrospective study outcomes of resectable pancreatic cancer. BMC Cancer. 2019;19(1):1090.
77. Neoptolemos JP, Palmer DH, Ghaneh P et al. Comparison of adjuvant gemcitabine and capecitabine with gemcitabine monotherapy in patients with resected pancreatic cancer (ESPAC-4): a multicentre, open-label, randomised, phase 3 trial. Lancet. 2017;389(10073):1011-24.
78. Ikenaga N, Nakata K, Abe T et al. Risks and benefits of pancreaticoduodenectomy in patients aged 80 years and over. Langenbecks Arch Surg. 2023;408(1):108.
79. Sugiura T, Okamura Y, Ito T et al. Impact of patient age on the postoperative survival in pancreatic head cancer. Ann Surg Oncol. 2017;24(11):3220-8.
80. Van Hilst J, De Rooij T, Bosscha K et al. Laparoscopic *versus* open pancreatoduodenectomy for pancreatic or periampullary tumours (LEOPARD-2): a multicentre, patient-blinded, randomised controlled phase 2/3 trial. Lancet Gastroenterol Hepatol. 2019;4(3):199-207.
81. Yechieli RL, Robbins JR, Mahan M et al. Stereotactic body radiotherapy for elderly patients with medically inoperable pancreatic cancer. Am J Clin Oncol. 2017;40(1):22-6.
82. Riediger CE, Lock S, Frohneberg L et al. Oncological liver resection in elderly – A retrospective comparative study. Int J Surg. 2022;104:106729.
83. Tomita K, Koganezawa I, Nakagawa M et al. A new preoperative risk score for predicting postoperative complications in elderly patients undergoing hepatectomy. World J Surg. 2021;45(6):1868-76.
84. Hamaoka M, Kobayashi T, Ishiyama K et al. Evaluation of the risk factors and prognostic factors of hepatectomy for hepatocellular carcinoma in patients aged 80 years or more. J Hepatobiliary Pancreat Sci. 2017;24(1):58-64.
85. Lallement M, Maulat C, Suc B et al. Short-term autonomy and survival after hepatectomy in the elderly. J Visc Surg. 2020;157(5):378-86.
86. Nomi T, Hirokawa F, Kaibori M et al. Laparoscopic *versus* open liver resection for hepatocellular carcinoma in elderly patients: A multi-centre propensity score-based analysis. Surg Endosc. 2020;34(2):658-66.
87. Park H, Parys S, Tan J et al. Post-operative outcomes in the elderly following colorectal cancer surgery. ANZ J Surg. 2021;91(3):387-91.
88. Zhao FQ, Jiang YJ, Xing W et al. The safety and prognosis of radical surgery in colorectal cancer patients over 80 years old. BMC Surg. 2023;23(1):45.
89. Roque-Castellano C, Farina-Castro R, Nogues-Ramia EM et al. Colorectal cancer surgery in selected nonagenarians is relatively safe and it is associated with a good long-term survival: an observational study. World J Surg Oncol. 2020;18(1):120.
90. Seow-En I, Tan WJ, Dorajoo SR et al. Prediction of overall survival following colorectal cancer surgery in elderly patients. World J Gastrointest Surg. 2019;11(5):247-60.
91. Ketelaers SHJ, Fahim M, Rutten HJT et al. When and how should surgery be performed in senior colorectal cancer patients? Eur J Surg Oncol. 2020;46(3):326-32.
92. Berkel AEM, Bongers BC, Kotte H et al. Effects of community-based exercise prehabilitation for patients scheduled for colorectal surgery with high risk for postoperative complications: Results of a randomized clinical trial. Ann Surg. 2022; 275(2):e299-e306.
93. Podda M, Sylla P, Baiocchi G et al. Multidisciplinary management of elderly patients with rectal cancer: recommendations from the SICG (Italian Society of Geriatric Surgery), SIFIPAC (Italian Society of Surgical Pathophysiology), SICE (Italian Society of Endoscopic Surgery and new technologies), and the WSES (World Society of Emergency Surgery) International Consensus Project. World J Emerg Surg. 2021;16(1):35.
94. Tidadini F, Trilling B, Quesada JL et al. Association between Enhanced Recovery After Surgery (ERAS) protocol, risk factors and 3-year survival after colorectal surgery

for cancer in the elderly. Aging Clin Exp Res. 2023;35(1):167-75.
95. Ogata T, Yoshida N, Sadakari Y et al. Colorectal cancer surgery in elderly patients 80 years and older: a comparison with younger age groups. J Gastrointest Oncol. 2022;13(1):137-48.
96. Montroni I, Saur NM. Modern, multidisciplinary colorectal cancer care in older patients: Striking a balance between cancer treatment and patient-centered care. Eur J Surg Oncol. 2020;46(3):299-300.
97. Xie H, Gong Y, Kuang J et al. Computed tomography-determined sarcopenia is a useful imaging biomarker for predicting postoperative outcomes in elderly colorectal cancer patients. Cancer Res Treat. 2020; 52(3):957-72.
98. Chen WZ, Shen ZL, Zhang FM et al. Prognostic value of myosteatosis and sarcopenia for elderly patients with colorectal cancer: A large-scale double-center study. Surgery. 2022;172(4):1185-93.
99. Chen WS, Huang YS, Xu LB et al. Effects of sarcopenia, hypoalbuminemia, and laparoscopic surgery on postoperative complications in elderly patients with colorectal cancer: A prospective study. Neoplasma. 2020;67(4):922-32.
100. Li C, Liang W, Chu L et al. Nomogram for Predicting Anastomotic Leakage after Rectal Cancer Surgery in Elderly Patients with Dysfunctional Stomata. Cancer Manag Res. 2021;13:3193-200.
101. Chai J, Sang A, Tan M et al. Identification of the risk factors of postoperative pulmonary complications in elderly patients undergoing elective colorectal surgery. Am Surg. 2021; 87(5):777-83.
102. Utsumi M, Matsuda T, Yamashita K et al. Short-term and long-term outcomes after laparoscopic surgery for elderly patients with colorectal cancer aged over 80 years: a propensity score matching analysis. Int J Colorectal Dis. 2021;36(11):2519-28.
103. Tamini N, Giani A, Famularo S et al. Should radical surgery for rectal cancer be offered to elderly population? A propensity-matching analysis on short- and long-term outcomes. Updates Surg. 2020;72(3):801-9.
104. Vacante M, Cristaldi E, Basile F et al. Surgical approach and geriatric evaluation for elderly patients with colorectal cancer. Updates Surg. 2019;71(3):411-7.
105. Mege D, Sabbagh C, Deleuze A et al. Unplanned surgery after colorectal resection: laparoscopy at the index surgery is a protective factor against mortality. Surg Endosc. 2023; 37(9):7100-5.
106. Okabe H, Ohsaki T, Ogawa K et al. Frailty predicts severe postoperative complications after elective colorectal surgery. Am J Surg. 2019;217(4):677-81.
107. Chong RC, Ong MW, Tan KY. Managing elderly with colorectal cancer. J Gastrointest Oncol. 2019;10(6):1266-73.
108. Palomba G, Dinuzzi VP, Capuano M et al. Robotic *versus* laparoscopic colorectal surgery in elderly patients in terms of recovery time: a monocentric experience. J Robot Surg. 2022;16(4):981-7.
109. Luo W, Wu M, Chen Y. Laparoscopic *versus* open surgery for elderly patients with colorectal cancer: a systematic review and meta-analysis of matched studies. ANZ J Surg. 2022;92(9):2003-17.
110. Teo NZ, Ngu JCY. Robotic surgery in elderly patients with colorectal cancer: Review of the current literature. World J Gastrointest Surg. 2023;15(6):1040-7.
111. Hannan E, Feeney G, Fahad Ullah M. Robotic colorectal surgery in elderly patients: A single-centre experience. Int J Med Robot. 2022;18(5):e2431.
112. Fujii S, Ishibe A, Ota M et al. Long-term results of a randomized study comparing open surgery and laparoscopic surgery in elderly colorectal cancer patients (Eld Lap study). Surg Endosc. 2021;35(10):5686-97.
113. Zhou S, Wang X, Zhao C et al. Laparoscopic vs open colorectal cancer surgery in elderly patients: short- and long-term outcomes and predictors for overall and disease-free survival. BMC Surg. 2019;19(1):137.
114. Chern YJ, Hung HY, You JF et al. Advantage of laparoscopy surgery for elderly colorectal cancer patients without compromising oncologic outcome. BMC Surg. 2020;20(1):294.
115. Hashida H, Mizuno R, Iwaki K et al. Laparoscopic surgery for colorectal cancer in super-elderly patients: A single-center analysis. Surg Laparosc Endosc Percutan Tech. 2020;31(3):337-41.
116. Miguchi M, Yoshimitsu M, Shimomura M et al. Long-term outcomes of laparoscopic surgery in elderly patients with colorectal cancer: A single institutional matched case-control study. Asian J Endosc Surg. 2021; 14(2):200-6.
117. Keller DS, De Paula TR, Qiu J et al. The trends in adoption, outcomes, and costs of laparoscopic surgery for colorectal cancer in the elderly population. J Gastrointest Surg. 2021;25(3):766-74.
118. Son IT, Kim JY, Kim MJ et al. Clinical and oncologic outcomes of laparoscopic *versus* open surgery in elderly patients with colorectal cancer: A retrospective multicenter study. Int J Clin Oncol. 2021;26(12):2237-45.
119. Ueda Y, Shiraishi N, Kawasaki T et al. Short- and long-term outcomes of laparoscopic surgery for colorectal cancer in the elderly aged over 80 years old *versus* non-elderly: A retrospective cohort study. BMC Geriatr. 2020;20(1):445.
120. Chok AY, Tan IE, Zhao Y et al. Clinical outcomes and cost comparison of laparoscopic

versus open surgery in elderly colorectal cancer patients over 80 years. Int J Colorectal Dis. 2023;38(1):160.
121. De Felice F, Crocetti D, Maiuri V et al. Locally advanced rectal cancer: Treatment approach in elderly patients. Curr Treat Options Oncol. 2020;21(1):1.
122. Ketelaers SHJ, Jacobs A, Verrijssen AE et al. A multidisciplinary approach for the personalised non-operative management of elderly and frail rectal cancer patients unable to undergo TME surgery. Cancers (Basel). 2022;14(10):2368.
123. Zakhari A, Czuzoj-Shulman N, Spence AR et al. Hysterectomy for uterine cancer in the elderly: A comparison between laparoscopic and robot-assisted techniques. Int J Gynecol Cancer. 2016;26(7):1222-7.
124. Rossi EC, Tanner E. Controversies in sentinel lymph node biopsy for gynecologic malignancies. J Minim Invasive Gynecol. 2021; 28(3):409-17.
125. George EM, Tergas AI, Ananth CV et al. Safety and tolerance of radical hysterectomy for cervical cancer in the elderly. Gynecol Oncol. 2014;134(1):36-41.
126. Landoni F, Maneo A, Colombo A et al. Randomised study of radical surgery *versus* radiotherapy for stage Ib-IIa cervical cancer. Lancet. 1997;350(9077):535-40.
127. Sugarbaker PH. Management of peritoneal-surface malignancy: the surgeon's role. Langenbecks Arch Surg. 1999;384(6):576-87.
128. Gagniere J, Veziant J, Pereira B et al. Cytoreductive surgery and hyperthermic intraperitoneal chemotherapy for the elderly: Is it reasonable? A meta-analysis. Ann Surg Oncol. 2018;25(3):709-19.
129. Naffouje SA, Salti GI. Cytoreductive surgery and hyperthermic intraperitoneal chemotherapy in elderly patients: Complete cytoreduction is feasible and crucial for improved survival despite high carcinomatosis index. Anticancer Res. 2018; 38(1):441-8.
130. Lopez-Lopez V, Cascales-Campos PA, Schneider MA et al. Cytoreductive surgery and hyperthermic intraperitoneal chemotherapy (HIPEC) in elderly patients. A systematic literature review. Surg Oncol. 2016;25(4):378-84.
131. Votanopoulos KI, Newman NA, Russell G et al. Outcomes of cytoreductive surgery (CRS) with hyperthermic intraperitoneal chemotherapy (HIPEC) in patients older than 70 years; survival benefit at considerable morbidity and mortality. Ann Surg Oncol. 2013;20(11):3497-503.
132. Tzelnick S, Mizrachi A, Shavit SS et al. Major head and neck surgeries in the elderly population, a match-control study. Eur J Surg Oncol. 2021;47(8):1947-52.
133. Jang IJH, Skanthakumar T, Tan HK et al. Elderly patients with advanced head and neck carcinoma: Does aggressive treatment result in better outcomes? Otolaryngol Head Neck Surg. 2019;160(4):642-50.
134. Hosokawa S, Takahashi G, Okamura J et al. Management of elderly patients with head and neck carcinoma: analysis of outcomes for radical *versus* palliative treatment. Int J Clin Oncol. 2020;25(3):432-8.
135. Rubin SJ, Wu KY, Kirke DN et al. Head and neck cancer complications in the geriatric population based on hospital case volume. Ear Nose Throat J. 2021;100(2):NP62-NP8.
136. Al-Qurayshi Z, Sullivan CB, Schwalje A et al. Presentation and outcomes of elderly patients undergoing head and neck surgeries: A national perspective. Otolaryngol Head Neck Surg. 2020;163(2):335-43.
137. Orzell S, Verhaaren BFJ, Grewal R et al. Evaluation of sarcopenia in older patients undergoing head and neck cancer surgery. Laryngoscope. 2022;132(2):356-63.
138. Shepherd SJ, Creber N, Mansour K et al. Relationship between age, comorbidities and complications in head and neck cancer patients undergoing curative surgery. ANZ J Surg. 2020;90(5):851-5.
139. Pitts KD, Arteaga AA, Stevens BP et al. Frailty as a predictor of postoperative outcomes among patients with head and neck cancer. Otolaryngol Head Neck Surg. 2019; 160(4):664-71.
140. Noor A, Gibb C, Boase S et al. Frailty in geriatric head and neck cancer: A contemporary review. Laryngoscope. 2018;128(12): E416-E24.
141. Wang Y, Zheng Y, Wen Z et al. Effects of frailty on patients undergoing head and neck cancer surgery with flap reconstruction: A retrospective analysis. BMJ Open. 2022; 12(12):e062047.
142. Goldstein DP, Sklar MC, De Almeida JR et al. Frailty as a predictor of outcomes in patients undergoing head and neck cancer surgery. Laryngoscope. 2020;130(5):E340-5.
143. Nakayama Y, Ohkoshi A, Ishii R et al. The geriatric-8 screening tool for predicting complications in older adults after surgery for locally advanced head and neck cancer with free flap reconstruction. Eur Arch Otorhinolaryngol. 2022;279(5):2565-71.
144. Fu TS, Sklar M, Cohen M et al. Is frailty associated with worse outcomes after head and neck surgery? A narrative review. Laryngoscope. 2020;130(6):1436-42.
145. Al-Assaf H, Erler D, Karam I et al. Stereotactic body radiotherapy for medically unfit patients with cancers to the head and neck. Head Neck. 2020;42(8):2050-7.
146. Diao K, Nguyen TP, Moreno AC et al. Stereotactic body ablative radiotherapy for reirradiation of small volume head and neck cancers is associated with prolonged survival: Large, single-institution, modern cohort study. Head Neck. 2021;43(11):3331-44.

147. Swain M, Ghosh-Laskar S. Stereotactic body radiotherapy (SBRT) for primary non-metastatic head and neck cancer: When less is enough. Oral Oncol. 2021;116:105265.
148. Gogineni E, Rana Z, Vempati P et al. Stereotactic body radiotherapy as primary treatment for elderly and medically inoperable patients with head and neck cancer. Head Neck. 2020;42(10):2880-6.
149. Panagopoulos N, Grapatsas K, Leivaditis V et al. Are extensive open lung resections for elderly patients with lung cancer justified? Curr Oncol. 2023;30(6):5470-84.
150. Sezen CB, Gokce A, Kalafat CE et al. Risk factors for postoperative complications and long-term survival in elderly lung cancer patients: a single institutional experience in Turkey. Gen Thorac Cardiovasc Surg. 2019; 67(5):442-9.
151. [Consensus of Chinese Experts on Surgical Treatment of Lung Cancer in the Elderly (2022 Edition)]. Zhongguo Fei Ai Za Zhi. 2023;26(2):83-92.
152. Detillon D, Veen EJ. Postoperative outcome after pulmonary surgery for non-small cell lung cancer in elderly patients. Ann Thorac Surg. 2018;105(1):287-93.
153. Benker M, Citak N, Neuer T et al. Impact of preoperative comorbidities on postoperative complication rate and outcome in surgically resected non-small cell lung cancer patients. Gen Thorac Cardiovasc Surg. 2022;70(3): 248-56.
154. Xu W, Zhu J, Li L et al. The Prognostic Role of Chronic Obstructive Pulmonary Disease for Lung Cancer After Pulmonary Resection. J Surg Res. 2022;275:137-48.
155. Kawaguchi Y, Hanaoka J, Ohshio Y et al. Sarcopenia predicts poor postoperative outcome in elderly patients with lung cancer. Gen Thorac Cardiovasc Surg. 2019;67(11): 949-54.
156. Ichinokawa H, Takamochi K, Fukui M et al. Surgical results and prognosis of lung cancer in elderly Japanese patients aged over 85 years: comparison with patients aged 80-84 years. Gen Thorac Cardiovasc Surg. 2021;69(1): 67-75.
157. Kirk F, Chang S, Yong MS et al. Thoracic surgery and the elderly; is lobectomy safe in octogenarians? Heart Lung Circ. 2023; 32(6):755-62.
158. Smelt J, Lovejoy CA, Thakker R et al. Elective lung resections in the elderly: Where do we draw the line? Thorac Cardiovasc Surg. 2021; 69(1):109-12.
159. Li Y, Hu S, Xie J et al. Effects of surgery on survival of elderly patients with stage I small-cell lung cancer: analysis of the SEER database. J Cancer Res Clin Oncol. 2019;145(9):2397-404.
160. Funatsu K, Matsugaki R, Imamura H et al. Association of preoperative rehabilitation with postoperative length of hospital stay for elderly lung cancer patients. J UOEH. 2023; 45(3):155-60.
161. Nelson DB, Mehran RJ, Mitchell KG et al. Enhanced recovery after thoracic surgery is associated with improved adjuvant chemotherapy completion for non-small cell lung cancer. J Thorac Cardiovasc Surg. 2019; 158(1):279-86.
162. O'Connell JB, Maggard MA, Ko CY. Cancer-directed surgery for localized disease: decreased use in the elderly. Ann Surg Oncol. 2004;11(11):962-9.
163. Wilkinson KH, Ethun CG, Hembrook M et al. Outcomes of Elderly Patients Undergoing Curative Resection for Retroperitoneal Sarcomas: Analysis from the US Sarcoma Collaborative. J Surg Res. 2019;233:154-62.
164. Smith HG, Thomas JM, Smith MJ et al. Multivisceral resection of retroperitoneal sarcomas in the elderly. Eur J Cancer. 2016; 69:119-26.
165. Kim SP, Gross CP, Meropol N et al. National treatment trends among older patients with T1-localized renal cell carcinoma. Urol Oncol. 2017;35(3):113.e15-e21.
166. Bindayi A, Autorino R, Capitanio U et al. Trifecta outcomes of partial nephrectomy in patients over 75 years old: Analysis of the REnal SURGery in Elderly (RESURGE) Group. Eur Urol Focus. 2020;6(5):982-90.
167. Bertolo R, Garisto J, Armanyous S et al. Perioperative, oncological and functional outcomes after robotic partial nephrectomy vs. cryoablation in the elderly: A propensity score matched analysis. Urol Oncol. 2019; 37(4):294e9-e15.
168. Froehner M, Brausi MA, Herr HW et al. Complications following radical cystectomy for bladder cancer in the elderly. Eur Urol. 2009;56(3):443-54.
169. Jani AB, Efstathiou JA, Shipley WU. Bladder preservation strategies. Hematol Oncol Clin North Am. 2015;29(2):289-300, ix.
170. Mohamed HAH, Salem MA, Elnaggar MS et al. Trimodalities for bladder cancer in elderly: Transurethral resection, hypofractionated radiotherapy and gemcitabine. Cancer Radiother. 2018;22(3):236-40.
171. Droz JP, Aapro M, Balducci L et al. Management of prostate cancer in older patients: updated recommendations of a working group of the International Society of Geriatric Oncology. Lancet Oncol. 2014;15 (9):e404-14.
172. Heidenreich A, Bastian PJ, Bellmunt J et al. EAU guidelines on prostate cancer. Part 1: Screening, diagnosis, and local treatment with curative intent-update 2013. Eur Urol. 2014;65(1):124-37.
173. Kumar A, Samavedi S, Bates AS et al. Age stratified comparative analysis of perioperative, functional and oncologic outcomes in patients after robot assisted radical

prostatectomy--A propensity score matched study. Eur J Surg Oncol. 2015;41 (7):837-43.

174. Zattoni F, Montebelli F, Rossanese M et al. Should radical prostatectomy be encouraged at any age? A critical non-systematic review. Minerva Urol Nefrol. 2018;70(1):42-52.
175. Corona G, Lee DM, Forti G et al. Age-related changes in general and sexual health in middle-aged and older men: results from the European Male Ageing Study (EMAS). J Sex Med. 2010;7(4 Pt 1):1362-80.
176. Everaerts W, Van Rij S, Reeves F et al. Radical treatment of localized prostate cancer in the elderly. BJU Int. 2015;116(6):847-52.
177. Kunkler IH, Audisio R, Belkacemi Y et al. Review of current best practice and priorities for research in radiation oncology for elderly patients with cancer: the International Society of Geriatric Oncology (SIOG) task force. Ann Oncol. 2014;25(11):2134-46.
178. Sun M, Sammon JD, Becker A et al. Radical prostatectomy vs radiotherapy vs observation among older patients with clinically localized prostate cancer: a comparative effectiveness evaluation. BJU Int. 2014;113(2):200-8.
179. Lu-Yao GL, Albertsen PC, Moore DF et al. Survival following primary androgen deprivation therapy among men with localized prostate cancer. JAMA. 2008;300(2):173-81.

11 Pré-Habilitação e Reabilitação de Pacientes Idosos em Cirurgia Oncológica

Felipe Manzano ♦ Fabrício Braga ♦ Bianca Feldman

Introdução

A população mundial está envelhecendo de maneira significativa, e isso se reflete no aumento da expectativa de vida nas últimas décadas. Ao mesmo tempo, observa-se um crescimento proporcional na incidência de doenças, comorbidades e intervenções cirúrgicas. Nesse cenário, a resposta inflamatória sistêmica a cirurgias de grande porte é acentuada, e o tratamento de pacientes idosos apresenta desafios substanciais. Com frequência, esse grupo tem reserva cardiorrespiratória comprometida, estado nutricional deficiente e redução da massa muscular, o que o torna vulnerável a um aumento súbito na demanda de oxigênio e, consequentemente, a uma maior incidência de eventos adversos durante o período perioperatório.

Pré-habilitação

O conceito de pré-habilitação é definido como o processo de melhoria da capacidade funcional do paciente antes de uma cirurgia programada. Esse processo envolve uma abordagem multimodal – incluindo exercícios físicos, suporte nutricional e psicológico e estabilização de doenças crônicas – e transdisciplinar, envolvendo clínicos, cirurgiões, oncologistas, médicos do exercício, educadores físicos, psicólogos, nutricionistas e fisioterapeutas. A personalização desse processo, levando em consideração as limitações e as fragilidades do paciente, tem mostrado, em ensaios clínicos e metanálises, impacto significativo na redução da morbimortalidade operatória.[1,2]

A implementação de protocolos perioperatórios sistemáticos, como o Enhanced Recovery After Surgery (ERAS), visa melhorar a recuperação pós-cirúrgica por intermédio de uma série de medidas com base em evidências. Essas medidas visam reduzir complicações pós-operatórias, diminuir o tempo de internação e reduzir custos médicos, proporcionando um efeito sinérgico ao equilibrar distúrbios homeostáticos e a resposta ao estresse associada à cirurgia, marcada pelo catabolismo e pelo aumento da demanda de oxigênio.[3-5]

No modelo tradicional de preparo cirúrgico, o ato operatório pode comprometer significativamente a capacidade funcional do paciente, e esse impacto será maior quanto mais debilitado for o estado funcional. Assim, o modelo de reabilitação no pós-operatório tem como objetivo minimizar os efeitos do estresse cirúrgico e descondicionamento metabólico, acelerando o retorno à funcionalidade prévia à cirurgia. Pacientes frágeis, em particular, apresentam descondicionamento mais significativo e reservas limitadas, impactando de maneira mais profunda na queda da funcionalidade e, consequentemente, em um retorno mais lento à recuperação, sobretudo quando comparados a pacientes mais condicionados. Nos pacientes frágeis e pré-frágeis, observa-se que as reservas aeróbicas e musculares são bastante escassas, levando a uma maior taxa de mortalidade, complicações pós-operatórias e um período de recuperação mais prolongado. Melhorar a aptidão física desses pacientes antes da cirurgia pode ampliar suas reservas para enfrentar as perdas decorrentes do procedimento, amenizando a queda funcional esperada e facilitando o processo de recuperação.[6] A Figura 11.1 ilustra as diferenças de aptidão física em pacientes nos períodos pré e pós-operatório submetidos ao

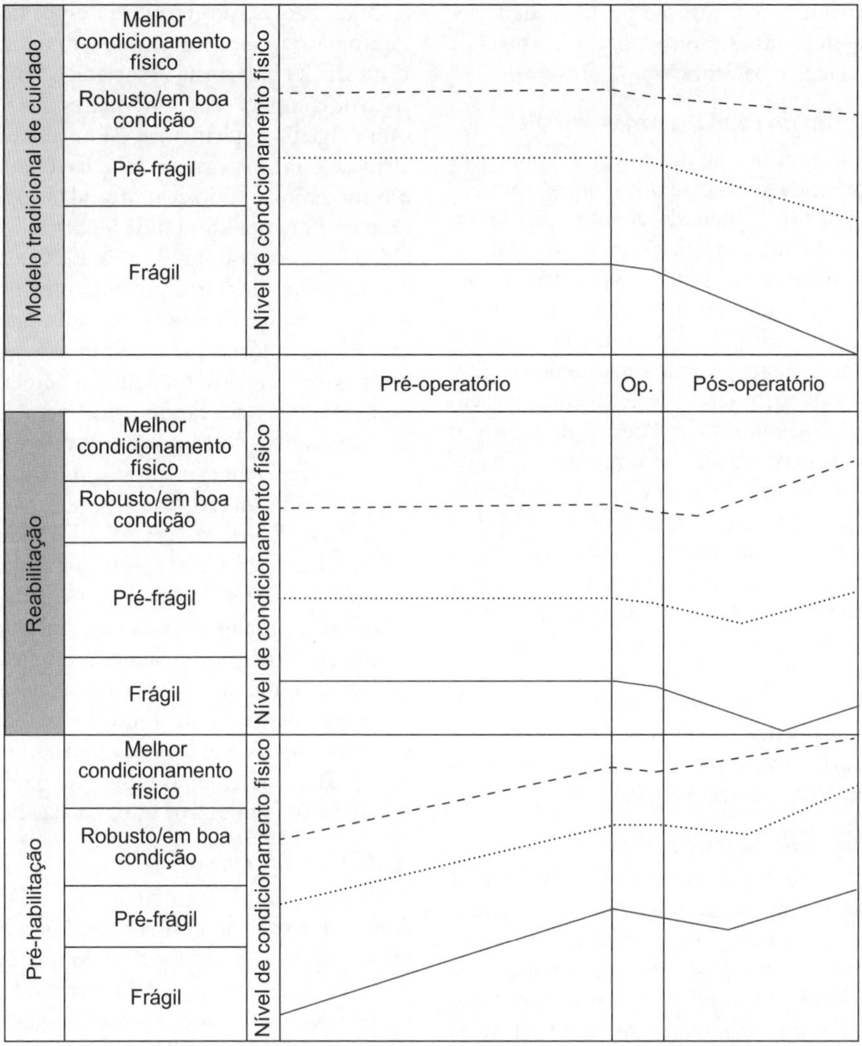

Figura 11.1 Diferenças de aptidão física em pacientes nos períodos pré e pós-operatório. Op. = operatório. (Adaptada de Kow.[6])

modelo de cuidados tradicionais e à reabilitação, bem como os potenciais benefícios da pré-habilitação.

Avaliação pré-habilitação oncológica

A preparação pré-operatória para pacientes idosos requer atenção especializada. O processo natural de envelhecimento compromete as funções cardiopulmonar, metabólica e psicológica, e essa perda pode ser exacerbada quando associada a uma doença oncológica, acelerando o estado catabólico. A variação no grau de fragilidade e resistência física entre pacientes idosos é notável, de modo que a idade por si só não pode ser o único critério para a seleção cirúrgica. A condição física do paciente, como determinante da idade biológica, é um preditor mais confiável dos resultados do tratamento em comparação à idade cronológica. Na cirurgia oncológica, uma avaliação abrangente do estado físico do paciente idoso pode orientar a decisão pré-operatória em relação à trajetória de cuidados subsequentes. Portanto, a avaliação pré-operatória atual deve incluir a mensuração da capacidade aeróbica, da composição corporal e do nível de fragilidade do paciente.[7]

Avaliação da função cardiovascular

Devido à diminuição das reservas fisiológicas e da capacidade funcional, os idosos apresentam maior incidência de doenças cardiovasculares. Assim, a avaliação cardiovascular é essencial para determinar a capacidade desses pacientes de suportar o estresse adicional induzido por cirurgias ou tratamentos oncológicos. A avaliação clínica cardiológica deve focar na estratificação dos riscos cardiovasculares pré-operatórios, visando à identificação e ao manejo adequado dos possíveis fatores de risco. O eletrocardiograma e o ecocardiograma são amplamente utilizados para avaliar a saúde cardiovascular e elaborar planos de tratamento. A ecocardiografia, por sua vez, é recomendada como a principal modalidade para a avaliação da função cardíaca em pacientes oncológicos, influenciando a decisão terapêutica. Dependendo do tipo e da gravidade da doença cardiovascular, podem ser necessárias investigações adicionais para uma avaliação mais precisa do risco.[8,9]

Avaliação da função pulmonar

Complicações pulmonares pós-operatórias (CPP) são causas significativas de mortalidade e hospitalização prolongada em idosos. Essa população tem maior probabilidade de desenvolver doenças pulmonares crônicas, como doença pulmonar obstrutiva crônica, pneumonia e fibrose pulmonar, além de ser mais suscetível a infecções respiratórias devido a alterações no sistema imunológico e nas defesas pulmonares. O risco de CPP aumenta de maneira substancial em idosos com mais de 80 anos, independentemente da presença de outras comorbidades. O tabagismo é um fator de risco conhecido para CPP e mortalidade, e os benefícios da cessação do tabagismo antes da cirurgia são proporcionais à duração da interrupção, sobretudo se superior a 8 semanas.[10]

Para pacientes submetidos à cirurgia de ressecção pulmonar, a espirometria basal e a estimativa da capacidade de difusão do monóxido de carbono (DLCO) são essenciais. A espirometria auxilia na identificação de doenças obstrutivas não diagnosticadas, embora não existam valores específicos de espirometria que contraindiquem a cirurgia. Uma DLCO baixa está associada a um maior risco de complicações pulmonares que requeiram oxigênio suplementar ou hospitalização, além de estar fortemente correlacionada com um aumento do risco de mortalidade operatória e ser uma preditora independente de morbidade pós-operatória.[11] A identificação de condições pulmonares preexistentes permite a implementação de estratégias de intervenção pré-operatórias para melhorar os resultados pós-operatórios, reduzindo complicações pulmonares e acelerando a recuperação.[12] O treinamento aeróbico pré-operatório e o treinamento muscular inspiratório reduzem o tempo de internação e as CPP em pacientes submetidos a cirurgia cardíaca e abdominal. Os benefícios do treinamento muscular inspiratório são extensivos a todas as idades e níveis de risco, inclusive pacientes mais idosos e de alto risco, bem como àqueles submetidos a cirurgias pulmonares. A prescrição deve visar a um período de, no mínimo, 2 semanas com sessões supervisionadas de duração superior a 15 minutos, incremento progressivo de carga e associação com outros tipos de exercícios.[13]

Avaliação funcional

Avaliações subjetivas não fornecem indicadores precisos da aptidão cardiopulmonar pré-operatória ou do risco perioperatório. O Teste de Exercício Cardiopulmonar (TCPE) representa o padrão-ouro não invasivo para avaliar a resposta cardiopulmonar integrada ao exercício, fornecendo uma avaliação objetiva da capacidade funcional pré-operatória e identificando as causas das limitações no exercício. O teste avalia a capacidade do indivíduo de satisfazer às demandas metabólicas da cirurgia, monitorando o consumo de oxigênio em resposta ao aumento progressivo na intensidade do exercício.[14]

A determinação de variáveis cardiopulmonares, como o pico de consumo de oxigênio (VO_2), o limiar anaeróbio e o equivalente ventilatório para dióxido de carbono (VE/VCO_2), é crucial para estimar a probabilidade de morbidade e mortalidade perioperatórias. Essas variáveis auxiliam na triagem de pacientes para cuidados perioperatórios adequados, orientam intervenções pré-operatórias, identificam novas comorbidades, avaliam os efeitos das terapias neoadjuvantes contra o câncer, guiam a pré-habilitação e reabilitação e informam práticas anestésicas intraoperatórias.[15]

O VO_2 de pico, medido no esforço máximo, é amplamente utilizado para descrever a capacidade funcional de candidatos à cirurgia e está diretamente associado à mortalidade e morbidade pós-operatórias. Na prática clínica, pacientes com $VO_{2máx}$ superior a 20 mℓ/kg/minuto (ou 75% do previsto) são considerados de baixo risco para intervenções de grande porte. Por sua vez, pacientes com $VO_{2máx}$ inferior a 10 mℓ/kg/minuto (ou 35% do previsto) se beneficiam mais de tratamentos oncológicos clínicos ou paliativos devido ao alto risco operatório. Um $VO_{2máx}$ entre 10 e 20 mℓ/kg/minuto indica aumento do risco de mortalidade pós-operatória, demandando uma avaliação adicional quanto à adequação para a cirurgia e ao tratamento perioperatório.[16,17]

Variáveis submáximas, como a inclinação VE/VCO_2 (eficiência ventilatória) e VO_2 no primeiro limiar ventilatório (VO_2 LV1 – capacidade oxidativa), são medidas potenciais para prever o desfecho cirúrgico pós-operatório e estratificar o risco em pacientes submetidos a cirurgia pulmonar e abdominal. Uma inclinação VE/VCO_2 superior a 35 é um forte indicador de complicações e mortalidade após ressecções pulmonares.[18,19]

O limiar anaeróbio, que mede a capacidade de exercício submáximo, é marcado pelo ponto em que a respiração aeróbica é complementada pela anaeróbica para a produção de energia. Esse limiar é um excelente preditor de morbidade e mortalidade pós-operatória para procedimentos significativos, como cirurgias intra-abdominais e patologias cardiovasculares. Estudos indicam que um limiar anaeróbio inferior a 11 mℓ/kg/minuto é considerado um marcador de alto risco de complicações cirúrgicas. Curiosamente, o pico de VO_2 não se mostrou uma variável prognóstica eficiente em pacientes idosos submetidos a cirurgias abdominais, provavelmente devido à dificuldade de alcançar esforço máximo nessa população.[20]

Alguns serviços utilizam algoritmos específicos para a estratificação do risco de pacientes em pré-operatório de câncer de pulmão ou câncer do sistema digestório (Figuras 11.2 e 11.3).[20] Pacientes de risco moderado a alto frequentemente se beneficiam de um manejo

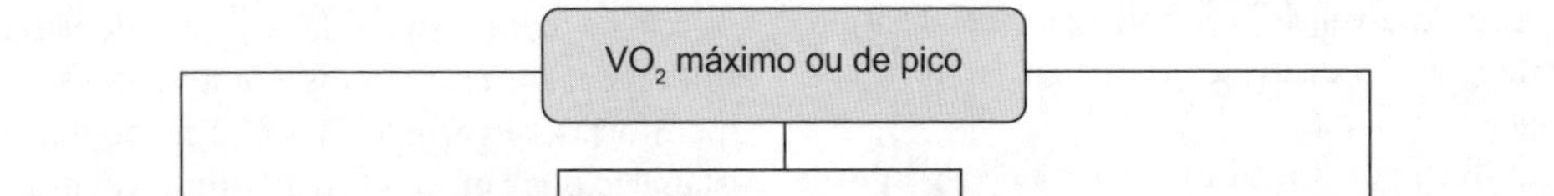

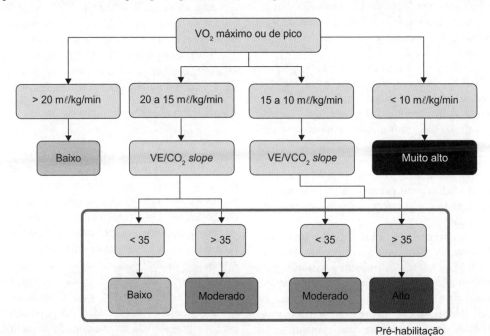

Figura 11.2 Estratificação de risco com base no TCPE para pacientes com câncer de pulmão do serviço de reabilitação do Laboratório de *Performance* Humana.

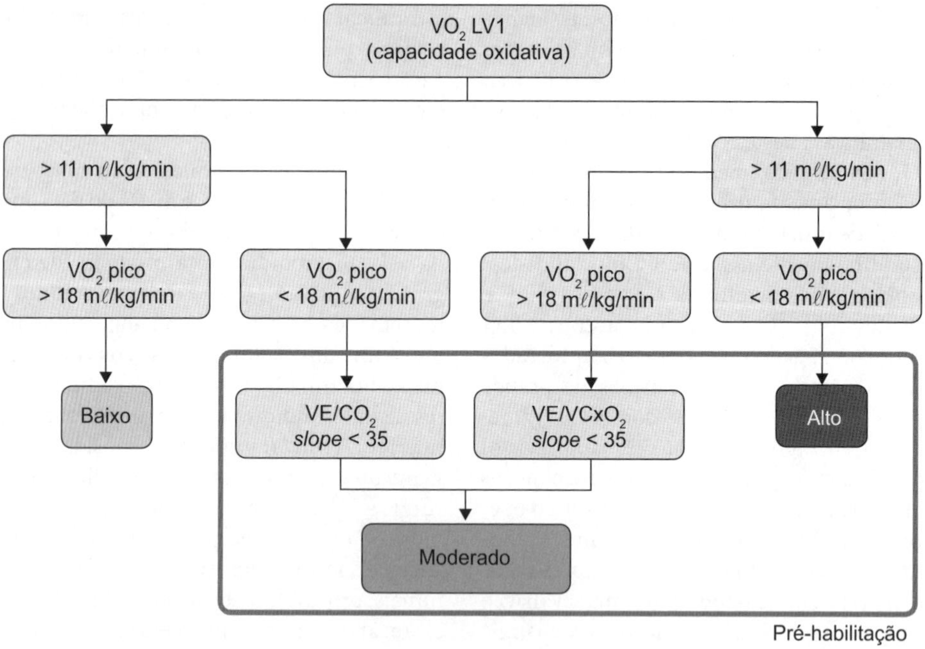

Figura 11.3 Estratificação de risco com base no TCPE para pacientes com câncer do tubo digestivo do serviço de reabilitação do Laboratório de *Performance* Humana.

perioperatório de pré-habilitação para manter a estratégia cirúrgica. Para pacientes de muito alto risco, a redução do risco pela pré-habilitação é possível, mas a consideração de uma estratégia não cirúrgica ou paliativa pode ser mais apropriada.[21]

O Teste de Caminhada de Seis Minutos (TC6 M) emerge como uma ferramenta potencial para a avaliação pré-operatória da capacidade funcional. O teste, que envolve caminhar por 6 minutos em um percurso plano de 30 m, é uma medida simples, barata e clinicamente aceitável da aptidão cardiopulmonar. O desempenho no TC6 M, com base na distância total percorrida, correlaciona-se moderada a fortemente com o desempenho no TCPE.[22]

São necessários mais estudos prospectivos amplos para estabelecer o papel ideal do TC6 M como um teste objetivo e simples para informar a estratificação de risco pré-operatório para cirurgias não cardíacas. Além de seu valor potencial na predição de risco, esses índices de desempenho físico podem servir como metas para aprimorar o estado físico do paciente na fase pré-operatória. Um ensaio clínico randomizado recente revelou que pacientes idosos frágeis com câncer colorretal que não alcançaram 400 m no TC6 M após exercícios de pré-habilitação de intensidade moderada sofreram mais complicações pós-operatórias, sugerindo que 400 m podem ser estabelecidos como o limiar mínimo para indicar uma pré-habilitação bem-sucedida.[23,24]

Avaliação de fragilidade e sarcopenia

Nos últimos 10 anos, a fragilidade emergiu como uma entidade robusta e clinicamente relevante, comumente presente em pessoas idosas e com grande impacto no prognóstico dos pacientes submetidos a cirurgias maiores. A fragilidade provém de uma perda acelerada da reserva funcional, resultando em um estado de maior vulnerabilidade a eventos estressantes, que pode provocar resolução inadequada da homeostase e aumento do risco de complicações e sequelas. Na população geral, a prevalência da fragilidade aumenta exponencialmente com a idade. Aos 65 anos, a prevalência é tipicamente < 10%, enquanto acima dos 85 anos geralmente excede 50%. Pacientes cirúrgicos e oncológicos são ainda mais frágeis em comparação a indivíduos da mesma idade sem comorbidades. A fragilidade está associada a, no mínimo, um aumento de 2 vezes no risco de morbidade grave, mortalidade e readmissões. As complicações são comuns em pessoas com fragilidade, com taxas que ultrapassam 50%. Portanto, a avaliação da fragilidade no cenário pré-operatório é crucial para personalizar planos de tratamento e otimizar os resultados para pacientes submetidos a cirurgias.[25]

Por se tratar de uma entidade multidimensional influenciada por muitas variáveis, é difícil obter um consenso sobre qual instrumento de avaliação deve ser utilizado, o que se torna uma barreira para sua aplicação.

O Clinical Frailty Scale (CFS) tem se destacado como uma ferramenta prática e eficaz para a avaliação da fragilidade, categorizando os pacientes em diferentes níveis de fragilidade com base no estado funcional e nas comorbidades. Outras avaliações, como a Escala de Fragilidade de Edmonton (EFS) e o Índice de Fragilidade de Rockwood (FI), fornecem uma avaliação multidimensional da fragilidade, abrangendo aspectos físicos, cognitivos e psicossociais.

A avaliação da fragilidade provavelmente representa o primeiro passo na ligação da estratificação de risco à otimização perioperatória para pacientes cirúrgicos mais idosos e de alto risco. Assim, a equipe médica tem a opção de recusar a cirurgia ou a técnica cirúrgica se o paciente estiver muito frágil e o equilíbrio entre benefício e risco for negativo para ele. Já em pacientes cuja fragilidade parece reversível a um estado de saúde que viabilize a cirurgia, muitas vezes pré-frágeis, também há a possibilidade de melhorar o estado pré-operatório por meio de um programa de pré-habilitação. Por fim, pode ser planejado um programa de reabilitação adaptado. Dependendo das necessidades do paciente, podem ser oferecidos programas de nutrição, exercícios físicos, estimulação cognitiva, ambiente social adaptado e suporte. Há um corpo crescente de evidências demonstrando o efeito benéfico dessas intervenções na taxa de complicações pós-operatórias e nos resultados em pacientes frágeis submetidos a cirurgias abdominais importantes eletivas. A reabilitação pós-operatória e os cuidados contínuos são igualmente importantes no manejo da fragilidade e na promoção da recuperação.[26]

Sarcopenia e fragilidade são conceitos relacionados, mas distintos, frequentemente observados em pessoas idosas. A sarcopenia contribui para o desenvolvimento da fragilidade física, centrando-se na perda de massa muscular e função muscular, enquanto a fragilidade é uma síndrome geriátrica que representa um conceito muito mais amplo. As opções de tratamento para a fragilidade física e a sarcopenia também se sobrepõem. A sarcopenia é uma desordem muscular progressiva e generalizada, primariamente associada à idade, mas também secundária a déficits nutricionais, imobilidade e doenças sistêmicas como o câncer; além disso, está associada a um risco aumentado de quedas, fraturas, incapacidade física e tem implicações nos resultados pós-operatórios a curto e longo prazos, no retorno à funcionalidade e na resposta ao tratamento oncológico.

Definir e identificar mais precisamente a sarcopenia é fundamental para facilitar intervenções precoces e direcionadas a fim de melhorar os resultados pós-cirúrgicos. Várias associações internacionais estabeleceram um padrão para o diagnóstico da sarcopenia. O consenso europeu de definição e diagnóstico de sarcopenia de 2019, denominado European Working Group on Sarcopenia in Older People 2 (EWGSOP2), estabelece três parâmetros principais: perda de massa muscular, comprometimento da força muscular e redução da *performance* física. A presença de dois desses fatores fecha o diagnóstico de sarcopenia, e os três parâmetros são consistentes com a sarcopenia severa. O SARC-F é uma ferramenta útil e eficaz para a triagem inicial de sarcopenia em pessoas idosas, permitindo uma rápida identificação daqueles que podem necessitar de avaliação mais detalhada e intervenções preventivas.[27]

A bioimpedância é um método de avaliação da massa muscular que mede a resistência à passagem de uma corrente elétrica através do corpo, estimando a massa muscular. É uma avaliação interessante, considerando praticidade, rapidez e reprodutibilidade razoável. A medida de composição corporal por meio de absorciometria de raios X de dupla energia (DEXA) é uma técnica avançada utilizada para avaliar a massa corporal magra, incluindo a massa muscular, bem como a massa óssea e a massa gordurosa. É considerada uma das técnicas mais precisas e confiáveis para medir a composição corporal. No entanto, para pacientes submetidos a tomografia computadorizada no âmbito do diagnóstico e da avaliação terapêutica do câncer, a medição da massa muscular no nível de L3 emerge como uma técnica promissora para identificar baixa massa muscular, mesmo em indivíduos com peso normal ou elevado. Além disso, essa medição tem a capacidade de prognosticar o desfecho clínico, utilizado inicialmente em estudos de pesquisa. A quantificação da área transversal de L3 na região lombar também pode ser realizada por meio de ressonância magnética. Essas ferramentas não são comumente usadas devido ao alto custo dos equipamentos, à falta de portabilidade e à necessidade de pessoal altamente treinado para utilizar os equipamentos. Além disso, os pontos de corte para baixa massa muscular ainda não estão bem definidos para essas medições, sendo utilizados no âmbito de pesquisa.

Dentre os métodos de medição de força, a força de preensão manual se destaca pela simplicidade e pelo baixo custo, além de apresentar uma correlação moderada com a força em outras áreas do corpo. O teste de levantar da cadeira é um indicador útil da força dos músculos dos membros inferiores, medindo o tempo necessário para o paciente realizar cinco levantamentos de uma posição sentada sem usar os braços, ao longo de um intervalo de 30 segundos. O desempenho físico abrange a função corporal geral relacionada com locomoção, e não apenas músculos, incluindo aspectos nervosos e de equilíbrio, e é mensurado por meio de testes como velocidade de marcha, Bateria Curta de Desempenho Físico (SPPB) e teste Timed-Up and Go (TUG). A velocidade de marcha é um indicador confiável de sarcopenia, predizendo desfechos adversos; velocidade $\leq$ 0,8 m/s indica sarcopenia grave. Outros testes, como SPPB e TUG, também avaliam o desempenho físico. O primeiro é mais usado em pesquisa e o último é mais prático clinicamente.

É importante observar que a desnutrição e a sarcopenia podem ocorrer mesmo em pacientes com obesidade. Essa condição, que pode facilmente esconder a fragilidade, é chamada "obesidade sarcopênica". O envelhecimento está relacionado com disfunção mitocondrial e redução da eficiência anabólica em resposta ao estímulo nutricional, resultando em menor síntese proteica. Essa perda pode ser reduzida com a suplementação de aminoácidos e proteínas, associada a uma atividade física de resistência. No período perioperatório, fatores extrínsecos que agravam a atrofia muscular são exacerbados, como o tempo de imobilidade no leito, o jejum prolongado, o estresse cirúrgico e a resposta pró-inflamatória. O período pré-cirúrgico representa uma "janela de oportunidade" para otimizar o estado nutricional e amortecer a perda das reservas fisiológicas pós-procedimento. Essa oportunidade pode ser alcançada com um programa multimodal de pré-habilitação, que otimiza não somente o *status* nutricional, mas também os *status* físico, funcional e psicológico.[28]

Avaliação do estado nutricional

A nutrição desempenha papel primordial na recuperação de pacientes cirúrgicos, especialmente idosos e aqueles com diagnóstico oncológico. Um estado nutricional debilitado é um fator de risco independente para complicações pós-operatórias e é reconhecido como um dos poucos fatores de risco modificáveis no pré-operatório. Diversos estudos indicam que pacientes desnutridos apresentam piores resultados, incluindo alta taxa de readmissão, internação prolongada e aumento dos custos com saúde, o que impacta negativamente a qualidade de vida e o estado funcional pós-cirurgia. Alguns *trials* demonstraram que quando a má nutrição ou a perda de peso não intencional são tratadas no pré-operatório e o *status* nutricional melhora, observam-se resultados positivos em termos de complicações e qualidade de vida.[8]

Pacientes oncológicos, seja devido ao tumor em si ou ao tratamento, estão especificamente sujeitos a inflamação crônica e distúrbios endócrinos, metabólicos e do sistema nervoso central, o que os torna mais propensos a diferentes graus de desnutrição, sarcopenia e caquexia. O estado de desnutrição no período perioperatório demonstrou reduzir o número de pacientes capazes de seguir o tratamento neoadjuvante, como a quimioterapia.[29]

Para identificar corretamente aqueles em alto risco nutricional, são propostos quatro critérios centrais: índice de massa corporal (IMC) e histórico nutricional detalhado; presença de perda de peso patológica; apetite e ingestão alimentar; e gravidade da doença subjacente. Esses critérios levaram ao desenvolvimento de várias ferramentas de triagem para avaliação nutricional. As ferramentas frequentemente utilizadas incluem a Avaliação Nutricional Mínima (MNA), a Triagem de Risco Nutricional 2002 (NRS-2002), a Ferramenta de Triagem Universal para Desnutrição (MUST), a Avaliação Global Subjetiva Gerada pelo Paciente (PG-SGA), o Índice de Risco Nutricional (NRI) e a Iniciativa Global de Liderança em Desnutrição (GLIM). Há acordo entre os especialistas quanto à melhor ferramenta de triagem para avaliação do risco nutricional, sugerindo que o MUST é considerado mais eficaz para a comunidade em geral, o NRS 2002, para pacientes hospitalizados e o SF-MNA, para pacientes em instituições de cuidados para idosos.[30]

A abordagem nutricional deve começar com uma melhoria qualitativa do planejamento alimentar, independentemente do risco nutricional do paciente. Isso inclui a introdução de frutas, verduras, legumes, oleaginosas, fibras e proteínas em quantidades adequadas e toleradas pelo indivíduo, com controle da ingestão de carboidratos refinados e gorduras saturadas. A adaptação da dieta pode variar de acordo com os sintomas relacionados com câncer – o que torna essa tarefa desafiadora –, incluindo hiporexia, diarreia, constipação, saciedade precoce e náuseas. Uma estratégia eficaz a ser adotada nesses casos é o hiperfracionamento das refeições, que consiste em alimentar o paciente com pequenas quantidades a cada duas horas, podendo ser feito com alimentos sólidos ou líquidos na forma de suplementação.[21]

Os objetivos do condicionamento pré-operatório são restaurar o déficit de energia, melhorar o desempenho funcional, evitar a perda de peso e preservar o microbioma intestinal. Esses esforços devem ser mantidos no período pós-operatório. As alterações na massa e na função muscular esquelética após a cirurgia são, provavelmente, consequência da inatividade combinada com a redução da ingestão de alimentos e mudanças metabólicas associadas ao trauma cirúrgico. Alcançar a meta proteica é capaz de manter a massa muscular magra e reduzir o risco subsequente de fragilidade no paciente idoso. O grupo ESPEN recomenda um aporte diário de proteínas na população geriátrica em condições normais de 1 a 1,2 g/kg, o que deve ser aumentado para 1,2 a 1,5 g/kg em caso de doença aguda ou crônica, associado a uma dieta normocalórica.[31] A intervenção deve incluir aconselhamento dietético, dietas fortificadas, suplementos nutricionais orais (SNO) e suporte parenteral, quando indicado. Em pacientes identificados como de alto risco submetidos a cirurgia abdominal importante e naqueles que estão desnutridos e com diagnóstico de câncer, os SNO devem ser considerados obrigatórios. A suplementação com proteína do soro do leite (*whey protein*) é eficaz na modulação da síntese proteica muscular pós-exercício, sendo uma maneira eficaz para alcançar as recomendações proteicas nesse paciente. No processo de pré-habilitação, a reavaliação nutricional deve ocorrer em intervalos de 20 dias para pacientes desnutridos ou sarcopênicos e a cada 30 dias para pacientes eutróficos ou com obesidade. Desse modo, avalia-se a evolução da terapêutica nutricional prescrita e verifica-se a variação da composição corporal, levando em consideração o risco nutricional do paciente.

Saúde mental e reabilitação

Delírio, ansiedade, depressão e medo são problemas da saúde mental comuns enfrentados pelos pacientes geriátricos, principalmente aqueles com câncer submetidos à terapia neoadjuvante ou que necessitam de estomia. Esses problemas podem ter impacto significativo na qualidade de vida de pessoas idosas, o que afeta negativamente a adesão ao tratamento, a recuperação e o prognóstico. A prevalência de ansiedade e depressão é alta entre os pacientes com câncer, sobretudo no envelhecimento. Fatores como pouco apoio social, baixo estado funcional e aumento da intensidade da dor foram identificados como elementos que afetam de maneira significativa a ansiedade em pacientes com câncer. Do mesmo modo, um baixo estado funcional e o aumento da intensidade da dor foram determinantes para a manifestação de sintomas depressivos em pacientes com câncer.

Embora a intervenção na saúde mental na fase pré-operatória seja complexa, melhorar a conscientização dos pacientes sobre suas condições médicas e incentivá-los a cooperar com o tratamento é benéfico para a recuperação funcional precoce e para o alcance de resultados a longo prazo. O apoio familiar desempenha papel fundamental nesse processo. Portanto, é crucial abordar esses problemas de saúde mental como parte integrante do cuidado ao câncer, garantindo que os pacientes recebam suporte psicológico adequado e oportuno.[32]

Intervenção com exercícios

Grande parte dos pacientes oncológicos sofre com efeitos adversos típicos da doença, que podem ser agravados pelo tratamento, como a fadiga e o descondicionamento, causando transtornos que afetam a qualidade de vida desses pacientes.[33] A ciência vem demonstrando que o exercício físico é capaz de reduzir os sintomas relacionados com o câncer e a seu tratamento, além de diminuir a mortalidade. Por esse motivo, as diretrizes do American College of Sports Medicine recomendam o exercício físico para todos os pacientes oncológicos, independentemente do estágio da doença.[34]

A pré-habilitação na Oncologia pode ser definida como o processo sistemático de melhoria do estado físico, psicossocial e *status* nutricional dos pacientes, que precisam otimizar a capacidade de tolerar o estresse fisiológico da terapia específica que será preconizada, a fim de enfrentar o diagnóstico e o tratamento.[35] As intervenções com exercício físico no pré-operatório de pacientes oncológicos têm demonstrado cada vez mais impactos positivos, reduzindo não somente as complicações pós-operatórias, mas também o tempo de internação hospitalar, melhorando os desfechos clínicos.[36]

Os benefícios da pré-habilitação também podem ser desfrutados pelos pacientes que receberão tratamento clínico, como quimioterapia e/ou radioterapia. Para corroborar essa afirmativa, uma metanálise recente, que analisou 3.257 pacientes com câncer, demonstrou que o exercício aeróbico moderado é viável, seguro e tem efeitos benéficos na funcionalidade, melhorando ou mantendo o condicionamento físico durante o tratamento com quimioterapia.

Entre os tipos de exercícios preconizados, há o Treinamento Aeróbico Intervalado de Alta Intensidade, conhecido como HIIT. Embora essa modalidade de exercício tenha ganhado popularidade nas últimas décadas, o conceito de treinamento intervalado tem raízes em décadas anteriores. A ideia de alternar intensidades de exercícios surgiu no século XX, quando atletas e treinadores começaram a fazer sessões de exercícios intervalados visando melhorar o condicionamento. Na década de 2000, o HIIT destacou-se por meio de estudos demonstrando seus benefícios para a saúde cardiovascular.[37] Hoje, o HIIT é amplamente reconhecido como uma abordagem eficaz para melhorar a aptidão e a capacidade cardiovascular, além de otimizar o tempo, em comparação com exercícios moderados. É reconhecidamente uma ferramenta valiosa para pessoas que desejam melhorar o condicionamento, incluindo pacientes em pré-habilitação oncológica e idosos.[33]

O motivo para a implementação dessa modalidade em pacientes em pré-habilitação é que o tempo total de exercício vigoroso é maior do que o que poderia ser alcançado durante uma sessão de exercícios contínuos na mesma intensidade, já que, nesta última modalidade, o paciente alcançaria a exaustão. Além disso, o HIIT gera adaptações cardiometabólicas mais acentuadas em comparação ao exercício de intensidade moderada. Os benefícios da eficiência do HIIT relacionados com o tempo favorecem, sobretudo, os pacientes que enfrentarão um período curto entre o diagnóstico e a cirurgia do câncer.[38,39]

Para auxiliar no planejamento de programas de treinamento físico, utiliza-se o conceito FITT, representado por quatro componentes: frequência, intensidade, tempo e tipo. Esses componentes constituem a quantidade e a dose de exercício necessárias para melhorar os parâmetros de saúde, de maneira semelhante a uma intervenção farmacológica. Idealmente, a progressão do exercício deve basear-se em parâmetros extraídos do TCPE, por meio dos limiares metabólicos, para definir uma intensidade baixa, moderada ou alta. A intensidade também pode ser calculada a partir de determinada porcentagem do VO_2 e da frequência cardíaca máxima obtidas no exame. No entanto, é importante levar em consideração as limitações e comorbidades de cada paciente, adaptando o exercício de maneira individual às necessidades de cada um.[34]

A combinação de treinamento aeróbico com treinamento de força auxilia na prevenção da sarcopenia, uma das consequências enfrentadas por pacientes idosos com câncer, conforme já mencionado. Além disso, pode reduzir os riscos associados à cirurgia, acelerar a recuperação pós-cirúrgica e melhorar a tolerância aos tratamentos.[40,41] Estudos recentes demonstram que programas de treinamento com duração de poucas semanas são capazes de melhorar parâmetros de valor prognóstico que podem ser avaliados pelo TCPE, como o VO_2 máximo, traduzindo-se em melhorias na qualidade de vida do paciente, bem como em melhores desfechos perioperatórios.[38]

A adesão do paciente ao programa de pré-habilitação é fundamental para a concretização dos benefícios. Para isso, é de extrema importância o incentivo por parte dos profissionais responsáveis pelo cuidado desses pacientes. Dessa maneira, fornecer informações claras e apoio contínuo ao paciente é fundamental para a aderência, a motivação e a participação no programa.

Prescrição do programa de exercícios físicos para o paciente em pré-habilitação

Na trajetória do paciente em pré-habilitação, o exercício físico emerge como uma terapia fundamental para aprimorar os desfechos clínicos e cirúrgicos. Visando potencializar a capacidade funcional, preconiza-se um programa estruturado com duração de 4 a 8 semanas, fundamentado, idealmente, nos dados obtidos a partir do TCPE, que oferece subsídios essenciais para a determinação das cargas e, por consequência, para a definição da intensidade do treinamento proposto. O HIIT, além dos inúmeros benefícios previamente elencados, destaca-se por ser bem tolerado tanto por indivíduos saudáveis quanto por pacientes mais frágeis e menos condicionados, consolidando-se como o modelo de treinamento aeróbico preconizado na atualidade. Cada sessão desempenha um papel crucial nessa jornada, em que o objetivo primordial consiste em acumular 100 minutos de intensidade total, contribuindo, assim, para a otimização do estado clínico e a preparação cirúrgica do paciente.[42] Resultados recentes em estudos corroboram que pacientes em pré-habilitação que alcançam essa marca apresentam notável melhora no consumo máximo de oxigênio ($VO_{2máx}$), o que evidencia os benefícios substanciais dessa abordagem.[41]

Impacto da pré-habilitação no tratamento do câncer

Pacientes idosos têm maior risco de resultados adversos após a cirurgia. A pré-habilitação foi identificada como uma intervenção promissora para lidar com a vulnerabilidade a estressores físicos e fisiológicos nessa população, reduzindo as complicações e melhorando a recuperação pós-cirúrgica. Contudo, a adesão a essa terapia frequentemente é baixa; sem uma adesão robusta, é improvável que as futuras intervenções de pré-habilitação sejam eficazes na melhoria dos resultados. Estudos têm sido realizados com o objetivo de identificar barreiras e facilitadores da participação na pré-habilitação de idosos, e percebeu-se uma melhor adesão quando há apoio social da família ou de um parceiro de exercícios. É necessário encontrar maneiras de superar barreiras, como fadiga preexistente e problemas físicos, e lidar com as condições climáticas adversas, além de fornecer suporte emocional. Além disso, é importante explorar uma abordagem personalizada para a pré-habilitação, visando às necessidades individuais dos participantes. A individualização pode incluir o oferecimento de diversas opções de exercícios e equipamentos, além de modificações do programa de acordo com as limitações e as habilidades individuais.[43]

Dessa maneira, o objetivo da pré-habilitação é melhorar o estado nutricional dos pacientes, aumentar as reservas cardiorrespiratórias e a tolerância cirúrgica, minimizar as complicações pós-operatórias e acelerar a recuperação após a cirurgia. No entanto, uma questão que permanece é até que ponto é prudente adiar o tratamento para aguardar a implementação da pré-habilitação. Na realidade, os pacientes com câncer, em geral, precisam passar por biopsias e exames de imagem para estadiamento e avaliação antes de se determinar o plano cirúrgico. Esse período de espera pré-operatório oferece uma excelente oportunidade para os pacientes se prepararem física e emocionalmente para enfrentar o câncer. A pré-habilitação representa uma grande mudança no cuidado cirúrgico de idosos, e a intervenção multimodal tem se mostrado o método mais eficaz, apesar de serem necessários mais estudos para compreender o melhor modelo. Essa abordagem inovadora tem o potencial de melhorar significativamente os resultados e a qualidade de vida dos idosos submetidos a cirurgias, promovendo um envelhecimento saudável e uma recuperação mais bem-sucedida após os procedimentos cirúrgicos. A Figura 11.4 resume o fluxo do paciente no programa de pré-habilitação da avaliação do risco até o ato operatório.

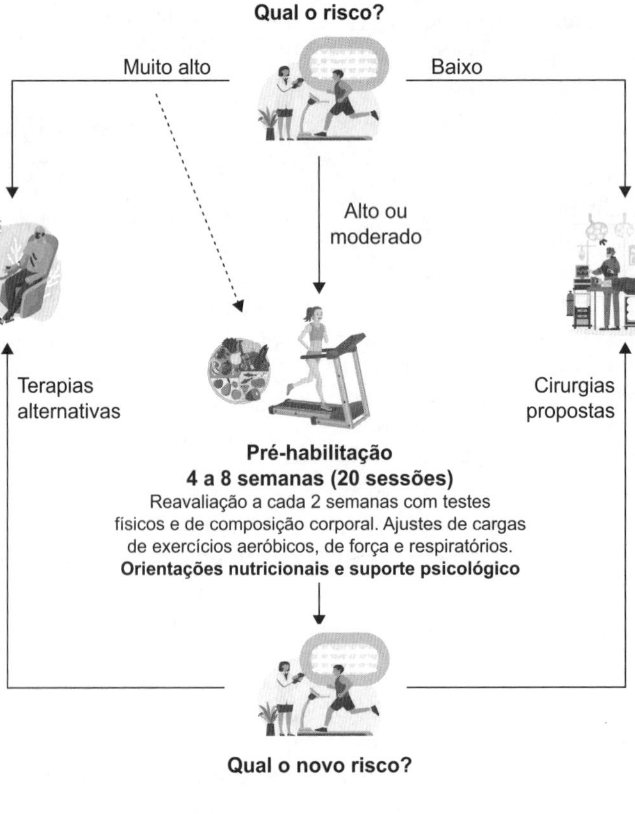

Figura 11.4 Fluxo do paciente no programa de pré-habilitação.

Referências bibliográficas

1. Yang X, Li M, Zhang A-R et al. Perihabilitation: A holistic perspective on rehabilitation and prehabilitation. World J Phys Rehabil Med. 2021;5(1):1020.
2. Borrell-Vega J, Esparza Gutierrez AG, Humeidan ML. Multimodal prehabilitation programs for older surgical patients. Anesthesiol Clin. 2019;37(3):437-52.
3. Gustafsson UO, Scott MJ, Hubner M et al. Guidelines for perioperative care in elective colorectal surgery: Enhanced Recovery After Surgery (ERAS®) Society Recommendations: 2018. World J Surg. 2013;37(2):259-84.
4. Engelman DT, Ben Ali W, Williams JB et al. Guidelines for perioperative care in cardiac surgery: Enhanced Recovery After Surgery Society Recommendations. JAMA Surg. 2019; 154(8):755-66.
5. Ashok A, Niyogi D, Ranganathan P et al. The Enhanced Recovery After Surgery (ERAS) protocol to promote recovery following esophageal cancer resection. Surg Today. 2020;50(4): 323-34.
6. Kow AW. Prehabilitation and its role in geriatric surgery. Ann Acad Med Singap. 2019; 48(11):386-92.
7. Argillander TE, Heil TC, Melis RJF et al. Preoperative physical performance as predictor of postoperative outcomes in patients aged 65 and older scheduled for major abdominal cancer surgery: a systematic review. Eur J Surg Oncol. 2022;48(3):570-81.
8. Zhang Y, Tan S, Wang J et al. Nutrition and exercise prehabilitation in elderly patients undergoing cancer surgery. Asia Pac J Clin Nutr. 2021;30(3):349-57.
9. Lyon AR, López-Fernández T, Couch LS et al. 2022 ESC Guidelines on cardio-oncology developed in collaboration with the European Hematology Association (EHA), the European Society for Therapeutic Radiology and Oncology (ESTRO) and the International Cardio-Oncology Society (IC-OS). Eur Heart J. 2022;43(41):4229-361.
10. Sameed M, Choi H, Auron M et al. Preoperative pulmonary risk assessment. Respir Care. 2021;66(7):1150-66.
11. Jain A, Philip B, Begum M et al. Risk stratification for lung cancer patients. Cureus. 2022;14(10):e30643.
12. Huang Q, Rauniyar R, Yang J et al. Risk stratification of postoperative pulmonary complications in elderly patients undergoing lung cancer resection: A propensity score-matched study. J Thorac Dis. 2023;15(7):3908-18.
13. Kendall F, Oliveira J, Peleteiro B et al. Inspiratory muscle training is effective to reduce postoperative pulmonary complications and length of hospital stay: a systematic review and meta-analysis. Disabil Rehabil. 2018;40 (8):864-82.
14. Gooseman MR, Brunelli A. Cardio-pulmonary exercise testing prior to major surgery. Ann Surg Oncol. 2020;27(10):3583-4.
15. Biccard BM. Improving the evidence-base for preoperative cardiopulmonary exercise testing. Br J Anaesth. 2018;120(3):419-21.
16. Brunelli A, Belardinelli R, Refai M et al. Peak oxygen consumption during cardiopulmonary exercise test improves risk stratification in candidates to major lung resection. Chest. 2009;135(5):1260-7.
17. Licker M, Schnyder JM, Frey JG et al. Impact of aerobic exercise capacity and procedure-related factors in lung cancer surgery. Eur Respir J. 2011;37(5):1189-98.
18. Gravier FE, Bonnevie T, Boujibar F et al. Effect of prehabilitation on ventilatory efficiency in non–small cell lung cancer patients: A cohort study. J Thorac Cardiovasc Surg. 2019; 157(6):2504-12.
19. Pele I, Mihălţan FD. Cardiopulmonary exercise testing in thoracic surgery. Pneumologia. 2020;69:3-10.
20. Salati M, Brunelli A. Risk stratification in lung resection. Curr Surg Rep. 2016;4(11):37.
21. Valadão M, Cesar D, Gonçalves R et al. Tratado de cirurgia oncológica gastrointestinal. Rio de Janeiro: DOC; 2021.
22. Ramos RJ, Ladha KS, Cuthbertson BH et al. Association of six-minute walk test distance with postoperative complications in non-cardiac surgery: a secondary analysis of a multicentre prospective cohort study. Can J Anesth. 2021;68(4):514-29.
23. Hattori K, Matsuda T, Takagi Y et al. Preoperative six-minute walk distance is associated with pneumonia after lung resection. Interact Cardiovasc Thorac Surg. 2018; 26(2): 277-83.
24. Gillis C, Fenton TR, Gramlich L et al. Older frail prehabilitated patients who cannot attain a 400 m 6-min walking distance before colorectal surgery suffer more postoperative complications. Eur J Surg Oncol. 2021;47(4):874-81.
25. McIsaac DI, MacDonald DB, Aucoin SD. Frailty for perioperative clinicians: A narrative review. Anesth Analg. 2020;130(6):1450-60.
26. Cappe M, Laterre PF, Dechamps M. Preoperative frailty screening, assessment and management. Curr Opin Anaesthesiol. 2023; 36(1):83-8.
27. Cruz-Jentoft AJ, Bahat G, Bauer J et al. Sarcopenia: revised European consensus on definition and diagnosis. Age Ageing. 2019; 48(1):16-31.
28. Wu J, Chi H, Kok S et al. Multimodal prehabilitation for elderly patients with sarcopenia in colorectal surgery. Ann Coloproctol. 2024;40(1):3-12.
29. Burden ST, Bibby N, Donald K et al. Nutritional screening in a cancer prehabilitation programme: A cohort study. J Hum Nutr Diet. 2023;36(2):384-94.

30. Reber E, Gomes F, Vasiloglou MF et al. Nutritional risk screening and assessment. J Clin Med. 2019;8(7):1065.
31. Lobo DN, Gianotti L, Adiamah A et al. Perioperative nutrition: Recommendations from the ESPEN expert group. Clin Nutr. 2020;39(11):3211-27.
32. Endeshaw D, Walle TA, Yohannes S. Depression, anxiety and their associated factors among patients with cancer receiving treatment at oncology units in Amhara Region, Ethiopia: a cross-sectional study. BMJ Open. 2022;12(11):e063965.
33. Wang L, Quan M, Nieman DC et al. Effects of high-intensity interval training and combined high-intensity interval training programs on cancer-related fatigue and cancer pain: A systematic review and meta-analysis. Med Sci Sports Exerc. 2023;55(9): 1620-31.
34. Campbell KL, Winters-Stone KM, Wiskemann J et al. Exercise guidelines for cancer survivors: Consensus statement from international multidisciplinary roundtable. Med Sci Sports Exerc. 2019;51(11):2375-90.
35. Silver JK, Baima J. Cancer prehabilitation: an opportunity to decrease treatment-related morbidity, increase cancer treatment options, and improve physical and psychological health outcomes. Am J Phys Med Rehabil. 2013;92 (8):715-27.
36. Cave J, Paschalis A, Huang CY et al. A systematic review of the safety and efficacy of aerobic exercise during cytotoxic chemotherapy treatment. Support Care Cancer. 2018; 26(10):3337-51.
37. Atakan MM, Li Y, Koşar ŞN et al. Evidence-based effects of high-intensity interval training on exercise capacity and health: a review with historical perspective. Int J Environ Res Public Health. 2021;18(13):7201.
38. Palma S, Hasenoehrl T, Jordakieva G et al. High-intensity interval training in the prehabilitation of cancer patients-a systematic review and meta-analysis. Support Care Cancer. 2021;29(4):1781-94.
39. Molenaar CJL, Minnella EM, Coca-Martinez M et al. Effect of multimodal prehabilitation on reducing postoperative complications and enhancing functional capacity following colorectal cancer surgery: The PREHAB Randomized Clinical Trial. JAMA Surg. 2023; 158 (6):572-81.
40. Dunne DFJ, Jack S, Jones RP et al. Randomized clinical trial of prehabilitation before planned liver resection. Br J Surg. 2016;103(5):504-12.
41. Woodfield J, Zacharias M, Wilson G et al. Protocol, and practical challenges, for a randomised controlled trial comparing the impact of high intensity interval training against standard care before major abdominal surgery: study protocol for a randomised controlled trial. Trials. 2018;19(1):331.
42. Woodfield JC, Baldi JC, Clifford K. What is the minimal dose of HIIT required to achieve pre-operative benefit. Scand J Med Sci Sports. 2019;29(11):1841.
43. Barnes K, Hladkowicz E, Dorrance K et al. Barriers and facilitators to participation in exercise prehabilitation before cancer surgery for older adults with frailty: a qualitative study. BMC Geriatr. 2023;23(1):356.

12 Radioterapia em Geriatria

Pedro Pinho ♦ Patricia Castro Teixeira de Mattos ♦
Deivid Augusto da Silva

Introdução

Devido ao aumento da expectativa de vida e ao consequente envelhecimento populacional, observa-se atualmente uma elevação no número de tratamentos de radioterapia em pacientes idosos.[1] A radioterapia nesse grupo de pacientes tornou-se um desafio para os rádio-oncologistas, uma vez que existem poucos estudos envolvendo essa parcela da população. De modo geral, pacientes idosos são pouco representados em estudos randomizados e, muitas vezes, excluídos. Contudo, essa situação torna-se compreensível face a heterogeneidade da população idosa, as comorbidades, as limitações de mobilidade e as limitações socioeconômicas; além disso, muitas vezes, a falta de recursos é um fator que deve ser levado em consideração ao manejar o tratamento de pacientes nessa faixa etária.

O avanço tecnológico da radioterapia trouxe uma nova visão voltada para os pacientes idosos. Tratamentos hipofracionados, que utilizam doses mais elevadas de radiação diária em menos dias de tratamento, favoreceram a adesão ao tratamento por parte dos idosos, sem perda de qualidade ou eficácia e com redução dos efeitos colaterais, uma vez que se conseguem poupar mais os órgãos de risco com as novas modalidades de planejamento de radioterapia. Estudos demonstram que pacientes idosos se beneficiam da radioterapia no cenário definitivo, adjuvante ou paliativo e com boa tolerância ao tratamento.

Quando se fala de pacientes idosos, as decisões terapêuticas não são influenciadas somente pelas características específicas do tumor, mas também por outros fatores, como comorbidades, expectativa de vida, efeitos colaterais esperados e preferência do paciente e da família.

Sistema nervoso central

No Brasil, para o triênio de 2023 a 2025, são esperados 11.490 novos casos de câncer do sistema nervoso central (SNC) a cada ano, sendo 6.110 casos em homens e 5.380 em mulheres.[2] O glioma de alto grau é o tumor maligno mais comum em adultos e corresponde a aproximadamente 80% dos tumores malignos do SNC. Entre os gliomas, o glioblastoma (GBM) é o tipo mais frequente em adultos. A incidência aumenta com a idade, e a maioria dos diagnósticos ocorre em pacientes com 65 anos ou mais. Idade e o índice de Karnofsky (KPS) são importantes fatores prognósticos. O protocolo terapêutico padrão inclui cirurgia visando à máxima ressecção cirúrgica, quando possível, por meio de radioterapia e quimioterapia com temozolamida (TMZ). Porém, visto que, de modo geral, o diagnóstico é mais prevalente em pacientes idosos, o tratamento deverá ser individualizado.

Um estudo fase 3 realizado em 2005 avaliou o tratamento do GBM com a radioterapia isolada em dose convencional (60 Gy em 30 frações) comparado à radioterapia com TMZ de maneira concomitante e adjuvante, mostrando melhor sobrevida com o tratamento combinado. Porém, esse estudo avaliou 573 pacientes com idade média de 56 anos (entre 25 e 71 anos), excluindo pacientes idosos.[3]

Apesar de o diagnóstico ser mais comum em pacientes idosos, os estudos prospectivos tendiam a excluir pacientes com mais de 70 anos. Entendendo a necessidade de uma avaliação mais integral desses pacientes, alguns estudos passaram a ser conduzidos avaliando pacientes com mais de 60 anos. O CCTG/EORTC 26062 realizou um estudo fase 3 para avaliar pacientes idosos recém-diagnosticados com GBM. O estudo incluiu

562 pacientes com mais de 65 anos, os quais foram randomizados em dois grupos; um recebeu radioterapia isolada hipofracionada (40 Gy em 15 frações) e o outro, radioterapia hipofracionada concomitante e adjuvante a TMZ. Observou-se que o tratamento combinado de radioterapia hipofracionada e quimioterapia em pacientes idosos e frágeis aumentou a sobrevida livre de progressão e a sobrevida geral, em comparação à radioterapia hipofracionada isolada, e sem perda na qualidade de vida.[4]

Pouco avanço se obteve em relação ao tratamento do GBM, e os marcadores moleculares são uma ferramenta importante para se alcançar melhor sobrevida e prognóstico nessa doença, cujos desfechos são, em geral, sombrios. O *status* do *MGMT* é o principal biomarcador preditivo de resposta a TMZ nos pacientes com GBM. Pacientes com *MGMT* metilado promotor são mais beneficiados com o tratamento combinado.[5]

Desse modo, pode-se pontuar que a radioterapia hipofracionada e TMZ é uma opção de tratamento para pacientes idosos, sobretudo se estes apresentarem *MGMT* metilado. Porém, pacientes idosos e frágeis com *performance status* ruim, podem não ser capazes de tolerar um tratamento combinado de radioterapia com quimioterapia. Pensando nesse grupo de pacientes, a monoterapia pode ser uma opção, envolvendo radioterapia, TMZ ou cuidados básicos de vida.[6]

O tratamento das metástases cerebrais vem mudando nas últimas décadas, sobretudo com o avanço da tecnologia da radioterapia. No passado, pacientes com metástases cerebrais eram tradicionalmente tratados com radioterapia de crânio total, com dose de 30 Gy em 10 frações, e esse manejo apresentava maiores chances de fadiga e diminuição da função neurocognitiva. Com a difusão da radiocirurgia, os tratamentos se tornaram menos agressivos e com toxicidade limitada. A radiocirurgia é um tratamento efetivo no controle das metástases cerebrais únicas e múltiplas mesmo em pacientes idosos e frágeis, e seus resultados são similares em pacientes tanto jovens quanto idosos.[7]

Linfoma

Devido ao envelhecimento da população, vem aumentando o diagnóstico de linfoma em pacientes com mais de 80 anos; entretanto, o tratamento ideal ainda não está bem estabelecido. Sabe-se que o tratamento do linfoma de Hodgkin (LH) e do linfoma não Hodgkin (LNH) em estágios iniciais promove sobrevida geral similar quando realizadas quimioterapia isolada ou quimioterapia com radioterapia em doses baixas.[8]

O paciente idoso tende a ser mais frágil e apresentar comorbidades que, quando associadas ao câncer, dificultam a tomada de decisões terapêuticas. Sabe-se que a quimioterapia pode ser tóxica e ter maiores chances de efeitos colaterais quando realizada em altas doses. Pensando nessa vulnerabilidade, uma alternativa é reduzir os ciclos de quimioterapia e associar a radioterapia ao tratamento. Quimioterapia seguida de radioterapia tem a mesma eficácia da quimioterapia isolada, porém com menos chance de efeitos colaterais.[9]

Próstata

O câncer de próstata (CP) destaca-se como a segunda neoplasia mais prevalente em termos globais e a mais comum em indivíduos com mais de 70 anos. Sua incidência aumenta de maneira proporcional à idade, sendo que aproximadamente 50% dos novos casos ocorrem em pessoas com mais de 70 anos. Estima-se que, em 2040, a incidência de CP aumentará 42% na população em geral e duplicará em indivíduos com mais de 70 anos. Diante do envelhecimento populacional e da crescente longevidade, torna-se um desafio implementar tratamentos mais eficientes e custo-efetivos para essa parcela da população.[10]

Os pacientes idosos representam uma população heterogênea com características específicas relacionadas com a idade. Além disso, as comorbidades relacionadas com a idade afetam a expectativa de vida e podem ser consideradas um risco competitivo de morte, além de impactar de maneira prejudicial na tolerância ao tratamento.[11] Existe um consenso de que as decisões terapêuticas não devem se fundamentar somente na idade cronológica, mas sim no envelhecimento biológico e no estado de saúde. Para atender a esse propósito, os recentes *guidelines* propõem a adoção de diversos parâmetros para a tomada de decisões terapêuticas, como idade, perfil de comorbidades, função cognitiva e neurológica, além do estado nutricional.[12]

A estratégia de tratamento do CP é definida após a realização da biopsia e de exames de imagem. Do ponto de vista oncológico, as distinções mais relevantes são: a extensão da doença, ou seja, se o câncer está localizado ou não; a agressividade, determinada pelo grau histológico (escala de Gleason); e o valor do PSA sérico. As opções terapêuticas são vigilância ativa nos casos de tumores de baixo risco (que consiste em monitorar a doença com a realização de exames laboratoriais, de imagem e biopsias seriadas, decidindo pelo tratamento definitivo somente se houver progressão da doença) e cirurgia ou radioterapia nos casos não candidatos à vigilância.[13]

Não há estudos comparativos diretos de alta qualidade comparando a radioterapia com a prostatectomia radical no tratamento definitivo da neoplasia prostática, e o consenso geral é de que ambas são equivalentes em relação à sobrevida global. Desse modo, a escolha entre os dois procedimentos baseia-se no perfil de efeitos colaterais. A radioterapia está associada a uma menor incidência de incontinência urinária e disfunção sexual em comparação à cirurgia; no entanto, as taxas de inflamação intestinal e vesical são mais elevadas com a irradiação. Tendo em vista o maior risco de complicações cirúrgicas nos pacientes idosos, a radioterapia tende a ser a melhor opção na população de idosos mais frágeis.[14]

Os avanços tecnológicos das últimas décadas trouxeram maior eficácia e segurança no planejamento e na entrega da dose. Diversos ensaios clínicos evidenciam uma tendência na radioterapia para o CP: menor número de frações com doses mais elevadas. Todos os trabalhos têm destacado um perfil de eficácia e toxicidade semelhantes aos esquemas tradicionais. Com base no protocolo de 20 frações adotado após o estudo CHHiP *trial* e, recentemente, no esquema de radioterapia estereotáxica corporal (SBRT) em cinco frações do estudo PACE B, a radioterapia se tornou um tratamento muito mais conveniente para os pacientes, sobretudo na população idosa.[15]

A incidência de pequenos tumores renais tem aumentado ao longo das décadas, sobretudo em decorrência da ampla utilização de exames de imagem, como tomografia computadorizada, ultrassonografia e ressonância magnética. A ressecção cirúrgica constitui o tratamento padrão para o câncer renal em estágio inicial; contudo, ocasionalmente surgem dificuldades no tratamento cirúrgico em pacientes idosos face a redução da função renal, comorbidades, fragilidade e outros fatores relacionados com a idade, mesmo quando a cirurgia proposta é uma nefrectomia parcial.[16]

Desde o início dos anos 2000, a SBRT tem sido investigada como uma alternativa para esses pacientes. Um estudo de fase 2 conduzido em múltiplas instituições (FASTRACK II) demonstrou controle local e sobrevida específica para o câncer em 3 anos de 100% dos pacientes com tumor renal inoperável submetidos a SBRT, com baixa taxa de toxicidade. Trata-se de uma opção terapêutica não invasiva, conveniente (realizada em três a cinco sessões) e que não demanda a suspensão das medicações utilizadas pelos pacientes.[17]

Pulmão

Estágio inicial

O câncer de pulmão de células não pequenas (NSCLC) representa a principal causa de mortalidade oncológica em termos globais.[18] O desafio enfrentado ao lidar com pacientes idosos com NSCLC reside na busca pelo equilíbrio entre a eficácia do tratamento e a tolerabilidade do paciente.

Atualmente, a cirurgia é considerada o padrão de cuidado para pacientes com NSCLC em estágios iniciais operáveis (estágios I ou II). Contudo, parte substancial dos pacientes diagnosticados com câncer de pulmão é idosa e apresenta risco aumentado de complicações ao tratamento invasivo, mesmo com os avanços recentes nas técnicas cirúrgicas.[19] Em um estudo que avaliou 27.844 pacientes submetidos a cirurgia, no qual a idade média foi de 67,2 anos, a taxa de pacientes com complicações graves foi de 9,1%. Idade avançada ($p < 0,001$) e comorbidades relacionadas com tabagismo, como doença arterial coronariana ($p = 0,011$) e doença vascular periférica ($p \leq 0,001$), foram fatores preditores de morbidade e mortalidade pós-cirúrgica.[19]

Nos últimos anos, resultados promissores obtidos com a SBRT em pacientes com NSCLC inoperável estimularam uma avaliação também em pacientes clinicamente operáveis. Ensaios clínicos iniciais comparando cirurgia e SBRT em pacientes operáveis foram encerrados prematuramente devido à dificuldade de recrutamento, mas os resultados compilados sugerem que a SBRT pode ser uma alternativa viável à cirurgia em certos casos.[20] A SBRT apresenta-se como uma opção de tratamento curativo não invasivo, sobretudo em cenários de elevado risco cirúrgico associado à idade avançada e a condições médicas preexistentes.[21]

O protocolo padrão de SBRT para NSCLC em estágio I consiste na realização de uma a cinco sessões de radioterapia ao longo de 1 a 2 semanas, com doses por fração variando de 10 a 34 Gy. A utilização dessa técnica com doses ablativas por fração não apenas aumenta a conveniência do paciente devido à redução da duração do tratamento, mas também resulta em uma dose biologicamente efetiva (BED) mais elevada, aumentando as chances de controle local.[22]

Estágio avançado

O tratamento do câncer de pulmão de células não pequenas localmente avançado (LA-NSCLC) é centrado em uma estratégia multimodal que envolve a quimioterapia e a radioterapia.[23] Dados provenientes de metanálises indicam que a combinação de quimioterapia e radioterapia apresenta maior eficácia quando comparada à aplicação isolada de radioterapia.[24] Além disso, a administração simultânea de quimiorradioterapia mostrou-se superior em comparação ao tratamento sequencial (quimioterapia seguida de radioterapia), embora esteja associada a um risco ampliado de complicações graves, incluindo toxicidades esofágicas, hematológicas e pulmonares.[25]

Recentemente, o estudo de fase 3 PACIFIC *trial*, que avaliou a eficácia do anticorpo anti-PD-L1 durvalumabe como tratamento de consolidação (após o término da quimiorradioterapia) em pacientes com NSCLC em estágio III, demonstrou significativo benefício na sobrevida geral em comparação ao placebo: a taxa de sobrevida geral de 36 meses foi de 57% nos grupos tratados com durvalumabe de consolidação *versus* 43,5% no grupo placebo.[26]

Dessa maneira, quimiorradioterapia concomitante seguida de imunoterapia de manutenção é considerado, atualmente, o padrão de tratamento para os pacientes com LA-NSCLC inoperável. A dose de radioterapia nesses casos é de 60 a 66 Gy, entregues em 30 a 33 frações, tendo como alvos a lesão primária no pulmão e os linfonodos hilares e mediastinais metastáticos.

No entanto, em pacientes idosos ou em casos de tumores extensos, a quimiorradioterapia sequencial (radioterapia iniciada após o término da quimioterapia) pode ser indicada sem prejuízo. Pressupõe-se que a melhor tolerância observada na quimiorradioterapia sequencial, quando comparada à quimiorradioterapia concomitante, resulte da ocorrência de efeitos colaterais da quimioterapia e radioterapia em momentos distintos. Essa circunstância proporciona a execução integral do tratamento em doses ótimas, mantendo um tempo total de terapia aceitável, sem interrupções significativas decorrentes de toxicidade.[27]

Mama

A neoplasia de mama é o câncer com maior incidência no mundo. No Brasil, estima-se, entre 2023 e 2025, 74 mil novos casos de câncer de mama. A maioria dos casos ocorre em mulheres com mais de 60 anos, e mulheres com mais de 70 e 80 anos são responsáveis por, respectivamente, 30 e 12% dos diagnósticos.[2]

Do mesmo modo que em pacientes mais jovens, a cirurgia ainda é o tratamento padrão com intenção curativa para a maioria das pacientes idosas. Tratamentos complementares sistêmicos e locais, como a radioterapia, também são indicados em uma conduta mais individualizada.

Ao longo dos anos, diversos trabalhos evidenciaram o benefício da radioterapia adjuvante em relação ao controle local (CL), sobrevida livre de doença (SLD) e sobrevida geral (SG). Com esses resultados, o tratamento adjuvante com radioterapia passou a ser padrão sempre que o paciente for submetido a cirurgia conservadora (CC) e também considerando-se aqueles com doenças de alto risco, como linfonodo positivo, tumores maiores que 5 cm (T3) ou imuno-histoquímica desfavorável.

Uma mudança importante na radioterapia de tumores de mama ocorreu em relação ao fracionamento. Após as publicações de fracionamentos moderados, deixou-se de fazer 25 aplicações e passou-se a realizar o tratamento em 15 aplicações. Em 2020, foi publicado o FAST-Forward, um estudo multicêntrico fase 3 com 4.096 pacientes que randomizou pacientes entre três esquemas diferentes de dose e fracionamento: 40 Gy em 15 frações, 27 Gy em cinco frações e 26 Gy em cinco frações. Após 5 anos, concluiu-se que o ultra-hipofracionamento de 26 Gy em cinco frações mantinha as mesmas taxas de CL e, sobretudo, sem diferença de toxicidades quando comparado ao fracionamento moderado de 40 Gy em 15 frações. A partir desse estudo, o ultra-hipofracionamento, com ou sem *boost*, passou a ser adotado como padrão, sobretudo em pacientes acima de 60 anos. É importante lembrar que esse fracionamento é utilizado quando se trata somente a mama. Ainda não foi publicado o estudo que avalia a segurança do ultra-hipofracionamento do tratamento da cadeia de drenagem.[28]

Apesar dos benefícios já citados no que tange a CL e SG, discute-se atualmente sobre o papel da radioterapia em pacientes idosos com doença de bom prognóstico devido ao modesto benefício de SG que a radioterapia oferece frente aos possíveis efeitos colaterais trazidos por esse tratamento. Alguns estudos já foram realizados com o objetivo de se omitir a radioterapia nesse cenário, conforme Tabela 12.1.

Recentemente, foi publicada uma atualização de 10 anos do PRIME II, um estudo randomizado prospectivo fase 3 com 1.326 pacientes que avaliou a omissão da radioterapia adjuvante após CC. Os pacientes deveriam ter mais de 65 anos, tumor menor que 3 cm, linfonodo negativo, receptor hormonal positivo e ter sido submetidos a cirurgia conservadora. A randomização ocorreu com um grupo que recebeu hormonioterapia (HT) adjuvante associada à radioterapia e outro grupo, que recebeu somente HT. A incidência de recorrência em 10 anos foi de 9,5% no grupo sem radioterapia e de 0,9% no grupo que recebeu radioterapia. Apesar disso, não houve diferença de SG entre os dois grupos (80,8% em 10 anos).[32]

Sem dúvida, os resultados desses estudos trazem uma possibilidade de se omitir a radioterapia em pacientes de bom prognóstico operadas de maneira conservadora. Porém, é interessante destacar e pontuar alguns pontos no momento da tomada de decisão. Em primeiro lugar, aproximadamente 35% das mulheres não completam os 5 anos de HT devido a efeitos colaterais. Desse modo, abrir mão do controle local que a radioterapia traz

Tabela 12.1 Estudos com remissão de radioterapia na população idosa com doença de bom prognóstico.

	ABCSG 8[29]	CALGB 9343[30]	FYLES[31]
Pacientes (n)	869	636	769
Idade	> 50 anos	> 70 anos	> 50 anos
Tamanho do tumor	< 3 cm	< 2 cm	< 5 cm
Randomização	HT + RxT *vs.* HT	HT + RxT *vs.* HT	HT + RxT *vs.* HT
Falha local	0,4% *vs.* 5,1%	2% *vs.* 10%	3,5% *vs.* 17,5%
Sobrevida geral	97,9% *vs.* 97,5%	76% *vs.* 66%	91% *vs.* 84%

HT: hormonioterapia; RxT: radioterapia.

pensando que a paciente fará todo o esquema de HT pode ser um erro. Na decisão de omissão da radioterapia, é importante ter uma leitura mais ampla e selecionar bem a paciente pensando na possibilidade de não adesão à HT. Em segundo lugar, o tratamento com radioterapia apresentou mudanças importantes em termos de tecnologia, segurança e, sobretudo, fracionamento. Nesse mesmo grupo de pacientes em que se pensa omitir a radioterapia, pode-se, de maneira tranquila e segura, fazer o tratamento em cinco aplicações, aumentando o controle local do câncer de mama.

Um cenário não incomum é aquele em que as pacientes fazem diagnóstico de neoplasia de mama localizada e não são submetidas a cirurgia, seja por contraindicação médica devido a comorbidades, seja por falta de vontade da própria paciente. Diante disso, o tratamento local com terapias ablativas pode ser uma boa estratégia, e a radioterapia entra como uma excelente opção.

Sistema gastrintestinal

Os tumores gastrintestinais ocupam a terceira posição entre os tipos de câncer mais frequentes no Brasil. Dentre eles, os mais prevalentes são os colorretais.[2] A radioterapia tem papel fundamental no tratamento desses tumores e é feita, de modo geral, combinada com cirurgia e quimioterapia. A chance de cura quando se faz radioterapia de maneira exclusiva é baixa. A questão a ser pensada e discutida é a possível alta toxicidade que a combinação desses tratamentos pode trazer a um paciente idoso. De todos os tumores gastrintestinais, existem três em cujo tratamento com intenção curativa a radioterapia se destaca como pilar fundamental: esôfago, reto e canal anal.

Esôfago

Quando se fala em tratamento com intenção curativa do esôfago, a cirurgia torna-se quase obrigatória. Porém, sabe-se que, para tumores localmente avançados, quando feita de maneira exclusiva, a cirurgia apresenta CL e SG não satisfatórios. Nesse cenário, o tratamento trimodal, que abrange radioterapia, quimioterapia e cirurgia, é a melhor opção. A atualização de 10 anos do CROSS, que comparou cirurgia isolada *vs.* radioterapia e quimioterapia neoadjuvantes seguido de cirurgia, mostrou benefício de CL e SG em favor do grupo que fez tratamento neoadjuvante.[33]

A grande questão é que a maioria das pessoas idosas com esse tipo de câncer não consegue suportar um tratamento trimodal, e a radioterapia, feita de maneira exclusiva, passa a ser, muitas vezes, a única opção de tratamento. É importante salientar que os estudos de escalonamento de dose mostraram não haver benefícios, e sim acréscimo de toxicidade.

Alguns estudos sugerem como fator independente de prognóstico idade acima de 80 anos e, sobretudo, o fato de que a irradiação nodal eletiva não parece impactar no controle da doença.

Reto

Apesar de a idade média de acometimento de tumor de reto ser de, aproximadamente, 70 anos, os pacientes idosos são sub-representados nos estudos. Por muitos anos, a cirurgia foi o pilar do tratamento dos tumores de reto localmente avançados. O que se sabe hoje é que a radioterapia e a quimioterapia neoadjuvantes são fundamentais para o controle local e, por isso, são consideradas a melhor escolha para esses pacientes.[34] A grande questão discutida nos tempos presentes é qual seria a melhor abordagem da neoadjuvância e se a cirurgia é necessária para todos os pacientes. Por isso, nos últimos anos, diversos estudos foram publicados a fim de tentar responder a essas perguntas.

Entendendo que a radioterapia de longa duração, além de ser mais demorada, é feita concomitantemente com uma quimioterapia não tão eficaz, considerando-se o controle de doença micrometastática, o estudo RAPIDO *trial* propôs uma mudança no tempo de duração da radioterapia para 5 dias, associado a um agente quimioterápico mais potente. Apesar de ter demonstrado resultados promissores em uma primeira análise, a atualização de 5 anos mostrou que houve menor taxa de controle local no grupo que fez o tratamento mais curto, mas sem que isso impactasse a SG.[35] Talvez a estratégia de se fazer radioterapia de curta duração seja interessante em pacientes idosos sem condições de realizar o tratamento, diariamente, ao longo de 6 semanas.

Outro ponto a ser levado em consideração são as possíveis morbidades causadas pela cirurgia e o impacto desta na qualidade de vida dos pacientes. Vem ganhando força a ideia de tentar omitir a cirurgia após o tratamento com radioterapia e quimioterapia, em casos selecionados (T2-T3, N0-N1). Inicialmente pensada pela Dra. Angelita Habr-Gama, os estudos mostram que aproximadamente 35% vão a resposta completa e não necessitam de cirurgia e, o principal, com uma melhora importante na qualidade de vida.[36]

Canal anal

Diferentemente dos outros tumores gastrintestinais, a neoplasia do canal anal é tratada, na maioria dos casos, sem cirurgia, apenas com quimioterapia e radioterapia. Isso se deve ao fato de que a cirurgia, quando feita em tumores localmente avançados, sempre resulta em colostomia definitiva e, consequentemente, em importante redução da qualidade de vida.

Apesar de ser o tratamento de escolha, a radioterapia combinada à quimioterapia tem enorme potencial de efeitos colaterais. Vale lembrar das toxicidades hematológicas, intestinais e cutâneas, sobretudo no que tange aos pacientes idosos, e, por isso, o cuidado com a dose e a estratégia deve ser redobrado.

Muitas vezes, o paciente não consegue fazer quimioterapia. Frente a essa situação, a radioterapia feita de maneira exclusiva é uma boa opção. A dose padrão utilizada nesses casos deve ser hipofracionada (p. ex.: 40 Gy em 15 frações), diferentemente da utilizada quando se realiza tratamento combinado – 54 Gy em 30 aplicações. Todos os estudos apontam para uma redução de toxicidade quando se utilizam técnicas de radioterapia mais modernas, como radioterapia de intensidade modulada (IMRT).[37]

Vale destacar que a idade, por si só, não é uma contraindicação do tratamento combinado e deve-se indicar o melhor tratamento possível de acordo com as recomendações padrões. A radioterapia ou a redução de dose da quimioterapia ficam exclusivas para casos selecionados.

Cabeça e pescoço

Estima-se que 25% dos pacientes com diagnóstico de neoplasia de cabeça e pescoço têm mais de 70 anos. Apesar da alta incidência, apenas 60% desses pacientes recebem o tratamento padrão de acordo com os *guidelines* atuais, diferentemente dos 90% de pacientes com menos de 70 anos.[38] As maiores chances de apresentar comorbidade, sem dúvida, impactam nesses números, mas acredita-se que a busca por uma melhor qualidade de vida esteja acima da busca pelo aumento da sobrevida geral.

A quimioterapia associada à radioterapia é utilizada na maioria dos casos de tumores localmente avançados. Sabe-se também que essa associação está diretamente associada a um importante aumento da toxicidade. O número de comorbidades do paciente está diretamente ligado aos efeitos colaterais, e quanto maior for a idade, maior será a chance de o paciente apresentar comorbidades. A idade, por si só, já é um fator de risco associado.

Idealmente, os pacientes idosos com tumores de cabeça e pescoço devem ser tratados da mesma maneira que os pacientes mais jovens; porém, talvez os fatores que mais pesam na balança no momento da decisão terapêutica sejam idade, presença de comorbidades e *performance status*. Assim como em outros casos, deve-se pensar no hipofracionamento quando a radioterapia é feita de modo exclusivo.

Considerações finais

A radioterapia em pacientes idosos é uma área ampla, com várias possibilidades terapêuticas, a depender do tipo de câncer. Avaliar o paciente em sua capacidade funcional é fundamental na condução do radioterapeuta em conjunto com o oncologista para uma melhor definição do tratamento a ser seguido.

Referências bibliográficas

1. Amini A, Morris L, Ludmir EB et al. Radiation therapy in older adults with cancer: A critical modality in geriatric oncology. J Clin Oncol. 2022;40(16):1806-11.
2. Instituto Nacional do Câncer (INCA). Estimativa 2023: Incidência de câncer no Brasil. Disponível em: www.inca.gov.br/sites/ufu.sti.

inca.local/files/media/document/estimativa-2023.pdf. Acesso em: 15 mai. 2024.
3. Stupp R, Mason WP, Van den Bent MJ et al. Radiotherapy plus concomitant and adjuvant temozolomide for glioblastoma. N Engl J Med. 2005;352(10):987-96.
4. Perry JR, Laperriere N, O'Callaghan CJ et al. Short-course radiation plus temozolomide in elderly patients with glioblastoma. N Engl J Med. 2017;376(11):1027-37.
5. Hegi ME, Diserens A-C, Gorlia T et al. MGMT gene silencing and benefit from temozolomide in glioblastoma. N Engl J Med. 2005;352(10):997-1003.
6. Yuen CA, Barbaro M, Haggiagi A. Newly diagnosed glioblastoma in elderly patients. Curr Oncol Rep. 2022;24(3):325-34.
7. Higuchi Y, Yamamoto Y, Serizawa T et al. Stereotactic radiosurgery in elderly patients with brain metastases: comparison with non-elderly patients using database of a multi-institutional prospective observational study (JLGK0901-Elderly). J Neurooncol. 2019;144(2): 393-402.
8. Engert A, Plütschow A, Eich HT et al. Reduced treatment intensity in patients with early-stage Hodgkin's lymphoma. N Engl J Med. 2010;363(7):640-52.
9. Pinnix CC, Andraos TY, Dabaja B et al. Diffuse large B-cell lymphoma in very elderly patients over 80 years old: Incorporating consolidative radiation therapy into management decisions. Adv Radiat Oncol. 2017;2(3):370-80.
10. Marotte D, Chand-Fouche M-E, Boulahssass R et al. Irradiation of localized prostate cancer in the elderly: A systematic literature review. Clin Transl Radiat Oncol. 2022;35:1-8.
11. Albertsen PC, Moore DF, Shih W et al. Impact of comorbidity on survival among men with localized prostate cancer. J Clin Oncol. 2011; 29(10):1335-41.
12. Droz J-P, Albrand G, Gillessen S et al. Management of prostate cancer in elderly patients: Recommendations of a task force of the International Society of Geriatric Oncology. Eur Urol. 2017;72(4):521-31.
13. Roussel B, Ouellet GM, Mohile SG et al. Prostate cancer in elderly men: Screening, active surveillance, and definitive therapy. Clin Geriatr Med. 2015;31(4):615-29.
14. Frank SJ, Pisters LL, Davis J et al. An assessment of quality of life following radical prostatectomy, high dose external beam radiation therapy and brachytherapy iodine implantation as monotherapies for localized prostate cancer. J Urol. 2007;177(6):2151-6.
15. Daly T. Evolution of definitive external beam radiation therapy in the treatment of prostate cancer. World J Urol. 2020;38(3):565-91.
16. Hollingsworth JM, Miller DC, Daignault S et al. Rising incidence of small renal masses: a need to reassess treatment effect. J Natl Cancer Inst. 2006;98:1331-4.
17. Siva S, Chesson B, Bressel M et al. TROG 15.03 phase II clinical trial of Focal Ablative Stereotactic Radiosurgery for Cancers of the Kidney – FASTRACK II. BMC Cancer. 2018; 18(1):1030.
18. Sung H, Ferlay J, Siegel RL et al. Global cancer statistics 2020: GLOBOCAN estimates of incidence and mortality worldwide for 36 cancers in 185 countries. CA Cancer J Clin. 2021;71(3):209-49.
19. Fernandez FG, Kosinski AS, Burfeind W et al. The Society of Thoracic Surgeons Lung Cancer Resection Risk Model: Higher quality data and superior outcomes. Ann Thorac Surg. 2016; 102(2):370-7.
20. Cao C, Wang D, Chung C et al. A systematic review and meta-analysis of stereotactic body radiation therapy versus surgery for patients with non-small cell lung cancer. J Thorac Cardiovasc Surg. 2019;157(1):362-73.
21. Viani GA, Gouveia AG, Yan M et al. Stereotactic body radiotherapy versus surgery for early-stage non-small cell lung cancer: an updated meta-analysis involving 29,511 patients included in comparative studies. J Bras Pneumol. 2022; 48(3):e20210390.
22. Chang JY, Senan S, Paul MA et al. Stereotactic ablative radiotherapy versus lobectomy for operable stage I non-small-cell lung cancer: a pooled analysis of two randomized trials. Lancet Oncol. 2015;16(6):630-7.
23. Bonanno L, Attili I, Pavan A et al. Treatment strategies for locally advanced non-small cell lung cancer in elderly patients: translating scientific evidence into clinical practice. Crit Rev Oncol Hematol. 2021;163:103378.
24. Chemotherapy in non-small cell lung cancer: A meta-analysis using updated data on individual patients from 52 randomized clinical trials. Non-small Cell Lung Cancer Collaborative Group. BMJ. 1995;311(7010):899-909.
25. Aupérin A, Le Péchoux C, Rolland E et al. Meta-analysis of concomitant versus sequential radiochemiotherapy in locally advanced non-small-cell lung cancer. J Clin Oncol. 2010; 28(13):2181-90.
26. Antonia SJ, Villegas A, Daniel D et al. Overall survival with durvalumab after chemoradiotherapy in stage III NSCLC. N Engl J Med. 2018;379(24):2342-50.
27. Zaborowska-Szmit M, Olszyna-Serementa M, Kowalski DM et al. Elderly patients with locally advanced and unresectable non-small-cell lung cancer may benefit from sequential chemoradiotherapy. Cancers (Basel). 2021; 13(18):4534.
28. Brunt AM, Haviland JS, Wheatley DA et al. Hypofractionated breast radiotherapy for 1 week versus 3 weeks (FAST-Forward): 5-year efficacy and late normal tissue effects results from a multicentre, non-inferiority, randomised, phase 3 trial. Lancet. 2020;395 (10237):1613-26.

29. Jakesz R, Jonat W, Gnant M et al. Switching of postmenopausal women with endocrine-responsive early breast cancer to anastrozole after 2 years' adjuvant tamoxifen: combined results of ABCSG trial 8 and ARNO 95 trial. Lancet. 2005;366(9484):455-62.
30. Hughes KS, Schnaper LA, Berry D et al. Lumpectomy plus tamoxifen with or without irradiation in women age 70 years or older with early breast cancer: Long-term follow-up of CALGB 9343. J Clin Oncol. 2013;31(19):2382-7.
31. Fyles AW, McCready DR, Manchul LA et al. Tamoxifen with or without breast irradiation in women 50 years of age or older with early breast cancer. N Engl J Med. 2004;351(10):963-70.
32. Kunkler IH, Williams LJ, Jack WJL et al. Breast-conserving surgery with or without irradiation in early breast cancer. N Engl J Med. 2023;388(7):585-94.
33. Eyck BM, Van Lanschot JJB, Hulshof MCCM et al. Ten-year outcome of neoadjuvant chemoradiotherapy plus surgery for esophageal cancer: The randomized controlled CROSS trial. J Clin Oncol. 2021;39(18):1995-2004.
34. Sauer R, Becker H, Hohenberger W et al. Preoperative versus postoperative chemoradiotherapy for rectal cancer. N Engl J Med. 2004;351(17):1731-40.
35. Dijkstra EA, Nilsson PJ, Hospers GAP et al. Locoregional failure during and after short-course radiotherapy followed by chemotherapy and surgery compared with long-course chemoradiotherapy and surgery: A 5-year follow-up of the RAPIDO trial. Ann Surg. 2023; 278(4):e766-e772.
36. Byun HK, Koom WS. A practical review of watch-and-wait approach in rectal cancer. Radiat Oncol J. 2023;41(1):4-11.
37. Kachnic LA, Winter K, Myerson RJ et al. RTOG 0529: a phase 2 evaluation of dose-painted intensity modulated radiation therapy in combination with 5-fluorouracil and mitomycin-c for the reduction of acute morbidity in carcinoma of the anal canal. Int J Radiat Oncol Biol Phys. 2013;86(1):2733.
38. Derks W, De Leeuw JRJ, Hordijk GJ et al. Reasons for non-standard treatment in elderly patients with advanced head and neck cancer. Eur Arch Otorhinolaryngol. 2005;262(1):21-6.

13 Quimioterapia: Ferramentas Preditoras de Risco

Clarissa Cavalin Silva

Introdução

Embora a maioria dos pacientes com câncer seja diagnosticada após os 60 anos, o tratamento continua a ser um desafio terapêutico: esse perfil populacional constitui um grupo muito heterogêneo em relação ao estado geral de saúde, ao grau de dependência, às comorbidades, à *performance status*, à reserva física e a síndromes geriátricas, de modo que a conduta deve ser sempre individualizada.[1]

Além disso, ocorrem alterações na farmacocinética e na farmacodinâmica dos medicamentos conforme a idade, bem como na tolerância dos tecidos, levando a um estreitamento da margem terapêutica e do aumento da toxicidade. Ademais, grande parte dos idosos com comorbidades clínicas significativas é excluída dos ensaios clínicos, de modo que os estudos não refletem a experiência do cenário de vida real.[1,2]

Estima-se que, na maioria das situações, o médico prescritor de quimioterapia não se baseia em nenhuma ferramenta ou escore para pesar os riscos e benefícios, levando em consideração, portanto, apenas seu julgamento clínico; isso é um grande problema, já que a correlação com a avaliação geriátrica (AG) é muito baixa.[1]

Já era de amplo conhecimento que a aplicação da escala G8 é capaz de predizer maior risco de hospitalização e menor sobrevida; porém, a utilização da AG para a tomada de decisões do tratamento realmente se tornou popular após a divulgação de resultados expressivos em estudos randomizados que demonstraram ganho de sobrevida geral e importante redução dos eventos adversos graves, como as publicações GAP70 e GAIN.[2,3]

A partir de então, as principais sociedades oncológicas começaram a endossar essas recomendações em suas diretrizes.[2,3] Um estudo japonês envolvendo idosos com mais de 80 anos demonstrou que, no grupo submetido a AG, houve redução de 14% nas interrupções do tratamento devido a eventos adversos e maior sobrevida aos 6 e 12 meses.[4] Para além dos efeitos colaterais, também foram demonstrados benefícios na comunicação entre o médico assistente e o paciente, centrando o foco do cuidado neste último, trazendo à tona as conversas de diretrizes antecipadas e promovendo mais satisfação com os cuidados de saúde prestados.[2,4]

Particularidades de pacientes idosos tratados com quimioterapia

Os dados sobre alterações relacionadas com a idade na farmacocinética da quimioterapia são conflitantes: embora alguns estudos relatem diferenças, a maioria delas não é significativa. No entanto, alterações farmacodinâmicas foram frequentemente observadas, com maior risco de mielossupressão e toxicidade devido ao declínio da função orgânica, estimando-se uma chance 3 a 10 vezes maior de acometimento por eventos adversos do tratamento quimioterápico, em comparação a um adulto jovem. Há que se ressalvar o número limitado de participantes nesses estudos e, por isso, a ponderação individual na hora da tomada de decisão.[5]

Com a idade, ocorre aumento do tecido adiposo enquanto o líquido intracelular diminui. Essas alterações podem aumentar o volume de distribuição e reduzir a meia-vida dos medicamentos lipossolúveis, como ocorre com a nitrosoureia, que se mostra mais mielotóxica em idosos. Já no caso de fármacos hidrossolúveis, o volume de distribuição pode ser reduzido e sua meia-vida prolongada, como ocorre com a doxorrubicina, elevando o risco de cardiotoxicidade.[5,6]

No caso de hipoalbuminemia ou anemia, condições frequentemente detectadas em idosos, o volume de distribuição também pode ser modificado, o que pode resultar em um aumento da fração livre do fármaco no plasma, conforme descrito com cisplatina, etoposídeo, taxanos, antraciclinas, metotrexato e melfalano. Assim, o tratamento da anemia antes de se iniciar a quimioterapia pode auxiliar na redução da toxicidade.[5,6]

Em relação à metabolização e à excreção dos fármacos, não há consenso sobre a capacidade de conjugação e o metabolismo hepático declinarem com a idade, a despeito de o volume hepático e o fluxo sanguíneo, de modo geral, reduzirem. O grande prejuízo na metabolização ocorre pelas interações medicamentosas e pela concorrência pelas mesmas vias de metabolização, como o citocromo P450 (CYP450).[5,6]

A função renal deteriora-se com a idade, havendo diminuição do fluxo renal e da filtração glomerular. No entanto, o valor da creatinina plasmática, em geral, não reflete essas alterações devido à perda simultânea de massa muscular, de modo que é indicada uma avaliação do *clearance* em pessoas com mais de 60 anos sempre que possível, por meio de um exame de urina de 24 horas. Estima-se que, para cada diminuição de 10 mℓ/minuto na depuração de creatinina, as chances de toxicidade relacionada com a quimioterapia aumentam em 12%, o que é especialmente importante para os fármacos com maior potencial de nefrotoxicidade, como cisplatina, carboplatina, metotrexato, bleomicina, pemetrexede ou melfalano.[5,6]

A polifarmácia é outro fator que interfere no tratamento oncológico, tanto pelo risco de interações farmacológicas importantes com os quimioterápicos como pelo uso de medicamentos de suporte, como anticolinérgicos, benzodiazepínicos e dexametasona, que podem ter efeitos exagerados em pessoas idosas. Não é incomum que haja várias prescrições de médicos diferentes, com mecanismos de ação sobrepostos e potencialização de efeitos colaterais, de modo que também é imprescindível a revisão da polifarmácia antes de iniciar a quimioterapia.[7]

Em uma revisão sistemática da literatura que analisou 34 estudos com 866 pacientes com câncer com idades acima de 70 anos, observou-se que aqueles com comorbidades tinham menor probabilidade de receber tratamento com quimioterapia e, caso recebessem, ocorriam toxicidades importantes que demandavam atrasos e reduções de dose. Em relação à sobrevida, os pacientes portadores de comorbidades também viveram menos, por motivos concorrentes de saúde, do câncer ou de eventos adversos do tratamento.[8]

Em outra revisão sistemática, identificou-se a prevalência de fragilidade e pré-fragilidade em pacientes idosos em 42 e 43%, respectivamente. Esses pacientes apresentam risco consideravelmente aumentado de mortalidade por todas as causas, inclusive pós-operatória, além de toxicidade potencialmente grave e desenvolvimento de complicações tardias relacionadas com o tratamento oncológico.[9]

Em relação aos ensaios clínicos convencionais, sabe-se que, em média, a inclusão de pacientes com mais de 65 anos gira em torno de 20%; mais de 75 anos, 10%. Apesar de não haver uma estratificação geriátrica clara, esses pacientes frequentemente são mais robustos e apresentam menos comorbidades quando comparados ao cenário de vida real. Além disso, nesse tipo de estudo, os pacientes são monitorados muito de perto, as toxicidades são detectadas de maneira mais precoce e, portanto, tem-se a impressão de que o fármaco em questão é bem tolerado.[5,10]

Em uma revisão sistemática da Alliance, os estudos clínicos com pior disparidade do cenário de vida real foram aqueles que testaram terapia trimodal, ensaios fase 2 e sítio primário não urológico, como mama e pulmão.[10] Para implementar futuras melhorias no tratamento oncológico de pessoas idosas, é fundamental que se promovam estudos pragmáticos, que informem e respondam a perguntas clínicas relevantes e específicas sobre o manejo desses pacientes. Além disso, esses tratamentos devem ser viáveis em todos os contextos clínicos e áreas geográficas, incluindo regiões de menos recursos, reforçando a equidade e a diversidade na investigação clínica e trazendo, assim, verdadeiro potencial de afetar significativamente pacientes em todo o mundo.[11]

A Tabela 13.1 resume as principais classes de quimioterápicos e suas particularidades no paciente idoso.

Tabela 13.1 Classificação dos principais quimioterápicos de uso clínico quanto ao mecanismo de ação.[7,12]

Classe	Principais agentes	Efeitos colaterais e manejo no paciente idoso
Antimetabólitos	Metotrexato	♦ Nefrotoxicidade: ajuste de dose com base na função renal; atentar ao uso concomitante de medicações nefrotóxicas ♦ Contraindicado na presença de líquido cavitário (ascite, derrame pleural) ♦ Resgate com ácido folínico ♦ Mucosite ♦ Diarreia ♦ Mielotoxicidade
Antifolatos	Pemetrexede	♦ Contraindicado quando ClCr < 45 mℓ/min ♦ Devem ser prescritos vitamina B_{12} e ácido fólico para a redução da toxicidade ♦ Mucosite ♦ Diarreia ♦ Fadiga ♦ Mielotoxicidade ♦ *Rash* cutâneo
Análogos de citidina	♦ Gemcitabina ♦ Citarabina	♦ Modificação de dose com base na função renal e hepática ♦ Plaquetopenia e neutropenia: ajustes de dose com base na toxicidade hematológica ♦ Toxicidade neurológica (citarabina)
Antagonistas da purina	Fludarabina	♦ Nefrotoxicidade: ajuste de dose quando ClCr < 80 mℓ/min ♦ Mielossupressão ♦ Disfunção da imunidade celular ♦ Náuseas, êmese
Fluoropirimidinas	♦ Fluoruracila ♦ Capecitabina (VO) ♦ Tipiracila/Trifluridina (VO)	♦ Metabolização hepática altamente variável, devido aos polimorfismos da enzima DPD ♦ Ajuste de dose pela função renal quando ClCr estiver entre 30 e 50 mℓ/min ♦ Polifarmácia: interações com várias medicações, em especial anticoagulantes ♦ Mucosite ♦ Diarreia ♦ Náuseas e êmese ♦ Toxicidade hematológica: evitar doses venosas em bolus ♦ Eritrodisestesia palmo-plantar ♦ Vasospasmo coronariano
Antimicrotúbulos	♦ Paclitaxel (pacli) ♦ Pacli albuminado ♦ Docetaxel ♦ Cabazitaxel	♦ Metabolização hepática e excreção biliar: ajuste de dose pela função hepática ♦ Polifarmácia: interações medicamentosas importantes com outros medicamentos metabolizados pela via do CYP450 ♦ Mielotoxicidade: preferíveis regimes semanais ♦ Alopecia ♦ Mialgia e artralgia ♦ Reações infusionais potencialmente graves
Alcaloides da vinca	♦ Vinorelbina ♦ Vincristina	♦ Excreção biliar e metabolização pelo CYP450, ajuste de dose conforme função hepática e nível de bilirrubina ♦ Polifarmácia: interações medicamentosas importantes com outros fármacos metabolizados pela via do CYP450

(continua)

Tabela 13.1 Classificação dos principais quimioterápicos de uso clínico quanto ao mecanismo de ação.[7,12] (*Continuação*)

Classe	Principais agentes	Efeitos colaterais e manejo no paciente idoso
Alquilantes	♦ Ciclofosfamida ♦ Melfalano ♦ Bussulfano ♦ Clorambucil ♦ Ifosfamida ♦ Dacarbazina ♦ Temozolamida	♦ Metabolização hepática e excreção renal, ajuste de dose com base no ClCr ♦ Mielotoxicidade ♦ Nefrotoxicidade ♦ Cistite hemorrágica ♦ Pneumonite intersticial ♦ Fibrose pulmonar ♦ Alopecia
Antraciclinas	♦ Doxorrubicina (doxo) ♦ Doxo lipossomal ♦ Epirrubicina ♦ Daunorrubicina	♦ Cardiotoxicidade: efeito dose-dependente; uso em casos selecionados de dexrazoxano, preferência à formulação lipossomal em idosos ♦ Ajuste de dose conforme hipoalbuminemia ♦ Metabolismo hepático: maior biodisponibilidade do metabólito ativo em pacientes idosos ♦ Mielotoxicidade
Inibidores topoisomerase I	♦ Topotecano ♦ Irinotecano (irino) ♦ Irino lipossomal peguilado	♦ Diarreia: em idosos, além da forma aguda, também pode ocorrer apresentação tardia devido ao acúmulo do metabólito SN-38 no intestino; dar preferência à administração a cada 3 semanas ♦ Mucosite ♦ Mielotoxicidade ♦ Redução de dose nos pacientes que receberam radioterapia pélvica prévia, apresentaram baixo *performance status* ou têm mais de 70 anos
Inibidores topoisomerase II	Etoposídeo (VO ou IV)	♦ Ajuste de dose conforme função renal e hepática ♦ Intolerância gastrintestinal ♦ Mielotoxicidade: a idade se relaciona com maior concentração plasmática livre do fármaco e, portanto, maior chance de neutropenia ♦ Polifarmácia: interações medicamentosas importantes com outros fármacos metabolizados pela via do CYP450
Sais de platina	♦ Cisplatina ♦ Carboplatina ♦ Oxaliplatina	♦ Nefrotoxicidade: ajuste ou mesmo contraindicação conforme ClCr ♦ Neuropatia periférica dose-dependente ♦ Ototoxicidade geralmente irreversível (cisplatina) ♦ Náuseas e êmese ♦ Mielotoxicidade

ClCr: *clearance* de creatinina; CYP450: citocromo P450; DPD: di-hidropirimidina desidrogenase; IV: intravenoso; VO: via oral.

Justa medida

Cada vez mais na Oncologia busca-se encontrar a dose e o esquema de tratamento ideal para cada indivíduo, também de acordo com as melhores evidências científicas. Essa tendência também se aplica à população idosa, apesar de, na realidade, a maioria dos tratamentos propostos ficar além ou aquém. Apesar de não haver consenso na literatura, quando se considera a relação estabelecida entre fragilidade e intensidade da dose proposta por DuMontier, podem-se adotar as seguintes definições:[13,14]

- **Subtratamento**: não se devem fornecer intervenções clínicas e geriátricas específicas para as fragilidades do paciente ou tratamento de desintensificação arbitrariamente sem levar em conta os escores de fragilidade e a expectativa de vida[13]

- **Supertratamento**: refere-se ao tratamento do câncer no paciente idoso que provavelmente não trará melhora dos sintomas ou do quadro oncológico no restante de seu tempo de vida ou ao tratamento oncológico em um paciente frágil que traria maior benefício se fosse utilizado um esquema menos intenso ou mais bem adaptado às suas fragilidades.[13]

As consequências da falta de dados sobre a eficácia e a tolerabilidade do tratamento antineoplásico na população idosa, bem como o receio de induzir toxicidade indesejada, são: modificação arbitrária das doses, em geral subótimas; e omissão de medicamentos ou mesmo prescrição de monoterapia. Isso é mais frequente no cenário paliativo em comparação ao curativo; porém, de todo modo, o resultado geral é menor eficácia e perda de oportunidade terapêutica.[14]

Em um estudo que investigou especificamente essas tendências de tratamentos com base na escolha arbitrária pela idade *versus* estratificação pela AG, foi demonstrado que em 43% dos pacientes sem AG houve redução arbitrária de dose e que, quando realizada AG, essa mudança ocorreu em apenas 14% dos pacientes. Todavia, 32% dos pacientes receberam supertratamento independente da AG, o que, em termos globais, significa 61% de prescrições inadequadas.[13]

Tipos de tratamentos quimioterápicos

Tradicionalmente, a quimioterapia pode ter intenção curativa ou paliativa. No primeiro cenário, a estratégia pode ser neoadjuvante (quando realizada antes da cirurgia), adjuvante (após o ato cirúrgico) ou mesmo combinada a outra intervenção, como a radioterapia (a exemplo do tratamento do câncer de colo de útero avançado). Já no cenário paliativo, o foco é o controle de sintomas e a preservação da qualidade de vida do paciente, podendo-se também aumentar a sobrevida.[12]

Na atualidade, muitos protocolos de tratamento oncológico combinam a ação de vários agentes administrados em conjunto ou sequencialmente. A quimioterapia, em especial, vem sendo adicionada à imunoterapia com sucesso, seja com intenção curativa ou paliativa. No entanto, quando essas estratégias são aplicadas em pacientes idosos, pode haver um importante incremento de toxicidade.[12]

Em uma metanálise contendo 28 ensaios com aproximadamente 17 mil pacientes, foi demonstrado que a adição de imunoterapia à quimioterapia no cenário neoadjuvante em tumores sólidos foi associada a um risco aumentado de eventos adversos que levaram à descontinuação do tratamento e, também, risco de morte relacionada com o tratamento, embora não estatisticamente significativo (razão de chance 1,76).[15]

De maneira semelhante, no cenário adjuvante – a análise de inibidores de *checkpoint* imunológico (ICI) *versus* placebo adicionados à quimioterapia padrão –, foi demonstrado risco aumentado de morte relacionada com o tratamento estatisticamente significativo (razão de chance 4,02). Quarenta eventos fatais ocorreram entre os 9.864 pacientes tratados com ICI, sendo a pneumonite a causa mais comum (n = 6).[15]

O cenário neo e adjuvante é particularmente desafiador, porque se devem pesar o potencial curativo do tratamento e seus efeitos colaterais, e se, de fato, aquela intervenção terá impacto na expectativa de vida restante do paciente. Para compensar a falta de dados em ensaios clínicos específicos, pode-se lançar mão de ferramentas prognósticas de sobrevida, como escore de Lee, índice de Suemoto e *ePrognosis*, além de ferramentas que auxiliem na predição de toxicidade específicas nesse cenário, como o CARG-BC e o Adjuvant.[16]

Estratificação das toxicidades

Para fins de normatização entre os estudos clínicos, os eventos adversos das terapias são graduados conforme a gravidade, de 1 a 5, de acordo com o Common Terminology Criteria for Adverse Events (CTCAE). No geral, eventos maiores ou iguais a três são considerados graves (para o grau 3, indica-se hospitalização; o grau 4 é atribuído a eventos potencialmente ameaçadores à vida e o grau 5 correspondente a óbito relacionado com o tratamento).[17]

No entanto, alguns eventos adversos da quimioterapia, embora em menor grau CTCAE, podem significar um comprometimento funcional importante e, muitas vezes, permanente no paciente idoso, a exemplo da neuropatia periférica. Do mesmo modo, a diarreia grau 2, quando não identificada e tratada prontamente em um idoso frágil, pode evoluir em horas, com déficits orgânicos graves.[17]

Em um estudo prospectivo com 276 pacientes com idade média de 74 anos, 53% tinham déficits em dois ou mais domínios da AG e foram classificados como frágeis; eventos CTCAE grau 3 ou mais foram observados em 65% dos pacientes no grupo frágil e em 50% no grupo com um ou nenhum domínio comprometido na AG. De modo semelhante, o declínio da qualidade de vida ocorreu, respectivamente, em 76 e 64% dos casos, e essa tendência se manteve também na funcionalidade e na mortalidade no período de 1 ano.[18]

A seguir, são apresentados alguns eventos adversos importantes no paciente idoso, devido à prevalência e à possibilidade de intervenção preventiva.

Cardiotoxicidade

Devem-se considerar alternativas para poupar o uso de antraciclinas na população idosa, mas, quando isso não for possível, deve-se ter cautela com doses cumulativas acima de 400 mg/m^2 ou mesmo avaliar a troca para formulação peguilada, conforme indicação da bula. O uso de anticorpos monoclonais anti-HER2 de maneira isolada ou combinada, como trastuzumabe e pertuzumabe, pode acarretar redução da fração de ejeção, em geral reversível. Deve-se monitorar a função cardíaca com ecocardiograma a cada 8 semanas e, sempre que disponível, complementar com *strain*, biomarcador mais precoce da miocardiotoxicidade.[17]

Toxicidade medular

A reserva medular diminui com a idade. Não há, porém, uma forma exata para aferi-la, apenas estimar a chance de um tratamento causar citopenias, dentre as quais a neutropenia febril é uma das mais preocupantes. Esse efeito colateral invariavelmente vai limitar a dose possível do quimioterápico a ser prescrito ou mesmo inviabilizar o tratamento no caso de um evento grave ou que possa ameaçar a vida. No entanto, a prescrição de fatores de estimulação de colônias granulocíticas como profilaxia primária para neutropenia febril para pacientes idosos não deve ser feita deliberadamente; a seleção deve ser feita caso a caso, baseando-se, sobretudo, na chance potencial desse evento adverso na literatura para o tratamento escolhido, na intenção do tratamento, na *performance* e nas comorbidades do paciente.[17]

Neuropatia periférica

Esse evento adverso tem fisiopatologia complexa e é causado, sobretudo, pelos taxanos e pela oxaliplatina, sendo dose-dependente; após certo grau, é prescrita a reexposição ao fármaco.[17] O estudo SCOT analisou os eventos de neuropatia em pacientes idosos com neoplasia maligna de cólon e demonstrou que aqueles que já tinham fatores de risco e algum grau do tumor antes de iniciar o tratamento com base em fluoropirimidina associada a oxaliplatina apresentaram maior incidência de neuropatia aguda e cronificação; o regime com fluoropirimidina oral é mais protetor contra este evento adverso.[19]

Escolha do tratamento

Ao se considerar a prescrição de quimioterapia para os pacientes idosos, propõe-se a abordagem inicial apresentada na Figura 13.1.[20]

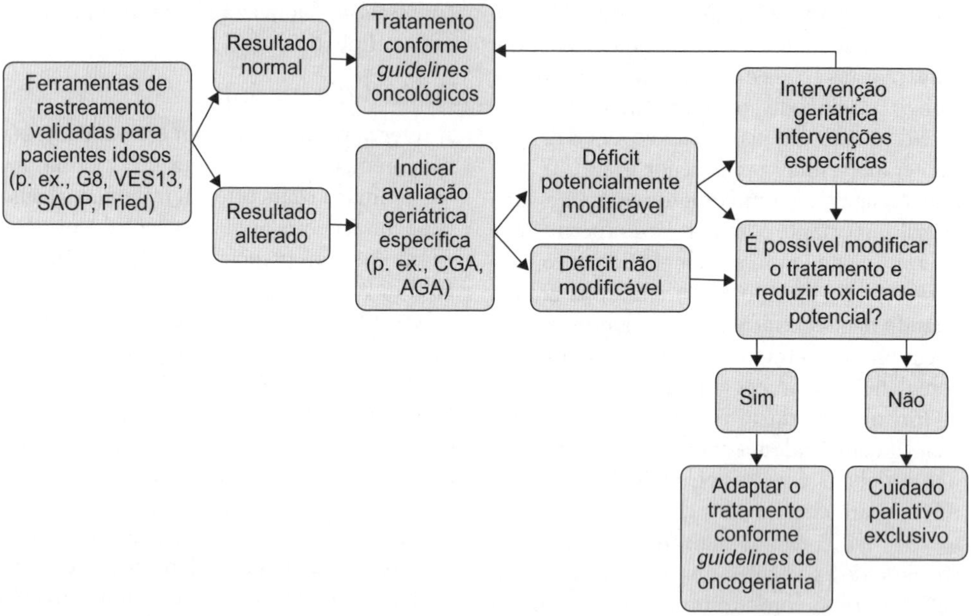

Figura 13.1 Avaliação clínica pré-tratamento sistêmico. G8: escore de rastreamento G8; VES-13: escore Vulnerable Elders Survey-13; SAOP: escore Senior Adult Oncology Program; Fried: escore Critério de Fragilidade de Fried; CGA: Avaliação Geriátrica Compreensiva; AGA: Avaliação Geriátrica Ampla. (Adaptada de National Comprehensive Cancer Network.[20])

A AG é a etapa inicial mais relevante na tomada de decisões acerca do tratamento oncológico, inclusive na escolha da quimioterapia, que vai permitir a avaliação das fragilidades e dos pontos de melhoria funcional para possibilitar melhor tolerância e resiliência ao longo da jornada oncológica.[21,22]

Para além da AG, o estudo GERICO foi pioneiro em demonstrar redução da ordem de 11% nas toxicidades graves, maior adesão ao plano de tratamento e melhora da qualidade de vida. Foram avaliados pacientes com mais de 70 anos e G8 abaixo de 14 pontos, os quais foram submetidos a intervenções geriátricas guiadas, trazendo uma medida objetiva para o ganho do trabalho interdisciplinar nessa população.[23]

Em relação à predição de toxicidade da quimioterapia especificamente, algumas ferramentas podem fornecer mais um dado que auxilia a decisão, a exemplo do Cancer and Aging Research Group (CARG) e do Chemotherapy Risk Assessment Scale for High-Age Patients (CRASH). No entanto, deve-se ressaltar que esses escores não substituem a AG.[24]

O escore CRASH, publicado em 2012, foi desenvolvido para a predição de toxicidades hematológicas grau 4 ou toxicidades não hematológicas maiores ou iguais a três para pacientes com mais de 70 anos, com base em 24 parâmetros, que distinguem ambos os "blocos" de eventos adversos.[25]

Já o escore CARG, publicado em 2016, analisou um grupo de pacientes com idade mediana de 73 anos (variando de 65 a 94) para determinar a probabilidade (baixa, média ou alta) de se desenvolver eventos adversos graves, comparativamente ao escore de performance Karnofsky (KPS). Foi demonstrada boa acurácia tanto no baixo quanto no alto risco, com superioridade em relação à estimativa pelo KPS; porém, a especificidade no grupo de médio risco não é suficiente para estimar se essa probabilidade tende mais para alta ou não.[26]

Em se tratando de pacientes mais idosos, nenhum dos escores foi validado especificamente para pacientes com mais de 80 anos, em especial no risco de hospitalizações e de outros desfechos de interesse nessa população.[27] Em um estudo sobre as prioridades autoelencadas por pacientes octogenários, mostrou-se que a maior importância foi dada à preservação da qualidade de vida, à melhora dos sintomas frente à recomendação médica e ao aumento da sobrevida, reforçando a necessidade de incluir esses fatores no processo de tomada de decisões.[28]

Há, também, diferenças entre as decisões tomadas por oncologistas de centros acadêmicos e as dos oncologistas da comunidade; estes demonstraram, em um estudo de preferências prescritivas nos pacientes idosos, que concordam nas melhoras necessárias para essa população, porém não entendem que um treinamento específico em Oncogeriatria seja necessário. No entanto, menos de 25% se demonstraram confiantes em diagnosticar síndromes demenciais ou conduzir uma AG, o que evidencia, ainda, muito espaço para a educação médica continuada.[29]

Desse modo, é preciso integrar o conhecimento da Oncogeriatria entre as diversas especialidade da equipe multidisciplinar para acolher esses pacientes da melhor maneira e promover as melhoras necessárias nos modelos de atenção oncológica.[30] Outrossim, é igualmente importante promover estudos clínicos que se utilizem da AG em seus desenhos, desde o início do desenvolvimento da molécula em fase clínica, e que respondam às questões clínicas particulares de câncer em idosos; além disso, a equipe assistencial deve, também, encorajar a participação dos pacientes idosos nesses ensaios.[31,32]

Até os últimos 2 anos, havia poucos dados nos estudos clínicos sobre o impacto e os desfechos do tratamento oncológico na população geriátrica. Esse cenário tem mudado com a maturidade dos estudos iniciados na década de 2010. Uma revisão sistemática da literatura identificou 61 estudos de intervenção em Oncogeriatria, metade dos quais foi publicada a partir de 2018, o que indica mudanças importantes na prática clínica futura.[33]

Considerações finais

A escolha pelo tratamento sistêmico envolvendo quimioterapia no paciente idoso depende intrinsecamente da AG e do acesso às medidas de intervenção geriátrica, as quais, por sua vez, serão tão melhores quanto o acesso e a adesão à equipe multidisciplinar. É urgente fomentar o treinamento em Oncogeriatria, expandir projetos de educação continuada e promover a pesquisa clínica voltada às questões particulares do manejo desses pacientes, para que seja possível promover melhorias na assistência oncológica a esse grupo.

Referências bibliográficas

1. Van Walree IC, Scheepers ERM, Van den Bos F et al. Clinical judgment versus geriatric assessment for frailty in older patients with cancer. J Geriatr Oncol. 2020;11(7):1138-44.
2. Dale W, Klepin HD, Williams GR et al. Practical assessment and management of vulnerabilities in older patients receiving systemic cancer therapy: ASCO guideline update. J Clin Oncol. 2023;41(26):4293-312.
3. Dubianski R, Wildes TM, Wildiers H. SIOG guidelines-essential for good clinical practice in geriatric oncology. J Geriatr Oncol. 2019;10 (2):196-8.
4. Williams GR, Outlaw D, Giri S. Geriatric assessment with management improves survival in older adults with advanced cancer. JCO Oncol Pract. 2023;19(12):1085-7.
5. Feliu J, Heredia-Soto V, Gironés R et al. Can we avoid the toxicity of chemotherapy in elderly cancer patients? Crit Rev Oncol Hematol. 2018;131:16-23.
6. Wasil T, Lichtman SM. Clinical pharmacology issues relevant to the dosing and toxicity of chemotherapy drugs in the elderly. Oncologist. 2005;10(8):602-12.
7. Hurria A, Lichtman SM. Pharmacokinetics of chemotherapy in the older patient. Cancer Control. 2007;14(1):32-43.
8. Lee L, Cheung WY, Atkinson E et al. Impact of comorbidity on chemotherapy use and outcomes in solid tumors: A systematic review. J Clin Oncol. 2011;29(1):106-17.
9. Handforth C, Clegg A, Young C et al. The prevalence and outcomes of frailty in older cancer patients: A systematic review. Ann Oncol. 2015;26(6):1091-101.
10. VanderWalde NA, Dockter T, Wakefield D et al. Disparities in older adult accrual to cancer trials: analysis from the alliance for clinical trials in oncology (A151736). J Geriatr Oncol. 2022;13(1):20-6.
11. Léary A, Besse B, André F. The need for pragmatic, affordable, and practice-changing

real-life clinical trials in oncology. Lancet. 2024;403(10424):406-8.
12. DeVita VT, Lawrence TS, Rosenberg SA. DeVita, Hellman, and Rosenberg's Cancer: Principles & practice of oncology. Filadélfia: Lippincott Williams & Wilkins; 2015.
13. DuMontier C, Loh KP, Bain PA et al. Defining undertreatment and overtreatment in older adults with cancer: A scoping literature review. J Clin Oncol. 2020;38(22):2558-69.
14. Feliu J, Espinosa E, Basterretxea L et al. Undertreatment and overtreatment in older patients treated with chemotherapy. J Geriatr Oncol. 2021;12(3):381-7.
15. Fujiwara Y, Horita N, Adib E et al. Treatment-related adverse events, including fatal toxicities, in patients with solid tumours receiving neoadjuvant and adjuvant immune checkpoint blockade: a systematic review and meta-analysis of randomized controlled trials. Lancet Oncol. 2024;25(1):62-75.
16. Muss HB, Biganzoli L, Sargent DJ et al. Adjuvant Therapy in the Elderly: Making the Right Decision. J Clin Oncol. 2007;25(14):1870-5.
17. Feliu J, Heredia-Soto V, Gironés R et al. Management of the toxicity of chemotherapy and targeted therapies in elderly cancer patients. Clin Transl Oncol. 2019;22(4):457-67.
18. Baltussen JC, De Glas NA, Van Holstein Y et al. Chemotherapy-related toxic effects and quality of life and physical functioning in older patients. JAMA Netw Open. 2023;6(10): e2339116.
19. Lemanska A, Harkin A, Iveson T et al. The association of clinical and patient factors with Chemotherapy-Induced Peripheral Neuropathy (CIPN) in colorectal cancer: secondary analysis of the SCOT trial. ESMO Open. 2023; 8(6):102063.
20. National Comprehensive Cancer Network. NCCN guidelines older adult oncology. 2024. Disponível em: https://www.nccn.org/guidelines/recently-published-guidelines. Acesso em: 16 maio 2024.
21. Hamaker M, Lund C, Te Molder M et al. Geriatric assessment in the management of older patients with cancer – A systematic review (update). J Geriatr Oncol. 2022;13(6): 761-77.
22. Kim J, Hurria A. Determining chemotherapy tolerance in older patients with cancer. J Natl Compr Canc Netw. 2013;11(12):1494-502.
23. Lund CM, Vistisen KK, Olsen AP et al. The effect of geriatric intervention in frail older patients receiving chemotherapy for colorectal cancer: a randomised trial (GERICO). Br J Cancer. 2021;124(12):1949-58.
24. Moth EB, Kiely BE, Stefanic N et al. Predicting chemotherapy toxicity in older adults: Comparing the predictive value of the CARG Toxicity Score with oncologists' estimates of toxicity based on clinical judgement. J Geriatr Oncol. 2019;10(2):202-9.
25. Extermann M, Boler I, Reich RR et al. Predicting the risk of chemotherapy toxicity in older patients: The Chemotherapy Risk Assessment Scale for High-Age Patients (CRASH) score. Cancer. 2011;118(13):3377-86.
26. Hurria A, Mohile S, Gajra A et al. Validation of a prediction tool for chemotherapy toxicity in older adults with cancer. J Clin Oncol. 2016; 34(20):2366-71.
27. Sud S, Lai P, Zhang T et al. Chemotherapy in the oldest old: the feasibility of delivering cytotoxic therapy to patients 80 years old and older. J Geriatr Oncol. 2015;6(5):395-400.
28. Moth EB, Kiely BE, Martin A et al. Older adults' preferred and perceived roles in decision-making about palliative chemotherapy, decision priorities and information preferences. J Geriatr Oncol. 2020;11(4):626-32.
29. Mohile SG, Magnuson A, Pandya C et al. Community oncologists' decision-making for treatment of older patients with cancer. J Natl Compr Canc Netw. 2018;16(3):301-9.
30. Extermann M, Brain E, Canin B et al. Priorities for the global advancement of care for older adults with cancer: an update of the International Society of Geriatric Oncology Priorities Initiative. Lancet Oncol. 2021;22 :e29-36.
31. Soto-Perez-De-Celis E, Lichtman SM. Considerations for clinical trial design in older adults with cancer. Expert Opin Investig Drugs. 2017;26(10):1099-102.
32. Hurria A, Dale W, Mooney M et al. Designing therapeutic clinical trials for older and frail adults with cancer: U13 conference recommendations. J Clin Oncol. 2014;32(24): 2587-94.
33. Extermann M, Al-Jumayli M, Sam C et al. Oncogeriatric developments. Gerontology. 2023;69(9):1045-55.

14 Imunoterapia na Oncogeriatria: Aplicações Práticas

Clarissa Cavalin Silva ♦ Daniel Vargas Pivato de Almeida ♦
Vivien Bautzer

Introdução

Imunoterapia é um termo genérico que compreende várias classes de medicações direcionadas à ativação do sistema imune para o tratamento oncológico. Este capítulo foca em quatro estratégias que revolucionam o cenário atual: os inibidores *checkpoint*, as vacinas terapêuticas, os anticorpos conjugados à medicação e a terapia celular.

Inibidores *checkpoint*

A ideia de estimular o sistema imune para reconhecer e tratar adequadamente as células cancerígenas data da metade do século XX, porém apenas nos anos 2000 se descobriram as peças que faltavam nesse quebra cabeça: as vias de sinalização celular denominadas *checkpoints* imunológicos, como PD-1/PD-L1 e CTLA4, a partir das quais se desenvolveram os inibidores *checkpoint* (ICI).[1,2]

Essas moléculas foram extensamente investigadas em inúmeros tipos tumorais, seja na monoterapia, seja em combinação com outros imunoterápicos, seja na rádio e na quimioterapia. Têm sido demonstrados resultados oncológicos sem precedentes, com perfil de efeitos colaterais manejáveis; consequentemente, essa descoberta de tão impactante rendeu, em 2018, o Prêmio Nobel de Fisiologia e Medicina a Tasuku Honjo e James P. Allison.[2]

Mecanismo de ação

As células tumorais aprenderam a driblar o sistema imune pela via de sinalização da morte celular programada (PD-L1, do inglês *programmed cell death ligand 1*). Assim, quando o PD-1 da célula imune identifica o PD-L1 na célula maligna, esta é tratada como própria do organismo, em vez de uma célula mutada que precisaria ser aniquilada, levando à inibição dos linfócitos e demais apresentadores de antígenos.[1]

Os ICI agem pela ligação específica de um anticorpo no PD-1 (como o caso do Pembrolizumabe) ou no PD-L1 (a exemplo do Atezolizumabe), removendo o "freio" do sistema imune. Na via de CTLA-4, específica dos linfócitos T, existe a dependência de correceptores e outras moléculas estimuladoras, o que possibilitou novas investigações sobre a modulação imunológica para produzir respostas antitumorais mais significativas.[2]

Indicações clínicas

O primeiro ICI aprovado para uso clínico nos EUA foi o Ipilimumabe. Em 2011, foi aceito como monoterapia para tratamento do melanoma metastático, após publicação do estudo fase III MDX010-20, que demonstrou quase o dobro de sobrevida global mediana em comparação ao braço terapia padrão, com redução do risco de mortalidade em 42% – fato inédito na doença e com a primeira substância dessa classe. No entanto, esta medicação só ficou disponível para uso comercial no Brasil em 2015.[3]

Atualmente, estão aprovados em bula brasileira 9 ICI para seus respectivos tipos de câncer, a saber:

- Ipilimumabe: melanoma metastático (MELA), carcinoma de células renais (CCR), câncer colorretal, carcinoma hepatocelular (CHC), câncer de pulmão de células não pequenas (CPNPC), mesotelioma pleural maligno (MPM), carcinoma escamoso de esôfago
- Nivolumabe: MELA, CCR, CPNPC, linfoma de Hodgkin (LH), câncer de cabeça e pescoço, carcinoma urotelial, câncer colorretal, CHC, câncer de pulmão de pequenas células (CPPC), carcinoma esofágico, MPM, câncer gástrico

- Pembrolizumabe: MELA, CPNPC, câncer de cabeça e pescoço, LH, carcinoma urotelial, câncer gástrico, câncer cervical, CHC, carcinoma de células de Merkel, CCR, CPPC, carcinoma esofágico, câncer de endométrio, carcinoma de pele de células escamosas, câncer do trato biliar
- Atezolizumabe: câncer de bexiga, CPNPC, câncer de mama, CPPC, CHC, MELA
- Durvalumabe: CPNPC, CPPC, câncer do trato biliar
- Cemiplimabe: carcinoma de pele de subtipos células escamosas e basocelular, CPNPC
- Dostarlimabe: câncer endometrial recorrente ou avançado com deficiência de enzimas de reparo (dMMR) ou alta instabilidade de microssatélite (MSI-H)
- Tremelimumabe em combinação com Durvalumabe - CHC e CPNPC
- Avelumabe: carcinoma de células de Merkel, carcinoma urotelial, CCR.

Toxicidade e particularidades nas pessoas idosas

Os efeitos colaterais dos ICI, denominados "eventos imunomediados" (EAim), têm origem no estímulo à autoimunidade, ou seja, o sistema imune perde um pouco da seletividade no reconhecimento de antígenos, identificando, assim, células sadias como possíveis agressores.[4]

Os EAim podem afetar múltiplos órgãos do corpo; em geral, os mais frequentes e que surgem de forma precoce no início do tratamento são de menor gravidade: reações cutâneas, prurido, hiper/hipotireoidismo, elevação de transaminases, colite, entre outros. No entanto, existem EAim que, embora mais raros, são extremamente graves, como miocardite, hipofisite, pneumonite e encefalite.[4-6] Virtualmente, qualquer tecido ou órgão do corpo humano pode ser acometido pelo câncer. Dados indicam certa previsibilidade temporal no surgimento de EAim para cada tipo de ICI ou combinação (p. ex., anti-CTLA-4 associado a anti-PDL-1), porém esses eventos imunomediados podem ocorrer mesmo após o término ou suspensão do tratamento.[4,6]

A alta suspeita clínica, diagnóstico e intervenção precoce são fundamentais para o controle desses eventos, e uma abordagem inicial deve ser ajustada à gravidade da manifestação, idealmente classificada em graus, conforme o *Common Terminology Criteria for Adverse Events* (CTCAE). O manejo dos EAim pode variar desde o uso de sintomáticos em vigência de tratamento, suspensão temporária e uso de corticoterapia associada ou não a outros imunossupressores, até a descontinuação permanente do ICI.[5-7]

Estudos iniciais apontavam que pacientes idosos poderiam apresentar pouco benefício clínico com o uso dos ICI devido à imunossenescência, ao mesmo tempo que apresentariam mais EAim.[8] No entanto, o corpo de evidências agregadas dos estudos pivotais e os dados de vida real demonstraram que não era este o caso, apesar de uma metanálise publicada em 2019 e ainda muito citada indicar menor magnitude de benefício em certos tipos tumorais e com alguns ICI em relação a outros.[8,9] Logo em seguida, foi publicado o estudo ELDERS, desenhado especificamente para esta população, que demonstrou menor incidência de EAim de qualquer grau, sobretudo os graves, no grupo de pacientes idosos *versus* no grupo abaixo de 65 anos, tendo o escore G8 demonstrado alta predição para risco de morte ou admissões hospitalares.[10]

No entanto, a população acima de 65 anos não é bem representada nos estudos clínicos, seja pelo baixo percentual de recrutamento na faixa etária (variando entre 10 e 30%), seja pela exclusão de pacientes com comorbidades importantes, seja pela falta de estratificação com ferramentas geriátricas. Portanto, até que se proponham desenhos de estudo e metodologias próprias que respondam a essas questões, não há motivos para contraindicar ICI apenas pela idade do paciente ou pelo tipo tumoral, conforme endossado pela Sociedade Internacional de Oncogeriatria (Siog).[11-13]

Estudos em andamento

Os mecanismos de resistência aos ICI envolvem alterações epigenéticas, em especial nos genes envolvidos com a compactação do DNA e com o desenvolvimento de inibidores da DNA metiltransferase ou da histona metiltransferase. Há também mecanismos de: ativação de vias de sinalização secundárias de crescimento celular (como Wnt/catenina); internalização de proteínas de superfície; seleção clonal; e outros que levam à depleção de células T citotóxicas ou ao seu mal funcionamento com os demais componentes que participam da resposta imune sustentada, sobretudo no microambiente tumoral, com investigação dos mediadores CSF1R, TGFb, VEGF, IL-1/6, A2AR, CD73, IDO1, B7-H4.[14,15]

As estratégias atualmente em investigação nos estudos de fase I e II para driblar essa resistência têm envolvido a modulação das vias de sinalização com base no interferon gama, com o desenvolvimento de agonistas STING, do JAK1/JAK2/STAT, ou da cossupressão com outros ICI, como nos estudos CITYSCAPE, que compararam o anticorpo anti-TIGIT Tiragolumabe associado ao Atezolizumabe com o placebo mais Atezolizumabe em pacientes portadores de CPNPC com expressão de PDL-1, tendo demonstrado ganho de sobrevida global.[14,16]

Ainda no campo dos biomarcadores para além do PDL-1 e da carga mutacional, o PDL-2 tem se mostrado interessante como preditor de resposta aos ICI e como potencial-alvo para desenvolvimento de outras estratégias.[17,18] Já quando se trata de estudos de fase III, a investigação acerca do gene 3 de ativação linfocitária (LAG-3), altamente expresso em células T em exaustão, levou à aprovação, nos EUA, do Relatlimabe associado ao Nivolumabe para melanoma inoperável ou metastático, conforme resultados do RELATIVITY-047. Outra molécula muito promissora cujo alvo trata-se do LAG-3 é o Favezelimabe, atualmente em estudos de fase II, em combinação com Pembrolizumabe.[19]

Vacinas

A utilização de vacinas para tratamento do câncer (VTC) ainda hoje é considerada uma estratégia terapêutica inovadora; no entanto, suas primeiras aplicações na prática clínica datam do início do século XX, com a injeção intratumoral de cepas mortas de *Streptococcus* sp. e *Serratia* spp., por William Coley.[20]

Com a melhora do entendimento do sistema imunológico e o aprimoramento das técnicas genéticas e de Engenharia Molecular, que também se aceleraram durante a pandemia da covid-19, houve um ressurgimento do interesse e do volume de pesquisas para desenvolvimento clínico das VTC.[21]

Mecanismo de ação

A classe das VTCs é representada por agentes com diferentes características, variando de acordo com a estrutura física do antígeno utilizado (tumor íntegro, células tumorais, proteínas, peptídeos, material nucleico direto ou viral - RNA, DNA) e o adjuvante no qual o antígeno é introduzido: proteínas carreadoras, células inteiras (p. ex., dendríticas), proteínas ou agentes químicos (emulsões ou agonistas de receptores Toll-like).[22]

A seleção dos antígenos tumorais utilizados é um passo fundamental para o desenvolvimento de uma VTC, devendo aqueles serem idealmente moléculas necessárias para a manutenção da sobrevivência celular e possuírem perfil de alta imunogenicidade, com expressão universal em células tumorais.[22] Esses antígenos tumorais podem ser divididos em antígenos associados a tumores (AAT) e antígenos específicos de tumor (AET). Os AAT podem ser compartilhados de tecidos saudáveis e superexpressos nos tecidos neoplásicos, o que explicaria o possível mecanismo de tolerância autoimune central pelo timo, além do maior risco de toxicidade autoimune.[23]

As VTC com base em AET utilizam classicamente neoantígenos expressos apenas pelas células tumorais, reduzindo o risco de efeitos fora de alvo e determinando maior potencial imunogênico e afinidade pelo complexo de histocompatibilidade principal (MHC). Esta classe tem sido o principal interesse no desenvolvimento de VTC na atualidade, principalmente pelas metodologias de sequenciamento genético, que possibilitam o uso de neoantígenos de DNA e RNA mensageiro (RNAm).[24]

Após a vacinação com VTC com base em RNAm, ocorre a captura celular pelas células apresentadoras de antígenos, o transporte do RNAm para o citoplasma e o processamento de antígenos por meio da cascata apresentadora do MHC, resultando na ativação de células T CD4+ e CD8+.[25]

Indicações clínicas

Na uro-oncologia, estão disponíveis na prática clínica duas VTC: Bacillus Calmette-Guérin (BCG) e Sipuleucel-T. A vacina BCG é amplamente disponível no Brasil e tem indicação consagrada como padrão-ouro no tratamento do carcinoma urotelial não músculo-invasivo em pacientes portadores de doença de risco intermediário e alto, com fácil instilação via sonda vesical, pela qual chega facilmente no urotélio de revestimento da bexiga e induz a hiperestimulação da resposta imune local.[26]

Já o Sipuleucel-T é uma vacina de células dendríticas aprovada em 2010 pela Food and Drug Administration (FDA), órgão regulatório dos EUA semelhante à brasileira Agência Nacional de Vigilância Sanitária (Anvisa), recomendada para o tratamento de pacientes com câncer de próstata metastático resistente à castração, porém ainda não disponível no Brasil. Esta VTC tem administração um pouco mais complexa, envolvendo leucoaférese, manufatura das células e infusão intravenosa.[27]

O melanoma tem servido nas últimas décadas de forma pioneira como protótipo para desenvolvimento das VTC, baseando-se na interação entre as células apresentadoras de antígeno e as tumorais, além dos linfócitos efetores e de memória. Uma das estratégias mais bem-sucedidas até a atualidade é a talimogene laherparepvec (T-VEC), uma terapia com vírus oncolítico altamente imunoestimulatório, modificado a partir do vírus do herpes simples.[28]

Os estudos iniciais com T-VEC, datados de 2006, demonstraram importantes desfechos, como redução do tamanho das lesões no local de aplicação e à distância, além de resposta imunomediada sustentada – resultados superiores às terapias intralesionais previamente investigadas, como BCG, interleucina 2 e rosa bengala.[29]

Atualmente, após publicações de robustas evidências em estudos de fase III, a T-VEC está aprovada em bula nos EUA e na Europa para o tratamento do melanoma cutâneo localmente avançado/metastático irressecável (estadiamento IIIB/IVM1a).[30]

Toxicidade e particularidades nas pessoas idosas

No tratamento com BCG para carcinoma urotelial não invasivo, os eventos adversos, apesar de mais frequentes quando comparados à quimioterapia intravesical, geralmente são autolimitados – cistite e reações inflamatórias granulomatosas típicas ocorrem na mucosa da bexiga. Esses sintomas, em geral, desaparecem dentro de 2 dias e não requerem tratamento. Em casos de sintomas prolongados ou refratários, pode ser recomendado o uso de analgésicos comuns ou mesmo isoniazida.[31]

Apesar de raras, podem ocorrer infecções sistêmicas por BCG, geralmente associadas à cateterismo traumático, à perfuração da bexiga ou após a ressecção transuretral extensa, ao qual pode se manifestar clinicamente por pneumonite, hepatite, citopenia, vasculite, aneurisma infeccioso e/ou sepse. Nesses casos, o paciente deve ser tratado para infecções por tuberculose, e a reexposição à BCG é desaconselhada.[31]

É importante ressaltar que não existe contraindicação ao tratamento com base exclusivamente na idade do paciente, como reportado de forma equivocada na literatura mais antiga. Já existem hoje evidências, a partir de estudos de vida real, reafirmando a segurança e a eficácia do tratamento quando analisada especificamente a população acima de 75 anos.[31]

Devido à indisponibilidade de Sipuleucel-T e T-VEC no Brasil, suas toxicidades não serão abordadas aqui.

Estudos em andamento

Após os estudos clínicos com vacinas de RNA/RNAm contra covid-19, observamos um aquecimento também nas pesquisas de VTC com novas moléculas em protocolos de fase Ib/II, em diferentes cenários clínicos, com grande expectativa nos resultados futuros.[21]

Atualmente, a estratégia de combinação entre a T-VEC e inibidores *checkpoint* tem sido extensamente estudada, dado o potencial sinergismo entre os mecanismos de ação. No entanto, a recente publicação do estudo de fase III MASTERKEY-265 não demonstrou ganho significativo nos desfechos oncológicos, indicando que mais pesquisas sobre as formas de modulação do sistema imune são importantes para um avanço significativo.[29,30]

Ainda nos tumores de cabeça e pescoço HPV positivos, estudos de fase Ib/II têm investigado VTC administradas de forma isolada ou em combinação com outros agonistas, sendo as mais promissoras até o momento Axalimogene filolisbac (AXAL ou ADXS11-001), HARE-40, MVX-ONCO-1 e AlloVax.[32,33]

Quando se trata de VTC em fases de desenvolvimento mais avançadas, deve ser citado, por exemplo, o resultado inédito do estudo de fase III ATALANTE-1, que randomizou 219 pacientes com câncer de pulmão de células não pequenas avançado previamente tratados com imunoterapia, comparando a quimioterapia padrão (grupo-controle) e o produto investigacional OSE2101, VTC com base em cinco AAT (HER-2/neu, CEA, MAGE 2, MAGE 3 e p53). O estudo demonstrou 41% de redução do risco de morte em comparação ao grupo-controle.[34]

Anticorpos conjugados a medicações

O desenvolvimento dos anticorpos conjugados a medicações (ADC, do inglês *antibody-drug conjugate*) data do início dos anos 1900, quando a teoria do Zauberkugel foi concebida por Paul Ehrlich, em que seria possível utilizar uma estratégia para direcionar a entrega de agentes citotóxicos em células tumorais, enquanto as células saudáveis eram poupadas.[35]

Ao longo dos séculos XX e XXI, avanços importantes na Engenharia Molecular tornaram viável a combinação de anticorpos monoclonais humanizados conjugados a medicações até mil vezes mais potentes em concentrações nano ou picomolares, demonstrando resultados clínicos muito expressivos.[35,36]

Mecanismo de ação

O desenvolvimento de um ADC é com base na combinação de um anticorpo monoclonal altamente seletivo para um AAT, um ligante estável na circulação sanguínea, mas altamente clivável no tecido-alvo e um agente terapêutico citotóxico que induz a morte celular após a internalização do medicamento e liberação do agente terapêutico.[37,38]

O anticorpo é o componente principal de qualquer ADC e deve possuir alta especificidade, afinidade ao alvo, boa retenção, baixa imunogenicidade, baixa reatividade cruzada e propriedades apropriadas de ligação ao ligante.[39] O antígeno-alvo tumoral deve ser altamente expresso nas células tumorais, com baixa heterogeneidade e ausência ou mínima expressão nos tecidos saudáveis.[37]

Os ligantes podem ser amplamente classificados como cliváveis (o agente terapêutico é capaz de se separar do anticorpo no sítio tumoral) ou não cliváveis (o agente terapêutico e o anticorpo permanecem ligados, sendo degradados apenas após a internalização).[35]

Outra parte crucial no desenvolvimento dos ADC é o número de moléculas citotóxicas conjugadas no anticorpo: a razão substância-anticorpo. Medicações com baixa razão substância-anticorpo possuem menor eficácia, enquanto altas razões são associadas a instabilidade e meia-vida reduzida, aumento da depuração plasmática e toxicidade sistêmica.[38]

Após a administração intravenosa e extravasamento dos capilares, os anticorpos chegam às células tumorais por difusão passiva.[38] A partir disso, ocorre interação anticorpo-antígeno e internalização do anticorpo juntamente à substância citotóxica ligada nas células tumorais, em geral por endocitose mediada por receptor. Uma vez internalizado nas células tumorais, os ADC liberam seus agentes citotóxicos devido às condições proteolíticas, químicas ou de pH, resultando no processo de morte celular.[38]

Adicionalmente, também ocorre citotoxicidade celular mediada pelos anticorpos, por meio de um mecanismo dependente do sistema complemento e/ou fagocitose celular. Alguns ADC com característica hidrofóbica também podem difundir-se pelas membranas celulares, além da liberação do quimioterápico no microambiente tumoral, resultando em atividade citotóxica contra células vizinhas – efeito denominado *bystander*.[38]

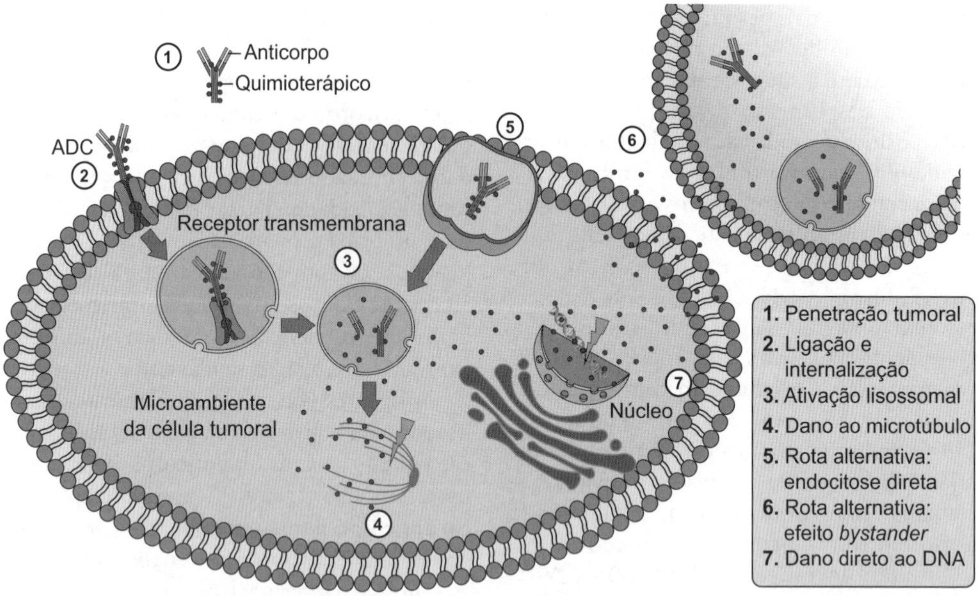

Figura 14.1 Mecanismo de ação geral dos anticorpos conjugados à droga. (Adaptada de Fontes MS, Vargas PAD, Cavalin C et al. Targeted therapy for locally advanced or metastatic urothelial cancer (mUC): Therapeutic potential of sacituzumab govitecan. Onco Targ Ther. 2022;15:1531-42.)

Indicações clínicas

Atualmente, temos diferentes substâncias dessa classe aprovadas em todo o mundo, contemplando diferentes indicações, o que consolidou essa estratégia terapêutica, frente a resultados ímpares.[39] No Brasil, a Anvisa já aprovou o uso de diferentes ADC, tanto para o tratamento de neoplasias sólidas quanto hematológicas, a saber:

- Trastuzumabe entansina: câncer de mama HER-2 positivo, tanto no cenário adjuvante (após a cirurgia), quanto na presença de doença metastática
- Trastuzumabe deruxtecana: câncer de mama avançado, apresentando tanto HER-2 positivo quanto com baixa expressão de HER-2
- Sacituzumabe govitecana: câncer de mama irressecável ou metastático previamente tratado, tanto em tumores triplo-negativos, quanto naqueles com expressão de receptores hormonais HER-2 negativos
- Enfortumabe vedotina: carcinoma urotelial avançado refratário a tratamentos sistêmicos prévios (em monoterapia) ou como primeira linha em pacientes inelegíveis a platina (combinado a Pembrolizumabe)
- Brentuximabe vedotina: linfoma de Hodgkin CD30 positivo avançado, recidivado ou refratário, linfoma anaplásico de grandes células, linfomas de células T periféricas CD30 positivo, linfoma anaplásico de grandes células cutâneo primário ou micose fungoide que expressam CD30 positivo
- Gentuzumabe ozogamicina: leucemia mieloide aguda CD33 positivo
- Inotuzumabe ozogamicina: leucemia linfoblástica aguda de células B precursoras, recidivada ou refratária, CD22 positivo
- Polatuzumabe vedotina: linfoma difuso de grandes células B.

Toxicidade e particularidades nas pessoas idosas

Os ADC possuem efeitos colaterais semelhantes à quimioterapia citotóxica convencional, como alopecia, fadiga, diarreia, citopenias, náuseas, êmese e neuropatia periférica. No entanto, alguns eventos imunomediados podem ocorrer, como exantema, hepatite, oftalmopatia; já outros são particulares de certas moléculas, a exemplo da pneumopatia induzida pelo Trastuzumabe deruxtecana e Trastuzumabe entansina.[40-42]

A despeito de pouca representatividade, em torno de 15 a 30% de pacientes recrutados acima de 65 anos, os ensaios clínicos que levaram à aprovação comercial dos ADC hoje disponíveis sugerem um perfil farmacocinético e uma eficácia semelhante à população em geral, porém também há maior chance de eventos adversos graves, reportados em mais de 50% dos pacientes idosos.[43]

Além disso, cabe ressaltar que mesmo eventos não graves podem impactar a qualidade de vida e a funcionalidade (p. ex., neuropatia periférica de grau 2).[42] Recomenda-se acompanhamento rigoroso para o monitoramento de eventos adversos, porém ainda não existe uma recomendação formal e embasada para reduzir a dose inicial ou modificar o cronograma.[43]

Estudos em andamento

Os ADC trouxeram opções terapêuticas muito eficazes, sobretudo para doenças refratárias aos tratamentos convencionais ou em populações que não poderiam ser submetidas a estes, apresentando ainda um perfil de toxicidade manejável. Atualmente, existem muitas moléculas em desenvolvimento, como a Mirvetuximab soravtansine, que recebeu aprovação regulatória pela FDA, em novembro de 2022, para uso em pacientes portadoras de câncer epitelial de ovário metastático expressor de alfafolato, com base nos resultados do estudo de fase III MIRASOL, além do STRO-002, Upifitamab rilsodotin, Tisotumab vedotin. Essa com certeza é uma classe de medicações muito promissora, já estabelecida na prática clínica atual e que ainda trará muitos resultados positivos para vários tipos de tumores.[44]

Terapia celular

As células de terapia celular (CAR-T, do inglês *chimeric antigen receptor*) são linfócitos T modificados geneticamente para expressar na membrana receptores antigênicos capazes de reconhecer a célula cancerígena. Essa tecnologia combina, portanto, o poder de reconhecimento de antígeno do linfócito B com a capacidade destrutiva do linfócito T e vem mudando drasticamente o cenário de tratamento para pacientes com doenças hematológicas refratárias, fornecendo uma alternativa extremamente eficaz e, muitas vezes, curativa.[45]

A primeira célula T com molécula quimérica foi projetada em 1993 pelo israelense Zelig Eshhar, mas o sucesso clínico apenas foi demonstrado em 2009, em um paciente com linfoma folicular refratário tratado pela equipe comandada por Steven Rosenberg em seu projeto pioneiro de pesquisa no estadunidense National Cancer Institute (NCI).[45]

Mecanismos de ação

As etapas para o tratamento com CAR-T são:

- Leucoaférese: os linfócitos do paciente são coletados por meio de aférese, sendo a amostra enviada para uma unidade de manufatura; ainda não há locais no Brasil aprovados para comercialização da tecnologia, portanto, a amostra é enviada aos EUA ou Europa (a depender do produto escolhido)
- Enriquecimento, ativação e expansão *ex vivo*: por meio de manipulação genética, é inserido no linfócito T um vetor viral, que expressa um comando para produção de um receptor de antígeno quimérico (CAR); as células são cultivadas e o tempo para expansão dessas células é de 10 a 21 dias
- Controle de qualidade: a amostra é congelada, testes de controle são realizados, e ela é reenviada ao centro de infusão
- Aplicação: após uma quimioterapia para linfodepleção (Ciclofosfamida e Fludarabina), o paciente recebe o produto como uma transfusão em dose única, depleção necessária para expandir e aumentar a sobrevivência e, assim, a eficácia das células CAR; o tempo para expansão dos linfócitos no sangue após a infusão pode durar até 2 semanas.[46]

O tempo "veia-veia" (da aférese até a infusão) pode levar de 4 a 6 semanas – ou chegar a 8 semanas – e recomenda-se internação hospitalar por pelo menos 14 dias após a infusão das células, a fim de observar e manejar prontamente as toxicidades.[46] Após a alta, orienta-se que o paciente permaneça próximo ao centro de infusão responsável (2 horas de distância) por 4 semanas após a infusão.[46]

Indicações clínicas

Para neoplasias hematológicas no contexto de doença recidivada ou refratária, até a presente data, a FDA aprovou seis produtos:[45]

- Idecabtagene vicleucel (ide-cel) e Ciltacabtagene autoleucel (cilta-cel): mieloma múltiplo (MM) após quatro linhas de tratamentos
- Brexucabtagene autoleucel (brexu-cel): leucemia linfoide aguda (LLA) infantil e adulto, assim como linfomas não hodgkin (LNH) após duas ou mais linhas para subtipos agressivos, do manto e folicular
- Lisocabtagene maraleucel (liso-cel), Axicabtagene ciloleucel (axi-cel): LNH após duas ou mais linhas para subtipos agressivos, do manto e folicular
- Tisagenlecleucel (tisa-cel): LLA infantil e adulto.

No Brasil, desde 2020, a Anvisa aprovou três produtos contra LLA, LNH e MM, além de dois produtos para doenças raras (não oncológicas). Em setembro de 2023, o órgão autorizou a Fundação Hemocentro de Ribeirão Preto (Fundherp), em parceria com o Instituto Butantan, a iniciar um ensaio clínico no Brasil.[47]

Toxicidade e particularidades nas pessoas idosas

A correta seleção clínica e laboratorial de pacientes é fundamental para o sucesso do tratamento, uma vez que não há definição em bula dos critérios específicos de elegibilidade para além do número de linhas anteriores de tratamento. Deve ser levada em conta a boa funcionalidade orgânica, em concordância com a maioria dos estudos clínicos, que excluíam pacientes com escore de performance ECOG maior que 2, com infecções ativas não controladas e portadores de doenças autoimunes.[48]

Sendo a idade média de incidência das neoplasias hematológicas acima de 65 anos, os pacientes não devem ser automaticamente excluídos com base apenas na idade cronológica; recomenda-se sempre uma avaliação geriátrica ampla em busca das multimorbidades e suas correlações, bem como limitações funcionais e cognitivas a fim de selecionar o paciente.[48,49]

Síndrome de liberação de citocinas (SLC). Conjunto de sintomas reversíveis decorrentes da atividade antitumoral das CAR-T. Com produção excessiva de citocinas, todos os pacientes apresentam algum grau da SLC. A intensidade varia de acordo com o produto utilizado, com a doença de base (pacientes com LLA tendem a ter mais) e a quantidade de volume tumoral que o paciente apresenta. Os sintomas se iniciam entre o 1º e o 14º dia da infusão (média de 2 a 3 dias) após a infusão e podem ser graduados conforme a severidade em 1, 2, 3 e 4. Esse quadro pode evoluir rapidamente e requer equipe treinada para correta identificação em tempo hábil que permita as intervenções necessárias, as quais podem envolver desde infusão de Tocilizumabe (antagonista da interleucina 6) até terapia de suporte invasivo em unidade de terapia intensiva (UTI).[50,51]

Neurotoxicidade (ICANS). Conjunto de sintomas reversíveis que decorre das citocinas que atravessam a barreira hematoencefálica. Os sintomas se iniciam por volta do 6º ao 9º dia e podem durar até 20 dias. Fatores de risco clínicos que aumentam o risco para ICANS incluem pacientes mais jovens, comorbidades neurológicas preexistentes, elevada carga tumoral e SLC precoce e grave.[50,51] A apresentação clínica da ICANS varia desde alterações leves no nível de consciência até graus variados de disfunção neurológica, incluindo encefalopatia com confusão e alterações comportamentais, alucinações visuais e auditivas, disfunção de linguagem, alterações de fala e apraxia, dor de cabeça, fadiga e tremores, disgrafia e outras deficiências motoras finas, convulsões clínicas ou subclínicas (incluindo estado de mal epiléptico), edema cerebral com coma e morte secundária a edema cerebral maligno.[50,51]

Infecções. Eventos muito comuns em que ocorre neutropenia febril de grau maior que 3 em aproximadamente 15 a 35% dos casos nas primeiras 4 a 8 semanas após a infusão. Várias infecções podem ocorrer durante as primeiras semanas após o procedimento, como bacteremia, fúngicas, virais do sistema respiratório superior, herpes-zóster e reativações virais como citomegalovírus, EBV e HHV-6. É recomendada profilaxia primária por até

1 ano da infusão. Após 30 dias, predominam infecções virais respiratórias, citomegalovírus e pneumonia.[50,51]

Citopenias. Eventos que ocorrem nos primeiros 28 dias após a infusão e podem persistir em cerca de 30% dos pacientes, com tendência de resolução espontânea. O tratamento é realizado com suporte transfusional e estimulador de colônias granulocíticas.[50,51]

Aplasia de células B e hipogamaglobulina. Efeito no alvo, porém fora do sítio tumoral das células CAR-T CD19 e BCMA. Os níveis de imunoglobulina G (IgG) parecem atingir um nadir em torno de 6 meses após a infusão, e as infecções tardias que ocorrem predominantemente por vírus respiratórios em geral são autolimitadas. A reposição de imunoglobulina deve ocorrer com base no quadro clínico e se IgG for menor que 400 mg/dℓ, estando indicado o uso 400 a 600 mg/kg, intravenoso (IV), a cada 2 a 4 semanas.[50,51]

Estudos em andamento

A terapia com CAR-T é uma modalidade de imunoterapia muito promissora, porém ainda enfrenta barreiras, sendo o custo financeiro a principal, já que mesmo com produtos aprovados em bula no país, muitos pacientes ainda encontram entraves burocráticos junto aos convênios. Além disso, a logística para manufatura do produto e o elevado tempo veia-veia muitas vezes não permite que pacientes com doenças agressivas aguardem o processo; e, mesmo quando isso é possível, há uma escassez de oferta de centros de infusão no país aptos a realizar a terapia celular que contenham estrutura física adequada, o que também impacta no acesso.[46] Atualmente, encontra-se sob investigação o uso da terapia em linhas mais precoces, bem como novas moléculas biespecíficas (CAR-T de 5ª e 6ª gerações), e seu uso em neoplasias sólidas.[47]

Considerações finais

A imunoterapia vem revolucionando a Oncologia, porém muito ainda precisa ser estudado e otimizado em relação à sua aplicação nos pacientes idosos. A velocidade impressionante em que essas moléculas foram desenvolvidas e investigadas em estudos clínicos demandou adaptações também das agências regulatórias, de modo que, atualmente, a diferença de tempo entre aprovações nos EUA e/ou Europa para nosso país é de apenas algumas semanas a meses. Cabe ressaltar que, ainda hoje, a vasta maioria das medicações aprovadas no Brasil só têm cobertura no sistema privado.[47]

Referências bibliográficas

1. Kanesvaran R, Cordoba R, Maggiore R. Immunotherapy in older adults with advanced cancers: implications for clinical decision-making and future research. Am Soc Clin Oncol Educ Book. 2018;(38):400-14.
2. Salik B, Smyth MJ, Nakamura K. Targeting immune checkpoints in hematological malignancies. J Hematol Oncol. 2020;13(1):111.
3. Vaddepally RK, Kharel P, Pandey R et al. Review of indications of FDA-approved immune checkpoint inhibitors per NCCN guidelines with the level of evidence. Cancers. 2020;12(3):738.
4. Force BS of COT. Updated Brazilian guidelines for the management of immune-related adverse events associated with checkpoint inhibitors – edition 2.0. Braz J Oncol. 2022;18(0):1-22. Disponível em: http://www.brazilianjournalofoncology.com.br/details/197/en-US. Acesso em: 19 maio 2024.
5. Brahmer JR, Abu-Sbeih H, Ascierto PA et al. Society for Immunotherapy of Cancer (SITC) clinical practice guideline on immune checkpoint inhibitor-related adverse events. J Immunother Cancer. 2021;9(6):e002435.
6. Haanen J, Obeid M, Spain L et al. Management of toxicities from immunotherapy: ESMO clinical practice guideline for diagnosis, treatment and follow-up. Ann Oncol. 2022; 33(12):1217-38.
7. Schneider BJ, Naidoo J, Santomasso BD et al. Management of immune-related adverse events in patients treated with immune checkpoint inhibitor therapy: ASCO guideline update. J Clin Oncol. 2021;39(36):4073-126.
8. Granier C, Gey A, Stéphane Roncelin et al. Immunotherapy in older patients with cancer. Biomed J. 2021;44(3):260-71.
9. Ninomiya K, Oze I, Kato Y et al. Influence of age on the efficacy of immune checkpoint inhibitors in advanced cancers: a systematic review and meta-analysis. Acta Oncol. 2019; 59(3):249-56.
10. Gomes F, Lorigan P, Woolley S et al. A prospective cohort study on the safety of checkpoint inhibitors in older cancer patients – the ELDERS study. ESMO Open. 2021;6(1): 100042.
11. Gomes F, Wong M, Battisti NML et al. Immunotherapy in older patients with

non-small cell lung cancer: young international society of geriatric oncology position paper. Br J Cancer. 2020;123(6):874-84.
12. Guven DC, Kavgaci G, Aktepe OH et al. The burden of polypharmacy and drug–drug interactions in older cancer patients treated with immunotherapy. J Oncol Pharm Pract. 2021;28(4):785-93.
13. Stratulat Alexa T, Alexa I, Antoniu S. Palliative immunotherapy in the frail elderly: non-small cell lung cancer. BMJ Support Palliat Care. 2022;12(2):191-3.
14. Marei HE, Hasan A, Giacomo Pozzoli et al. Cancer immunotherapy with immune checkpoint inhibitors (ICIs): potential, mechanisms of resistance, and strategies for reinvigorating T cell responsiveness when resistance is acquired. Cancer Cell Int. 2023;23(1):64.
15. Tang K, Wu YH, Song Y et al. Indoleamine 2,3-dioxygenase 1 (IDO1) inhibitors in clinical trials for cancer immunotherapy. J Hematol Oncol. 2021;14(1):68.
16. Harjunpää H, Guillerey C. TIGIT as an emerging immune checkpoint. Clin Exp Immunol. 2020;200(2):108-19.
17. Yearley JH, Gibson C, Yu N et al. PD-L2 Expression in Human Tumors: relevance to anti-PD-1 therapy in cancer. Clin Cancer Res. 2017;23(12):3158-67. Disponível em: https://clincancerres.aacrjournals.org/content/23/12/3158?_ga=2.97485279.1346054949.1530748800-211649494.1530748800. Acesso em: 19 maio 2024.
18. Shamaila MA, Martinenaite E, Morten OH et al. The inhibitory checkpoint, PD-L2, is a target for effector T cells: novel possibilities for immune therapy. Oncoimmunology. 2017; 7(2):e1390641.
19. Aggarwal V, Workman CJ, Dario AA. Vignali. LAG-3 as the third checkpoint inhibitor. Nat Immunol. 2023;24(9):1415-22.
20. DeMaria PJ, Bilusic M. Cancer Vaccines. Hematol Oncol Clin North Am. 2019;33(2): 199-214.
21. Chakraborty C, Sharma AR, Bhattacharya M et al. From COVID-19 to cancer mRNA vaccines: moving from bench to clinic in the vaccine landscape. Front Immunol. 2021;12: 679344.
22. Hollingsworth RE, Jansen K. Turning the corner on therapeutic cancer vaccines. NPJ Vaccines. 2019;4:7.
23. Xing Y, Hogquist KA. T-cell tolerance: central and peripheral. Cold Spring Harb Perspect Biol. 2012;4(6):a006957-7. Disponível em: https://www.ncbi.nlm.nih.gov/pmc/articles/PMC3367546/. Acesso em: 19 maio 2024.
24. Beck JD, Reidenbach D, Salomon N et al. mRNA therapeutics in cancer immunotherapy. Mol Cancer. 2021;20(1):69.
25. Lorentzen CL, Haanen JB, Met Ö et al. Clinical advances and ongoing trials of mRNA vaccines for cancer treatment. The Lanc Oncol. 2022;23(10):e450-8. Disponível em: https://www.thelancet.com/journals/lanonc/article/PIIS1470-2045(22)00372-2/fulltext. Acesso em: 19 maio 2024.
26. Flaig TW, Spiess PE, Abern M et al. NCCN Guidelines® insights: bladder cancer, version 2.2022. J Natl Compr Canc Netw. 2022;20 (8):866-78.
27. Kantoff PW, Higano CS, Shore ND et al. Sipuleucel-T immunotherapy for castration-resistant prostate cancer. N Engl J Med. 2010; 363(5):411-22.
28. Zhang T, Jou THT, Hsin J et al. Talimogene laherparepvec (T-VEC): a review of the recent advances in cancer therapy. J Clin Med. 2023; 12(3):1098. Disponível em: https://www.ncbi.nlm.nih.gov/pmc/articles/PMC9917711/. Acesso em: 19 maio 2024.
29. Ferrucci PF, Pala L, Conforti F et al. Talimogene laherparepvec (T-VEC): an intralesional cancer immunotherapy for advanced melanoma. Cancers. 2021;13(6):1383. Disponível em: https://www.ncbi.nlm.nih.gov/pmc/articles/PMC8003308/. Acesso em: 19 maio 2024.
30. Chesney JA, Ribas A, Long GV et al. Randomized, double-blind, placebo-controlled, global phase III trial of talimogene laherparepvec combined with pembrolizumab for advanced melanoma. J Clin Oncol. 2023; 41(3):528-40.
31. Matsuoka Y, Taoka R, Kohashiguchi K et al. Efficacy and toxicity of intravesical Bacillus Calmette-Guérin therapy in elderly patients with non-muscle-invasive bladder cancer. Curr Urol. 2021;15(1):16-21.
32. Zhou JZ, Jou J, Cohen E. Vaccine strategies for human papillomavirus-associated head and neck cancers. Cancers. 2021;14(1):33.
33. Liu D, Che X, Wang X et al. Tumor vaccines: unleashing the power of the immune system to fight cancer. Pharmaceuticals. 2023; 16(10):1384. Disponível em: https://www.ncbi.nlm.nih.gov/pmc/articles/PMC10610367/. Acesso em: 19 maio 2024.
34. Besse B, Felip E, Garcia Campelo R et al. Randomized open-label controlled study of cancer vaccine OSE2101 *versus* chemotherapy in HLA-A2-positive patients with advanced non-small-cell lung cancer with resistance to immunotherapy: ATALANTE-1. An Oncol. 2023;34(10):920-33. Disponível em: https://www.sciencedirect.com/science/article/pii/S0923753423007901. Acesso em: 19 maio 2024.
35. Ponziani S, Di Vittorio G, Pitari G et al. Antibody-drug conjugates: the new frontier of chemotherapy. Int J Mol Sci. 2020;21(15):5510.
36. Thomas A, Teicher BA, Hassan R. Antibody-drug conjugates for cancer therapy. Lanc Oncol. 2016;17(6):e254-62.
37. Diamantis N, Banerji U. Antibody-drug conjugates-an emerging class of cancer treatment. Br J Cancer. 2016;114(4):362-7. Disponível em: https://www.ncbi.nlm.nih.gov/pmc/articles/PMC4815767/. Acesso em: 19 maio 2024.
38. Drago JZ, Modi S, Chandarlapaty S. Unlocking the potential of antibody-drug conjugates for

cancer therapy. Nat Rev Clin Oncol. 2021; 18(6):327-44. Disponível em: https://www.nature.com/articles/s41571-021-00470-8. Acesso em: 19 maio 2024.
39. Baah S, Laws M, Rahman KM. Antibody-drug conjugates-a tutorial review. Molecules. 2021;26(10):2943.
40. Zhu Y, Liu K, Wang K et al. Treatment-related adverse events of antibody-drug conjugates in clinical trials: a systematic review and meta-analysis. Cancer. 2022;129(2):283-95.
41. Tarantino P, Ricciuti B, Pradhan SM et al. Optimizing the safety of antibody-drug conjugates for patients with solid tumours. Nat Rev Clin Oncol. 2023;20(8):558-76.
42. Perego G, Ghidini A, Luciani A et al. Antibody-drug conjugates in treating older patients suffering from cancer: what is the real value? Hum Vaccin Immunother. 2021;17(12):5575-8.
43. Rached L, Géraud A, Maxime F et al. Antibody-drug conjugates in older patients: state of the art. Crit Rev Oncol Hematol. 2024;193:104212.
44. Karpel H, Sachia Stonefeld Powell, Bhavana Pothuri. Antibody-drug conjugates in gynecologic cancer. Am Soc Clin Oncol Educ Book. 2023;(43):e390772.
45. Bourbon E, Ghesquières H, Bachy E. CAR-T cells, from principle to clinical applications. Bull Canc. 2021;108(10):S4-17.
46. Clé DV, Hirayama AV, Alencar AJ et al. Associação Brasileira de Hematologia, Hemoterapia e Terapia Celular Consensus on genetically modified cells. I: structuring centers for the multidisciplinary clinical administration and management of CAR-T cell therapy patients. Hematol Transfus Cell Ther. 2021;43(Suppl 2):S3-12.
47. Silva Junior JB, Rodrigues e Silva AA, Melo FCC et al. Associação Brasileira de Hematologia, Hemoterapia e Terapia Celular Consensus on genetically modified cells. Special article: Advanced therapy medicinal products in Brazil: regulatory panorama. Hematol Transfus Cell Ther. 2021;43(Suppl 2):S68-77.
48. Chihara D, Liao L, Tkacz J et al. Real-world evidence of CAR T-cell therapy in older patients with relapsed/refractory diffuse large B-cell lymphoma. Blood. 2023;142(12):1047-55.
49. Lin RJ, Kim SJ, Brown S et al. Prospective geriatric assessment and geriatric consultation in CAR T-cell therapy for older patients with lymphoma. Blood Adv. 2023;7(14):3501-5.
50. Zettler ME, Feinberg BA, Phillips Jr EG et al. Real-world adverse events associated with CAR T-cell therapy among adults age ≥ 65 years. J Geriatr Oncol. 2021;12(2):239-42. Disponível em: https://www.sciencedirect.com/science/article/abs/pii/S1879406820301454. Acesso em: 19 maio 2024.
51. Westin JR, Locke FL, Dickinson M et al. Safety and efficacy of axicabtagene ciloleucel *versus* standard of care in patients 65 years of age or older with relapsed/refractory large B-cell lymphoma. Clin Cancer Res. 2023;29(10):1894-905.

15 Tratamento Oncológico com Adjuvância: Caso Clínico

Janyara Teixeira ♦ Guilherme de Matos Maia ♦ Anelise Fonseca

Introdução

Este capítulo trata da abordagem conjunta da Geriatria com a Oncologia, destacando o papel da Avaliação Geriátrica Ampla (AGA) e sua importância na indicação do tratamento oncológico, com adjuvância, para pessoas idosas com câncer de cólon. É importante esclarecer que tanto a adjuvância como a neoadjuvância fazem parte do tratamento oncológico de qualquer pessoa caso haja uma perspectiva curativa, antes ou após a cirurgia. O tratamento do câncer hoje integra um grupo de procedimentos que vão desde a terapia sistêmica – como a quimioterapia –, a imunoterapia, a terapia de célula-alvo, passando por hormonioterapia, radioterapia e cirurgia, como exemplos distintos de modalidades. A neoadjuvância é empregada quando se opta por executar um tratamento clínico antes da provável cirurgia definitiva; a adjuvância, por sua vez, ocorre quando a pessoa é submetida a cirurgia antes de outra modalidade de tratamento.

Em geral, opta-se pela neoadjuvância para tratar tumores volumosos ou de alto grau e reduzir complicações no pós-operatório, bem como o tempo cirúrgico. A adjuvância, por sua vez, serve para complementar a cirurgia até 3 meses depois do procedimento; reduzir a probabilidade de recidiva local; aumentar a chance de cura e a sobrevida geral; e complementar a cirurgia e, também, caso haja metástases.[1,2]

Para cada tipo de câncer haverá um tipo de tratamento, e, por isso, a janela terapêutica é muito importante. A decisão em usar ou não a adjuvância e/ou a neoadjuvância dependerá das peculiaridades do tumor, do paciente e dos tratamentos disponíveis a essa pessoa, ou seja, essas decisões são individualizadas. A proposta geralmente tem como base a probabilidade de o paciente livrar-se da progressão de doença e da metástase e apresentar aumento da sobrevida geral, ponderando a toxicidade do fármaco e a qualidade de vida da pessoa, ressaltando o uso para a terapia curativa. Por esse motivo, a decisão de propor ou não a adjuvância a um paciente é muito desafiadora ao oncologista.

Caso clínico

Em 2023, a paciente F., 75 anos, portadora de hipertensão arterial sistêmica, diabetes melito e dislipidemia controladas com medicamentos, iniciou, por iniciativa da filha, o acompanhamento com a Geriatria.

A paciente é viúva, natural de Alagoas, e mudou-se para Brasília há mais de 40 anos. O grau de escolaridade é o Ensino Fundamental completo. Sempre trabalhou como dona de casa e reside com a única filha, que cuida de todas as questões financeiras da mãe, as demandas da casa, como compras e pagamentos, além das orientações para a empregada doméstica.

F. é independente para todas as atividades básicas da vida diária (Katz[3] 6) e as instrumentais (Lawton[3] 9).

Durante a consulta geriátrica, a paciente relatou que se sente sempre cansada e exausta ao sair de casa; relatou perda de peso discreta, estimada em 1 quilograma nos últimos 3 meses, e a atribuiu à diminuição de apetite, por não sentir mais o sabor da comida. Percebe mais o sabor doce, mas, mesmo assim, é um "doce-amargo". Não apresentou disfagia. O sono não é tranquilo e o humor é levemente deprimido, com pontuação 4 na Escala de Depressão Geriátrica (EDG).[3] Nos últimos tempos, recusa-se a sair de casa para atividades de lazer; é sedentária.

Faz uso de metformina na dose de 1.000 mg/dia; dapagliflozina, 10 mg/dia; e Selozok, 100 mg/dia. Nunca fumou, ingeria bebida alcoólica esporadicamente – uma taça de vinho quando saía para jantar com a filha –, porém, nos últimos meses, relata desânimo para qualquer tarefa ou atividade.

A paciente relatou, ainda, que considerava sua saúde pior em comparação a outras pessoas de mesma idade; sofre com uma constipação intestinal crônica e acreditava que esse era o motivo por perder sangue nas fezes esporadicamente até 1 mês atrás, quando o sintoma piorou em frequência.

A geriatra responsável realizou também uma investigação para avaliar a condição social inicial para identificar detalhes da rede de suporte disponível e possíveis barreiras ao plano de cuidados, como a condição financeira.

Ao exame físico, a paciente apresentou-se lúcida e normotensa. Como achados identificados de relevância, destaca-se somente uma leve distensão abdominal seguida de dor à palpação profunda.

O IMC é de 19,53 (peso: 50 kg; altura: 160 cm), com velocidade da marcha alterada (teste Get and Go);[3] não foi feito o teste de preensão palmar. Na escala de Rockwood, pontuou 70 e, na PPS, 70%;[4,5] mostrou-se lenta e distraída na avaliação cognitiva, mas sem comprometer o resultado final quando aplicados o teste do relógio, o teste de fluxo verbal e o miniexame do estado mental.[3]

A geriatra optou por fazer nova conciliação medicamentosa, retirando a metformina – medicação que, normalmente, favorece a perda de peso – e iniciando a mirtazapina (antidepressivo noradrenérgico e específico serotoninérgico, que auxilia na tentativa de reverter ou amenizar as consequências da insônia e anorexia).

A paciente, por fim, foi classificada como pré-frágil. Com base no relato apresentado, além das orientações gerais de suplementação alimentar e de exercícios físicos e cognitivos, a geriatra solicitou exames laboratoriais e colonoscopia, explicando suas hipóteses diagnósticas: pólipos benignos, doença diverticular, telangiectasias e/ou mesmo câncer de cólon.

No retorno da consulta, 2 meses depois, o resultado da colonoscopia mostrou lesão tumoral no cólon direito com alta suspeita de neoplasia maligna. O resultado da biopsia, realizada a seguir, confirmou a impressão macroscópica, como o diagnóstico de adenocarcinoma. A imuno-histoquímica mostrou proficiência das enzimas de reparo, e a avaliação molecular demonstrou tratar-se de *KRAS/NRAS/BRAF* mutados. O estadiamento clínico foi avaliado em T4NxM0, com estabilidade de microssatélite.

A geriatra, após dar a notícia à paciente e à filha, contatou um oncologista clínico de sua confiança para que ambos fizessem uma avaliação oncogeriátrica após a aplicação do G8, uma ferramenta geriátrica de *screening*.[6,7]

Nessa segunda consulta, foi realizada uma nova AGA,[8] cujo resultado foi a base para o planejamento das intervenções terapêuticas.[3] Além disso, diante da nova avaliação da AGA, foram identificadas perda de peso e sensação de exaustão, e não havia dúvidas sobre a piora da sarcopenia; também foi indicado acompanhamento psicológico tanto para a mãe como para a filha, diante da dificuldade da paciente, percebida pela médica, de se adaptar a uma nova condição de vida. Já para a filha, o acompanhamento ajudaria a ressignificar o relacionamento com a mãe, uma vez que esta relatou à médica uma relação de muita cobrança por parte da filha, que confirmou a informação. Por fim, foram ratificadas as orientações nutricionais iniciais (a introdução de suplementos não obteve a adesão esperada), com encaminhamento imediato ao nutricionista, e foi solicitada, também, a realização de pré-habilitação física, por 2 meses, antes da realização do procedimento cirúrgico, caso a paciente concordasse.

Em paralelo, na semana seguinte, o oncologista também avaliou a paciente, obtendo o mesmo resultado da geriatra ao aplicar o G8.[6,7] Ambos, portanto, estão de acordo com a peculiaridade do caso, que traz dificuldade em escolher a melhor conduta. Os dois profissionais, para auxiliar na tomada de decisão, utilizaram as ferramentas *ePrognosis* e CARG (Grupo de Pesquisa sobre Câncer e Envelhecimento) para obter estimativas do risco de toxicidade com quimioterapia.[9,10] Nesse escore, a paciente F. obteve pontuação 9, o que representa um risco de toxicidade de 66% (graus 3 a 5 – moderada a grave) ao ser submetida ao provável tratamento escolhido – cirurgia com adjuvância até 3 meses depois, com fluorouracil e leucovorin em dose padrão; desse modo, tanto a geriatra como o oncologista optaram em reduzir a dose e aplicar o CARG, e o resultado passou a ser um risco de toxicidade 7 (51%). Embora esse número ainda seja considerado alto, o esquema proposto de adjuvância por 6 meses de tratamento foi aceito pela paciente e pela filha, por entenderem a importância do tratamento adjuvante dentro desse contexto.

F. realizou sua habilitação física e aderiu melhor à suplementação alimentar. Ao longo de 60 dias, com um ganho ponderal de 2 kg, outra rodada de conversa entre as duas especialidades médicas foi realizada, cuja decisão final foi apresentada pela geriatra à paciente e à filha: a indicação de cirurgia com posterior terapia sistêmica, como adjuvância. Desse modo, o que a equipe médica pretendia anteriormente, devido ao empenho da paciente, será executado.

O procedimento cirúrgico foi realizado e consistiu na hemicolectomia direita com reconstrução imediata do trânsito intestinal. A liberação para dar continuidade ao planejamento de pós-reabilitação física por, no mínimo, 6 meses foi dada após 20 dias da alta hospitalar. É importante mencionar que, no fim, o estadiamento patológico pós-cirurgia ficou como pT4aN1bM0 - IIIB.

Tempos depois, a paciente retornou ao consultório do oncologista para reavaliação e reafirmação da indicação de tratamento adjuvante, que foi realizado e mostrou que, diferentemente do que se pensava, os efeitos colaterais esperados, como diarreia e mucosite, foram bem tolerados.

Uma breve pausa explicativa

No Brasil, estimam-se mais de 45 mil casos novos de câncer de intestino por ano, sendo o terceiro país com maior incidência. Os principais fatores relacionados com maior risco de desenvolver câncer do intestino são: idade igual ou acima de 50 anos, inatividade física, excesso de gordura corporal e alimentação rica em carne vermelha e carne processada.[11]

Aproximadamente, 70% dos pacientes com câncer têm 65 anos ou mais, e prevê-se que o número de pacientes com câncer nessa faixa etária aumente significativamente nos próximos 20 anos.[11] Com os avanços da tecnologia, métodos de rastreamento e diagnóstico precoce, bem como novos fármacos, os pacientes oncológicos tendem a viver mais. Alguns desses fármacos sistêmicos têm efeitos colaterais, e, desse modo, o paciente deve ser bem avaliado para que possa tolerar melhor o tratamento.[7,9,10,12,13]

Tumores de cólon em estágio III são classificados em baixo risco e alto risco, por se tratar de um T4a (tumor que penetra a superfície do peritônio visceral) associado à presença de linfonodo comprometido pela neoplasia. F. se enquadrava no estágio III de alto risco com proficiência das enzimas de reparo.[13]

O tratamento adjuvante (tratamento quimioterápico pós-cirúrgico com o intuito de erradicar a micrometástase e aumentar a taxa de cura nesses casos) reduz o risco de recorrência predominantemente nos últimos dois primeiros anos de acompanhamento, aumentando a sobrevida geral.[14] Como exemplo, um esquema quimioterápico composto de três fármacos, chamado "FOLFOX" (fluorouracil, leucovorin e oxaliplatina), demonstrou aumento de sobrevida geral com ganho absoluto de 4,2%, passando a ser o regime padrão nesses casos.[15,16]

As análises de subgrupos dos principais ensaios de terapia adjuvante também mostram uma falta de benefício da adição de oxaliplatina em pacientes idosos.[16,17] Uma análise de subgrupo do NSABP C-07 mostrou que a adição de oxaliplatina ao 5-FU/LV não apresentou nenhum benefício de sobrevivência em pacientes de 70 anos ou mais com cólon em estágio II ou III (n = 396), com tendência à diminuição da sobrevida; em contrapartida, uma análise agrupada de pacientes pertencentes a estudos diferentes (NSABP C08, XELOXA, X-ACT, AVANT) encontrou que a sobrevida geral e livre de doença foi aumentada por meio de terapia adjuvante com acréscimo da oxaliplatina.[18,19]

Entretanto, uma análise de subgrupo do estudo TOSCA (corrigida por gênero, capacidade funcional, tamanho e grau de extensão do tumor; escolha do tratamento, duração e escalonamento de dose) encontrou uma ausência de diferença significativa na recorrência tumoral entre pacientes com 70 anos tratados com oxaliplatina.[15] Além disso, uma análise de 37.568 pacientes inscritos em 25 ensaios randomizados de terapia sistêmica adjuvante derivada do banco de dados ACCENT observou que a mortalidade precoce (no período de 1 a 6 meses após o início da quimioterapia adjuvante) foi significativamente mais prevalente em pacientes mais velhos, em particular naqueles com idade superior a 70 anos. Esses dados ressaltam a necessidade de considerar cuidadosamente a relação risco-benefício ao se tomar decisões de tratamento para essa faixa etária. Se a quimioterapia for empregada nesse cenário, o uso de uma fluoropirimidina de agente único deve ser o regime de escolha.[17-19]

Portanto, na tomada de decisões quanto ao uso de terapia adjuvante na população idosa, deve-se levar em consideração uma série de questões importantes, como o estado de fragilidade funcional e as condições de saúde mental; a expectativa de vida sem o câncer; a presença de diretivas antecipadas de vontade; a segurança do tratamento quimioterápico; a rede de cuidados; e o acesso a uma equipe multiprofissional. Todas essas questões são difíceis de responder, uma vez que essa população permanece sub-representada em estudos clínicos.[13,14,16]

É importante ressaltar que, ao se aplicar as ferramentas *ePrognosis*[20] combinadas com o índice de Lee e Schomberg,[10] apesar de ainda não validadas na população brasileira, são estimados um risco de mortalidade em 5 anos pela doença e a expectativa de vida após o tratamento. No caso de F., os resultados foram um risco de mortalidade de menos de 50% pelo câncer em 5 anos e, por sua vez, uma expectativa de vida de 12 a 14 anos sem o câncer.[10] A tradução desses dados significa que essa paciente tem menor risco de morte pelo câncer no período de 5 anos com a cirurgia, o que a justificava; além disso, essa sobrevida aumenta diante do benefício ofertado pela terapia adjuvante. Vale lembrar que esse aumento de sobrevida foi estimado com o acréscimo da quimioterapia após a cirurgia, e a expectativa de vida passou a ser de 10 anos sem câncer, após o tratamento. Esse fato, na literatura, é um dado a ser considerado, fundamental para pesar os riscos e os benefícios de se associar um tratamento sistêmico após a cirurgia para esse perfil de pacientes.

Outro ponto importante no caso é que, durante o tratamento oncológico, a paciente F. manteve o acompanhamento com a geriatra. Esta, por sua vez, continuava a monitorar o peso e as funções cognitivas à custa da manutenção da inapetência que existia previamente, uma mucosite de grau II, e de episódios frequentes de diarreia, que demoraram a ser controlados com o uso de loperamida.

Na realidade da Geriatria, para uma pessoa idosa em tratamento oncológico, os esforços devem ser direcionados na investigação e nas intervenções do grupo de agravos denominado "gigantes" ou "os sete is" da especialidade:[21] insuficiência cerebral, instabilidade postural, imobilidade, incontinências e insuficiências comunicativa e familiar. O que a geriatra buscava na paciente em questão eram os fatores de risco para queda, depressão, incontinências – urinária e fecal –, fatores que podem impactar diretamente na qualidade de vida e, sobretudo, na resposta ao tratamento oncológico proposto.[21,22] Ainda, a geriatra orientou sobre a necessidade da manutenção do acompanhamento multiprofissional, e, assim, a paciente conseguiu concluir o tratamento, seguindo até hoje com o oncologista e a geriatra em conjunto.

Considerações finais

Considerando-se um paciente idoso e canceroso com perspectiva de cura, dependendo do tipo de câncer, da extensão e da presença de metástase, é preciso avaliá-lo por meio do uso do G8 seguido da AGA, ferramentas peremptórias a serem utilizadas para auxiliar na melhor conduta e antever um prognóstico. A idade cronológica não deve direcionar a tomada de decisão terapêutica nem basear o raciocínio clínico sobre a potencialidade de recuperação ou não de um tratamento oncológico. Diante da perspectiva de cura e do arsenal terapêutico existente hoje, há muitas intervenções terapêuticas que devem ser utilizadas a fim de contribuir com a redução dos efeitos colaterais e a rápida recuperação do paciente.

A importância de um time multiprofissional se dá pelas seguintes razões:

- É fundamental informar e apresentar ao paciente os possíveis cenários diferentes da trajetória da doença e, também, após o tratamento escolhido
- Define-se com o paciente o caminho escolhido e, também, abordam-se as consequências caso haja mudanças de estratégias, respeitando-se os marcos da biografia do paciente – momentos importantes a serem considerados também na escolha do tratamento oncológico
- É de extrema importância dialogar com o paciente e sua família. Dar a oportunidade ao paciente de se envolver na tomada de decisão é, acima de tudo, um dos maiores desafios médicos no campo ético
- Conhecer o universo do paciente, suas redes de cuidado, bem como os elementos da saúde mental e existencial faz parte da abordagem do tratamento do câncer, a fim de desenvolver um plano terapêutico adequado e coerente com as expectativas e as frustrações de todos os envolvidos.

Referências bibliográficas

1. Adjuvant therapy: treatment to keep cancer from returning. Mayo Clinic; 2024. Disponível em: www.mayoclinic.org/diseases-conditions/cancer/in-depth/adjuvant-therapy/art-20046687. Acesso em: 5 jun. 2024.
2. West H, Jin J. Neoadjuvant therapy. JAMA Oncol. 2015;1(4):550.
3. Lourenço R, Sanchez MA, Perez M. Instrumentos de avaliação. In: Tratado de geriatria e gerontologia. 5. ed. Rio de Janeiro: Guanabara Koogan; 2022.
4. Rockwood K, Fox RA, Stolee P et al. Frailty in elderly people: an evolving concept. CMAJ. 1994;150(4):489-95.
5. Arantes AMB, Silva AE, Silva AF da et al. Bioética e cuidados paliativos. Indaiatuba: Foco; 2023.
6. Liuu E, Audureau E, Caillet P et al. Prognosis value of the g-8 for early death in older patients with cancer: The elcapa cohort study. J Geriatr Oncol. 2014;5(2):S59.
7. Bellera CA, Rainfray M, Mathoulin-Pelissier S et al. Screening older cancer patients: first evaluation of the G-8 geriatric screening tool. Ann Oncol Off J Eur Soc Med Oncol. 2012; 23:2166-72.
8. Schippinger W. Comprehensive geriatric assessment. Wien Med Wochenschr. 2022;172 (5-6):122-5.
9. Cancer and Aging Research Group. Chemotoxicity calculator. Disponível em: https://www.mycarg.org/?page_id=2405. Acesso em: 5 jun. 2024.
10. Sei J Lee, Lindquist K, Segal MR et al. Development and validation of a prognostic index for 4-year mortality in older adults. JAMA. 2006;295(7):801-8.
11. Instituto Nacional do Câncer. Disponível em: https://www.gov.br/inca/pt-br/assuntos/cancer/numeros. Acesso em: 5 jun. 2024.
12. Miller KD, Siegel RL, Lin CC et al. Cancer treatment and survivorship statistics, 2016. CA Cancer J Clin. 2016;66(4):271-89.
13. Dotan E, Browner I, Hurria A et al. Challenges in the management of older patients with colon cancer. J Natl Compr Canc Netw. 2012;10: 213-24.
14. Sargent DJ, Patiyil S, Yothers G et al. End points for colon cancer adjuvant trials: observations and recommendations based on individual patient data from 20,898 patients enrolled onto 18 randomized trials from the ACCENT Group. J Clin Oncol. 2007;25(29):4569-74.
15. André T, Boni C, Navarro M et al. Improved overall survival with oxaliplatina, fluoruracila, and leucovorin as adjuvant treatment in stage II or III colon cancer in the MOSAIC trial. J Clin Oncol. 2009;27(19):3109-16.
16. Hanna NN, Onukwugha E, Choti MA et al. Comparative analysis of various prognostic nodal factors, adjuvant chemotherapy and survival among stage III colon cancer patients over 65 years: an analysis using surveillance, epidemiology and end results (SEER)-Medicare data. Colorectal Dis. 2012;14(1):48-55.
17. Sanoff HK, Carpenter WR, Sturmer T et al. Effect of adjuvant chemotherapy on survival of patients with stage III colon cancer diagnosed after age 75 years. J Clin Oncol. 2012;30(21): 2624-34.
18. Haller DG, O'Connell MJ, Cartwright TH et al. Impact of age and medical comorbidity on adjuvant treatment outcomes for stage III colon cancer: a pooled analysis of individual patient data from four randomized, controlled trials. Ann Oncol. 2015;26(4):715-24.
19. Sanoff HK. Adjuvant therapy for resected colon câncer in older adult patient. UpToDate. 2022.
20. University of California San Francisco. ePrognosis. Disponível em: https://eprognosis.ucsf.edu. Acesso em: 5 jun. 2024.
21. Hammerschmidt KSA, Ávila JBG, Santos SSC. Princípios básicos de geriatria e gerontologia. Ciênc. saúde coletiva. 2010;15(6):2997-8.
22. Hurria A, Celis ESP, Daneng L et al. Funcional versus chronological age: geriatric assessmentes to guide decision making in older patients with cancer. Lancet Oncol. 2018; 19(6):e305-16.

16 Câncer de Mama Avançado: Cuidados Paliativos na Oncogeriatria – Caso Clínico

Anelise Fonseca ♦ Janyara Teixeira

Introdução

Este capítulo trata de uma abordagem prática exemplificativa do cuidado conjunto entre Geriatria e Oncologia no manejo de uma doença oncológica avançada em um paciente idoso. Diante de uma doença que ameaça a vida, os cuidados paliativos (CP) são imprescindíveis e, considerando-se um paciente idoso, é primordial que, no acompanhamento, seja identificado o que é mais importante de acordo com os "cinco Ms" da Geriatria.[1,2]

Tanto para o geriatra como para o oncologista, o principal desafio no acompanhamento de pessoas idosas com câncer avançado considerado incurável é proporcionar a melhor e maior sobrevida possível com o arsenal terapêutico disponível. Para isso, é fundamental avaliar o estado funcional, a situação socioeconômica, cultural e mental do paciente idoso e de seu núcleo familiar; estabelecer uma linguagem única entre eles a fim de assegurar uma interpretação semelhante para encontrar os melhores caminhos assistenciais; pactuar a convocação e o momento da entrada de outros membros do time multiprofissional; e, acima de tudo, garantir que tudo o que foi combinado com o paciente e a família será cumprido.

Caso clínico

A senhora M., 82 anos, é hipertensa leve, com queixa de esquecimento. Após o diagnóstico, realizado há 4 anos por uma neurologista, de uma síndrome demencial, provavelmente uma síndrome demencial por doença de Alzheimer, a senhora M. iniciou acompanhamento com geriatria por escolha da filha.

Na primeira consulta, a paciente ainda se encontrava na fase leve da demência (FAST 3-4). Usava três medicações – losartana, sinvastatina e aspirina infantil – e era cuidada diretamente pela filha, com apoio financeiro do irmão desta. Com a evolução da doença, nos últimos 4 anos, apresentava certa apatia, fazia muita repetição de frases, usava o dinheiro de maneira indevida e, por vezes, reagia com agressividade, cujos episódios iniciais não eram necessários medicar. Não houve, até o momento, alteração significativa do apetite, apenas um relato de perda de peso, sem significado maior, que foi justificado como uma mudança no paladar.

A paciente fez uso de rivastigmina e memantina por pouco tempo, uma vez que não houve a melhora esperada; com o aceite da família, o neurologista suspendeu a medicação.

A senhora M. era judia, viúva, tinha dois filhos, nenhum neto, havia trabalhado como secretária, recebia aposentadoria e pensão, e mantinha padrão de vida financeiro correspondente a uma classe econômica considerada média. Antes do diagnóstico, fazia caminhadas diárias, mas, em virtude da doença, suas caminhadas diminuíram, e, por isso, foi introduzida fisioterapia motora, duas vezes por semana.

Após 5 anos em acompanhamento geriátrico, com a paciente já aos 87 anos, a filha inseriu três cuidadoras formais por 24 horas e, 6 meses depois, mudou-se de país. Com a ausência da filha e a introdução das cuidadoras, além de uma nova rotina na casa, houve mudanças no comportamento da senhora M., inicialmente controlada sem medicações. Nesse momento, a paciente passou a ser cuidada indiretamente pelo filho, que morava próximo a ela, e diretamente pelas cuidadoras. A nova dinâmica diária da casa foi estabelecida, sempre com duas pessoas durante o dia; à noite, uma pessoa ficava para dormir, e uma terceira comparecia aos fins de semana.

A demência avançou e, concomitantemente, o quadro clínico da Síndrome da Fragilidade. Aos 90 anos, na primeira consulta anual de rotina, a perda de peso acentuou-se junto à redução do apetite desde o início do diagnóstico, em torno de 4 quilogramas nos últimos 3 meses desde a última avaliação geriátrica. Essa perda veio associada a uma dificuldade de deambular, restringindo a paciente à cadeira de rodas, pelo risco de queda.

Em dado momento do acompanhamento, a senhora M., na segunda consulta geriátrica desse mesmo ano, apresentou uma tumoração na mama esquerda; quando examinada, a tumoração mostrou-se volumosa, em torno de 3 centímetros de diâmetro, a pele estava enrugada e o mamilo, invertido.

Uma breve pausa explicativa

As síndromes demenciais, em especial as primárias (a demência por doença de Alzheimer é o maior exemplo desse grupo, correspondendo a até 70% dos tipos de demência)[3] – diante de sua incurabilidade e, ainda, pelo fato de ameaçarem a vida do paciente ao longo de toda a trajetória da doença –, são consideradas elegíveis aos CP desde o diagnóstico, o que exige vigilância constante.[3] Por esse motivo, todas as medicações modificadoras de doença, independentemente da fase, visam controlar os sintomas e reduzir a velocidade da perda cognitiva; o plano de cuidados junto a uma rotina terapêutica, com a participação de profissionais como o fisioterapeuta e o terapeuta ocupacional, visa proporcionar qualidade de vida para o paciente idoso.

No caso clínico em questão, é possível que a senhora M., nesse momento, além de sofrer de uma demência que lhe ameaça a vida há 8 anos, tenha uma segunda doença – um câncer de mama oriundo do aparecimento de um nódulo mamário.

De maneira resumida, a paciente de 90 anos apresenta demência avançada, estratificada pela geriatra com a escala FAST 6 e CDR 3,0;[4,5] em relação ao grau de dependência, a geriatria usou a escala Katz,[6] cujo resultado mostrou que a senhora M. é totalmente dependente de outra pessoa para as atividades diárias – Katz 0; ela conseguia ficar em pé e dar alguns passos com muito auxílio; tinha controle de tronco (escala de Rockwood 5/6) e Escala de *Performance* Paliativa (PPS) de 50%;[7,8] apresentava leve disfagia, com avaliação Doss 5/6, o que significava que não precisaria mudar a consistência da alimentação naquele momento.[9] Essas avaliações geralmente são feitas pela geriatria, mas, diante da possibilidade do diagnóstico de câncer, um oncologista treinado poderá realizar, com toda precisão esperada, uma triagem semelhante, chamada "G8".[10]

Ao fim da avaliação, foi concluído que a senhora M. apresentava o diagnóstico de Síndrome da Fragilidade, associada à demência e, provavelmente, ao câncer. A geriatra fez uma avaliação inicial também em relação à expectativa de sobrevida, segundo a escala de sobrevida de pacientes com demência na comunidade. A média para a senhora M. foi de 3,4 anos de sobrevida, calculada pelo *ePrognosis*,[11] e a chance de toxicidade pelo tratamento foi calculada pelo CARG (59%), caso a conduta fosse tratar o câncer.[12]

É importante destacar que a senhora M. não tinha diretivas antecipadas de vontade e, em virtude da demência avançada, não tinha mais capacidade de decidi-las, caso lhe fossem apresentadas. Os filhos relataram que a paciente, enquanto lúcida, nunca manifestou preferências de cuidados de saúde no futuro e não conversava sobre o assunto, que era uma espécie de *tabu* na família. Assim, por ser tratar de uma massa palpável, a geriatra e a família concordaram em submeter a senhora M. a uma biopsia da mama, por ser um procedimento de baixo risco de complicações. Fato não surpreendente, o diagnóstico histológico foi carcinoma ductal infiltrante na mama esquerda, do tipo inflamatório, com comprometimento clínico de linfonodo axilar; o estágio clínico era T4N1M0; o teste para receptor de estrógeno foi de 90%, e o de progesterona, 90%; HER 2 resultou negativo e Ki-67, em 30%. Tratava-se, portanto, de um tumor de mama luminal B.

Com base nesses resultados oriundos da biopsia, a geriatra propôs à família discutir o caso com a oncologista e a mastologista de confiança e outros profissionais que formam com ela um time, pois partia da premissa de que o quadro oncológico tratava-se de um tumor de mama localmente avançado, porém, pelas características de retração mamilar (com risco de ulceração local, o que provocaria maior sofrimento – dor e incômodo – e pioraria sintomas como agressividade, agitação e irritabilidade) e pela difícil decisão terapêutica, preferia evitar iatrogenia e, por conseguinte, um sofrimento maior.

O time ponderou os riscos e os benefícios das terapias possíveis, e, por fim, a geriatra comunicou à família que encaminharia a senhora M. à oncologista e à mastologista que participaram da discussão em equipe.

Do ponto de vista oncológico, a conduta seria cirúrgica com posterior tratamento sistêmico neoadjuvante (quimioterapia); embora em tumores luminais a quimioterapia possa não promover a redução da doença, essa proposta foi considerada um tratamento paliativo oncológico, no intuito de amenizar sintomas desconfortáveis para a paciente e as cuidadoras. A cirurgia não era considerada de alto risco e o pós-operatório provavelmente não seria complicado, com poucos dias de internação, salvo intercorrências não antecipadas. No entanto, a mastologista considerou a doença inoperável, devido à fragilidade da paciente, uma vez que a avaliação oncogeriátrica demonstrou claramente a fragilidade nutricional, a dependência para a mobilidade e o quadro demencial avançado. Tanto a geriatra quanto o filho da paciente concordaram com a avaliação da mastologista, e, assim, a senhora M. não foi submetida a nenhum procedimento cirúrgico.

Para a paciente, foi definido que seria usada a hormonioterapia (HT) primária exclusiva. Esse tratamento direcionado a pacientes idosos com fragilidade é considerado adequado. Dados de estudos nessa população mostram que o uso exclusivo da HT aumenta a sobrevida.[13] Duas revisões sistemáticas sobre cirurgia *versus* terapia endócrina mostraram que a cirurgia promove o controle local e traz maior benefício de sobrevida em relação à terapia endócrina primária em pacientes com expectativa de vida de 5 anos ou mais.[14,15] Esse não era o caso da senhora M. Em um grande estudo de coorte, nenhuma diferença de sobrevida específica para câncer de mama foi relatada entre a cirurgia e a terapia endócrina primária, quando as pacientes foram classificadas como Allred escore ≥ 6, ou seja, doença positiva para receptor hormonal.[14,15] Quando a terapia endócrina primária envolve inibidores da aromatase, o tempo mediano para progressão é de aproximadamente 5 anos, e, por isso, esse tratamento foi a opção mais pertinente à senhora M. Ela fez uso dessa medicação até os últimos dias, falecendo em casa, dormindo, aos 95 anos, provavelmente em decorrência de sua fragilidade geral.

Ações em paralelo na tomada de decisão

Do ponto de vista dos CP, a conversa inicial foi feita ainda com a filha da paciente e, posteriormente, reforçada com o filho. Ambos expressaram a mesma opinião de querer evitar maiores danos, mas as diretivas antecipadas não foram feitas, já que a demência impossibilitou a senhora M. de fazê-las. Quando se decidiu solicitar a opinião da mastologista e da oncologista, foram reforçados a abordagem dessa tumoração e os limites proporcionais terapêuticos que elas entendiam ser ou não pertinentes, a fim de evitar procedimentos desproporcionais. Nesse momento, pactuou-se que em hipótese nenhuma a senhora M. iria para a unidade de terapia intensiva, e o tratamento proposto não poderia ser pior que as consequências da tumoração, uma vez que esta, *a priori*, "enrugava" a mama, mas, até o momento, não causava dor.[8]

Foram alinhadas condutas para esse caso específico, como a abordagem da espiritualidade (mesmo na demência, pode-se orientar a família sobre ações que podem ser percebidas com os órgãos do sentido, no caso, música judaica para a senhora M.) e o trabalho em equipe, com a introdução de uma enfermeira coordenadora do cuidado, um fisioterapeuta e um fonoaudiólogo; a odontologia foi indicada para revisar a estrutura de cavidade oral. Não foi percebida a necessidade de apoio psicológico para a família. A ideia era oferecer ações que pudessem contribuir para evitar uma súbita piora funcional, como desidratação, infecções e lesões de pele, seja por pressão, seja pelo próprio tumor.

A enfermagem realizou a psicoeducação sobre higiene e mobilização na cadeira e na cama, bem como orientou sobre a consistência e a oferta alimentar, além de introduzir o conceito de alimentação de conforto diante da possível evolução para uma disfagia grave, comum na demência avançada. Também foram discutidos os possíveis caminhos futuros e a importância de construir um progressivo e avançado plano de cuidados, incluindo o local de cuidado da paciente no fim de vida até sua morte.

Considerações finais

Os objetivos dos CP são oferecer alívio dos sintomas desagradáveis que gerem sofrimento aos pacientes e familiares. Esses objetivos são reforçados desde o diagnóstico da doença e de situações que ameacem a vida do paciente, ao longo da trajetória da doença. Todas as condutas são compartilhadas e apresentadas aos familiares a fim de que possam entender os diferentes caminhos.[8]

Diante de doenças como as demências, o câncer, a Síndrome da Fragilidade e toda e qualquer situação que ameace a integridade das quatro dimensões do ser humano – física, mental, social e existencial –, os CP devem ser apresentados e oferecidos, assim como qualquer outro tratamento, mesmo que cursem com o prolongamento da doença, em detrimento da dignidade da pessoa. É um imperativo ético do cuidado que todo profissional da Saúde estude e proponha os CP para qualquer paciente idoso, em especial se este tiver câncer, não importando em qual fase da doença esteja no momento do diagnóstico, pois os benefícios da implantação de medidas paliativas em concomitância ao tratamento modificador de doença já são conhecidos. Um estudo clássico mostrou aumento da sobrevida, controle dos sintomas e conforto dos pacientes, tendo a recomendação da ASCO.[16,17]

Referências bibliográficas

1. Molnar F, Frank CC. Optimizing geriatric care with the GERIATRIC 5 Ms. Can Farm Physician. 2019;65(1):39.
2. World Health Organization. Palliative care. Disponível em: www.who.int/health-topics/palliative-care. Acesso em: 6 jun. 2024.
3. Malhi R, McElveen J, O'Donnell L. Palliative care of the patient with dementia. Dela J Public Health. 2021;7(4):92-8.
4. Sclan SG, Reisberg B. Functional assessment staging (FAST) in Alzheimer's disease: reliability, validity, and ordinality. Int Psychogeriatr. 1992:4(Suppl 1):55-69.
5. Brasil. Ministério da Saúde. Escala CDR (*Clinical Dementia Rating scale*) – Avaliação clínica da demência. Disponível em: https://linhasdecuidado.saude.gov.br/portal/demenciaavaliacao-clinica-da-demencia. Acesso em: 6 jun. 2024.
6. Lourenço R, Sanchez MA, Perez M. Instrumentos de avaliação. In: Tratado de geriatria e gerontologia. 5. ed. Rio de Janeiro: Guanabara Koogan; 2022.
7. Rockwood K, Fox RA, Stolee P et al. Frailty in elderly people: an evolving concept. Review CMAJ. 1994;150(4):489-95.
8. Arantes AMB, Silva AE, Silva AF da et al. Bioética e cuidados paliativos. Indaiatuba: Foco; 2023.
9. O'Neil KH, Purdy M, Falk J et al. The dysphagia outcome and severity scale. Dysphagia. 1999; 14(3):139-45.
10. Liuu E, Audureau E, Caillet P et al. Prognosis value of the g-8 for early death in older patients with cancer: The ELCAPA Cohort Study. J Geriatr Oncol. 2014;5(2):S59.
11. Lee SJ, Lindquist K, Segal MR et al. Development and validation of a prognostic index for 4-year mortality in older adults. JAMA. 2006;295(7):801-8.
12. Cancer and Aging Research Group. Chemotoxicity calculator. Disponível em: https://www.mycarg.org/?page_id=2405. Acesso em: 6 jun. 2024.
13. Guven DC, Martinez-Cannon BA, Testa GD et al. Immunotherapy use in older adults with cancer with frailty: A young SIOG review paper. J Geriatr Oncol. 2024;15(4):1014742.
14. Morgan JL, Reed MW, Wyld L. Primary endocrine therapy as a treatment for older women with operable breast cancer – a comparison of randomized controlled trial and cohort study findings. Eur J Surg Oncol. 2014;40:676-84.

15. Syed BM, Al-Khyatt W, Johnston SJ et al. Longterm clinical outcome of oestrogen receptorpositive operable primary breast cancer in older women: a large series from a single centre. Br J Cancer. 2011;104:1393-400.
16. Temel JS, Greer JA, Muzikansky A et al. Early palliative care for patients with metastatic non-small-cell lung cancer. N Engl J Med. 2010;363(8):733-42.
17. Ferrell BR, Temel JS, Temin S et al. Integration of palliative care into standard oncology care: american society of clinical oncology clinical practice guideline update. J Clin Oncol. 2017;35(1):96-112.

17 Comunicação entre Geriatras e Oncologistas

Anelise Fonseca ♦ Alexandra Barreto Arantes ♦ Janyara Teixeira ♦ Viviane Basilio

Introdução

A proposta deste capítulo é discutir a comunicação entre geriatras e oncologistas de maneira teórico-prática. O texto divide-se em duas partes; a primeira traz uma contextualização maior, e a segunda, um caso clínico do ponto de vista de ambos os especialistas na entrada de um paciente idoso ao consultório, isto é, quando o geriatra o encaminha ao oncologista e vice-versa, para uma sugestão de trocas de informações diante da proposta de acompanhamento em conjunto.

A comunicação é uma habilidade que todo profissional da Saúde deveria desenvolver. Significa compartilhar uma informação, torná-la comum, e envolve os seguintes elementos: emissor, receptor, canal de comunicação e mensagem. O ato de comunicar não se restringe em apenas transmitir dados ou informações, pois seus formatos – a forma oral, com o uso das palavras ou a mímica, o som e a escrita – influenciam na compreensão do que se está comunicando. Ainda, a comunicação pode se dar pelas expressões faciais, pelo movimento do corpo e mesmo pelo silêncio: a ausência de algum meio de expressão também é um modo de se comunicar. As habilidades da comunicação são competências fundamentais para se trabalhar na área da Saúde – sobretudo quando há vários profissionais envolvidos –, com especial destaque à comunicação interpessoal. Nessa relação, há que se ter, acima de tudo, clareza, honestidade, interesse, respeito, objetividade, significado, empatia e compaixão.[1,2]

A comunicação interpessoal é entendida como um processo no qual há troca de informações – dados, impressões, opiniões, dúvidas, sentidos e significados – e inclui até mal-entendidos. No campo da Saúde, é necessário que as pessoas envolvidas no processo estejam cientes da importância do diálogo – e o compreendam –, bem como do fato de que não há uma disputa, e sim – o objetivo maior – um consenso (se possível), para o bem do indivíduo doente.[2]

Em um cenário ideal, todos os pacientes idosos seriam submetidos a triagens e avaliações oncogeriátricas antes dos tratamentos e intervenções após um diagnóstico oncológico. Nessa situação, é possível que os fluxos de trocas de mensagens entre equipes multiprofissionais favoreçam comunicações efetivas e empáticas. No entanto, sabe-se que essa ainda não é uma realidade brasileira, e este capítulo se propõe a discutir os possíveis caminhos da comunicação entre os profissionais da área da Saúde.

Contextualização

Comunicação na Oncogeriatria

Nos últimos 15 a 20 anos, o conhecimento biológico das neoplasias tem levado a um aumento da capacidade de novos diagnósticos e intervenções terapêuticas, alterando, assim, a história natural da doença tanto dos tumores sólidos como dos hematológicos.[3,4]

À luz desse conhecimento, aconteceram melhores desfechos para os pacientes oncológicos. É importante lembrar que o envelhecimento populacional é considerado o principal fator de risco para o desenvolvimento de neoplasias, visto que nessa faixa etária se concentram as maiores taxas de incidência e mortalidade por câncer.[5]

Com 60% de todos os casos novos e 70% de todos os cânceres diagnosticados em pessoas com mais de 65 anos, a taxa de mortalidade é desproporcionalmente maior na população idosa. A isso se atribuem: comorbidades associadas; diminuição da reserva fisiológica, que compromete a habilidade de tolerar terapias; relutância do oncologista em indicar terapias mais agressivas; e barreira de acesso da população idosa a cuidados.[6]

Outro ponto seria a participação de pacientes mais velhos, quando presentes, nos ensaios clínicos. Em geral, as pessoas idosas formam um "grupo excepcional", que passa por requisitos de elegibilidade muitas vezes rigorosos, geralmente com mínima ou nenhuma presença de comorbidades de impacto e um excelente desempenho de seu estado funcional.[7] A sub-representatividade dessa população em estudos clínicos e a seleção de idosos que não condizem com o paciente "real" levam a uma sub ou superestimação do plano terapêutico. No primeiro caso, leva-se à privação da indicação correta de tratamentos com maior chance de cura ou sobrevida com qualidade; já na superestimação, pode-se conduzir a iatrogenias, ao sofrimento e, por conseguinte, ao comprometimento da qualidade de vida do indivíduo em detrimento de um benefício questionável. Portanto, é preciso alertar que a maioria das informações dos estudos terapêuticos disponíveis não reflete um típico paciente idoso com câncer, visto na prática assistencial. O resultado é uma escassez de dados para orientar a tomada de decisões com base em fortes evidências, o que prejudica o trabalho clínico e gera frustrações diante de expectativas que podem ser elevadas.[7]

Desse modo, muitos fatores contribuem para a dificuldade de cuidar dessa população de maneira adequada e coerente na Oncologia; por isso, a Oncogeriatria, ou Oncologia Geriátrica - campo que reúne dois saberes: um específico de uma gama de patologias e o outro, de uma população –, torna-se cada vez mais reconhecida na pesquisa e na clínica assistencial. A identificação de problemas específicos dessa fase da vida é fundamental no prognóstico e na tomada das melhores decisões terapêuticas; assim, o método tradicional da coleta de informações a partir da história atual e pregressa da doença é inadequado para identificar e priorizar as questões específicas do paciente idoso. O que se percebe é que pacientes idosos com diagnóstico recente de neoplasia maligna muitas vezes são encaminhados ao consultório oncológico sem saber ao certo o que têm e o que precisará ser feito; mais grave ainda é que, na maioria dos casos, eles desconhecem a extensão da doença.[8]

O desafio da Oncogeriatria se inicia a partir da comunicação com esse paciente, pois isso exige detalhar e avaliar o estado físico e cognitivo para uma tomada de decisão segura em relação ao tratamento, à sobrevida e ao prognóstico. Nem sempre o oncologista está familiarizado com a linguagem da Gerontologia, tampouco com a da Geriatria, e, por isso, talvez não saiba aplicar testes mais apropriados para esse detalhamento e avaliação. A avaliação do paciente idoso feita pelo oncologista normalmente é semelhante à de um adulto não idoso; quando existe a percepção de uma fragilidade física ou prejuízo cognitivo, geralmente toda a informação a ser captada desde então é direcionada ao cuidador responsável. Surge, assim, outro problema, pois nem sempre esse cuidador sabe os detalhes referentes à doença e, mais grave, talvez não conheça o histórico de vida desse paciente, seus valores e suas expectativas quanto ao tratamento, o que influencia no processo decisório dos caminhos a serem percorridos ao longo da trajetória da doença.[7,8]

Os oncologistas clínicos normalmente usam escalas de *status* de desempenho funcional, como Karnofsky, e escalas do Eastern Cooperative Oncology Group (ECOG) para ajudar a estratificar os pacientes e determinar a submissão ou não a algum tratamento. Além de serem ferramentas valiosas para a população oncológica no geral, elas têm sido úteis e resistido ao tempo. No entanto, essa abordagem não parece adequada à população idosa, pelo fato de esta ser complexa e heterogênea, uma vez que essas escalas geralmente não refletem o *status* funcional dos pacientes desse grupo.[9]

A escassez ou a falta de conhecimento e habilidade para implantar tecnicamente ferramentas voltadas à Oncogeriatria limita o acesso do paciente a tratamentos que podem trazer mais benefícios. O oncologista clínico - restrito a KPS e ECOG para a avaliação de desempenho e não habituado a classificar o paciente idoso de acordo com suas atividades básicas e instrumentais de vida diária - corre grandes riscos de subestimar ou superestimar o desempenho desse paciente frente ao tratamento. Além disso, conforme afirmado, as pessoas idosas muitas vezes passam por rigorosos requisitos de elegibilidade aos *trials* terapêuticos, mas sua participação não é aprovada, mesmo que não apresentem comorbidades de impacto e tenham, ainda, um excelente desempenho funcional. Portanto, os dados disponíveis hoje ao oncologista, em geral, não refletem esse grupo populacional visto na prática assistencial, e o resultado é uma escassez de dados para tomar decisões com base em evidências para o tratamento do paciente idoso.[8-10]

Várias organizações internacionais de Oncologia têm recomendado a utilização de avaliações geriátricas para identificar vulnerabilidades entre pacientes idosos com câncer e orientar a tomada de decisão sobre o tratamento. Essa avaliação individualizada pode ajudar a entender melhor o histórico do paciente, sua expectativa de vida e reserva funcional para uma melhor orientação em relação às abordagens diagnósticas e terapêuticas, incluindo o modo de comunicação.[10]

Em 2014, foi publicada uma revisão sistemática sobre o assunto, demonstrando que incorporar a avaliação geriátrica na tomada de decisão oncológica altera as decisões de tratamento; no entanto, os dados sobre os efeitos dessas alterações nos desfechos eram limitados.[8] Desde então, foram publicados vários estudos abordando essa questão; em um deles - outra revisão realizada pelo mesmo serviço em 2017 -, foi constatado que, após uma avaliação geriátrica, o plano de tratamento foi alterado em uma média de 28% dos pacientes, principalmente para uma opção de tratamento menos intensivo. Intervenções não oncológicas foram recomendadas em uma média de 72% dos pacientes, mais comumente por serem ponderadas as questões sociais do paciente (39%), seu estado nutricional (32%) e a presença de polifarmácia (31%).[8-10] A conclusão dos autores foi que a realização da avaliação geriátrica parece melhorar a tolerância e a capacidade de concluir o tratamento planejado.[11]

Outras pesquisas sobre avaliação geriátrica em Oncologia estão a caminho; esses estudos têm sido relevantes para se entender como uma avaliação geriátrica pode contribuir para a decisão ideal de tratamento, mas outros desfechos são necessários para o ajuste de decisões referentes a qualidade de vida, frequência de uso dos serviços de saúde por efeitos colaterais dos tratamentos, sequelas que debilitam ainda mais e, também, morte. Em um deles - uma revisão sistemática que abrangeu o conceito de fragilidade -, analisou-se, dentro de uma avaliação geriátrica (multidimensional por meio de domínios somáticos, funcionais e psicossociais), a associação entre déficits geriátricos prévios, como fragilidade, e vários desfechos adversos, incluindo complicações, toxicidade e mortalidade.[12] Com base na avaliação geriátrica, o planejamento do tratamento oncológico nesse estudo mudou o curso de tratamento em uma média de 31% dos casos, e intervenções não oncológicas foram iniciadas em mais de 72% dos pacientes.[13]

A Sociedade Americana de Oncologia (ASCO) recomenda que, para indivíduos com mais de 65 anos candidatos a tratamento oncológico, haja na avaliação, no mínimo, os seguintes parâmetros: estratificação funcional, comorbidades, se houve queda recente, se o paciente sofre de depressão, testes de cognição e estado nutricional.[8,10] No campo da avaliação oncogeriátrica, a próxima etapa provavelmente consistirá na avaliação da expectativa de vida do paciente sem o câncer, após o tratamento.[13] Para isso, o Painel de Especialistas recomenda, em especial, o índice Schonberg ou Lee.[14] As variáveis mais comuns consideradas nesses índices incluem idade, sexo, comorbidades (como diabetes e doença pulmonar), estado funcional (mobilidade, independência e autonomia), comportamentos de saúde e fatores de risco do estilo de vida (tabagismo, obesidade, sedentarismo, etilismo) e o autorrelato de saúde. Outras ferramentas, como CARG ou CRASH, são mais adequadas para se obter uma estimativa de risco de toxicidade da quimioterapia.[10,15,16] A aplicação, por parte dos oncologistas, das ferramentas de triagem do campo da Geriatria pode ser um dos contatos possíveis entre as duas áreas, facilitando a comunicação para o planejamento terapêutico do paciente idoso, bem como o encaminhamento precoce, uma consulta em conjunto e/ou mesmo a inserção do geriatra na equipe de oncologistas, assim como há o paliativista na linha de cuidados oncológicos.

Além disso, deve-se incentivar o treino dos profissionais nas habilidades de comunicação. Transmitir uma má notícia nunca será como informar uma boa notícia. Não há como "maquiar", mas há que se ter cuidado na escolha das palavras e no reconhecimento do que a pessoa idosa quer ouvir, bem como saber qual é o papel da família no cuidado desse paciente. Deve-se atentar ao tom de voz, às pausas e ao semblante do paciente; sugere-se usar técnicas socráticas nas perguntas, valendo-se de uma comunicação não violenta, compassiva e assertiva. Há muitos protocolos (SPIKES, VALUE) que podem ser aplicados e aprimorados, mas um protocolo nunca poderá substituir a "arte" da comunicação. Espera-se do emissor, daquele que fará a comunicação, que domine o conteúdo e o transmita de modo que o receptor da notícia a entenda, bem como que comunique algo no formato de compreensão do receptor. Apesar de este capítulo tratar da comunicação entre dois profissionais da Saúde, não se pode esquecer da relevância do preparo do profissional em transmitir notícias difíceis.[1,2]

Diante do exposto, fica claro que a comunicação entre oncologistas e geriatras é fundamental e peremptória para o desenvolvimento de um plano de cuidados de sucesso. Esse plano envolve a avaliação física do paciente, sua saúde mental, bem como os aspectos sociais e existenciais. Nesse momento, também são indicadas as etapas de tratamentos modificadores de doença – que podem ser farmacológico, cirúrgico, radioterápico, sistêmico ou combinados –, tanto para a doença localizada como para a avançada, de modo a introduzir os cuidados paliativos o quanto antes. É importante, acima de tudo, que a equipe de oncologia tenha a convicção de que a idade por si não é um fator preditivo, e sim que a reserva funcional (física e cognitiva), as comorbidades e os aspectos sociais, em conjunto com outros domínios, são os elementos que definirão a melhor abordagem a ser utilizada.

Aspectos práticos

Quando o geriatra encaminha ao oncologista

Esta parte do capítulo propõe a sugestão de caminhos de comunicação entre duas áreas a partir de um caso clínico prático. A ideia é sugerir *insights* para possíveis fluxos de trabalho e o estabelecimento de parcerias frutíferas de trabalho em conjunto. Poderá servir em qualquer serviço de saúde, pois se trata de incentivar o contato formal entre as partes e o uso de uma linguagem – jargão – comum entre os profissionais. A sugestão retrata dois médicos, mas poderia envolver qualquer área da Saúde que atue no campo da Oncogerontologia. O objetivo final é apresentar um modo de estratificar o paciente idoso a partir do olhar unilateral e preparar o profissional que recebe a comunicação para o que irá encontrar no momento da avaliação, que será feita posteriormente à emissão do comunicado.

Caso clínico

O senhor M., 77 anos, foi atendido pela geriatra com o objetivo de assegurar a manutenção da funcionalidade, a prevenção e a promoção da qualidade de vida. Casado, tem nível superior, é católico e pratica atividades físicas regularmente com exercícios aeróbicos e resistidos. Tem déficit auditivo corrigido e utiliza óculos com boa adaptação.

Tem hipertensão leve (única medicação, interrompida aos 50 anos); é casado com uma senhora de 60 anos, robusta, com quem teve dois filhos; não teve filhos no primeiro casamento, cujo término se deu pela morte da primeira esposa por câncer de mama.

Aposentado, foi gerente bancário; tem hábitos simples, poucos amigos; considera sua saúde boa, comparada à de outros homens nas mesmas condições.

É sexualmente ativo, por meio do uso de medicação. Tem queixas vagas de insônia, não tinha o hábito de ir ao médico, tampouco ao urologista; sem cirurgias prévias, exceto facectomia bilateral.

Faz uso de losartana 25 mg, 12/12 horas, e sildenafil uma vez/semana.

Após duas consultas com intervalo de 6 meses, foram realizados os exames de rotina preventiva, que, para esse paciente, incluíram uma ultrassonografia de próstata, PSA e, ainda – como hábito da geriatra que o acompanha –, uma densitometria óssea. Nesse momento, foi feito um diagnóstico de possível câncer de próstata, pois, além dos exames complementares alterados – aumento do volume prostático e do PSA –, a densitometria identificava osteoporose significativa. Como os três exames são de alta sensibilidade e não específicos, a geriatra apresentou uma série de propostas diagnósticas, assumindo aquela que seria mais possível: câncer de próstata.

Com base no suposto diagnóstico, que era esperado pelo paciente diante da história familiar de câncer somada aos resultados dos exames, foi decidido, em conjunto entre geriatra e paciente, o encaminhamento ao oncologista.

A geriatra indicou um colega oncologista de sua confiança e seguiu os seguintes passos:

- Redigiu uma carta de apresentação do paciente, explicando seu caso, sua trajetória e o porquê do possível diagnóstico, bem como as comorbidades, as medicações atuais e os indicadores que compõem a avaliação da geriatria, como *performance-status*, estado mental, avaliação da funcionalidade para atividades básicas e instrumentais de vida diária, além dos aspectos socioemocionais; foram registrados AGA e FRAIL *scale*
- Enviou uma mensagem de texto por celular a fim de perguntar qual seria o melhor horário para uma conversa a respeito, pois tratava-se de um encaminhamento
- Fez uma ligação telefônica para esse colega a fim de informar sobre o caso e a carta. Ela transmitiu sua impressão atual do paciente e sobre o tratamento, afirmando que há condições clínicas para a realização de biopsia e que, a partir da confirmação histológica, estaria à disposição para participar e auxiliar na melhor tomada de decisão em relação ao tratamento do paciente.

Carta ao oncologista

Caro colega Y,

Conforme conversamos, encaminho o paciente M., de 77 anos, hipertenso, com possível câncer de próstata. USG com próstata de 90 g, PSA de 10 ng.

Quando o oncologista encaminha ao geriatra

Imagine que o senhor M., em vez de ir primeiro à geriatra, tenha aproveitado – por meio do incentivo da esposa –, o "Novembro Azul" e ido pela primeira vez ao urologista. Identificada a alteração no exame do PSA e no toque retal, o urologista propôs ao paciente a realização de cintilografia óssea e ressonância magnética multiparamétrica da próstata, além de biopsia.

O paciente, após os exames, foi considerado de muito alto risco, pois a biopsia apresentava cinco fragmentos com Gleason 9 (5 + 4) e ISUP grau 5. Ainda sem o resultado da cintilografia óssea, o urologista referenciou o paciente para um colega oncologista de confiança.

O paciente compareceu ao consultório acompanhado da esposa, que estava muito aflita, pois o senhor M. contou-lhe sobre a consulta com o urologista; foi ela, no início da consulta, quem transmitiu ao médico as informações, pois o marido se mantinha calado, com um olhar triste, como que perdido em pensamentos.

O oncologista direcionou as perguntas diretamente ao paciente. Este referiu que, mesmo sem abrir o exame da cintilografia óssea, estava com mau pressentimento. Afirmou também que se sentia chateado porque, para ele, a questão da sexualidade era muito importante, temia tornar-se impotente e, por esse motivo, receava a consulta. Relatou, além disso, que presenciou todas as fases da doença do pai e do irmão.

Aberto o exame, a cintilografia demonstrava captação em diversos pontos do esqueleto axial e da pelve. Foi explicada ao paciente a necessidade de realizar exames adicionais, como PET-CT ou PET-PSMA. Foram solicitadas, ainda, tomografia computadorizada de tórax e ressonância nuclear magnética de abdome e pelve, cujo resultado demonstrou metástases em dois linfonodos regionais.

Diante disso, o senhor M. foi diagnosticado com câncer de próstata metastático com risco muito alto e alto volume. Foi explicado a ele e à esposa, na presença dos filhos, a proposta de tratamento: quimioterapia + hormonioterapia + ADT, e que ele seria encaminhado para uma avaliação com a geriatria.

Essas cartas podem ser menos ou mais formais, de acordo com a relação entre os profissionais. Podem, também, ser um registro no prontuário eletrônico, em caso de internação, mas nunca uma mensagem de texto simples, sem detalhamento, em respeito ao paciente e ao profissional que está sendo convidado a participar da conduta.

Pelo exemplo, o geriatra registrou os sintomas, mas o oncologista não. Entretanto, as informações que compõem as escalas estão descritas de maneira narrativa, e não em somatório de pontos; isso não as invalida, pois se espera, com essa iniciativa, que ambos os profissionais busquem o entendimento comum sobre as possibilidades de sucesso do tratamento e, aos poucos, pavimentem o caminho do acompanhamento conjunto, para que possam elencar as ferramentas comuns e construir a linguagem única entre os dois.

A sugestão principal para uma boa comunicação entre os profissionais é que sempre haja contato prévio, a fim de reduzir a distância que a formalidade cria e proporcionar uma conversa mais próxima entre colegas. Além disso, é preciso envolver o paciente e a família nessa relação, certificando-se de que esse binômio está seguro com o monitoramento em

Carta ao geriatra

Caro colega X,

Encaminho-lhe o senhor M. Trata-se de um senhor de 77 anos, casado, dois filhos, aposentado (foi gerente bancário), hipertenso leve (única medicação), sedentário e ex-fumante (dois maços/dia durante 30 anos, hábito interrompido aos 50 anos). Histórico familiar de câncer de próstata (pai e irmão). Sexualmente ativo, usa medicação para aumento da libido.

Apresenta queixas vagas de insônia, não tinha o hábito de ir a médicos, tampouco ao urologista; sem cirurgias prévias, exceto facectomia bilateral. É uma pessoa de poucas palavras, hábitos simples e poucos amigos. A esposa é a principal companhia e rede de apoio. Os filhos são casados, mas moram próximos a eles e podem ajudar, se necessário.

Foi diagnosticado recentemente com câncer de próstata metastático para ossos e linfonodos regionais (estágio IVB).

Solicito sua análise como geriatra, pois sei da importância da avaliação geral do paciente, verificando comorbidades, medicações atuais, estado mental, sinais de fragilidade e aspectos socioemocionais, para que, de maneira mais ampla, seja possível traçar a melhor proposta terapêutica.

A princípio, a proposta de tratamento é com base em hormonioterapia com Gosserelina e quimioterapia com Docetaxel 75 mg/m², IV, a cada 3 semanas por seis ciclos concomitante com Abiraterona 1.000 mg, VO, uma vez/dia em jejum + prednisona 5 mg, VO, uma vez/dia.

Estou disponível no telefone e/ou e-mail descritos abaixo para discussão em conjunto. Gostaria que ele seguisse em acompanhamento conjunto durante todo o tratamento.

Atenciosamente,

conjunto a partir da apresentação das vantagens desse modelo de acompanhamento, e, ainda, inserir outros profissionais para a formação de um time multiprofissional – no caso do exemplo, a prioridade deve ser dada à avaliação nutricional e a um educador físico ou fisioterapeuta para que, no desenvolvimento do plano terapêutico, possa-se, em primeiro lugar, garantir o ganho de massa muscular e de capacitação cardiopulmonar (pelo fato de o paciente ser sedentário e ex-tabagista) como uma habilitação funcional pré-tratamento.

Considerações finais

Diante do que foi apresentado, fica claro que a comunicação entre oncologistas e geriatras, diante de um perfil populacional que só aumenta, é muito importante para o sucesso do cuidado. A baixa representatividade dessa população nos estudos clínicos associada a um provável distanciamento técnico entre os saberes científicos entre as duas áreas – Oncologia e Geriatria – pode contribuir para a promoção de um tratamento pouco eficaz ou mesmo ineficaz. O paciente idoso, em toda sua complexidade, necessita de uma comunicação estreita entre os membros do time multiprofissional, em especial os oncologistas e os geriatras, para que, além dos aspectos quantitativos do tratamento (dose do tratamento, chance de sobrevida, toxicidade e mortalidade), sejam valorizados os aspectos qualitativos, como a capacidade funcional, a qualidade de vida, os valores, a organização familiar e a constituição social, acolhendo-se e respeitando-se sempre a biografia e as escolhas do paciente.

Referências bibliográficas

1. Albuquerque A. Empatia nos cuidados em saúde: comunicação e ética na prática clínica. Santana de Parnaíba: Manole; 2023.
2. Dadalto L, Guirro U. Bioética e cuidados paliativos. Indaiatuba: Foco; 2023.
3. DeVita Jr VT, Chu E. A history of cancer chemotherapy. Cancer Res. 2008;68(21):8643-53.
4. Doroshow JH. Selecting systemic cancer therapy one patient at a time: is there a role for molecular profiling of individual patients with advanced solid tumors? J Clin Oncol. 2010;28(33):4869-71.
5. Tannock IF, Hickman JA. Limits to personalized cancer medicine. N Engl J Med. 2016;375(13):1289-94.
6. World Health Organization. Study on global AGEing and adult health. Disponível em: https://www.who.int/data/data-collection-tools/study-on-global-ageing-and-adult-health. Acesso em: 6 jun. 2024.
7. Scher KS, Hurria A. Under-representation of older adults in cancer registration trials: known problem, little progress. J Clin Oncol. 2012;30(17):2036-8.
8. Wildiers H, Heeren P, Puts M et al. International Society of Geriatric Oncology consensus on geriatric assessment in older patients with cancer. J Clin Oncol. 2014;32(24):2595-603.
9. Extermann M, Overcash J, Lyman GH et al. Comorbidity and functional status are Independent in older cancer patients. J Clin Oncol. 1998;16(4):1582-7.
10. Mohile SG, Dale W, Somerfield MR et al. Practical assessment and management of vulnerabilities in older patients receiving chemotherapy: ASCO Guideline for Geriatric Oncology. J Clin Oncol. 2018;36(22):2326-47.
11. Soto-Perez-de-Celis E, De Glas NA, Hsu T et al. Global geriatric oncology: achievements and challenges. J Geriatr Oncol. 2017;8(5):374-86.
12. Hamaker ME, Schiphorst AH, Ten Bokkel HD et al. The effect of a geriatric evaluation on treatment decisions for older cancer patients – A systematic review. Acta Oncol. 2014;53(3):289-96.
13. Hamaker ME, Te Molder M, Thielen N et al. The effect of a geriatric evaluation on treatment decisions and outcome for older cancer patients – A systematic review. J Geriatr Oncol. 2018;9(5):430-40.
14. Mohile SG, Hurria A, Cohen HJ et al. Improving the quality of survivorship for older adults with cancer. Cancer. 2016;122(16):2459-568.
15. Extermann M, Aapro M, Bernabei R et al. Use of comprehensive geriatric assessment in older cancer patients: recommendations from the task force on CGA of the International Society of Geriatric Oncology (SIOG). Crit Rev Oncol Hematol. 2005;55(3):241-52.
16. Debruille S, Bron D, Roos M et al. The respective usefulness of the G8 and a comprehensive geriatric assessment (CGA) to predict intolerance to chemotherapy and survival of fit and vulnerable older patients with hematological malignancies. J Geriatr Oncol. 2013;4(1):S56.

18 Tomada de Decisão para Pacientes Idosos com Declínio Cognitivo

Alexandra Barreto Arantes ♦ Nahami Cruz de Lucena ♦ Paula Conceição

Introdução

Indivíduos idosos diagnosticados com câncer geralmente apresentam muitas condições preexistentes, incluindo doenças neurodegenerativas, como as demências. Demência preexistente é detectada em 3,8 a 7% dos adultos com 65 anos ou mais que tenham câncer. Em idosos com idade média de 70 anos sem câncer, estima-se que 13,9% tenham demência e outros 22,2%, comprometimento cognitivo leve (CCL), sem demência evidente. Além disso, é possível que o câncer e a terapia da doença possam desmascarar ou exacerbar uma patologia neurocognitiva.[1]

É importante monitorar a cognição durante e após o tratamento; o monitoramento pode ser realizado por meio de autorrelato (p. ex., cognição percebida), medidas de desempenho (p. ex., cognição objetiva) ou uma combinação de ambos.[1] As diretrizes da Sociedade Americana de Oncologia (ASCO) para Oncologia Geriátrica recomendam que todos os idosos com câncer recebam uma avaliação de triagem da função cognitiva para ajudar a informar no momento da tomada de decisão sobre o tratamento.[2]

A avaliação da cognição como medida de triagem é importante, uma vez que, em um ambiente oncológico, os problemas cognitivos são regularmente subnotificados e facilmente ignorados. Muitos idosos (15 a 48%) apresentam exame cognitivo anormal mesmo antes do tratamento. Ferramentas breves de triagem, como o Mini-Cog, o Montreal Cognitive Assessment (Moca) ou o Blessed Orientation-Memory-Concentration, são recomendadas para identificar os pacientes com câncer e função cognitiva diminuída que podem precisar de avaliação adicional; embora sejam diagnósticos, esses instrumentos não conseguem identificar pacientes que podem se beneficiar de um encaminhamento para uma avaliação mais abrangente da função cognitiva. É importante notar também que foram desenvolvidos para rastrear a demência e podem não identificar pacientes com alterações cognitivas mais sutis observadas no CCL. Desse modo, pacientes que autorrelataram problemas cognitivos também devem ser considerados para avaliação.[2]

Um problema importante relacionado com o declínio cognitivo e o câncer refere-se à capacidade de tomar decisões, a qual deve ser avaliada para esses pacientes, sobretudo ao se considerar decisões complexas sobre as opções de tratamento do câncer. Além disso, a compreensão do estado cognitivo dos pacientes também pode ajudar a adaptar a abordagem de tratamento e o desenvolvimento de um plano mais abrangente, a fim de monitorar e dar suporte durante todo o tratamento e nos cuidados na fase de sobrevivência. Estudos têm mostrado que o pior desempenho em atividades cognitivas na avaliação de triagem está associado a efeitos adversos, como toxicidade da quimioterapia e sobrevida geral.[1]

Pacientes com comprometimento cognitivo podem ter mais dificuldades em compreender as instruções e os horários típicos de terapias do câncer e, também, de administrar medicamentos de maneira independente, não reconhecendo e/ou nem relatando efeitos colaterais e complicações em tempo hábil. Além disso, a angústia e a sobrecarga dos cuidadores aumentam entre aqueles responsáveis por pacientes com deficiência cognitiva; desse modo, o monitoramento da saúde do cuidador e sua capacidade de fornecer o apoio necessário também passam a ser importantes.

Pacientes mais idosos, assim como as demais pessoas, valorizam a independência e a função cognitiva e querem saber dos resultados do câncer (p. ex., chance de sobrevivência); é necessário que o oncologista que cuida de pacientes com esse perfil sempre se esforce para manter a função cognitiva e outros aspectos da qualidade de vida, ao mesmo tempo em que busca proporcionar uma terapia do câncer individualizada, compatível com os objetivos e as preferências de cada paciente em tratamento.

Portanto, assim como outras avaliações de comorbidades e função de órgãos, a avaliação cognitiva deve ser incorporada como parte dos cuidados oncológicos básicos para ajudar a fomentar as discussões com os pacientes sobre os riscos e os benefícios do tratamento; além disso, deve orientar o desenvolvimento de estratégias de cuidados de suporte junto à família.

Envelhecimento e declínio cognitivo

O envelhecimento é conhecido como o principal fator de risco para o declínio cognitivo. De acordo com os últimos dados do Instituto Brasileiro de Geografia e Estatística (IBGE), pessoas com idade superior a 65 anos correspondem a 9,2% da população brasileira, com tendência a aumento nos próximos anos, e isso implica o aumento da prevalência e da incidência das doenças crônicas e neurodegenerativas. Atualmente, estima-se que haja prevalência de 50 milhões de pessoas com alguma forma de demência diagnosticada em todo o mundo, das quais a maior parte é representada pela doença de Alzheimer (DA).[3] A cognição também é comprometida por fatores relacionados com senescência, como a presbiopia e a presbiacusia (deficiências sensoriais não corrigidas que dificultam a chegada de informações), além das multimorbidades que aumentam o estado inflamatório, como fragilidade, sarcopenia e diabetes. Além disso, a baixa escolaridade, o tabagismo, a depressão, o traumatismo cranioencefálico, o sedentarismo, a hipertensão arterial, a obesidade e o isolamento social são fatores que direta e indiretamente estão associados às demências. Os fatores genéticos são responsáveis pela menor parte dos casos, em geral com início precoce, antes dos 65 anos, e associação com mutações nos genes da presenilina 1, presenilina 2 e da proteína precursora do amiloide. Já as mutações encontradas em faixas etárias mais tardias são menos frequentes e revelam, sobretudo, a presença do alelo ε4 do gene da apolipoproteína E (APOE).[4]

Durante o processo normal de envelhecimento, a atrofia cerebral ocorre gradualmente. Essa atrofia é um fenômeno complexo associado não somente à redução do número de neurônios, mas também à perda de mielina, aparentemente precedendo a redução neuronal. Embora o neocórtex apresente alterações menos pronunciadas, a perda de neurônios em outras áreas, como no hipocampo, permanece estável ao longo dos anos. Outros fatores, incluindo perda de espaço intercelular, redução de água e alterações vasculares, também ocorrem durante o processo de senescência, com perda semelhante nas substâncias branca e cinzenta.[5]

Essas alterações encontradas no processo natural de senescência impactam na velocidade do processamento de informações, na capacidade de realizar tarefas e no comprometimento de função executiva, levando a um aprendizado mais lento, mas sem repercussão funcional marcante, como encontrado nos quadros demenciais.[5]

A DA é a principal causa de demência no mundo.[3] A fisiopatologia principal engloba o aumento da produção e o consequente acúmulo de proteína betamiloide e emaranhados neurofibrilares de proteína tau hiperfosforilada, que leva à perda da integridade dos microtúbulos dos neurônios. Outros mecanismos incluem disfunção sináptica e mitocondrial, além de estresse oxidativo e inflamatório, provocando a neurodegeneração. A DA é um processo patológico progressivo e que cursa com diferentes estágios clínicos, sendo a fase demencial o estágio em que as alterações patológicas acontecem.[4]

Na avaliação do paciente com comprometimento cognitivo, é importante diferenciar se se trata de um quadro de declínio cognitivo subjetivo (DCS), comprometimento cognitivo leve ou síndrome demencial. Além disso, há o declínio comportamental como entidade recente estudada e que dá pistas de que haverá alguma modificação cognitiva em breve.[5] No DCS, apesar de a presença de queixa cognitiva e alterações de comportamento ser possível, não são encontradas alterações nos testes de cognição e de funcionalidade, enquanto no CCL essas alterações cognitivas estão presentes nos testes, porém sem repercussão funcional. Já nos quadros demenciais, as queixas cognitivas são confirmadas por intermédio de testes, e o paciente tem marcado comprometimento de funcionalidade. Essa diferenciação é fundamental para nortear o tratamento e o seguimento dos pacientes sem demência estabelecida, devido ao aumento de risco para o desenvolvimento de quadro demencial, que pode ser até cinco vezes maior, comparado à população geral.[6]

Nas pessoas idosas com câncer, é indispensável o rastreio cognitivo associado à avaliação da funcionalidade, pois esses pacientes podem evoluir com perda cognitiva, seja pelo próprio tumor - em decorrência ao aumento de substâncias inflamatórias -, bem como pelo próprio tratamento em si, em particular a quimioterapia. Essas alterações cognitivas são conhecidas na literatura pelo termo "*chemobrain*", e a presença delas pode piorar a adesão ao tratamento, a tomada de decisões, o aumento de efeitos colaterais e internações, e, consequentemente, a qualidade de vida.[7] O comprometimento cognitivo preexistente também pode ser um fator de risco para toxicidade quimioterápica.[8]

Tomada de decisão para pacientes idosos

Em decorrência de toda a modificação sociopolítica, cultural, epidemiológica e tecnológica, observa-se o aumento tangencial do envelhecimento populacional de maneira geral. Desse modo, faz-se necessário discutir e atualizar de que maneira essa população terá garantidos os direitos sobre diversas questões que lhes são relacionadas, incluindo as existenciais e as patrimoniais, resguardando, assim, seus poderes de decisão a tudo que a ela se refere.

Outra questão que se deve frisar é que a idade cronológica não deve representar um obstáculo para que a pessoa conduza sua vida de maneira autônoma, de modo que seja protagonista na tomada de decisão acerca de seus interesses. Isso porque a autonomia, nos indivíduos em diferentes fases da vida, é um dos pontos norteadores da política "Envelhecimento ativo", da Organização Mundial da Saúde (OMS), além de ser um domínio importante e influenciador na qualidade de vida da população idosa, uma vez que abrange não somente a esfera física, mas também a psicossocial e a espiritual.[9] Em uma revisão sistemática na qual foram analisados os fatores associados à autonomia em pessoas idosas, houve uma significância estatística sobre as seguintes variáveis que influenciam diretamente nessa independência: funcionalidade, relações familiares, relações interpessoais, percepção sobre a vida, grau de satisfação quanto aos serviços de saúde, fatores individuais, escolaridade, estado geral de saúde e qualidade de vida.[9]

Quando se trazem essas questões para a saúde, encontra-se uma reformulação no modo atual de cuidar, dado que os profissionais dessa área eram formados dentro de um modelo paternalista de cuidados que vem sendo modificado ao longo dos séculos XX e XXI. Hoje, a relação paciente-profissional da Saúde cada vez mais se baseia na construção de tomada de decisões compartilhadas (TDC).

A TDC é um dos pilares do cuidado centrado no paciente e envolve três etapas: o diálogo sobre as opções existentes; o diálogo acerca dos detalhes referentes a cada uma das opções, envolvendo riscos e benefícios; e o diálogo decisional, com foco nas preferências do paciente. Ao profissional da Saúde cabe sanar as dúvidas e oferecer orientação acerca das condições e dos cuidados a serem realizados durante todo o processo de cuidado, não só para o paciente, mas também para os cuidadores.[10]

Porém, se por algum motivo a TDC não for suficiente em caso de pessoas idosas vulneráveis e com demência, a tomada de decisão apoiada (TDA) pode e deve ser um caminho para auxiliar essa pessoa a ter a autonomia respeitada, por meio de mecanismos de fornecimento de suportes, de modo que possa exercer seus direitos de tomar decisões inerentes à própria vida.[11] A participação da pessoa com deficiência nesse processo decisório é de grande importância, cabendo aos Estados – âmbito estadual – a adoção de um comportamento positivo, no sentido de contemplar, em contexto doméstico, mecanismos jurídicos para que esse perfil populacional possa exercer seus direitos e cumprir seus deveres, em condições de igualdade com as demais pessoas.

No Brasil, o mecanismo adotado foi o da tomada de decisão apoiada, trazido pela Lei Brasileira de Inclusão da Pessoa com Deficiência, que alterou o Título IV do Livro IV da Parte Especial do Código Civil, que passa a denominar Da Tutela, da Curatela e Da Tomada de Decisão Apoiada, acrescentando-lhe o Capítulo III – Da Tomada de Decisão Apoiada, composto do novo art. 1.783-A.[12]

O Código Civil define a TDA da seguinte maneira:

> Artigo 1783-A [...] é o processo pelo qual a pessoa com deficiência elege pelo menos 2 (duas) pessoas idôneas, com as quais mantenha vínculos e que gozem de sua confiança, para prestar-lhe apoio na tomada de decisão sobre atos da vida civil, fornecendo-lhes os elementos e informações necessários para que possa exercer sua capacidade.

Respeitar a autonomia do paciente em sua tomada de decisões vai muito além de apenas deixá-lo "fazer o que quiser", pois envolve a compreensão de que essa pessoa pode tomar decisões viáveis, de acordo com seus anseios e suas crenças. Dessa maneira, ela é capaz de decidir e fornecer informações corretas e compreensíveis, bem como confirmar o entendimento da situação – caso contrário, seus cuidadores "entram mais ativamente" no processo decisório.[13] Vale salientar que, além dessas, outras alternativas podem coexistir, de modo a buscar garantir que o indivíduo com mais de 60 anos possa focar na promoção de sua autonomia e na efetivação de suas vontades e preferências. Esse objetivo deveria ser estimulado na prática diária de qualquer sistema de saúde.

Tomada de decisão para pacientes idosos com declínio cognitivo

Uma pessoa diagnosticada com síndrome demencial – seja Alzheimer ou outro tipo irreversível – perde, com a progressão da doença, a capacidade de tomada de decisões. Embora a DA seja considerada incurável, sua progressão para a fase avançada – quando a capacidade de tomada de decisões é perdida –, hoje, pode ser longa. Em média, os pacientes demoram cerca de 7 anos, desde o diagnóstico inicial, para desenvolver demência avançada.[14]

A Associação Americana de Alzheimer considera que, na fase inicial da doença, o indivíduo ainda entende o significado e a importância de documentos legais, tendo condições e capacidade legal para compreender as consequências de suas ações e registrar suas vontades. Enquanto tiver capacidade legal, o paciente deve participar do planejamento de seus cuidados.[15]

Dessa maneira, as Diretivas Antecipadas de Vontade (DAV) para pacientes com demência podem ser elaboradas antes, durante ou imediatamente após o diagnóstico de demência, desde que o paciente tenha a capacidade necessária. É fundamental enfatizar que o momento preciso da elaboração do documento é muito importante para sua validação ética. As DAV são uma possibilidade de o indivíduo registrar e esclarecer opiniões, desejos e preferências em relação a procedimentos médicos e cuidados. No Brasil, porém, ainda não há legislação sobre as DAV e seus diferentes gêneros; essa lacuna torna ainda mais necessário o cuidado de – ao redigir uma diretiva – não elaborar cláusulas que sejam ilícitas e, consequentemente, não possam ser cumpridas.[16] Embora a evolução seja longa e a capacidade de tomada de decisões, comprometida com a progressão e a severidade da doença, o comprometimento cognitivo não é homogêneo, de modo que os pacientes podem ser capazes de opinar sobre maneiras de autocuidado enquanto não conseguem manejar suas finanças, por exemplo.[17]

O estado cognitivo pode influenciar a tomada de decisões e o planejamento do tratamento ao longo do cuidado contínuo com o paciente idoso com câncer. De início, a cognição pode influenciar uma decisão relativa ao rastreio do câncer – é provável que um indivíduo com comprometimento cognitivo significativo tenha esperança de vida limitada em virtude de sua condição cognitiva comórbida. Assim, esse paciente pode não viver o suficiente para obter o benefício de uma intervenção de rastreio do câncer. Após o diagnóstico, a cognição prejudicada pode afetar a capacidade do paciente de participar em alguns aspectos do processo de tomada de decisões e planejamento do tratamento. Com a crescente complexidade do tratamento, pacientes com deficiência cognitiva podem ter dificuldade em processar e recordar as informações necessárias para participar nesse complexo processo de tomada de decisões e fornecer consentimento adequado para tratamentos de alto risco. A frequência da incapacidade em pacientes hospitalizados com uma variedade de diagnósticos é alta; um estudo britânico descobriu que 48% dos pacientes médicos internados não tinham capacidade.[18]

Para os profissionais da Saúde, cuidadores e familiares, há insegurança entre manter a autonomia do paciente com demência sem que se comprometam sua saúde e seu bem-estar (princípio de não maleficência), tendo em vista que a legitimação de grande parte das intervenções em saúde depende do consentimento do paciente; para isso, é necessário que este compreenda o tratamento indicado, seus prós e contras, e, por fim, tenha a habilidade para comunicar sua decisão, ainda que com ajuda, se necessário.[17]

Para aprimorar a tomada de decisões de pacientes com declínio cognitivo, são necessárias ferramentas especializadas e desenvolvidas especialmente para esse público.[19] A ferramenta de avaliação de competências MacArthur para Tratamento (MacCAT-T) foca na avaliação clínica; foi aplicada com sucesso em pacientes com demência, comprometimento cognitivo leve, esquizofrenia e transtorno depressivo. Esse instrumento oferece uma solução flexível, sendo um método estruturado com o qual os profissionais da Saúde podem avaliar, classificar e relatar as habilidades relevantes de competência para consentimento ao tratamento.[20]

Apesar de sua importância, a competência para consentir o tratamento na DA tem sido negligenciada no Brasil. Até recentemente, não havia instrumentos validados para avaliação em DA. Um estudo-piloto publicado em 2017 analisou uma amostra de pacientes ambulatoriais com DA que compareceram a uma unidade psicogeriátrica no Rio de Janeiro, quando foi realizado um processo de adaptação transcultural do MacCAT-T para o português brasileiro. Essa adaptação foi bem compreendida, e os construtos da versão original foram mantidos. Os resultados do estudo-piloto demonstraram uma ferramenta brasileira disponível focada na capacidade de tomada de decisões no contexto da DA.

Os pacientes devem ter capacidade para tomar decisões éticas e médicas legalmente válidas. De uma perspectiva ética, a exigência de capacidade de decisão reflete tanto o desejo de proteger os direitos dos pacientes capazes de fazer as próprias escolhas como o imperativo de proteger os pacientes incapazes das consequências de decisões tomadas sem a devida capacidade mental. Essas duplas preocupações também se refletem na lei: decisões tomadas por pessoas incapazes não são juridicamente válidas, quer se trate de questões médicas, tratamento ou outros assuntos, incluindo contratos, acordos, testamentos ou casamento. Quando um paciente é considerado incapaz, um substituto deve ser procurado, de acordo com a lei estadual, para tomar decisões médicas no lugar do paciente. Desse modo, existem múltiplas razões para que oncologistas e outros médicos estejam cientes da possibilidade de comprometimento da tomada de decisões pelos pacientes, para que saibam de que modo devem avaliar a capacidade de decisão e estejam preparados para usar tomadores de decisão substitutos quando indicado.[18]

São essenciais três características da capacidade de decisão para compreender a natureza e o âmbito da sua avaliação. Primeiro, a capacidade é específica do domínio. Embora, historicamente, as pessoas fossem consideradas, em geral, competentes ou incompetentes, a abordagem moderna reconhece que a capacidade pode variar dependendo do tipo de decisão que alguém está enfrentando. Um paciente com delírio focal sobre seu médico pode não ter capacidade para tomar uma decisão de tratamento, sendo, no entanto, perfeitamente competente para tomar uma decisão sobre investimentos.

Em segundo lugar, a capacidade é específica da tarefa. Mesmo dentro de determinado domínio (p. ex., decisões médicas), uma pessoa com habilidades de decisão prejudicadas pode reter capacidade para decidir sobre ações mais simples, como receber uma vacina contra a gripe, embora não tenha capacidade para decidir sobre outras mais complexas, como selecionar abordagens para o tratamento do câncer metastático.

Terceiro, a capacidade é temporalmente específica. Habilidades de decisão flutuam com mudanças no estado mental relacionadas com variáveis como equilíbrio eletrolítico, oxigenação, delírio, dor e ansiedade. Assim, as avaliações de capacidade são necessariamente sobre determinada decisão, com determinado grau de complexidade, em um único ponto no tempo. As conclusões sobre a capacidade podem mudar à medida que qualquer um desses fatores é alterado. Dentro desse contexto, padrões legais e éticos aceitos para capacidade (com variação apenas modesta entre jurisdições) se enquadram, em geral, em quatro categorias: compreensão, apreciação, raciocínio e comunicação de uma escolha (Tabela 18.1).

Embora a competência seja, em última análise, uma questão jurídica que pode ser sujeita a julgamento, a jurisprudência e os estatutos reconhecem que, na maioria dos casos, tais determinações devem ser feitas no ambiente clínico, para que o tratamento não seja adiado e os tribunais não sejam sobrecarregados com esses casos.[18]

É importante afirmar que avaliações implícitas da competência dos pacientes provavelmente ocorrem durante cada interação médico-paciente; entretanto, quando existem dúvidas sobre as capacidades de um paciente, uma avaliação formal é necessária e, em geral, ocorre em duas etapas preliminares.

Tabela 18.1 Categorias da capacidade de decisão.

Elemento	Definição	Exemplo de caso
Entendimento	Capacidade do paciente de compreender o significado das informações comunicadas pelo médico e por outros cuidadores	Smith acaba de ser diagnosticado com câncer de cólon avançado, mas permanece completamente silencioso enquanto o médico lhe explica sobre o diagnóstico e o tratamento recomendado. Mais investigações são necessárias para garantir que Smith compreenda as informações que lhe foram comunicadas
Apreciação	Capacidade do paciente de avaliar as consequências de sua situação (condição médica, necessidade de tratamento – quando aplicável – e prováveis benefícios e danos de cada tratamento possível)	Sr. Smith é um paciente altamente educado que compreendeu claramente a informação transmitida, mas parece questionar até que ponto é certo que ele realmente tem câncer e, portanto, se algum tratamento é, de fato, necessário. A exploração de sua apreciação da própria condição é claramente necessária
Raciocínio	Capacidade do paciente de pesar os riscos e os benefícios dentro das opções de tratamento, ou entre elas, e chegar a uma decisão consistente com suas premissas iniciais	O Sr. Smith deixou claro que dá grande valor ao conforto, mas opta por uma abordagem de tratamento que provavelmente causará sofrimento substancial. Esta discordância merece uma investigação cuidadosa sobre o raciocínio subjacente a essa decisão
Comunicação de uma escolha	Capacidade do paciente de indicar claramente sua opção de tratamento e manter essa escolha por um período de tempo suficiente para que seja implementada	Sr. Smith demonstra grande ambivalência sobre um tratamento para manter essa escolha por um período de tempo suficiente para que ela seja implementada. A base para essa ambivalência deve ser explorada e, se possível, resolvida

Em primeiro lugar, o paciente deve ser informado sobre o propósito da avaliação, por ser uma questão de justiça e, também, para que se dê a ele a oportunidade de maximizar seu desempenho; no entanto, não é necessário um consentimento explícito para que seja avaliado. Em segundo lugar, o examinador deve certificar-se de que o paciente foi totalmente informado das informações relevantes à decisão de tratamento em questão. Essa é a ação mais fácil, revelando-se mais uma vez as principais informações necessárias para consentimento, já comunicadas no momento da avaliação. Ao se proceder dessa maneira, elimina-se a ambiguidade associada ao fato de o paciente lembrar o que lhe foi dito em algum momento no passado e permite-se ao avaliador procurar sinais de compreensão ou confusão.

Perguntas simples projetadas para incorporar os quatro componentes da competência estão disponíveis na literatura médica e podem facilitar esse processo. Para casos ou circunstâncias mais complexas, nas quais processos judiciais sejam prováveis, o uso de uma avaliação pode ser útil na estruturação e na documentação, bem como na quantificação confiável do grau de deficiência. Informações sobre os familiares do paciente, os amigos próximos e a equipe de enfermagem podem ser úteis para a identificação de deficiências que talvez não sejam detectadas diretamente na avaliação (talvez em virtude de flutuações na condição do paciente) e para o esclarecimento da possibilidade de representarem estabilidade ou características evolutivas do paciente.

Muitas instituições exigem consentimento para terapia oncológica, incluindo quimioterapia; por esse motivo, determinar a capacidade de fornecer esse consentimento é fundamental para pacientes com comprometimento cognitivo. A identificação de um procurador de cuidados de saúde para auxiliar nesse processo pode ser de vital importância nessas situações e, também, útil para ajudar a obter consentimento para estudos de investigação que avaliem essa população tão vulnerável.

Com o aumento numérico do comprometimento cognitivo, tanto pacientes como cuidadores, consequentemente, preferem o domínio da tomada de decisões familiares. No entanto, essa escolha pode ser afetada pelo grau de educação do paciente associado à sua preferência por um papel dominante nas decisões de tratamento.[21]

Em geral, uma abordagem ideal envolve discussões sobre os objetivos do cuidado – incluindo a compreensão dos objetivos e das preferências gerais dos pacientes –, bem como sobre quais tratamentos/intervenções são toleráveis a ele, enquanto ainda retém capacidade. É importante ressaltar que a ausência (ou diminuição) de capacidade não significa que um paciente não deva ter voz nas decisões sobre seus cuidados. Embora, em tais casos, um substituto tenha a tarefa de tomar decisões médicas, o papel deste continua a ser tomar decisões em nome do paciente, e a voz atual nessas decisões pode e deve ser considerada a do paciente, mesmo que em um estado incapacitado.

Considerações finais

À medida que a população envelhece, o número de pacientes idosos com câncer e em risco de comprometimento cognitivo, bem como daqueles que têm comorbidade cognitiva preexistente, como transtorno cognitivo leve ou demência, provavelmente aumentará.

A tomada de decisões médicas é um componente central do cuidado de pacientes com câncer. Cada encontro traz decisões médicas variadas, podendo versar sobre opções de tratamento, gerenciamento de sintomas, potencial inscrição em ensaios clínicos e numerosos outros aspectos do cuidado. Na medicina moderna, a prática dá grande ênfase ao direito do indivíduo à autodeterminação, para que possa escolher o que lhe é adequado ou não, e isso é frequentemente discutido em referência ao princípio da autonomia. No entanto, há situações em que os pacientes podem não ser mais capazes de tomar decisões no próprio nome. Na Oncologia, isso poderia ocorrer em virtude do diagnóstico de câncer subjacente, de sequelas relacionadas com o tratamento e/ou de problemas não relacionados.[18]

A literatura internacional discute com frequência a capacidade decisória das pessoas idosas. No Brasil, por meio da TDA, é possível envolver o paciente, os familiares, os cuidadores e os profissionais da Saúde antes, durante e após a tomada de decisão, de maneira a garantir a autonomia do paciente, mesmo no caso de uma DAV redigida em um momento em que o paciente se encontrava capaz de expressar seus desejos e suas preferências.

O cuidado deve envolver uma comunicação alinhada e compartilhada na busca pelo consenso da equipe quanto aos objetivos a serem buscados. Esse processo de trabalho viabiliza conversas mais claras e direcionadas com o binômio paciente-família, permitindo uma abordagem de consciência prognóstica, a busca por valores e o compartilhamento dos objetivos de cuidado em diálogo alinhado.

Nesse contexto, é possível conhecer e discutir a importância dos documentos de diretivas antecipadas de vontade, de modo a garantir a autonomia do paciente quando este já não for capaz de se expressar. As reuniões familiares são excelentes oportunidades para esse acerto, possibilitando a elaboração de um plano de cuidados centrado no paciente – e, no caso específico da demência por DA, cuidados a pequeno, médio e longo prazos.

Por fim, o respeito à liberdade e à autonomia do paciente idoso, sobretudo, quando há situações potenciais de déficit cognitivo e de incapacidade para a tomada de decisões, traz desafios que exigem – tanto dos profissionais da Saúde e dos familiares como da sociedade – habilidades e atitudes de empatia, compaixão e compreensão da dignidade humana.[22]

Referências bibliográficas

1. Magnuson A, Ahles T, Chen BT et al. Cognitive function in older adults with cancer: Assessment, management, and research opportunities. J Clin Oncol. 2021;39(19):2138-49.
2. Mohile SG, Dale W, Somerfield MR et al. Practical assessment and management of vulnerabilities in older patients receiving chemotherapy: ASCO guideline for geriatric oncology summary. J Clin Oncol. 2018;36 (22):2326-47.
3. César-Freitas KG, Suemoto CK, Power MC et al. Incidence of dementia in a Brazilian population: The Tremembé Epidemiologic Study. Alzheimers Dement. 2022;18(4):581-90.
4. Schilling LP, Balthazar MLF, Radanovic M et al. Diagnóstico da doença de Alzheimer: recomendações do Departamento Científico de Neurologia Cognitiva e do Envelhecimento da Academia Brasileira de Neurologia. Dement neuropsychol. 2022;16(3 Suppl 1):25-39.
5. Forlenza OV, Radanovic M, Stella F. Neuropsiquiatria geriátrica. 3. ed. Rio de Janeiro: Atheneu; 2023.
6. Rodrigues MAS, Rodrigues TP, Zatz M et al. Quantitative evaluation of brain volume among elderly individuals in São Paulo, Brazil: A population-based study. Radiol Bras. 2019;52(5):293-8.
7. Cummings J, Lee G, Ritter A et al. Alzheimer's disease drug development pipeline: 2019. Alzheimers Dement (N Y). 2019;5:272-93.
8. Magnuson A, Mohile S, Janelsins M. Cognition and cognitive impairment in older adults with cancer. Curr Geriatr Rep. 2016;5(3):213-9.
9. Gomes GC, Moreira RS, Maia TO et al. Fatores associados à autonomia pessoal em idosos: revisão sistemática da literatura. Ciênc Saúde Coletiva. 2021;26(3):1035-46.
10. Consiglio MF, Tier CG, Santos AO et al. Tomada de decisão compartilhada em cuidados paliativos ao idoso. REAC. 2023;45:e13311.
11. Cunha ILOM, Garrafa V. Tomada de decisão apoiada para pessoas idosas que vivem com demência: contribuições da bioética. Ciênc Saúde Coletiva. 2023;28(11):3149-58.
12. Brasil. Presidência da República. Lei nº 13.146, de 6 de julho de 2015. Institui a Lei Brasileira de Inclusão da Pessoa com Deficiência (Lei da Pessoa com Deficiência). Disponível em: www.planalto.gov.br/ccivil_03/_Ato2015-2018/2015/Lei/L13146.htm. Acesso em: 10 jun. 2024.
13. Albuquerque A, Antunes CMTB. Tomada de decisão compartilhada na saúde: aproximações e distanciamentos entre a ajuda decisional e os apoios de tomada de decisão. Cad Ibero Am Direito Sanit. 2021; 10(1):203-23.
14. Fetherstonhaugh D, Tarzia L, Nay R. Being central to decision making means I am still here!: The essence of decision making for people with dementia. J Aging Stud. 2013; 27(2):143-50.
15. Alzheimer's Association. Legal Documents. Disponível em: www.alz.org/help-support/caregiving/financial-legal-planning/legal-documents?#livingwill. Acesso em: 10 jun. 2024.
16. Dadalto L, Arantes AMB, Baruffi PD. Diretivas antecipadas de vontade em pacientes com doença de Alzheimer. Rev Bioét. 2021;29(3):466-74.
17. Wade DT, Kitzinger C. Making healthcare decisions in a person's best interests when they lack capacity: Clinical guidance based

on a review of evidence. Clin Rehabil. 2019; 33(10):1571-85.

18. Marron JM, Kyi K, Appelbaum PS et al. Medical decision-making in oncology for patients lacking capacity. Am Soc Clin Oncol Educ Book. 2020;40:1-11.
19. Amaral AS, Afonso RM, Simões MR et al. Decision-making capacity in healthcare: Instruments review and reflections about its assessment in the elderly with cognitive impairment and dementia. Psychiatr Q. 2022; 93(1):35-53.
20. Santos RL, Sousa MFB, Simões Neto JP et al. MacArthur competence assessment tool for treatment in Alzheimer disease: Cross-cultural adaptation. Arq Neuropsiquiatr. 2017;75(1): 36-43.
21. Shin DW, Cho J, Roter DL et al. Preferences for and experiences of family involvement in cancer treatment decision-making: Patient–caregiver dyads study. Psychooncology. 2013; 22(11):2624-31.
22. Arantes AMB, Silva AE, Silva AF et al. Bioética e cuidados paliativos. Indaiatuba: Foco; 2023.

19 Avaliação Prognóstica na Pessoa Idosa

Rafaela Cândida Silva Freire de Carvalho ♦ Douglas Crispim ♦ Bruno M. Protásio

Introdução

No centro do Relatório Mundial sobre Envelhecimento e Saúde, lançado em 2015 pela Organização Mundial da Saúde (OMS), está um novo modelo conceitual para o "envelhecimento saudável". Em vez de considerar o envelhecimento saudável na perspectiva da presença ou da ausência de doenças, o relatório, desde então, passou a se basear na funcionalidade e a se orientar em torno do desenvolvimento e da manutenção da capacidade da pessoa idosa de ser e fazer o que valoriza. Propõe, ainda, que essa "capacidade funcional" seja determinada pela "capacidade intrínseca" do indivíduo, pelos ambientes em que vive e pela interação entre ele e esses ambientes, sendo a capacidade intrínseca composta das capacidades físicas e mentais (Figura 19.1).[1]

A probabilidade de o aumento da longevidade ser uma oportunidade ou uma ameaça à estabilidade das sociedades depende, em grande parte, não apenas de as populações estarem vivendo mais, mas de experimentarem os efeitos negativos do envelhecimento na saúde, como a perda progressiva da integridade física, mental e cognitiva, que leva a um prejuízo das funções e maior vulnerabilidade à morbidade e à mortalidade.[2]

Com o envelhecimento populacional, emergem novas necessidades de saúde decorrentes do aumento de doenças crônicas nesses indivíduos, e, atualmente, um dos maiores desafios da Geriatria e da Gerontologia é oferecer os melhores cuidados para o paciente idoso com multimorbidades.

Mais de 50% das pessoas idosas têm três ou mais doenças crônicas, ou seja, multimorbidades, e essa condição está associada a vários desfechos negativos, incluindo incapacidades, institucionalização, maior uso de recursos de saúde, pior qualidade de vida, maiores taxas de efeitos adversos de tratamento ou intervenções e morte.[3]

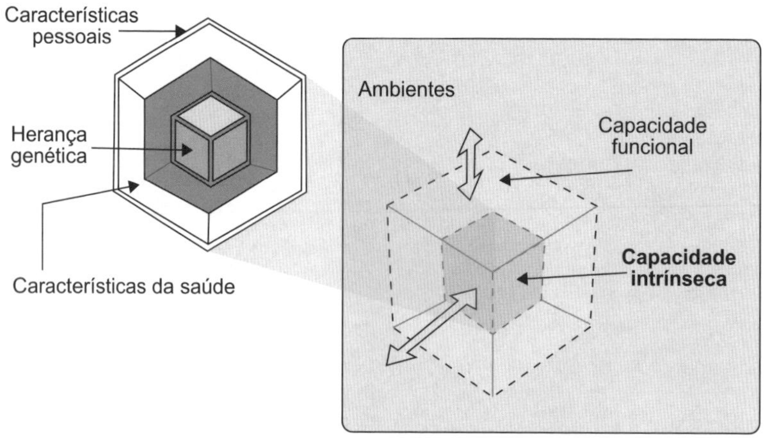

Figura 19.1 Capacidade funcional: interação entre capacidade intrínseca do indivíduo e ambiente em que vive. (Adaptada de Beard et al., 2019.[1])

Ferramentas prognósticas

Por definição, as pessoas idosas com multimorbidades formam um grupo heterogêneo em termos de gravidade da doença, estado funcional, prognóstico e risco de eventos adversos, mesmo quando diagnosticadas com as mesmas patologias. As prioridades para os cuidados na saúde também variam. Assim, não apenas os indivíduos em si, mas também os tratamentos que as equipes assistenciais consideram para eles serão diferentes. Como resultado, os médicos devem buscar abordagens mais flexíveis para o cuidado desses pacientes (ver Figura 19.1).[3]

É importante lembrar que, à medida que a população continua a envelhecer e acumular doenças, prevê-se também que o peso da fragilidade se torne ainda maior. Essa fragilidade, de maneira resumida, é definida como um estado de extrema vulnerabilidade a estressores que leva a desfechos adversos na saúde (Tabela 19.1). Visto que tanto o câncer em si quanto as terapias oferecidas podem representar significativos estressores adicionais que desafiam a reserva fisiológica do paciente, a incidência de fragilidade em pacientes idosos com câncer é especialmente alta.[4]

Tabela 19.1 Desfechos adversos na saúde associados à fragilidade.

Riscos gerais
Quedas Deficiência Comorbidades Declínio cognitivo Hospitalização Dependência funcional Institucionalização Complicações relacionadas com os cuidados de saúde Distanciamento social Morte
Riscos específicos do câncer
Intolerância à quimioterapia Complicações associadas ao tratamento Recorrência/progressão da doença

O planejamento do tratamento do câncer baseia-se no julgamento clínico. Contudo, vale destacar que mais da metade dos pacientes idosos com câncer tem fragilidade ou pré-fragilidade e apresenta risco aumentado de intolerância à quimioterapia, complicações pós-operatórias e mortalidade (ver Figura 19.1).[5]

O ECOG *performance status* é comumente utilizado para a avaliação clínica da capacidade do paciente de tolerar o tratamento; no entanto, o ECOG é uma avaliação das atividades de vida diária e não leva em consideração idade, comorbidades ou outros aspectos da fragilidade (Tabela 19.2).[4]

Tabela 19.2 Ferramentas de avaliação de pessoas idosas.

Ferramentas de avaliação da fragilidade
ECOG Modelo fenotípico Modelo de déficit cumulativo Avaliação geriátrica ampla
Instrumentos de rastreio da fragilidade
G8 VES-13 FRAIL
Predição de mortalidade
Índice de Lee Índice de Suemoto

O modelo fenotípico, o modelo do déficit cumulativo e a Avaliação Geriátrica Ampla (AGA) são as três abordagens que mais se baseiam em evidências para a identificação da fragilidade.[5]

- O modelo fenotípico identifica a fragilidade com base na presença de três ou mais características físicas (perda de peso não intencional, exaustão autorrelatada, baixo gasto energético, velocidade de marcha lenta e força de preensão palmar fraca). Pessoas com uma ou duas características são classificadas como pré-frágeis
- O modelo de déficit cumulativo define fragilidade como o efeito cumulativo de déficits individuais e avalia sinais clínicos, sintomas, estados patológicos, incapacidades e resultados anormais de exames laboratoriais
- Com relação à AGA, trata-se de uma avaliação multidimensional, interdisciplinar, que se relaciona diretamente com planos de tra-

tamento individualizados. É reconhecida como o teste-padrão de melhor prática clínica para a identificação da fragilidade e tem sido amplamente adotada na rotina assistencial e no cenário da Oncogeriatria.[5] Na AGA, são avaliados cognição, humor, funcionalidade, comorbidades, polifarmácia, risco nutricional e suporte social.

Existe também a escala FRAIL, que é um instrumento de triagem validado composto de cinco questões simples (ver Tabela 19.2). Por ser autoadministrado e não necessitar de exame presencial, essa ferramenta pode ser um meio eficiente e econômico de rastrear a fragilidade em grandes grupos de pacientes. No entanto, essa escala é usada com mais frequência na atenção primária ou em ambientes comunitários, e não tem sido estudada extensivamente como ferramenta de rastreamento em pacientes com câncer.[5]

Já o Vulnerable Elders Survey-13 (VES-13) é um inquérito autoaplicável composto de 13 itens – um referente à idade e 12 que avaliam saúde, capacidade funcional e desempenho físico (ver Tabela 19.2). Trata-se de um instrumento prático de rastreamento que tem sido relatado como um marcador confiável da fragilidade em pacientes com câncer, embora possa ser impreciso, devido à superestimação dos pacientes em relação às próprias competências.[5]

Outro ponto importante a ser considerado na avaliação do risco de morte no paciente idoso é a polifarmácia. Devido ao aumento da expressão de condições crônicas secundárias ao processo de envelhecimento, a polifarmácia é uma condição altamente prevalente entre a população com 65 anos ou mais.[6] Definido como o uso de múltiplos medicamentos em um único paciente, o número mínimo de medicamentos necessários para definir polifarmácia é variável, mas comumente se considera que seja maior ou igual a cinco. Vale ressaltar que, embora a polifarmácia muitas vezes se refira a medicamentos prescritos, também é importante considerar os "não prescritos", como suplementos, fitoterápicos e outros produtos. Independentemente do número de medicamentos utilizados para definir polifarmácia, já existiam relatos de que indivíduos polimedicados apresentam maiores taxas de óbito, sendo essas maiores conforme o aumento do número de medicamentos consumidos (1 a 4; 5; 6 a 9; ou > 10).[7,8]

Embora uma avaliação geriátrica abrangente – que inclua aspectos médicos, psicológicos, sociais, avaliações ambientais e funcionais – possa ser utilizada para julgar qualitativamente por quanto tempo se espera que o paciente sobreviva, pode ser difícil para profissionais da Saúde, considerando-se o tempo e o treinamento limitados de que dispõem, realizar uma avaliação tão minuciosa. Portanto, o uso de modelos de predição de mortalidade pode ser mais prático na orientação da rotina clínica.[9]

Para melhor direcionar os serviços àqueles que deles podem se beneficiar, muitas diretrizes recomendam incorporar a expectativa de vida nas decisões clínicas. A não consideração do prognóstico no contexto da tomada de decisões clínicas pode resultar em um cuidado deficiente. Pacientes idosos saudáveis e com bom prognóstico apresentam baixas taxas de rastreamento de câncer. Adultos mais velhos com demência avançada ou câncer metastático são rastreados para cânceres de crescimento lento que provavelmente nunca causarão sintomas, mas podem levar à angústia de resultados falso-positivos, exames invasivos e tratamentos.[10]

Tanto as comorbidades como a funcionalidade predizem mortalidade na pessoa idosa, mas poucos índices prognósticos combinam ambas as classes de preditores.[11] Dentre os mais utilizados na prática médica, destacam-se o índice de Lee e o índice de Suemoto.

Lee et al. (2006) desenvolveram um índice de mortalidade de 4 anos em adultos com mais de 50 anos residentes na comunidade dos EUA; os preditores foram idade, sexo, estado nutricional, comorbidades, funcionalidade e cognição.[10] Por sua vez, Suemoto et al. (2016) previram o risco de mortalidade por todas as causas em 10 anos, em adultos com mais de 60 anos, também residentes na comunidade. Os preditores incluíram idade, sexo, comorbidades, funcionalidade, cognição e autoavaliação da saúde.[11]

Um ponto importante a ser considerado é que tem se tornado cada vez mais heterogêneo fazer a avaliação de sobrevida considerando somente condições de saúde. É importante ressaltar que a influência dos determinantes sociais serão cada vez mais estudados e que, enquanto não houver equidade no acesso, haverá outros fatores que influenciarão na sobrevida do indivíduo. O ser humano é um ser social, e o Brasil é um país em que a mistanásia compete com a distanásia. Infelizmente, vivem-se a escassez e o desperdício de maneira contemporânea. Seriam os fatores sociais as novas "comorbidades" a serem monitoradas? Como avaliar a polifarmácia de quem sequer teve acesso aos medicamentos? Como avaliar o prognóstico de uma doença considerando o estágio atual desta, sabendo que uma parte dos pacientes receberá o tratamento adequado e a outra não? Esses questionamentos jamais poderão ser menosprezados, ainda mais quando se trata da assistência à população idosa, que comumente é vítima desses entraves sociais.

Referências bibliográficas

1. Beard JR, Jotheeswaran AT, Cesari M et al. The structure and predictive value of intrinsic capacity in a longitudinal study of ageing. BMJ Open. 2019;9:e026119.
2. Chang AY, Skirbekk VF, Tyrovolas S et al. Measuring population ageing: an analysis of the Global Burden of Disease Study 2017. Lancet Public Health. 2019;4(3):e159-67.
3. Guiding principles for the care of older adults with multimorbidity: An approach for clinicians american geriatrics society expert panel on the care of older adults with multimorbidity. J Am Geriatr Soc. 2012;60(10):E1-25.
4. Ethun CG, Bilen MA, Jani AB et al. Frailty and cancer: Implications for oncology surgery, medical oncology, and radiation oncology. CA Cancer J Clin. 2017;67(5):362-77.
5. Handforth C, Clegg A, Young C et al. The prevalence and outcomes of frailty in older cancer patients: A systematic review. Ann Oncol. 2015;26(6):1091-101.
6. Midão L, Brochado P, Almada M et al. Frailty status and polypharmacy predict all cause mortality in community dwelling older adults in Europe. Int J Environ Res Public Health. 2021;18(7):3580.
7. Leelakanok N, Holcombe AL, Lund BC et al. Association between polypharmacy and death: A systematic review and meta-analysis. J Am Pharm Assoc. 2017;57(6):729-38.
8. Schöttker B, Saum K-U, Muhlack DC et al. Polypharmacy and mortality: new insights from a large cohort of older adults by detection of effect modification by multi-morbidity and comprehensive correction of confounding by indication. Eur J Clin Pharmacol. 2017;73 (8):1041-8.
9. Suemoto CK, Ueda P, Beltrán-Sánchez H et al. Development and validation of a 10-year mortality prediction model: Meta-analysis of individual participant data from five cohorts of older adults in developed and developing countries. J Gerontol A Biol Sci Med Sci. 2017;72(3):410-6.
10. Yourman LC, Lee SJ, Schonberg MA et al. Prognostic indices for older adults. JAMA. 2012;307(2):182-92.
11. Lee SJ, Lindquist K, Segal MR et al. Development and validation of a prognostic index for 4-year mortality in older adults. JAMA. 2006;295(7):801-8.

20 Trabalho Conjunto de Enfermeiro e Médico no Cuidado de Pacientes Idosos com Câncer

Camila Viale Nogueira ♦ Raquel Silva de Paiva ♦
Flávia Firmino ♦ Anelise Fonseca ♦ Alexandra Barreto Arantes

Introdução

Para o cuidado centrado em pacientes idosos com câncer, o trabalho em equipe, com diferentes saberes, tem papel fundamental. Cuidar de um idoso com câncer requer conhecimento e experiência em questões oncológicas e geriátricas. No entanto, os objetivos dessas duas disciplinas variam significativamente. Os médicos oncologistas concentram-se na avaliação das variáveis do câncer, como a biologia, o estágio e a extensão do tumor, e, claro, desenvolvem planos de tratamento específicos para a doença e suas peculiaridades. O foco está na cura ou no maior tempo de sobrevida geral com qualidade de vida. Por sua vez, os médicos geriatras avaliam a idade – não apenas a cronológica – e suas consequências, mas, de maneira integral e integrada, destacam a importância do estado funcional do paciente e sua interação com o meio, por meio das dimensões psicossociais, e concentram-se na otimização da independência e da autonomia do indivíduo.

A integração desses dois conjuntos de competências médicas em um plano de cuidados individualizado pode melhorar os resultados do paciente idoso com câncer.[1] Quando profissionais de outras áreas de atuação, como fisioterapeutas, enfermeiros, nutricionistas, fonoaudiólogos, assistentes sociais, psicólogos, entre as várias possíveis, participam do time de cuidados do paciente idoso, amplia-se a capacidade de se obter sucesso no cuidado, em especial na doença oncológica. Todos os profissionais são importantes, por seus saberes complementares, e quanto maior o número deles disponíveis, maiores os índices de qualidade assistencial, de transmissão de segurança à pessoa que padece do câncer e de otimização do cuidado.[1] A presença de um time multiprofissional torna-se necessária para o compartilhamento de decisões, a redução de iatrogenias e a otimização do trabalho. Vale acrescentar, ainda, que os papéis do radioterapeuta, do geneticista e do cirurgião nas discussões de condutas terapêuticas focadas no câncer promovem mais transparência na tomada de decisões, de modo a contemplar mais adequadamente a realidade integral do paciente e de seu núcleo familiar.

Este capítulo pretende enfatizar o trabalho conjunto entre os enfermeiros oncologistas treinados em Gerontologia, os oncologistas e os geriatras no cuidado do paciente idoso com câncer. A enfermagem oncológica tem feito progressos, e há vários enfermeiros assistenciais, educadores e pesquisadores que contribuem para a expansão do campo. No entanto, a enfermagem oncológica e os sistemas de saúde não estão totalmente preparados para prestar cuidados de alta qualidade.[2] No campo médico, a Oncologia Geriátrica ganhou, nas últimas décadas, crescente reconhecimento devido à ascensão demográfica e epidemiológica de pessoas idosas e do número de casos de câncer.[2,3] A integração da Geriatria nos cuidados oncológicos aprimorou o cuidado de pacientes idosos com câncer e contribui cada vez mais para melhores resultados, a partir da indicação do tratamento mais apropriado, do aumento da sobrevida e da redução dos efeitos colaterais.[4]

No campo da enfermagem gerontológica, há uma área bem desenvolvida, desde os tempos de Marjory Warren, no fim da década de 1930.[4] A enfermagem oncológica, a partir do início da década de 1990, reconheceu-se como área ímpar para atender às necessidades específicas de pacientes idosos com câncer; assim, ao incorporar os princípios gerontológicos na educação e na prática da enfermagem oncológica, ganha-se um estímulo para o desenvolvimento de evidências, por meio de pesquisas científicas robustas sobre a importância da atuação conjunta entre oncologistas, geriatras e enfermeiros. Todos estão tecnicamente capacitados em suas respectivas áreas de trabalho, o que fortaleceu a visibilidade da enfermagem.[4,5]

Papel da enfermagem no cuidado de pacientes idosos com câncer

O enfermeiro oncológico tem papel de destaque no cuidado da saúde do paciente idoso. Por meio de informações com base em evidências científicas, é possível ajudar a identificar e reduzir riscos à saúde geral e em cada dimensão do ser humano, bem como garantir um cuidado centrado, humanizado, adequado e possível de acordo com as necessidades, os valores e as crenças do paciente, além de promover a manutenção do bem-estar e da qualidade de vida.[6-8]

Apesar de o processo de envelhecimento ser comum a todos os organismos vivos, a presença de mudanças corpóreas, como a senescência, e de doenças, com as consequentes e possíveis fragilidade e vulnerabilidade do ser humano, leva a população, de modo geral, a perceber o envelhecimento como algo indesejado, emocionalmente custoso e que influencia diretamente na saúde mental da pessoa idosa. Os enfermeiros proporcionam uma abordagem sistêmica e integral aos pacientes idosos que vivenciam o adoecimento, exercendo diferentes papéis no cuidado ao indivíduo que tem uma doença oncológica.[6]

O rápido crescimento do número de pessoas idosas diagnosticadas com câncer e sobrevivendo a essa doença exige uma educação diferenciada da equipe de cuidados oncológicos, desafiando diariamente os profissionais da Saúde no cuidado individualizado e efetivo para essa população, como os enfermeiros.[9,10] O sucesso no desenvolvimento e na implementação de serviços e cuidados de atenção a idosos é necessário para atender às crescentes necessidades desse grupo de indivíduos, em particular quando há a percepção da vulnerabilidade social. A rede de suporte a essa população ao longo do tratamento será fundamental para o êxito do plano de cuidados.[9]

A enfermagem, considerando-se seu importante papel de coordenadora, facilitadora e orientadora dentro da equipe de saúde, auxilia o paciente a enfrentar a doença, recuperar funções, adaptar-se às novas situações e dar sentido à vida, apesar do diagnóstico de câncer. Auxilia, também, a própria equipe de saúde, exercendo, muitas vezes, um papel de elo entre paciente/família e médico, por exemplo. Na ótica do cuidado do paciente idoso com câncer, as duas áreas do saber de enfermagem – Oncologia e Gerontologia – confluem para melhor contribuir para o plano de cuidados do paciente idoso, por intermédio de um time multiprofissional, e, no fim, para o sucesso da abordagem terapêutica.[9]

Diante do enfrentamento da doença, recomenda-se a participação do enfermeiro, por meio de algumas competências básicas:[10,11]

- Distinguir achados normais e anormais no exame físico e nas dimensões psicossociais
- Sugerir encaminhamentos para outros profissionais especialistas
- Coletar dados sobre as condições e o funcionamento físico, mental, social, emocional e espiritual
- Envolver o paciente idoso o máximo possível nos aspectos inerentes ao tratamento
- Individualizar o planejamento e a implementação do plano de cuidados
- Identificar e reduzir riscos por intermédio de orientações e reforços positivos ao paciente
- Fortalecer o paciente idoso para a tomada de decisões
- Respeitar e fazer que se respeite a identidade do paciente idoso (cultura, etnia, gênero, idioma, preferência sexual, papel na sociedade e na família, estilo de vida e todos os aspectos individuais)

- Defender e proteger os direitos do paciente idoso
- Facilitar o debate de diretivas antecipadas e o respeito a estas.

Reconhecer, avaliar e gerenciar as necessidades únicas desses pacientes é essencial na prestação de cuidados oncológicos de alta qualidade. Além disso, a tomada de decisões compartilhadas, com um adequado plano de cuidados e metas relevantes de cuidados que reflitam os desejos, as necessidades e as preferências do paciente e da família, faz parte do trabalho da enfermagem nessas áreas.[9,12]

É de conhecimento o desafio do cuidado oncológico em pacientes idosos, além da escassez de profissionais com treinamento e qualificação adequada para o cuidado em Oncogeriatria.[9,13] Uma pesquisa da American Society of Clinical Oncology (ASCO) que envolveu profissionais da Saúde no cuidado do paciente oncológico idoso demonstrou que de 1.277 entrevistados, apenas 29% realizavam avaliações do paciente idoso com instrumentos validados. Outra pesquisa multidisciplinar da Association of Community Cancer Centers demonstrou que de 332 profissionais entrevistados, 95% apoiavam a Avaliação Geriátrica Ampla (AGA) nos pacientes idosos com câncer, porém apenas 17% a utilizavam nos atendimentos.[14,15]

O conhecimento de instrumentos e ferramentas eficazes e validados é de suma importância, porém não é suficiente.[10,16] A AGA é padrão-ouro no atendimento de idosos, e sua aplicação é recomendada por instituições como International Society of Geriatric Oncology, ASCO e National Comprehensive Cancer. Por meio desse instrumento, é possível identificar vulnerabilidades não oncológicas e avaliar os riscos de morbidade e mortalidade.[10,16,17] Além disso, a AGA direciona a tomada de decisões quanto ao tratamento e prediz a sobrevida. É importante que a equipe multidisciplinar conheça e apoie a aplicação dessa avaliação; além disso, membros da equipe capacitados em aplicar a AGA contribuem para sua realização, dividindo funções e gerenciando melhor o tempo de trabalho, a fim de garantir a abrangência dos diversos domínios do paciente idoso. A AGA provou auxiliar o desenvolvimento de planos de tratamento personalizados para pacientes idosos com câncer ao identificar problemas de saúde que afetam a tolerância e a recuperação ao tratamento oncológico.[7,8]

Diante do desenvolvimento de algumas incapacidades e limitações associadas à doença em curso e ao próprio envelhecimento, é fundamental que o paciente idoso seja encorajado a desenvolver sua capacidade de autocuidado, com independência e autonomia. Nesse sentido, o enfermeiro deve coletar, junto ao paciente, dados sobre a aptidão para o autocuidado, estado mental, nível motivacional e suporte familiar, enfatizando mais as capacidades que as incapacidades e disfunções. Sugere-se ao enfermeiro, com o objetivo de investigar a capacidade funcional, aplicar ao menos o Índice de Katz de Independência das atividades de vida diária.[11] Essa ferramenta é de extrema importância para a definição das aptidões do autocuidado – estado funcional íntegro – e influencia significativamente na conduta de todos os profissionais do time de cuidados.

Ao avaliar o estado funcional do paciente idoso em tratamento, o enfermeiro determina o nível de independência – integridade física e mental – para realizar tarefas, desde as mais simples, em casa. Tal levantamento de dados é sobre a capacidade para a realização de atividades como alimentar-se, vestir-se, usar o vaso sanitário e movimentar-se sem o auxílio de outra pessoa. Essas informações são essenciais para o manejo do cuidado e da orientação e conduta aos cuidadores e profissionais da Saúde, e implicam estimar o tempo de sobrevida e a possibilidade de suportar tratamentos que exijam resiliência física, como quimioterapias e cirurgias. Considerando as rotinas institucionais, é aconselhável proporcionar ao enfermeiro tempo e flexibilidade suficientes para que suas tarefas inerentes sejam realizadas de modo efetivo e eficiente, bem como perceber a necessidade de sugerir a presença de outros profissionais, para suporte e auxílio na recuperação e na minimização de agravos. O enfermeiro, em sua atuação – além da abordagem multidimensional –, muitas vezes assume o papel de coordenador de cuidados, complementando os deveres do médico. Sua interface com a equipe multidisciplinar garante que todas as necessidades do paciente sejam atendidas e em menor tempo. Além disso, a enfermagem é responsável pela educação do paciente e da família no que diz respeito à adesão à terapia e ao que esperar dos efeitos colaterais antes, durante e após esse tratamento.[17,18]

A educação do paciente idoso é imprescindível, e é por esse motivo que o enfermeiro precisa estar atento a possíveis barreiras de aprendizagem, como estresse relacionado com a circunstância atual, déficits sensoriais, capacidades educacionais ou intelectuais limitadas, estado emocional, presença de dor, fadiga, cansaço, atitudes e crenças relacionadas com o assunto, experiência anterior em relação ao assunto, bem como sentimento de desamparo ou desesperança. Considerando o aumento do número de famílias que se encarregam dos cuidados nas fases mais avançadas do adoecimento e a necessidade de cuidados continuados no domicílio dos pacientes idosos, os enfermeiros estão habilitados a influenciar na educação dos cuidadores e familiares por meio do reconhecimento da participação destes no cuidado e da aplicação de conhecimentos técnicos e científicos. Mesmo considerando que tanto cuidadores como familiares estarão em contato com outros agentes de saúde, é necessário que a orientação a ambos faça parte da rotina e do plano de cuidados de enfermagem.[11]

No Brasil, a área específica de Oncogeriatria não é estabelecida como uma das especialidades de enfermagem. A International Society of Geriatric Oncology Nursing and Allied Health Interest Group, a Canadian Association of Nurses in Oncology & Aging Special Interest Group e a European Oncology Nursing Society, endossadas pela Oncology Nursing Society, desenvolveram uma declaração para nortear a prática da enfermagem oncológica no cuidado do paciente idoso e de sua família. Nessa declaração, foram descritos elementos e necessidades no cuidado oncogeriátrico e de que maneira o enfermeiro pode contribuir nos atendimentos.[17]

Entre os elementos descritos estão:[17,19]

- Considerar as necessidades, os objetivos e as prioridades do paciente para a elaboração do plano de cuidados oncológicos. A fim de garantir um cuidado alinhado às necessidades e aos valores do paciente, o enfermeiro deve incluir na avaliação o estado funcional, psicológico e social, além de identificar metas e prioridades ao longo do tratamento. O plano de cuidados deve incluir metas, plano de tratamento e cuidados de suporte
- Garantir o direito de receber cuidados multidimensionais, proativos e apropriados de enfermeiros especialistas em Oncologia. O cuidado oncológico é complexo e exige ações integradas, coordenadas e interprofissionais. O cuidado proativo em enfermagem é fundamental para reduzir riscos relacionados com o tratamento oncológico e apoiar a funcionalidade e a qualidade de vida do paciente
- Otimizar a tomada de decisões quanto ao tratamento, desenvolver um plano de cuidados individualizado e facilitar a comunicação e a coordenação entre as equipes. A utilização de ferramentas validadas de triagem e avaliação geriátrica abrangente garante a observação do estado de saúde, da funcionalidade, de comorbidades, cognição, mobilidade, quedas, atividades instrumentais e da vida diária, bem como apoio aos recursos sociais. Do mesmo modo, é importante a identificação dos pacientes que se beneficiariam da AGA
- Garantir participação ativa nos serviços de Oncogeriatria e na AGA. Com base em evidências científicas, o uso da AGA é fundamental no atendimento oncogeriátrico, e o enfermeiro deve estar envolvido na avaliação e na gestão da saúde e do bem-estar do paciente
- Garantir a informação e a compreensão adequadas quanto ao tratamento oncológico, efeitos colaterais, complicações e impacto na vida diária
- Garantir uma comunicação eficaz e clara, independentemente das limitações físicas decorrentes da idade e que podem surgir como barreiras. O enfermeiro deve auxiliar na tomada de decisões sobre o tratamento e condutas futuras
- Defender as necessidades do paciente e abordar o tema do envelhecimento em diferentes âmbitos de atuação: educação, políticas públicas, pesquisa, entre outros

- Garantir que o paciente tenha acesso a uma assistência de qualidade, educando e evitando pontos de vista preconceituosos relacionados com idade. Desse modo, o enfermeiro em oncogeriatria contribui para a avaliação multidimensional do paciente, fortalece a identificação dos riscos e das fragilidades e apoia a aplicação da AGA nos serviços de Oncologia.

Importância do trabalho conjunto entre enfermeiros e médicos

O cuidado de pacientes idosos depende fortemente de um bom trabalho em equipe, uma liderança eficaz e uma comunicação transparente para alcançar cuidados coordenados, e isso é um diferencial para pacientes com câncer. Enfermeiros oncológicos em parceria com colegas médicos de Oncologia e Geriatria, além de outros profissionais da Saúde, promovem mudanças inovadoras para os cuidados com os pacientes idosos com câncer, gerando qualidade de vida ao longo do tratamento e consequente aumento de sobrevida.[20]

Uma assistência de enfermagem de qualidade e de alto desempenho é estimulada quando existe apoio da liderança e de todos os membros do time. Um dos principais papéis do médico é agregar valor ao enfermeiro ao incentivar a participação do paciente idoso em todas as ações e consultas da enfermagem. A atuação do médico tem grande importância, por ser ele o "porta-voz" em defesa do cuidado integrado centrado no paciente; o enfermeiro exerce várias funções, mas ainda carece de reconhecimento pelo senso comum; ao estimular os pacientes idosos a frequentar as consultas de enfermagem e aderir às orientações propostas, o médico promove mudança comportamental no paciente e na família deste, contribuindo para aumentar a confiança no trabalho. Ao incentivar a reunião de todos os membros da equipe para a discussão dos casos, a fim de elaborar o plano de cuidados mais adequado, e mais, ao promover o papel da enfermagem como um gestor do cuidado, também chamado "navegador", o médico promove mudanças no paradigma do cuidado.[21]

Diante das muitas incertezas que o paciente idoso e a família enfrentam ao longo da jornada desde o diagnóstico até o tratamento do câncer, a segurança transmitida a ambos pela presença de um time forte e unido, consciente da importância do papel que cada membro exerce, é fundamental e extremamente necessária.[21,22]

No binômio médico-enfermeiro, cada membro complementa o outro, e ambos contribuem de maneira mútua e decisiva para o trabalho. Hoje, diante de tantas tarefas a serem exercidas, compartilhar funções é o que se espera de um grupo de profissionais. O alinhamento do discurso das orientações de tratamento e reabilitação, o respeito mútuo, a presença do médico, em especial, e da enfermagem, em momentos ímpares do plano de cuidados, como a conferência familiar, a infusão das terapias sistêmicas e a construção, em conjunto, de ações concretas – de vigilância, monitoramento e intervenções para obtenção dos resultados almejados –, reforçam a importância do trabalho conjunto e processual dessa dupla. A enfermagem acolhe o paciente e a família do mesmo modo que o médico o faz; além disso, é o sinalizador imediato da equipe quando percebe efeitos colaterais e mudanças comportamentais, reforçando os encaminhamentos para profissionais de outras áreas, como nutrição, fisioterapia, psicologia, assistência social, entre outros exemplos de campos de uma equipe multiprofissional.[21,22]

Considerações finais

A equipe de saúde deve trabalhar em consenso, focada no cuidado do paciente idoso com câncer. Cada membro tem sua especificidade, mas, juntos, todos se potencializam na promoção da qualidade de vida, que é o principal objetivo desse cuidado. Seja no registro das informações, no trato com o paciente, no empenho da busca pelo melhor atendimento, na responsabilidade de encontrar e escolher os caminhos mais adequados ao tratamento e, acima de tudo, na transmissão da coerência no cuidado, todos estão focados e centrados no paciente. Destaca-se a atuação conjunta de enfermeiro e médico – seja oncologista ou geriatra –, pois são os líderes do cuidado na maior parte do trajeto terapêutico do paciente, que vai desde o diagnóstico até o tratamento paliativo. A abordagem sempre deverá focar na qualidade de vida, no conforto e na dignidade. A cura é o ideal, mas, quando não houver possibilidades para tal, a sobrevida deverá ser o mote do tratamento. O que se espera é que, em um time multiprofissional, o papel de protagonista do plano de cuidados não seja somente do médico e que haja reconhecimento dos profissionais de outras áreas de atuação, como o enfermeiro, que, muitas vezes, é quem passa mais tempo com o paciente.

Referências bibliográficas

1. Braga DAO, Vasconcelos LL, Paiva CEQ et al. Qualidade de vida do idoso em tratamento oncológico. Rev Ciênc Méd Biol. 2019;18 (2):249-53.
2. Magnuson A, Dale W, Mohile S. Models of care in geriatric oncology. Curr Geriatr Rep. 2014;3(3):182-9.
3. Instituto Brasileiro de Estatística e Geografia (IBGE). Censo demográfico 2022. Disponível em: https://censo2022.ibge.gov.br/panorama/?utm_source=ibge&utm_medium=home&utm_campaign=portal. Acesso em: 10 jun. 2024.
4. Solomon DH. Foreword. In: Osterweil D, Brummel-Smith K, Beck JC. Comprehensive geriatric assessment. USA: Mc Graw Hill; 2000.
5. Francisco PMSB, Friestino JKO, Ferraz RO et al. Prevalência de diagnóstico e tipos de câncer em idosos: dados da Pesquisa Nacional de Saúde 2013. Rev Bras Geriatr Gerontol. 2020;23(2):e200023.
6. Sattar S, Kenis C, Haase K et al. Falls in older patients with cancer: Nursing and Allied Health Group of International Society of Geriatric Oncology review paper. J Geriatr Oncol. 2020;11(1):1-7.
7. Choi J-Y, Rajaguru V, Shin J et al. Comprehensive geriatric assessment and multidisciplinary team interventions for hospitalized older adults: A scoping review. Arch Gerontol Geriatr. 2023;104:104831.
8. Nightingale G, Burhenn PS, Puts M et al. Integrating nurses and allied health professionals in the care of older adults with cancer: A report from the International Society of Geriatric Oncology Nursing and Allied Health Interest Group. J Geriatr Oncol. 2020; 11(2):187-90.
9. Balducci L. Geriatric oncology, spirituality, and palliative care. J Pain Symptom Manage. 2019;57(1):171-5.
10. Chapman AE, Elias R, Plotkin E et al. Models of care in geriatric oncology. J Clin Oncol. 2021;39(19):2195-204.
11. Eliopoulos C. Enfermagem gerontológica. 9. ed. Porto Alegre: Artmed; 2019.
12. Flaherty E, Bartels SJ. Addressing the community-based geriatric healthcare workforce shortage by leveraging the potential of interprofessional teams. J Am Geriatr Soc. 2019;67(S2):S400-S408.
13. Pergolotti M, Sattar S. Measuring functional status of older adults with cancer with patient and performance-based measures, a how-to guide: A young society of geriatric oncology and nursing and allied health initiative. J Geriatr Oncol. 2021;12(3):473-8.
14. Sgnaolin V, Sgnaolin V, Schneider RH. Implicações da avaliação geriátrica ampla na qualidade de vida em pessoas idosas com câncer: uma revisão integrativa. Rev. bras. geriatr. gerontol. 2021;24(1):e200297.
15. Rosko A, Steer C, Chien LC et al. The Cancer and Aging Research Group (CARG) infrastructure: The clinical implementation core. J Geriatr Oncol. 2021;12(8):1164-5.
16. Ellis G, Sevdalis N. Understanding and improving multidisciplinary team working in geriatric medicine. Age Ageing. 2019;48(4): 498-505.
17. Puts M, Strohschein F, Oldenmenger W et al. Position statement on oncology and cancer nursing care for older adults with cancer and their caregivers of the International Society of Geriatric Oncology Nursing and Allied Health Interest Group, the Canadian Association of Nurses in Oncology Oncology & Aging Special Interest Group, and the European Oncology Nursing Society. J Geriatr Oncol. 2021;12(7):1000-4.
18. Bouzan J, Nellas S, Stoilkov B et al. Item analysis of G8 screening in uro-oncologic geriatric patients. Int Urol Nephrol. 2023;55(6):1441-6.
19. Uranga C, Chien LC, Liposits G. Geriatric screening in older adults with cancer – A Young International Society of Geriatric Oncology and Nursing & Allied Health Interest Group initiative. J Geriatr Oncol. 2022;13(3):374-7.
20. Bond SM, Bryant AL, Puts M. The evolution of gero-oncology nursing. Semin Oncol Nurs. 2016;32(1):3-15.
21. Conselho Regional de Enfermagem em São Paulo (Coren-SP). Navegação de pacientes: uma nova tendência na enfermagem. Disponível em: https://portal.coren-sp.gov.br/noticias/navegacao-de-pacientes-uma-nova-tendencia-na-enfermagem. Acesso em: 10 jun. 2024.
22. Thaker DA, McGuire P, Bryant G et al. Our experience of nursing/allied health practitioner led geriatric screening and assessment of older patients with cancer – a highly accessible model of care. J Geriatr Oncol. 2021; 12(8):1186-92.

21 Papel da Farmácia na Oncogeriatria

Débora Ferreira Reis ♦ Eloá F. F. Medeiros

Introdução

O número de pessoas idosas diagnosticadas com câncer está em crescimento constante.[1,2] Até 2050, prevê-se que o contingente de pessoas com 80 anos ou mais triplique em escala global, passando de 143 milhões em 2019 para 426 milhões. Esse aumento é predominantemente impulsionado pelo envelhecimento populacional e pelo crescimento demográfico.[3] Em consonância com esse quadro, a crescente incidência de câncer em idosos apresenta desafios no gerenciamento do cuidado desses pacientes.

Segundo Herledan et al.,[4] pesquisas evidenciam que a idade pode representar obstáculos aos tratamentos convencionais aplicados em pacientes mais jovens, como fármacos antineoplásicos, radioterapia e intervenções cirúrgicas. O principal motivo para não oferecer o tratamento ideal a esses pacientes reside na intenção de evitar terapias que possam resultar em efeitos adversos graves ou reduzir a qualidade de vida do paciente diante da sobrevivência à doença.

Os pacientes idosos enfrentam maior risco de toxicidade, devido à propensão a comorbidades, como doenças cardíacas, diabetes e problemas respiratórios, bem como ao consequente uso de múltiplos medicamentos, que podem complicar o tratamento oncológico e influenciar as decisões terapêuticas. A sub-representação da população idosa em ensaios clínicos também contribui para essa situação, resultando na escassez de evidências substanciais para orientar as escolhas de tratamento.

A Oncologia Geriátrica, uma área da Medicina cada vez mais dedicada ao estudo e tratamento do câncer em pacientes idosos, reconhece as particularidades dessa população acometida pelo câncer e procura oferecer uma abordagem mais personalizada. Essa área de conhecimento também está ciente das demandas de saúde física, psicossociais e existenciais singulares devido às suas características fisiológicas e comorbidades associadas. Portanto, a abordagem oncológica na Geriatria deve visar não apenas à doença e suas terapêuticas, mas também ao estado de saúde, à qualidade e à expectativa de vida.

Ademais, a realização de uma avaliação geriátrica completa se torna imprescindível para identificar comorbidades, fragilidades, aspectos do envelhecimento e outras questões que podem influenciar a escolha de tratamento. Essas particularidades elevam o risco de interações medicamentosas e podem afetar a terapia do câncer. O envelhecimento pode, igualmente, modificar a forma como o organismo responde às terapias, tornando os pacientes mais sensíveis aos efeitos colaterais. Portanto, avaliar as fragilidades se torna crucial para determinar a capacidade do paciente de suportar determinadas terapias. Nesse contexto, encontrar um equilíbrio entre a eficácia do tratamento e a minimização da toxicidade é um desafio.

A complexidade inerente ao câncer exige uma abordagem abrangente, que envolva a colaboração de especialistas de diversas áreas. Nesse sentido, a contribuição de uma equipe multiprofissional se torna imprescindível para a formulação de intervenções apropriadas para esses indivíduos, para o aperfeiçoamento da terapia medicamentosa e dos cuidados oncológicos.[4] Embora médicos, enfermeiros e psicólogos sejam figuras correntes nas equipes de oncologia hospitalar, quando o propósito é proporcionar o cuidado mais abrangente possível, a participação de outras especialidades adquire extrema importância, como a contribuição do farmacêutico.

Farmacêutico e equipe multiprofissional

A Equipe Multiprofissional de Terapia Antineoplásica (EMTA), regulamentada pela RDC nº 220/2004 da Agência Nacional de Vigilância Sanitária (Anvisa),[5] desempenha um papel essencial no tratamento de pacientes oncológicos, assegurando que os cuidados e as terapias sejam conduzidos de maneira segura e eficaz. Essa equipe é constituída por diferentes profissionais da Saúde, como médicos, enfermeiros, farmacêuticos e outros especialistas, dependendo das necessidades do paciente e do estabelecimento de saúde. Esses profissionais da Saúde devem ser qualificados para fornecer um cuidado completo e seguro aos pacientes com câncer.

Os membros da equipe multiprofissional têm funções distintas, mas complementares, no cuidado ao paciente oncológico. A EMTA é formada por, no mínimo, um farmacêutico, um enfermeiro e um médico especializado.

A participação do farmacêutico é obrigatória em todas as etapas do ciclo de tratamento, desde a aquisição dos antineoplásicos e insumos necessários para o cuidado ao paciente, passando pela validação da prescrição e preparação dos medicamentos, até a administração e monitoramento de todos os efeitos. Cabe destacar que, para que esse profissional atue na Oncologia, é necessária, conforme normativa legal,[a] a formação especializada que lhe permita combinar conhecimentos e habilidades da prática farmacêutica geral com um entendimento avançado do tratamento e cuidado de pacientes com câncer.

De acordo com a Sociedade Internacional de Oncologia Geriátrica (SIOG), em suas recentes diretrizes que abordam a qualidade de vida em pacientes idosos com câncer, o farmacêutico deve ser parte integrante do cuidado multidisciplinar.[1] Além disso, considerando que as pessoas idosas apresentam maior propensão à polimedicação, a participação de farmacêuticos clínicos na avaliação geriátrica demonstra ser relevante.[6]

[a]Resolução 640, de 27 de abril de 2017, do Conselho Federal de Farmácia.

Conforme Ruiz-Ramos et al.[2], programas multiprofissionais que incluem assistência farmacêutica (AF) reduzem o risco de visitas a hospitais e melhoram a qualidade de vida dos pacientes, o que reforça a importância do farmacêutico como parte de equipes multidisciplinares. Para compreender o papel do farmacêutico no processo de cuidado de pacientes oncológicos, é necessário conhecer a sua atuação como profissional da Saúde e o processo de AF.

Assistência farmacêutica

De acordo com Ruiz-Ramos et al.,[2] as intervenções farmacêuticas (como otimização do tratamento por meio da revisão de adequação do tratamento, conciliação e melhoria da adesão) são encorajadas pela Organização Mundial da Saúde (OMS), por meio, por exemplo, do Terceiro Desafio Global de Segurança do Paciente: “Medication without harm” e do manual “Developing Pharmacy Practice: a focus on patient care”. A resolução mais recentemente publicada do Conselho da Europa sobre a implementação da AF em benefício dos pacientes e dos serviços de saúde considera que a otimização do uso de medicamentos é essencial para todos os grupos de pacientes e para a melhoria geral da segurança do paciente.[2]

O farmacêutico desempenha um papel fundamental na promoção do uso racional de medicamentos, contribuindo para a segurança, eficácia e qualidade dos tratamentos, bem como para a melhoria da saúde pública.

O uso racional de medicamentos envolve “a prescrição do medicamento necessário, que esse esteja disponível e a um preço acessível, que se dispense nas condições adequadas e que seja utilizado na dose indicada, nos intervalos e durante o tempo prescrito”.[7] Dessa maneira, os pacientes recebem tratamentos seguros, eficazes e apropriados às suas necessidades individuais, sendo garantido também o seu acesso e as melhores estratégias de adesão ao tratamento proposto.

Cabe ressaltar que assegurar o acesso a medicamentos seguros, eficazes e de qualidade é uma parte essencial do direito à saúde, garantido pela nossa Carta Magna, em seu artigo nº 196.[8] O farmacêutico, por sua vez, atua desde a gestão dos medicamentos até a educação dos pacientes, sempre com foco na melhor utilização dos recursos terapêuticos disponíveis.

Uma gestão competente dos medicamentos abrange desde a seleção criteriosa dos fármacos a serem disponibilizados, passando pela aquisição, armazenamento, distribuição, até a dispensação e monitoramento do uso adequado.

Portanto, a AF desempenha um papel vital no sistema de saúde, pois é o "conjunto de ações voltadas à promoção, proteção e recuperação da saúde, tanto individual como coletivo, tendo o medicamento como insumo essencial e visando ao acesso e ao seu uso racional".[b]

Ao desenvolver um processo de gestão eficaz, o farmacêutico pode, no processo de cuidado em saúde, realizar diversos serviços e procedimentos que contribuem, de maneira significativa, para a promoção, prevenção, tratamento e reabilitação de pacientes.

Na Oncologia, são possibilidades de atuação do farmacêutico:

- Serviços de apoio diagnóstico
- Serviços relacionados com medicamento
- Serviços relacionados com o paciente e sua família.

Serviços de apoio diagnóstico

A atuação envolve a gestão de laboratórios clínicos e de análises clínicas, em que o farmacêutico desempenha um papel fundamental na supervisão e na interpretação de resultados de exames de laboratório relacionados com o câncer, como o monitoramento de marcadores tumorais e outros exames diagnósticos. Esses testes desempenham uma função importante na detecção precoce, no diagnóstico, no acompanhamento, no monitoramento do tratamento e na avaliação da resposta terapêutica, melhorando, assim, a qualidade de vida e as perspectivas de recuperação dos pacientes com câncer. Desse modo, o farmacêutico trabalha em estreita colaboração com outros profissionais da Saúde, como médicos e enfermeiros, para garantir a coleta adequada de amostras, a execução correta dos testes e a interpretação precisa dos resultados. Outro aspecto que acentua a importância dessa colaboração é o fato de a avaliação da resposta terapêutica envolver a necessidade de análise constante dos exames complementares.

No caso de pacientes geriátricos, que possuem suas particularidades fisiológicas, comorbidades e fragilidades, é de extrema relevância esse acompanhamento minucioso. Sua atuação contribui para a individualização dos cuidados, promovendo uma abordagem mais personalizada e de qualidade, levando em consideração as características específicas dessa população. O farmacêutico também desempenha um papel na educação dos pacientes, explicando o significado dos testes diagnósticos e auxiliando na compreensão das implicações dos resultados. Esse profissional no serviço de apoio diagnóstico em Oncologia é um elo essencial na cadeia de cuidados, garantindo que os pacientes recebam diagnósticos precisos e com base em evidências, o que é fundamental para a tomada de decisões terapêuticas adequadas.

Serviços relacionados com medicamento

Gestão logística da assistência farmacêutica

A administração da logística de medicamentos envolve selecionar, programar, adquirir, armazenar, distribuir e dispensar esses produtos de saúde com o propósito de garantir o acesso da população aos medicamentos e a racionalidade do seu uso. No âmbito da AF oncológica, o farmacêutico desempenha um papel crucial nos serviços gerenciais logísticos, assumindo responsabilidades essenciais para garantir a eficiência e a qualidade do tratamento.

A participação ativa em comissões de farmácia e terapêutica permite ao farmacêutico participar da escolha criteriosa dos medicamentos, considerando sua eficácia, segurança e custo, sempre se respaldando em evidências científicas. Em seguida, o farmacêutico adquire e armazena esses medicamentos, garantindo a qualidade e o manuseio seguro. Isso

[b]Resolução nº 338, de 06 de maio de 2004, do Conselho Nacional de Saúde.

inclui a seleção de fornecedores qualificados e a garantia de que as boas práticas de armazenamento sejam seguidas. Além disso, entre suas responsabilidades, destaca-se o gerenciamento do estoque de medicamentos, que consiste em monitorar o abastecimento, o prazo de validade e a demanda dos fármacos utilizados no tratamento oncológico para evitar desabastecimento ou desperdício.

O farmacêutico também administra a logística de distribuição, garantindo que os medicamentos cheguem de maneira segura e oportuna aos pontos de administração. Sua atuação inclui também a elaboração e implementação de protocolos clínicos internos, visando padronizar procedimentos, promover a segurança na manipulação e administração dos antineoplásicos e prevenir possíveis erros (da prescrição à administração ao paciente).

Em resumo, esse profissional, devidamente habilitado e preparado, assume um papel essencial na gestão de medicamentos, garantindo a segurança, a eficácia e o uso racional das terapêuticas farmacológicas. Cabe destacar que o acompanhamento de indicadores de desempenho contribui para a otimização dos processos e para a constante melhoria da AF oncológica, assegurando um suporte integral e qualificado aos pacientes em tratamento contra o câncer. A responsabilidade não é só de entregar o medicamento, mas de garantir que todo o processo ocorra de maneira efetiva e segura.

Ademais, a atividade de gestão dos medicamentos não ocorre apenas em ambiente hospitalar. Esse serviço também é desenvolvido em clínicas ambulatoriais ou em empresas de *home care*. Em suma, o farmacêutico na Oncologia desempenha um papel integral na gestão da AF, contribuindo para o tratamento seguro e eficaz dos pacientes com câncer, em especial dos idosos.

Preparação e manipulação de medicamentos

O tratamento oncológico com antineoplásicos é uma etapa crucial na luta contra o câncer, por isso a segurança na preparação e manipulação desses medicamentos é de extrema importância, sobretudo quando se trata de pacientes idosos. Nesse contexto, o farmacêutico desempenha um papel fundamental na individualização dessas terapias, assegurando que os pacientes recebam dosagens apropriadas, minimizando riscos e garantindo que os pacientes recebam a formulação apropriada. Essa é uma função privativa do farmacêutico na área da Oncologia.

A preparação segura de antineoplásicos garante que os medicamentos sejam manipulados de acordo com os padrões estabelecidos, prevenindo a contaminação e a exposição a substâncias prejudiciais. Isso significa que o farmacêutico é responsável por assegurar que os medicamentos oncológicos sejam preparados com a máxima segurança e precisão, abrangendo tanto a quimioterapia quanto os outros medicamentos associados ao processo terapêutico.

O processo de preparação dos medicamentos inicia-se com a validação da prescrição. Nessa etapa, o farmacêutico avalia as propriedades dos medicamentos (mecanismos de ação e características farmacológicas), as condições clínicas dos pacientes e os protocolos respaldados por evidências, adequados para cada tipo e estágio do câncer. Além disso, são examinadas possíveis interações medicamentosas, a escolha de medicamentos mais seguros e apropriados para idosos, bem como doses adequadas de acordo com as comorbidades associadas. A manipulação e administração de fármacos antineoplásicos em pacientes idosos exigem precisão e cuidado extremos, pois esses indivíduos frequentemente apresentam fragilidades, tornando-os mais suscetíveis a complicações decorrentes de equívocos no processo de elaboração e aplicação dos medicamentos.

Assim, os profissionais farmacêuticos envolvidos na preparação de medicamentos antineoplásicos devem ser submetidos a treinamento especializado em boas práticas de manipulação, visando garantir a segurança do processo, tanto para eles quanto para todos os demais participantes do cuidado. A responsabilidade nesse processo abrange os riscos ocupacionais, como teratogenicidade, carcinogenicidade ou mutagenicidade, a adequação das instalações de manipulação, bem como os cuidados no armazenamento, transporte e administração dos fármacos.

Cabe destacar que o transporte apropriado garante que os medicamentos cheguem de maneira segura, além de preservar sua integridade físico-química. É importante também proporcionar o armazenamento adequado desses medicamentos para que seja mantida a sua estabilidade e eficácia. Diante disso, o farmacêutico precisa atender aos critérios estabelecidos pelo Conselho Regional de Farmácia (CRF) de sua área de atuação, conforme preconiza a Resolução nº 640, de 27 de abril de 2017, do Conselho Federal de Farmácia (CFF).

O farmacêutico desempenha, portanto, um papel crucial em todo o ciclo de manipulação de medicamentos antineoplásicos, desde o treinamento especializado até a execução de tarefas críticas, assumindo a responsabilidade de garantir a segurança e a eficácia desses fármacos, especialmente quando destinados a pacientes idosos. Esse profissional deve, constantemente, adotar práticas rigorosas, considerando a complexidade dos riscos ocupacionais envolvidos e contribuindo para a promoção de cuidados em saúde com qualidade e segurança.

Serviços relacionados com o paciente e sua família

A participação do farmacêutico na EMTA abrange a assistência direta aos pacientes, fornecendo informações sobre medicamentos, realizando a farmacovigilância e a avaliação de interações medicamentosas, colaborando, dessa maneira, para um cuidado integral e de qualidade.

Além disso, com base em sua formação clínica, o farmacêutico desenvolve ações diretas com o paciente e sua família, proporcionando maior conhecimento sobre todo o processo terapêutico e maior participação nas decisões clínicas. Sua atuação se estende à educação dos pacientes, orientando sobre o uso correto dos medicamentos, maximizando a adesão ao tratamento e minimizando riscos.

Para compreender todas as atividades clínicas desenvolvidas pelo farmacêutico, é necessário conhecer o conceito de serviços farmacêuticos e cuidado farmacêutico.

Serviços farmacêuticos compreendem "um conjunto de atividades organizadas em um processo de trabalho que visa contribuir para prevenção de doenças, promoção, proteção e recuperação da saúde e para a melhoria da qualidade de vida das pessoas".[9]

De acordo com o CFF, o cuidado farmacêutico é:

> o modelo de prática que fundamenta a provisão de diferentes serviços farmacêuticos diretamente destinados ao paciente, à família e à comunidade, visando à prevenção e resolução de problemas da farmacoterapia, ao uso racional e ótimo dos medicamentos, à promoção, proteção e recuperação da saúde, bem como à prevenção de doenças e de outros problemas de saúde.[9]

Cuidado farmacêutico na Oncologia

A participação do farmacêutico na equipe de terapia oncológica é fundamental para garantir segurança, eficácia e qualidade dos tratamentos, além de contribuir para aprimorar a experiência e a qualidade de vida dos pacientes. Essa colaboração interdisciplinar é indispensável para um cuidado abrangente e eficiente.

No contexto das ações assistenciais, o farmacêutico exerce uma função crucial no cuidado direto ao paciente oncológico. Ele auxilia no monitoramento dos efeitos colaterais dos tratamentos, fornece informações sobre a correta administração dos medicamentos e suas possíveis interações, e participa da formulação de estratégias para minimizar os efeitos adversos associados à terapêutica.

Farmacêutico clínico na Oncogeriatria

Cabe destacar que o envelhecimento populacional tem contribuído, de maneira significativa, para o aumento do número de casos de câncer nessa faixa etária, apresentando desafios específicos no âmbito da Oncologia Clínica, uma vez que está frequentemente associado a um declínio nas funções orgânicas. Entre as principais dificuldades, sobressaem as comorbidades associadas e as particularidades fisiológicas, que impactam diretamente as opções terapêuticas e a tolerância aos tratamentos.

A avaliação farmacoterapêutica conduzida pelo farmacêutico pode indicar a necessidade de ajuste na dose da terapia antineoplásica para minimizar riscos e adaptar-se às especificidades do paciente geriátrico. Essas análises personalizadas levam em consideração não apenas o câncer, mas também suas comorbidades, medicamentos múltiplos e fraquezas. Além disso, a substituição de medicamentos inadequados, assim como a definição da via de administração mais apropriada, tem o potencial de ampliar os benefícios a esses pacientes.

A ascendente prevalência de pessoas idosas diagnosticadas com câncer também resulta em um aumento significativo de pacientes acometidos por várias condições de saúde simultâneas, levando à prescrição de múltiplos medicamentos, conhecida como "polifarmácia". Esse cenário está associado a complicações relacionadas com os fármacos e a um aumento geral na morbidade.[10]

A existência de múltiplas patologias e a polifarmácia tornam a abordagem oncológica em idosos uma tarefa complexa, requerendo uma avaliação holística para assegurar a eficácia do tratamento, a preservação da qualidade de vida e o atendimento integral às necessidades específicas desse grupo vulnerável.

Em pacientes idosos com câncer, a prevenção e o gerenciamento de interações medicamentosas são cruciais devido à presença de várias condições de saúde, ao uso de muitos medicamentos e aos múltiplos prescritores. Ademais, a análise detalhada da lista de medicamentos do paciente idoso possibilita investigar potenciais interações medicamentosas.

Outro ponto importante é o crescente emprego de práticas integrativas em saúde entre idosos, como a fitoterapia, pois esses compostos também podem ocasionar interações com os antineoplásicos.[4] Desse modo, esse profissional pode sugerir ajustes na terapia para evitar interações indesejadas, indicando a alteração de medicamentos ou a adaptação de doses.

A análise individualizada dos medicamentos também permite que o tratamento seja adequado à condição de cada paciente, com foco na otimização dos benefícios terapêuticos e na minimização dos riscos. Essa avaliação é essencial para determinar a capacidade do paciente de tolerar o tratamento e para promover o uso racional de medicamentos, pois esses pacientes são mais suscetíveis a reações adversas dos tratamentos oncológicos. Portanto, reconhecer e gerenciar esses efeitos proporcionam aprimoramento na qualidade de vida dos pacientes e permitem que continuem suas atividades diárias e mantenham sua independência.

Visando identificar e proporcionar uma terapêutica mais segura aos idosos, foram desenvolvidos diversos instrumentos que auxiliam a equipe na escolha correta dos medicamentos que os pacientes idosos podem utilizar.

Os Critérios de Beers (CB) da Sociedade Americana de Geriatria (AGS) constituem uma lista abrangente de medicamentos que devem ser evitados ou utilizados com cautela em pacientes idosos, porque muitas vezes apresentam riscos desnecessários para essa população, assim como os critérios *Screening Tool of Older Person's Prescriptions* e *Screening Tool to Alert doctors to Right Treatment* (mais conhecidos como STOPP/START) representam uma lista atualizada e explícita de Medicamentos Potencialmente Inapropriados (MPI) e Potenciais Omissões de Prescrição (MPO).[10,11] Ambos critérios não podem substituir o julgamento clínico em casos individuais, mas podem servir para orientar as práticas de prescrição e desprescrição dos médicos, além de fornecer a base para futuros estudos clínicos e intervenções destinadas a melhorar a qualidade da prescrição de medicamentos para pessoas idosas.[12,13]

Herledan et al.[1] verificaram em uma análise de estudos que um objetivo comum de todas as intervenções farmacêuticas analisadas foi a identificação e a correção de problemas relacionados com medicamentos. Na maioria desses estudos, os farmacêuticos realizaram uma avaliação abrangente de todos os problemas relacionados com medicamentos, foram apresentados também estudos cujo foco eram os MPIs e interações medicamentosas.

A inclusão de farmacêuticos clínicos na avaliação geriátrica pode, portanto, ser benéfica para o sistema de saúde e a sociedade, ao proporcionar o uso adequado de medicamentos, reduzindo eventos adversos potencialmente graves e os custos associados a eles.[4]

Monitoramento do tratamento farmacológico

Acompanhar o paciente ao longo do tratamento medicamentoso permite intervir, sempre que necessário, nos casos de reações adversas, proporcionando estratégias para minimizá-las e promovendo menor desconforto ao paciente. Como os pacientes geriátricos são mais suscetíveis a esses eventos, eles devem ser monitorados de perto durante o tratamento. Estar presente nessa fase permite maior segurança na escolha e condução da proposta terapêutica.

Com base nesse monitoramento, o farmacêutico pode realizar intervenções preventivas, como ajustes nos medicamentos, auxílio na prescrição de medicamentos para controlar os sintomas e aconselhamento sobre o manejo de efeitos colaterais, em especial nos casos em que o tratamento é realizado em domicílio.

A evolução das síndromes geriátricas ao longo do tempo requer reavaliação regular da terapia medicamentosa em pacientes idosos com câncer. Ademais, as reavaliações das interações medicamentosas são essenciais com a introdução de novos regimes antineoplásicos. Também é crucial reavaliar a terapia durante o período perioperatório, considerando riscos, como confusão, manejo da dor e complicações pós-operatórias. Pacientes idosos podem necessitar de adaptações específicas na dosagem e na via de administração dos antineoplásicos. Nos casos em que a via oral (VO) é viável, pode ser preferível à administração intravenosa, proporcionando maior comodidade e minimizando o risco de infecções.

Em ambientes ambulatoriais, o acompanhamento farmacoterapêutico dos pacientes auxilia no processo de adesão, pois, em muitos casos, o tratamento é realizado VO e em domicílio, sem o acompanhamento direto da equipe. Orientações sobre como e onde armazenar, o horário adequado para administração, se pode ou não ser feito com as refeições e as reações adversas comuns são informações essenciais para a promoção do uso racional desses medicamentos.

Essas orientações sobre os cuidados de pacientes geriátricos podem ser estendidas aos familiares ou cuidadores, pois informações por escrito ou estratégias de organização dos medicamentos podem auxiliar no uso correto, evitar erros de administração e reduzir o esquecimento.

Outro serviço farmacêutico que auxilia idosos em tratamento oncológico é a conciliação medicamentosa:

> serviço pelo qual o farmacêutico elabora uma lista precisa de todos os medicamentos (nome ou formulação, concentração/dinamização, forma farmacêutica, dose, via de administração e frequência de uso, duração do tratamento) utilizados pelo paciente, conciliando as informações do prontuário, da prescrição, do paciente, de cuidadores, entre outras. Este serviço é geralmente prestado quando o paciente transita pelos diferentes níveis de atenção ou por distintos serviços de saúde, com o objetivo de diminuir as discrepâncias não intencionais.[9]

A conciliação e revisão de medicamentos são serviços cruciais para garantir a segurança do uso de medicamentos em pacientes idosos com câncer, principalmente quando o paciente transita pelos diferentes níveis de atenção ou por distintos serviços de saúde. Isso ajuda a prevenir erros de medicação, identificar interações medicamentosas, ajustar doses de quimioterapia e iniciar o processo de desprescrição, contribuindo, assim, para a melhoria do tratamento e a segurança dos pacientes, evitando, dessa maneira, danos desnecessários.[1,4]

Além disso, a desprescrição pode ser indicada em pacientes oncológicos. Ela ocorre quando em um processo de revisão dos medicamentos utilizados é necessário reduzir ou interromper algum medicamento que o paciente está utilizando. Essa prática é relevante em situações em que o paciente esteja em uso de medicamentos desnecessários, ineficazes ou que possam estar causando efeitos adversos. No contexto oncológico, a desprescrição pode ser aplicada para otimizar a terapia, reduzindo o fardo de medicamentos desnecessários e focando os que são mais eficazes para controlar sintomas e melhorar a qualidade de vida.

Educação em saúde na Oncologia

O farmacêutico pode desempenhar um papel importante na educação em saúde do paciente idoso e de sua família por meio do esclarecimento de dúvidas sobre o tratamento farmacológico ou outras abordagens terapêuticas. O fornecimento de informações sobre a importância da adesão ao tratamento capacita tanto o paciente quanto sua família a tomar decisões sobre ele, a aderir ao tratamento, a lidar com possíveis desafios e dá ao paciente um senso de controle sobre sua condição.

A educação facilita a colaboração na tomada de decisões compartilhadas entre a equipe de saúde, o paciente idoso e sua família, garantindo que as escolhas terapêuticas reflitam as preferências e valores do paciente. Esse papel desempenhado pelo farmacêutico é essencial para garantir que o paciente compreenda o funcionamento dos medicamentos e saiba como lidar com possíveis reações adversas. Quando os pacientes entendem o seu tratamento, estão mais propensos a aderir a ele, o que é fundamental para o sucesso terapêutico. Além disso, possibilita que eles saibam o que esperar e como agir no caso de reações adversas ou efeitos colaterais.

A educação em saúde estimula a prática do autocuidado, pois as orientações fornecidas possibilitam o manejo dos sintomas inconvenientes, contribuindo para a qualidade de vida durante o tratamento. No caso de pacientes idosos, além de suas especificidades fisiológicas que aumentam os riscos de reações adversas, é de extrema importância envolver o paciente e sua família na tomada de decisões sobre o tratamento. Por isso, todas as informações devem ser compartilhadas com todos que participam do processo de cuidado do paciente geriátrico. Além de fornecer informações, o farmacêutico desempenha um papel de apoio emocional, ouvindo as preocupações e ansiedades do paciente e da família.

Quando necessário, o farmacêutico pode encaminhá-los a profissionais da Saúde especializados no apoio psicológico durante a jornada do câncer. Ele também pode ajudar a criar uma rede de suporte, conectando o paciente e a família a grupos de apoio ou recursos comunitários. O apoio da família e da rede de suporte social é fundamental para pacientes idosos com câncer, pois eles podem enfrentar desafios significativos na locomoção, nos cuidados pessoais e na tomada de decisões.

Logo, a atuação do farmacêutico clínico na educação e no suporte ao paciente idoso e à sua família no tratamento do câncer é uma parte fundamental do cuidado integral.

Papel do farmacêutico nos cuidados paliativos em Oncogeriatria

Os cuidados paliativos referem-se a uma abordagem holística no tratamento de pacientes portadores de doenças graves, especialmente em estágio avançado, como o câncer. O objetivo principal é proporcionar alívio dos sintomas, por meio da identificação precoce, controle da dor, suporte emocional e melhoria na qualidade de vida tanto para o paciente quanto para seus familiares. Esses cuidados não se limitam apenas à gestão de sintomas físicos, mas também englobam aspectos psicossociais e espirituais, reconhecendo a importância da dignidade e autonomia do paciente.[14]

Nesse contexto, a equipe multiprofissional, quando trabalha de maneira integrada, proporciona um cuidado mais completo, considerando as diversas dimensões do paciente. Essa abordagem colaborativa visa não apenas prolongar a vida, mas assegurar que essa vida seja vivida com dignidade, conforto e significado, respeitando as necessidades e desejos do paciente oncológico e de seus familiares.

A colaboração entre profissionais de diferentes áreas, como médicos, enfermeiros, assistentes sociais, psicólogos, nutricionistas, terapeutas ocupacionais, fisioterapeutas, fonoaudiólogos, capelão e farmacêuticos, possibilita a soma de diversos saberes no cuidado ao paciente. Ademais, a atuação interdisciplinar é essencial para o controle eficaz dos sintomas, bem como para a identificação e gestão de problemas que podem surgir ao longo do tempo.

Uma das responsabilidades do farmacêutico nesse processo é o manejo eficiente dos medicamentos, garantindo o adequado controle dos sintomas e a minimização de eventuais efeitos colaterais. Ele participa ativamente na escolha e no ajuste das terapias medicamentosas, considerando as condições individuais de cada paciente, em especial de idosos que possuem suas especificidades.

Por exemplo, a interseção entre desprescrição e cuidados paliativos ocorre quando se avalia a necessidade contínua de certos medicamentos, especialmente aqueles que podem ter efeitos prejudiciais significativos. Desse modo, essa prática pode ser uma estratégia para evitar tratamentos que não contribuam para o bem-estar do paciente. Ambas as abordagens visam melhorar a qualidade de vida, respeitando as escolhas individuais e garantindo que o tratamento seja adaptado às necessidades específicas de cada paciente.

Nesse contexto, a atuação do farmacêutico é de suma importância e deve ser centrada no paciente e em colaboração constante com os outros profissionais. Ele pode auxiliar na gestão da dor e no alívio de sintomas com analgésicos, contribuindo para a qualidade de vida do paciente idoso no fim da vida.

Shrestha et al.[15] constataram que a maioria das intervenções promovidas pelos farmacêuticos no gerenciamento da dor em pacientes oncológicos englobou abordagens farmacológicas. Essas abordagens incluíram revisão dos medicamentos, educação dos pacientes, aconselhamento, consultas, identificação e gerenciamento de Reações Adversas a Medicamentos (RAMs) ou de efeitos colaterais, bem como ajustes de dosagem e terapias medicamentosas, além da avaliação clínica da dor.

Fica, assim, evidente que os farmacêuticos alcançam resultados bem-sucedidos no manejo da dor oncológica, devido a sua *expertise* na área clínica e farmacológica. Além da dor, pacientes idosos com câncer podem experimentar outros sintomas, como náuseas, vômitos, fadiga e problemas gastrointestinais. Nessa circunstância, o farmacêutico pode atuar em conjunto com a equipe buscando soluções farmacológicas (alopáticas ou fitoterápicas), que promovam alívio desses sintomas, mantendo o bem-estar do paciente.

As intervenções propostas pelo farmacêutico devem estar presentes ao longo de todo o processo de cuidado, envolvendo outros profissionais da Saúde, como médicos de família, farmacêuticos que atuam em outras unidades de saúde, enfermeiros domiciliares e especialistas, a fim de otimizar a terapia medicamentosa de modo colaborativo e contínuo.[4] Uma avaliação abrangente do paciente idoso com câncer realizada pela equipe leva em consideração não apenas as questões médicas, mas também as emocionais, sociais e espirituais e pode, dessa maneira, criar um plano de cuidados holísticos.

Outra atuação do farmacêutico é o papel desempenhado no processo de comunicação com o paciente e seus familiares, oferecendo informações claras sobre os medicamentos prescritos, possíveis efeitos colaterais e orientações para administração correta. A comunicação aberta e constante garante que as decisões sejam tomadas de maneira compartilhada, respeitando as preferências do paciente. Essa comunicação empática e educativa contribui para o entendimento do tratamento e para o apoio emocional durante o processo.

Assim, o farmacêutico se torna um aliado essencial na busca por conforto e dignidade dos pacientes geriátricos em fase avançada da doença oncológica.

Farmacêutico e a pesquisa clínica

O tratamento do câncer passou por uma significativa evolução devido a avanços científicos e tecnológicos. Além das abordagens tradicionais, como cirurgia, quimioterapia e radioterapia, terapias mais precisas, como as terapias-alvo e a imunoterapia, representam avanços notáveis no enfrentamento da doença. As terapias-alvo direcionam alterações moleculares nas células cancerosas, proporcionando intervenções mais precisas e melhorando resultados. A imunoterapia, por sua vez, utiliza o sistema imunológico do paciente para combater o câncer, levando a respostas duradouras e, em muitos casos, à remissão completa. Ambas as abordagens têm se mostrado eficazes em diversos tipos de câncer, incluindo aqueles historicamente difíceis de tratar.[16]

Em suma, o farmacêutico atua nos avanços no tratamento do câncer e participa de pesquisas clínicas, contribuindo para a evolução das terapêuticas oncológicas. Ademais, são desenvolvidos estudos de avaliação de tecnologias em saúde (revisões sistemáticas com metanálises, estudos farmacoeconômicos) e de serviços de saúde (ensaios clínicos), além de estudos de utilização de medicamentos, entre outros.

Considerações finais

A participação do farmacêutico no cuidado multidisciplinar de idosos com câncer é ampla e desempenha um papel central na busca por melhores desfechos clínicos e na promoção da qualidade de vida. Sua atuação abrangente estende-se das análises clínicas à gestão logística dos medicamentos, participando também na manipulação dos antineoplásicos e no cuidado direto ao paciente e à sua família.

No laboratório clínico, sua *expertise* contribui para a precisão dos diagnósticos, permitindo uma abordagem terapêutica mais assertiva. Na gestão do tratamento medicamentoso, além da desprescrição e ajustes de doses, o farmacêutico desempenha um papel vital na manipulação segura de antineoplásicos, proporcionando, com padrões rigorosos de boas práticas, a qualidade do tratamento medicamentoso com minimização dos riscos ocupacionais e ambientais.

No processo de cuidado, a atenção proporcionada pelo farmacêutico considera a integralidade do paciente e o seu tratamento medicamentoso: da seleção, aquisição, transporte e armazenamento dos medicamentos até a busca pelo seu uso racional e as estratégias de redução dos efeitos prejudiciais ao paciente. Ademais, a comunicação efetiva com outros profissionais e a inclusão da família fortalecem a construção de uma rede de apoio, enriquecendo a compreensão do contexto social e emocional do paciente com câncer.

Em resumo, o farmacêutico, na Oncologia Geriátrica, desempenha um papel central, tanto na gestão dos medicamentos quanto na prestação de cuidados diretos aos pacientes.

Ao unir essas dimensões, o farmacêutico emerge como um agente essencial na promoção da qualidade de vida e bem-estar, não apenas do paciente idoso, mas também de sua família. A contribuição para terapias personalizadas, adaptadas à singularidade de idosos, e a gestão eficiente do processo logístico hospitalar elevam a atuação do farmacêutico, transcendendo a esfera clínica. Essa abordagem centrada no paciente não apenas reflete nos resultados de saúde, mas também na construção de uma experiência humanizada e digna durante o enfrentamento do câncer na terceira idade.

Logo, é imperativo conduzir estudos mais abrangentes com o objetivo de coletar evidências sólidas sobre o impacto da atuação do farmacêutico nas equipes multiprofissionais na Oncologia. Além disso, avaliações econômicas precisam ser realizadas para estabelecer a relação custo-efetividade dessas intervenções, o que, por sua vez, poderá proporcionar maior incorporação desse profissional na prática clínica.

Referências bibliográficas

1. Herledan C, Cerfon M, Baudouin A et al. Impact of pharmaceutical care interventions on multidisciplinary care of older patients with cancer: A systematic review. J Geriatr Oncol. 2023;14(4):101450.
2. Ruiz-Ramos J, Hernández MH, Juanes-Borrego AM et al. The impact of pharmaceutical care in multidisciplinary teams on health outcomes: Systematic review and meta-analysis. J Am Med Dir Assoc. 2021;22(12):2518-26.
3. Pilleron S, Soto-Perez-de-Celis E, Vignat J et al. Estimated global cancer incidence in the oldest adults in 2018 and projections to 2050. Int J Cancer. 2020;148(3):601-8.
4. Herledan C, Toulemonde A, Clairet AL et al. Enhancing collaboration between geriatricians, oncologists, and pharmacists to optimize medication therapy in older adults with cancer: A position paper from SOFOG-SFPO. Crit Rev Oncol Hematol. 2023; 190:104117.
5. Brasil. Agência Nacional de Vigilância Sanitária. Resolução RDC nº 220, de 21 de setembro de 2004. Aprova o regulamento técnico de funcionamento dos serviços de terapia antineoplásica. Diário Oficial da União. 2004;(184):72-5. Seção 1.
6. Ramsdale E, Mohamed M, Yu V et al. Polypharmacy, potentially inappropriate medications, and drug-drug interactions in vulnerable older adults with advanced cancer initiating cancer treatment. Oncologist. 2022; 27(7):e580-e588.
7. Organização Mundial da Saúde (OMS). Uso racional de los medicamentos. Informe de

la Conferencia de Expertos. Nairobi, 25-29 de noviembre de 1985. Genebra: OMS; 1986. Disponível em: https://iris.who.int/bitstream/handle/10665/37403/9243561057_spa.pdf?sequence=1&isAllowed=y. Acesso em: 07 maio 2024.

8. Brasil. Constituição (1988). Constituição da República Federativa do Brasil. Artigo 196 [Internet]. Brasília, DF: Senado Federal: 1988. Disponível em: https://www.jusbrasil.com.br/topicos/920107/artigo-196-da-constituicao-federal-de-1988. Acesso em: 07 maio 2024.
9. Conselho Federal de Farmácia. Serviços farmacêuticos diretamente destinados ao paciente, à família e à comunidade: contextualização e arcabouço conceitual. Brasília: Conselho Federal de Farmácia; 2016.
10. Nachtigall A, Heppner HJ, Thürmann PA. Influence of pharmacist intervention on drug safety of geriatric inpatients: A prospective, controlled trial. Ther Adv Drug Saf. 2019; 10:2042098619843365.
11. 2023 American Geriatrics Society Beers Criteria® Update Expert Panel B. American Geriatrics Society 2023 updated AGS Beers Criteria® for potentially inappropriate medication use in older adults. J Am Geriatr Soc. 2023;71(7):2052-81.
12. Thompson W, Farrell B. Deprescribing: What is it and what does the evidence tell us? Can J Hosp Pharm. 2013;66(3):201-2.
13. O'Mahony D, Cherubini A, Guiteras AR et al. STOPP/START criteria for potentially inappropriate prescribing in older people: version 3. Europ Geriatr Med. 2023;14(4): 625-32.
14. World Health Organization. Palliative Care [Internet]. 2020 Disponível em: https://www.who.int/en/news-room/fact-sheets/detail/palliative-care. Acesso em: 07 maio 2024.
15. Shrestha S, Bhuvan KC, Blebil AQ et al. Pharmacist involvement in cancer pain management: a systematic review and meta-analysis. J Pain. 2022;23(7):1123-42.
16. Zuqui R, Oliveira VN, Barreto SN et al. Evolução do tratamento do câncer: terapias-alvo e imunoterapia. REASE. 2023;9(7): 1292-302.

22 Papel da Nutrição na Oncogeriatria

Sabrina Galdino ♦ Suelen Lima

Introdução

A interação complexa entre o envelhecimento e o câncer apresenta desafios singulares, demandando uma abordagem integrada e específica para o paciente oncogeriátrico. A nutrição emerge como uma peça fundamental nesse cenário, desempenhando um papel crucial na otimização do tratamento, na minimização de efeitos adversos e na melhoria da qualidade de vida. Assim, compreender e abordar as necessidades nutricionais específicas desse grupo de pacientes torna-se imperativo para promover não apenas a eficácia do tratamento oncológico, mas também a preservação da funcionalidade e a promoção do bem-estar ao longo do processo de enfrentamento da doença.

Considerando tais especificidades, a abordagem ao paciente idoso é mais eficaz quando realizada por uma equipe multiprofissional, proporcionando uma gestão abrangente de todos os aspectos da saúde e dos efeitos dos tratamentos na qualidade de vida. A composição dessa equipe pode ser adaptada às necessidades específicas do paciente e à estrutura do centro oncológico.[1]

Paciente oncogeriátrico

O processo de envelhecimento traz consigo mudanças fisiológicas significativas, impactando a composição corporal dos indivíduos, com aumento do tecido adiposo e perda de massa muscular. Estudos indicam que a perda de peso em idosos é gradual, acelerando-se a partir dos 75 anos, mesmo com o ganho de massa adiposa até essa idade. Essa dinâmica está intrinsecamente relacionada com o estado de saúde, pois o acúmulo de tecido adiposo e a redução de massa magra associam-se ao aumento de patologias e à perda de funcionalidade relacionada com a idade.[2-4]

Nesse contexto, a diminuição da mobilidade é um fator determinante na qualidade de vida de idosos, e o aumento da gordura visceral e a redução da massa muscular esquelética estão associados, mais especificamente, a estados pró-inflamatórios e resistência à insulina, que, segundo a Organização Pan-Americana da Saúde,[5] são fatores de risco fundamentais para a oncogênese. Essas alterações na mobilidade foram correlacionadas com a mortalidade em idosos com câncer.[2,6] Ademais, um estudo realizado em Natal (RN) revelou que quase 40% dos pacientes apresentavam baixa massa muscular, correlacionada com maior toxicidade ao tratamento, evidenciando a associação entre a diminuição de massa muscular e a redução da sobrevida.[7]

Contribuindo para esse cenário desafiador, a população idosa apresenta diminuição da percepção de olfato e paladar, além de outras alterações no sistema digestório, como maior propensão à constipação e diminuição do esvaziamento gástrico. O tratamento com quimioterapia agrava esses desafios, associando-se a efeitos colaterais, como vômitos e odinofagia, que podem influenciar significativamente o estado nutricional do paciente, resultando em perda de peso não intencional.[8,9]

Perda de peso não intencional

Um estudo realizado em Vitória (ES)[10] destacou que a maioria dos idosos avaliados apresentava comprometimento do apetite, sendo esse sintoma mais comum nessa faixa etária.[10] A alteração de olfato e xerostomia foram os sintomas mais relatados por pacientes oncogeriátricos em quimioterapia,[11] contribuindo para a diminuição do apetite, perda de peso não intencional e, consequentemente, o comprometimento do estado nutricional.

Em outro estudo brasileiro, foi revelado que os sintomas provenientes do tratamento oncológico podem ser confundidos com os sintomas naturais do envelhecimento. Embora os adultos tenham relatado uma sintomatologia mais acentuada em comparação aos idosos, esses últimos apresentaram uma prevalência mais elevada de baixo peso, além de uma ingestão calórica e de micronutrientes inferior às recomendações estabelecidas.[11-13]

Desnutrição na Oncogeriatria

A desnutrição surge da ingestão ou absorção inadequadas de nutrientes, manifestando-se por mudanças na composição corporal, incluindo a redução da massa livre de gordura e da massa celular corporal. Esse estado está associado à diminuição da função física e mental, contribuindo para desfechos clínicos adversos, sendo o câncer uma das principais causas dessa condição.[14]

A desnutrição em pacientes com câncer tem uma prevalência variável entre 20 e 80%, sendo mais observada em idosos e em estágios avançados da doença. Especialmente, pacientes com câncer gastrointestinal, de cabeça e pescoço, hepático e pulmonar são mais propensos a apresentar desnutrição. Consequentemente, cerca de 10 a 20% dos óbitos em pacientes oncológicos são atribuídos às complicações da desnutrição, destacando-se sua influência significativa nos desfechos clínicos, independentemente da progressão do câncer em si.[15]

Diante disso, a avaliação e diagnóstico preciso da desnutrição em pacientes oncogeriátricos são fundamentais para a implementação de intervenções eficazes e a promoção de melhores desfechos clínicos. Em virtude das complexidades associadas à coexistência de câncer e envelhecimento, torna-se imperativo adotar abordagens criteriosas que considerem não apenas a composição corporal, mas também fatores específicos do envelhecimento que impactam a ingestão, a absorção e a utilização de nutrientes.

Diagnóstico de desnutrição no paciente oncológico

Diversos métodos são empregados no diagnóstico nutricional de pacientes idosos com câncer, sendo notáveis a Avaliação Subjetiva Global Produzida pelo Paciente (ASG-PPP) e a Força de Preensão Manual (FPM). Essa última também empregada na avaliação da funcionalidade por ser uma abordagem econômica, simples e ágil. Por meio da FPM, é possível identificar o estado funcional muscular do paciente, proporcionando bases sólidas para um diagnóstico preciso do risco de desnutrição, associado a potenciais complicações.[13,16]

A albumina sérica e a pré-albumina, proteínas viscerais amplamente reconhecidas, têm sido tradicionalmente utilizadas como marcadores bioquímicos em avaliações nutricionais. No entanto, o papel dessas proteínas no monitoramento do suporte nutricional e sua eficácia permanece indefinido. A normalização desses biomarcadores pode indicar resolução da inflamação, redução do risco nutricional, transição para o anabolismo ou possivelmente menores demandas calóricas e proteicas. Assim, é crucial reconhecer a albumina sérica e a pré-albumina como marcadores inflamatórios associados ao "risco nutricional" durante a avaliação nutricional.[17]

Na anamnese de pacientes oncológicos, é fundamental avaliar o tipo de tratamento, como quimioterapia, radioterapia ou cirurgia, uma vez que os efeitos colaterais variam conforme a modalidade terapêutica. Ademais, a redução do consumo alimentar é comum em pacientes com câncer, resultante da anorexia, que pode ocorrer de forma primária ou secundária, devido a efeitos adversos de medicamentos.[15,18]

Levando em conta o exposto, a avaliação do estado nutricional em pacientes oncológicos em risco deve ser abrangente, considerando cada aspecto para uma abordagem efetiva na resolução da inapetência ou otimização da ingestão alimentar. A triagem nutricional é fundamental para identificar pacientes em risco nutricional, sendo particularmente significativa no contexto oncológico devido ao maior potencial de desnutrição associado à própria doença e aos tratamentos propostos.[19]

Na prática da triagem nutricional, são empregados métodos, como a Nutritional Risk Screening (NRS-2002), a Avaliação Subjetiva Global (ASG) e a Miniavaliação Nutricional (MAN). Além disso, a versão reduzida da Avaliação Subjetiva Global produzida pelo paciente foi validada em 2016 como um método eficaz de triagem nutricional para pacientes com câncer.[19]

No entanto, a avaliação nutricional em pacientes oncológicos é recomendada com a utilização da ASG-PPP na versão completa, combinada com dados de avaliação da composição corporal, exames bioquímicos e consumo alimentar. Devido à frequente ingestão nutricional inadequada dessa população, destaca-se a importância da avaliação dietética, empregando métodos quantitativos e qualitativos, como recordatório de 24 horas, resto-ingesta, questionário de frequência alimentar e registro alimentar.[19]

Cabe ressaltar que diversos processos contribuem para o desenvolvimento de desnutrição, sarcopenia e/ou caquexia em pacientes idosos com câncer. Esses processos podem ser categorizados como fatores decorrentes do próprio tumor, dos efeitos associados ao tratamento antineoplásico e da presença de alterações metabólicas geriátricas que afetam o estado nutricional do paciente, incluindo fragilidade, demência, depressão, entre outros.[20]

Sarcopenia

A sarcopenia, considerada uma síndrome geriátrica, apresenta uma patogênese multifatorial. Seu desenvolvimento complexo envolve diversos processos fisiopatológicos. Algumas causas estão relacionadas com alimentação inadequada, caracterizada por uma baixa ingestão energética e proteica, contribuindo para a perda muscular e redução da função.[21,22]

Outro fator relevante é a presença de um tumor, pois desencadeia alterações metabólicas que resultam na perda de massa muscular, levando à sarcopenia em pacientes oncogeriátricos. A redução dos níveis de IGF-1 compromete a via m-TOR na síntese muscular. Além das mudanças metabólicas, como aumento da proteólise, redução da síntese proteica e modificações no transporte de aminoácidos, associadas à preferência pela betaoxidação de aminoácidos de cadeia ramificada, os marcadores inflamatórios influenciam a apoptose dos miócitos. Há uma diminuição da capacidade de regeneração da massa muscular, a qual desempenha um papel fundamental no catabolismo proteico, e contribui para sarcopenia nesse contexto especifico.[23]

Em uma pesquisa recente, que avaliou a força, a necessidade de auxílio para caminhar, levantar-se de uma cadeira, subir escadas e a ocorrência de quedas em idosos com câncer, foi empregado o questionário Sarc-F (***S**trength, **A**ssistance with walking, **R**ising from a chair, **C**limbing stairs, and **F**alls*), composto de cinco itens para triagem da sarcopenia. Observou-se que 33% dos idosos analisados obtiveram pontuação positiva no questionário, o que se associou a uma diminuição na qualidade de vida e menor sobrevida.[24]

Em contrapartida, algumas pesquisas indicam que a aplicação da terapia nutricional oral em pacientes oncológicos demonstrou eficácia na redução da prevalência de sarcopenia, promovendo melhorias significativas em seu estado nutricional.[25,26]

Caquexia

A caquexia do câncer é uma síndrome que se manifesta por meio da perda de peso, redução do tecido adiposo e diminuição da massa muscular. Essa condição pode impactar negativamente as funções corporais, a resposta imunológica, o desempenho físico e a qualidade de vida, além de contribuir para uma menor resposta e tolerância ao tratamento, resultando em prognóstico desfavorável. Inclusive, é uma das principais causas de óbito em pacientes oncológicos.[27-30]

Em 2008, a Society of Cachexia and Wasting Disorders propôs critérios diagnósticos para caquexia não específica do câncer, caracterizada por uma perda de peso de 5% nos últimos 6 meses, associada a, pelo menos, três dos cinco sintomas clínicos, que incluem fadiga, anorexia, redução da força muscular, diminuição da massa livre de gordura e/ou evidências de sinais sistêmicos de inflamação.[29]

A caquexia do câncer envolve hipermetabolismo energético, diferenciando-se da desnutrição pura. As alterações metabólicas compreendem desregulação neuro-hormonal, aumento do gasto calórico e catabolismo muscular elevado. O aumento de mediadores catabólicos é derivado da superexpressão tumoral, enquanto a inflamação induzida pelo câncer pode gerar citocinas pró-inflamatórias catabólicas.[31,32]

O objetivo de identificar e tratar a caquexia do câncer é melhorar a tolerabilidade do tratamento, melhorar a sobrevida e otimizar a qualidade de vida dos pacientes com câncer avançado.[29]

Manejo de sintomas

A falta de apetite é um sintoma de alto risco em pessoas idosas com câncer, associada a uma maior mortalidade,[6] bem como a perda de peso durante o tratamento. Nessa situação, a gestão eficaz dos sintomas gastrointestinais torna-se crucial, uma vez que sua presença pode resultar em desnutrição, a qual está diretamente relacionada com a mortalidade em pacientes oncogeriátricos.[33]

As orientações nutricionais diante dos efeitos colaterais devem se concentrar na conscientização do paciente e na ênfase da importância da alimentação, apesar dos sintomas. Recomendam-se ajustes na consistência alimentar, além da prática de fracionar refeições e adaptar os alimentos às preferências individuais para uma melhor aceitação alimentar.[15]

As condutas consensuadas com relação às recomendações nutricionais, diante dos principais efeitos colaterais, serão descritas conforme o *I Consenso Brasileiro de Nutrição Oncológica da Sociedade Brasileira de Nutrição Oncológica*[15] e podem ser encontradas na Tabela 22.1.

Tabela 22.1 Manejo de sintomas.

Anorexia
◆ Conversar com o paciente e o acompanhante sobre a importância da alimentação, apesar da inapetência ◆ Adequar as orientações nutricionais às preferências do paciente ◆ Adequar a ingestão atual ao ideal ou ao mais próximo possível ◆ Modificar a consistência da dieta conforme a aceitação do paciente ◆ Quando necessário e possível, aumentar o fracionamento da dieta e reduzir o volume por refeição, oferecendo de seis a oito refeições ao dia ◆ Aumentar a ingestão de alimentos e preparações com elevada densidade calórica ◆ Quando necessário, utilizar complementos nutricionais hipercalóricos e hiperproteicos ◆ Dar preferência a pratos coloridos e diversificados, evitando a monotonia alimentar
Disgeusia e disosmia
◆ Mostrar ao paciente e ao acompanhante a importância da alimentação, apesar da disgeusia e da disosmia ◆ Estimular a ingestão de alimentos mais prazerosos, adequando-a às preferências do paciente ◆ Aumentar o fracionamento da dieta e reduzir o volume por refeição, oferecendo de seis a oito refeições ao dia ◆ Modificar a consistência dos alimentos conforme a aceitação, oferecendo-os na forma semilíquida ou pastosa, quando necessário ◆ Quando necessário, utilizar complementos nutricionais com flavorizantes e aromas apreciados pelo paciente ◆ Preparar pratos visualmente agradáveis e coloridos ◆ Estimular a recordação do sabor dos alimentos antes de ingeri-los ◆ Dar preferência a alimentos com sabores mais acentuados. Alimentos ácidos estimulam a salivação ◆ Dar preferência a alimentos frios, que requeiram aquecimento mínimo ◆ Utilizar ervas aromáticas e condimentos nas preparações ◆ Evitar o uso de talheres de metal para minimizar o sabor metálico ◆ Adicionar mel ou açúcar aos alimentos (se permitido na dieta) pode diminuir o sabor amargo ou ácido ◆ Realizar a limpeza das papilas gustativas antes de comer, fazendo um bochecho ou bebendo água comum, água com gás, chás, gengibre ou suco de frutas ácidas
Náusea e vômito
◆ Conscientizar o paciente e o acompanhante da necessidade da alimentação, apesar da náusea e do vômito, oferecendo uma segunda vez a refeição, aproximadamente 20 min após a primeira oferta ◆ Aumentar o fracionamento da dieta e reduzir o volume por refeição, oferecendo de seis a oito refeições ao dia ◆ Adequar as orientações nutricionais às preferências do paciente

(continua)

Tabela 22.1 Manejo de sintomas. (*Continuação*)

Náusea e vômito
◆ Dar preferência a alimentos mais secos, simples, frios, com menor teor de gordura e sem molhos, pois costumam ser mais bem tolerados ◆ Preparar pratos visualmente agradáveis e coloridos ◆ Evitar jejuns prolongados ◆ Mastigar ou chupar gelo 40 min antes das refeições ◆ Evitar preparações que contenham frituras e alimentos gordurosos ◆ Evitar preparações com temperaturas extremas, mas dar preferência aos alimentos gelados ◆ Evitar preparações e alimentos muito doces ◆ Quando possível, adicionar alimentos cítricos às preparações, preferencialmente gelados: sucos, cubos de gelo, picolés (limão, laranja, maracujá, abacaxi, entre outros) ◆ Evitar beber líquidos durante as refeições, ingerindo-os em pequenas quantidades nos intervalos ◆ Manter a cabeceira elevada (45°) durante e após as refeições por, pelo menos, 30 min antes de deitar ◆ Realizar as refeições em locais arejados, evitando locais fechados, onde possa se propagar o cheiro da refeição ◆ Utilizar roupas leves e não muito apertadas ◆ Revisar com a equipe multiprofissional a prescrição e os horários de administração de medicamentos antieméticos
Xerostomia
◆ Conscientizar o paciente e o acompanhante da necessidade da alimentação, apesar da xerostomia. Adequar os alimentos conforme a aceitação, ajustando a consistência ◆ Quando necessário, utilizar complementos nutricionais industrializados com flavorizantes cítricos ◆ Dar preferência a alimentos umedecidos ◆ Utilizar gotas de limão nas saladas e bebidas ◆ Ingerir líquidos durante as refeições para facilitar a mastigação e a deglutição ◆ Adicionar caldos e molhos às preparações ◆ Usar ervas aromáticas como tempero nas preparações, evitando sal e condimentos em excesso ◆ Mastigar e chupar gelo feito de água de coco e suco de fruta natural, sem açúcar ◆ Utilizar goma de mascar ou balas sem açúcar com sabor cítrico para aumentar a produção de saliva e sentir mais sede
Mucosite e úlceras orais
◆ Conscientizar o paciente e o acompanhante da necessidade da alimentação, apesar da mucosite e de úlceras orais ◆ Modificar a consistência da dieta de acordo com o grau de mucosite ◆ Evitar alimentos ácidos, picantes, excessivamente condimentados, salgados e doces ◆ Utilizar alimentos em temperatura ambiente ou fria para otimizar a vasoconstrição ◆ Diminuir o sal das preparações ◆ Evitar vegetais frescos crus ◆ Manter ingestão hídrica adequada, evitando líquidos ricos em açúcar ◆ Evitar alimentos secos e abrasivos ◆ Revisar com a equipe multiprofissional a prescrição e os horários de administração de medicamentos analgésicos, preferencialmente os sistêmicos ◆ Intensificar a higiene oral, de acordo com as condições clínicas do paciente, desde a escovação dentária com escova extramacia até bochechos à base de água ou chá de camomila em consonância com as orientações odontológicas de cada serviço e condições clínicas individualizadas
Disfagia
◆ Conscientizar o paciente e o acompanhante da necessidade da alimentação, apesar da disfagia ◆ Modificar a consistência da dieta conforme aceitação, de acordo com as orientações do fonoaudiólogo e a capacidade do paciente ◆ Em caso de disfagia a líquidos, semilíquidos e pastosos, indicar o uso de espessantes, em acordo com o fonoaudiólogo ◆ Em caso de disfagia a alimentos sólidos, orientar o paciente a ingerir pequenos volumes de líquidos durante as refeições para facilitar a mastigação e a deglutição, sempre com muito cuidado, conforme orientação do fonoaudiólogo ◆ Evitar alimentos secos

(*continua*)

Tabela 22.1 Manejo de sintomas. (*Continuação*)

Disfagia
♦ Dar preferência a alimentos umedecidos ♦ Preparar pratos visualmente agradáveis e coloridos ♦ Usar preparações de fácil mastigação/deglutição, conforme tolerância ♦ Estimular a mastigação em caso de disfagia para sólidos
Odinofagia
♦ Conscientizar o paciente e o acompanhante da necessidade da alimentação, apesar da odinofagia ♦ Modificar a consistência da dieta de acordo com a aceitação do paciente (intensidade da dor) ♦ Aumentar o fracionamento da dieta e reduzir o volume por refeição, oferecendo de seis a oito refeições ao dia ♦ Quando necessário, utilizar complementos nutricionais com flavorizantes não cítricos ♦ Evitar alimentos secos e duros ♦ Diminuir o sal das preparações ♦ Dar preferência a alimentos na consistência pastosa (carnes macias, bem cozidas, picadas, desfiadas ou moídas) ou liquidificados ♦ Usar papas de frutas e sucos não ácidos ♦ Mastigar bem os alimentos, evitando a aerofagia ♦ Evitar condimentos ácidos que possam irritar a mucosa ♦ Utilizar alimentos em temperatura ambiente ou fria
Esofagite
♦ Conscientizar o paciente e o acompanhante da necessidade da alimentação, apesar da esofagite ♦ Modificar a consistência da dieta de acordo com a aceitação do indivíduo (intensidade da dor) ♦ Aumentar o fracionamento da dieta e reduzir o volume por refeição, oferecendo de seis a oito refeições ao dia ♦ Quando necessário, utilizar complementos nutricionais com flavorizantes não cítricos ♦ Evitar alimentos secos e duros ♦ Utilizar alimentos em temperatura ambiente ♦ Diminuir o sal das preparações ♦ Dar preferência a alimentos na consistência pastosa (carnes macias, bem cozidas, picadas, desfiadas ou moídas) ou liquidificados ♦ Usar papas de frutas e sucos não ácidos ♦ Mastigar bem os alimentos, evitando a aerofagia ♦ Manter a cabeceira elevada (45°) durante e após as refeições ♦ Evitar a ingestão de café, bebidas alcoólicas, refrigerantes, chá-mate, alimentos com cafeína ou qualquer bebida gaseificada ♦ Evitar condimentos ácidos que possam irritar a mucosa
Saciedade precoce
♦ Conscientizar o paciente e o acompanhante da necessidade da alimentação, apesar da saciedade precoce ♦ Modificar a consistência da dieta, se necessário, dando preferência a alimentos abrandados ♦ Aumentar o fracionamento da dieta e reduzir o volume por refeição, oferecendo de seis a oito refeições ao dia ♦ Aumentar a densidade calórica das refeições ♦ Dar preferência à ingestão de legumes cozidos e frutas sem casca e bagaço ♦ Dar preferência à ingestão de grãos em geral, liquidificados ou somente o caldo de sua preparação, após realizar o remolho ♦ Não ingerir líquidos durante as refeições ♦ Utilizar carnes magras, cozidas, picadas, desfiadas ou moídas ♦ Evitar alimentos e preparações hiperlipídicas ♦ Manter a cabeceira elevada (45°) durante e após as refeições ♦ Evitar a ingestão de café, bebidas alcoólicas, refrigerantes ou qualquer bebida gaseificada
Trismo
♦ Conscientizar o paciente da necessidade da alimentação, apesar do trismo ♦ Adequar a consistência dos alimentos de acordo com a aceitação do paciente ♦ Utilizar estratégias para facilitar a ingestão alimentar por meio do uso de canudos, seringas, colheres e *squeezes*

(*continua*)

Tabela 22.1 Manejo de sintomas. (*Continuação*)

Enterite
◆ Conscientizar o paciente e o acompanhante da necessidade da alimentação, apesar da enterite ◆ Aumentar o fracionamento da dieta e reduzir o volume por refeição, oferecendo de seis a oito refeições ao dia ◆ Modificar a consistência e o conteúdo da dieta conforme a melhora clínica do paciente ◆ Orientar a ingestão adequada de líquidos (volume e tipo) ◆ Quando necessário, utilizar complementos nutricionais com fórmula pobre em resíduo e isenta de glúten, lactose e sacarose ◆ Avaliar individualmente a utilização de dieta pobre em resíduos, glúten, lactose, teína, cafeína e sacarose ◆ Utilizar dieta pobre em fibras insolúveis e adequada em fibras solúveis
Diarreia
◆ Conscientizar o paciente da necessidade da alimentação, apesar da diarreia ◆ Aumentar o fracionamento da dieta e reduzir o volume por refeição, oferecendo de seis a oito refeições ao dia ◆ Avaliar individualmente a utilização de dieta pobre em resíduos, glúten, lactose, teína, cafeína e sacarose ◆ Evitar alimentos flatulentos e hiperosmolares ◆ Utilizar dieta pobre em fibras insolúveis e adequada em fibras solúveis ◆ Ingerir líquidos isotônicos entre as refeições, em volumes proporcionais às perdas
Constipação intestinal
◆ Conscientizar o paciente e o acompanhante da necessidade da alimentação, apesar da constipação intestinal ◆ Orientar a ingestão de alimentos ricos em fibras e com características laxativas ◆ Considerar a utilização de módulo de fibra dietética mista ◆ Estimular a ingestão hídrica conforme recomendações
Neutropenia
◆ Não se recomenda o uso de probióticos ◆ Higienizar, antes do consumo, todas as frutas e verduras em água corrente e deixá-las por 20 min imersas em soluções sanitizantes ou hipoclorito de sódio ◆ Utilizar água potável, fervida ou mineral em embalagens não reutilizáveis ◆ Ingerir condimentos e grãos somente cozidos ◆ Ingerir leite esterilizado ou pasteurizado e derivados somente pasteurizados ◆ Ingerir carnes e ovos somente bem cozidos ◆ Não consumir oleaginosas (castanhas, amêndoas, nozes) ◆ Utilizar preparações produzidas por estabelecimentos que tenham todos os cuidados adequados à segurança alimentar. Peça que o alimento seja preparado na hora e evite ingerir salada crua ◆ Quando consumir alimentos industrializados (biscoitos, sucos, iogurtes etc.), dar preferência a embalagens individuais, de consumo imediato ◆ Evitar carnes processadas, sem garantia de procedência, do tipo embutidos (linguiça, mortadela etc.) ◆ Ingerir mel, somente pasteurizado ◆ Evitar tomar chimarrão, devido à inalação da erva-mate seca

Adaptada de Sociedade Brasileira de Nutrição Oncológica.[15]

Otimização da alimentação

Em pacientes oncogeriátricos, a perda de peso não controlada leva à desnutrição, agravando o comprometimento funcional e reduzindo a sobrevida. Por isso, compreender esses mecanismos é crucial para implementar intervenções nutricionais destinadas à restauração do estado nutricional.[34,35]

A assistência nutricional, personalizada de acordo com o histórico, o tipo e o estágio do câncer, bem como a resposta ao tratamento, prioriza a alimentação oral para fornecer calorias e nutrientes, contanto que o paciente mantenha o trato gastrointestinal funcionante.[18,36-38]

A intervenção nutricional inicia-se com a melhoria da dieta oral, incluindo enriquecimento calórico e proteico, mas respeitando as preferências do paciente. Esse aconselhamento é a principal abordagem terapêutica, requerendo um diálogo contínuo para que o paciente compreenda suas necessidades e metas nutricionais, podendo ou não incluir suplementos nutricionais orais.[18,39]

A eficácia do planejamento dietético deve derivar de uma avaliação detalhada de parâmetros nutricionais e clínicos, como estado nutricional, padrão alimentar habitual, intolerâncias ou aversões alimentares, autonomia e sintomas relacionados com o tratamento oncológico.[38,40,41] Além disso, a intervenção nutricional, centrada na melhoria da dieta oral, demonstrou eficácia na preservação da massa muscular em pacientes oncológicos. Na prática clínica, a nutrição oral deve ser a primeira escolha, integrando-se à rotina do paciente para promover autonomia e possibilitar maior convívio social, evitando momentos de isolamento, frequentemente associados à terapia nutricional enteral.[18,42]

O planejamento alimentar, realizado de maneira individualizada e adaptado às necessidades nutricionais do paciente, coloca o próprio paciente como protagonista nesse cenário. Em tal contexto,[38] a dieta se destaca como um dos poucos elementos que o paciente percebe poder controlar ao longo do tratamento. A adequada ingestão de nutrientes é reconhecida pelo paciente, assim como por seus familiares e cuidadores, como crucial para manter suas atividades diárias, proporcionando mais energia e capacidade funcional para alcançar desfechos favoráveis no tratamento.[38]

Se a ingestão alimentar do paciente não atingir, no mínimo, 70% de suas necessidades nutricionais, é recomendável considerar o uso da terapia nutricional oral ou suplementação oral. Essa abordagem visa compensar a baixa aceitação alimentar e prevenir a deterioração do estado nutricional do paciente.[38,43,44]

Terapia nutricional oral

Os suplementos nutricionais orais têm a capacidade de incrementar a ingestão calórica e nutricional, apresentam custo acessível e são bem-aceitos pelos pacientes. A utilização desses suplementos é recomendada pelas diretrizes da Sociedade Brasileira de Nutrição Parenteral e Enteral (SBNPE/BRASPEN) e da Sociedade Europeia de Nutrição Clínica e Metabolismo (ESPEN) quando o aconselhamento nutricional por si só não é suficiente para elevar a ingestão energética e proteica do paciente. Esses suplementos desempenham um papel crucial na promoção da tolerância ao tratamento oncológico, contribuindo para a melhoria do estado nutricional.[19,45,46]

O suporte nutricional desempenha um papel fundamental na manutenção do estado nutricional em pacientes idosos com câncer. Ademais, a ausência de orientação nutricional individualizada aumenta a probabilidade de desenvolver infecções. Portanto, o uso de suplementação oral e a orientação nutricional individualizada são fatores protetores contra infecções relacionadas com o câncer.[47]

Cabe ressaltar que a suplementação oral, quando iniciada de maneira preventiva, consegue adequar a ingestão de macro e micronutrientes, além de reduzir a perda de peso ao longo do tratamento.[48]

Quando a ingestão oral não atende às necessidades nutricionais, a nutrição enteral pode ser recomendada. Em casos de insuficiência ou contraindicação ao uso do trato gastrointestinal, a nutrição parenteral pode ser considerada.[18]

Terapia nutricional enteral

A terapia nutricional enteral (TNE) é crucial para a recuperação e a manutenção do estado nutricional, desempenhando uma função fisiológica. Ela contribui para preservar a massa magra corporal, manter o equilíbrio imunológico, preservar a integridade da barreira intestinal, promover o trofismo intestinal e reduzir as complicações metabólicas. Recomenda-se iniciar a TNE em pacientes hemodinamicamente estáveis, visando atingir as necessidades energéticas totais idealmente entre o terceiro e o sétimo dia de terapia.[49]

A terapia nutricional enteral é indicada para diversos grupos de pacientes, incluindo aqueles em risco de desnutrição e desnutridos, com ingestão oral inferior a 60% das necessidades nutricionais diárias, sem perspectiva de melhoria. Também abrange pacientes clínicos e cirúrgicos com neoplasias, cirurgias gastrointestinais, pancreatite e doenças inflamatórias intestinais.[50]

Terapia nutricional parenteral

A nutrição parenteral consiste na administração intravenosa de macro e micronutrientes, como aminoácidos, glicose, lipídeos, minerais, eletrólitos e oligoelementos IV, podendo ser periférica ou central. É indicada quando a nutrição oral ou enteral não é viável ou suficiente devido a causas anatômicas, funcionais, infecciosas ou metabólicas. Além disso, destina-se a situações de absorção incompleta de nutrientes, incapacidade de tolerar a ingestão enteral ou quando essas condições estão associadas a um estado de desnutrição não corrigível por meio de nutrição enteral. A terapia nutricional parenteral pode ser utilizada como terapia exclusiva, fornecendo todos os nutrientes essenciais para suprir as necessidades básicas, ou como suplemento para complementar a oferta calórica via enteral ou oral, dependendo da capacidade fisiológica de digestão e/ou absorção de cada paciente.[50]

Em suma, a terapia nutricional parenteral (TNP) é indicada em condições que impedem o uso gastrointestinal por mais de 7 a 10 dias em adultos; quando o aporte enteral é insuficiente, sendo recomendada a associação com a TNE após 5 dias de TNE sem sucesso; em casos de fístula gastrointestinal, pancreatite aguda, síndrome do intestino curto, colite ulcerativa complicada ou no período pré-operatório; desnutrição com perdas de peso superiores a 10 a 15%, necessidades nutricionais que excedem a capacidade de oferta VO/enteral, hemorragia gastrointestinal persistente, abdome agudo/íleo paralítico prolongado e trauma abdominal requerendo procedimentos cirúrgicos repetidos.[50]

Ômega-3

A suplementação de ácidos graxos ômega-3 emerge como uma estratégia eficaz para aprimorar o estado nutricional em pacientes com câncer, atuando por meio de diversos mecanismos. Esses ácidos graxos são reconhecidos por sua capacidade comprovada de neutralizar respostas inflamatórias sistêmicas e oxidativas, além de reduzir a inapetência e promover ganho de peso em pacientes caquéticos com câncer.[51]

A diretriz da Braspen recomenda o uso da suplementação de ômega-3 para pacientes com caquexia ou desnutridos na dose de 2 g/dia para estabilizar ou melhorar o apetite, a ingestão alimentar, a massa magra e o peso corporal.[19]

Idoso frágil

Avaliação nutricional

A American Society of Clinical Oncology (ASCO) preconiza a utilização da Miniavaliação Nutricional (MAN), considerando a perda de peso e o Índice de Massa Corporal (IMC), para compor a avaliação nutricional de pacientes geriátricos.[52]

A MAN é um questionário validado e destinado a fornecer uma avaliação ágil do estado nutricional de idosos frágeis, facilitando intervenções nutricionais. Seu propósito é identificar o risco de desnutrição, possibilitando intervenções nutricionais precoces.[53]

O questionário aborda hábitos alimentares, autonomia durante a alimentação, antropometria (como peso e perda recente), avaliação global (incluindo medicações e mobilidade) e uma avaliação subjetiva em relação à saúde e nutrição do paciente.[53]

Terapia nutricional

Os pacientes e seus cuidadores devem ser informados sobre as opções de terapia nutricional oral, enteral ou parenteral, recebendo explicações claras para capacitar decisões informadas. A escolha da terapia nutricional deve considerar o objetivo do tratamento (curativo ou paliativo), a trajetória da doença e a expectativa de vida, ponderando benefícios e riscos.[54]

Um estudo revelou que os pacientes e cuidadores não receberam informações suficientes para participar das decisões sobre o uso da terapia nutricional enteral, sugerindo padrões paternalistas. Isso indica uma relação na qual o médico toma as decisões, enquanto paciente e cuidador se sentem incapazes para exercer sua autonomia.[55]

No entanto, a tomada de decisão deve ser compartilhada entre o paciente e a equipe de saúde, considerando suas preferências e expectativas, aspectos funcionais, psicológicos, preferências de estilo de vida e circunstâncias diárias do paciente.[1]

A autonomia do paciente deve ser respeitada enquanto estiver consciente e em condições de decidir; caso contrário, essa autonomia deve ser transferida ao cuidador. Isso significa que a equipe de saúde deve discutir com o paciente sobre sua definição de qualidade de vida. Embora a equipe possa acreditar agir no melhor interesse do paciente, é crucial ouvir e questionar sobre as necessidades e as preferências dele. É essencial alinhar objetivos entre o paciente e a equipe, porém estudos indicam que isso nem sempre ocorre.[1,55,56]

Referências bibliográficas

1. Scotté F, Bossi P, Carola E et al. Addressing the quality of life needs of older patients with cancer: a SIOG consensus paper and practical guide. Ann Oncol. 2018;29(8):1718-26.
2. Ponti F, Santoro A, Mercatelli D et al. Aging and imaging assessment of body composition: from fat to facts. Front Endocrinol. 2020; 10:861.
3. Pimentel GMC, Silva SC. Avaliação do consumo alimentar e composição corporal entre idosos praticantes e não praticantes de exercício físico. RBNE — Revista Brasileira de Nutrição Esportiva. 2019;13(80):505-12.
4. Al-Sofiani ME, Ganji SS, Kalyani RR. Body composition changes in diabetes and aging. J Diabetes Complications. 2019;33(6):451-9.
5. Organização Pan-Americana da Saúde; Organização Mundial da Saúde. Câncer. Washington: OPAS/OMS; 2020. Disponível em: https://www.paho.org/pt/topicos/cancer. Acesso em: 13 maio 2024.
6. Carvalho ESC. Estado nutricional avaliado pela miniavaliação nutricional como fator prognóstico de mortalidade em pacientes idosos com câncer. [Tese]. Belo Horizonte: Faculdade de Medicina, Universidade Federal de Minas Gerais; 2023. Disponível em: https://pesquisa.bvsalud.org/portal/resource/es/biblio-1444943. Acesso em: 13 maio 2024.
7. Nascimento MLS. Existe diferença na composição corporal de pacientes com câncer colorretal de acordo com o sítio tumoral? Um estudo transversal [Trabalho de Conclusão de Curso]. Natal: Centro de Ciências da Saúde, Departamento de Nutrição, Universidade Federal do Rio Grande do Norte; 2023. Disponível em: https://repositorio.ufrn.br/handle/123456789/53969. Acesso em: 14 maio 2024.
8. Ferretti C. Alterações fisiológicas, doenças e manifestações clínicas em geriatria. São Paulo: Editora Senac; 2019.
9. Blasiak J, Chojnacki J, Pawlowska E et al. Nutrition in cancer therapy in the elderly — an epigenetic connection? Nutrients. 2020;12 (11):3366.
10. Marques RA, Ribeiro TSC, Souza VF et al. Comprometimento do apetite e fatores associados em pessoas idosas hospitalizadas com câncer. Rev Bras Geriatr Gerontol. 2021;24(2): e200339.
11. Da Costa TF, Miranda LMP, Braga CBM et al. Gastrointestinal symptoms in cancer patients during chemotherapy: assessment of the impact on nutritional status. Braz J Hea Rev. 2021;4(5):19392-410.
12. Padovani RM, Amaya-Farfán J, Colugnati FAB et al. Dietary reference intakes: application of tables in nutritional studies. Rev. Nutr. 2006;19(6):741-60.
13. Brasil. Ministério da Saúde. Instituto Nacional de Câncer José Alencar Gomes da Silva (INCA). Consenso nacional de nutrição oncológica. 2. ed. rev. ampl. atual [Internet]. Rio de Janeiro: Inca; 2016. Disponível em: https://www.inca.gov.br/sites/ufu.sti.inca.local/files//media/document//consenso_nutricao_vol_ii_2a_ed_2016.pdf. Acesso em: 13 maio 2024.
14. Cederholm T, Barazzoni R, Austin P et al. ESPEN guidelines on definitions and terminology of clinical nutrition. Clin Nutr. 2017; 36(1):49-64.
15. Sociedade Brasileira de Nutrição Oncológica. I Consenso brasileiro de nutrição oncológica da Sociedade Brasileira de Nutrição Oncológica. Rio de Janeiro: Edite; 2021. Disponível em: https://sbno.com.br/wp-content/uploads/2021/07/consenso_2021.pdf. Acesso em: 14 maio 2024.
16. Norman K, Stobäus N, Gonzalez MC et al. Hand grip strength: Outcome predictor and marker of nutritional status. Clin Nutr. 2011;30(2):135-42.
17. Evans DC, Corkins MR, Malone A et al. The use of visceral proteins as nutrition markers: An Aspen position paper. Nutr Clin Pract. 2021;36(1):22-8.
18. Arends J, Bachmann P, Baracos V et al. ESPEN guidelines on nutrition in cancer patients. Clin Nutr. 2017;36(1):11-48.
19. Horie LM, Barrére APN, Castro MG et al. Diretriz BRASPEN de terapia nutricional no paciente com câncer. Braspen J. 2019;34(1): 2-32.
20. Zhang X, Edwards BJ. Malnutrition in older adults with cancer. Curr Oncol Rep. 2019;21(9):80.
21. Chien MY, Huang TY, Wu YT. Prevalence of sarcopenia estimated using a bioelectrical impedance analysis prediction equation in community-dwelling elderly people in Taiwan. J Am Geriatr Soc. 2008;56(9):1710-5.
22. Paddon-Jones D, Short KR, Campbell WW et al. Role of dietary protein in the sarcopenia of aging. Am J Clin Nutr. 2008;87(5):1562S-1566S.
23. Argilés JM, Busquets S, Stemmler B et al. Cancer cachexia: understanding the molecular basis. Nat Rev Cancer. 2014;14(11):754-62.
24. Williams GR, Al-Obaidi M, Dai C et al. Sarc-F for screening of sarcopenia among older adults with cancer. Cancer. 2020;127(9):1469-75.

25. Ritch CR, Cookson MS, Clark PE et al. Perioperative oral nutrition supplementation reduces prevalence of sarcopenia following radical cystectomy: Results of a prospective randomized controlled trial. J Urol. 2019; 201(3):470-7.
26. Mazzuca F, Roberto M, Arrivi G et al. Clinical impact of highly purified, whey proteins in patients affected with colorectal cancer undergoing chemotherapy: Preliminary results of a placebo-controlled study. Integr Cancer Ther. 2019;18:153473541986692.
27. Yang QJ, Zhao JR, Hao J et al. Serum and urine metabolomics study reveals a distinct diagnostic model for cancer cachexia. J Cachexia Sarcopenia Muscle. 2017;9(1):71-85.
28. Dunne RF, Roussel B, Culakova E et al. Characterizing cancer cachexia in the geriatric oncology population. J Geriatr Oncol. 2019; 10(3):415-9.
29. Roeland EJ, Bohlke K, Baracos VE et al. Management of cancer cachexia: ASCO guideline. J Clin Oncol. 2020;38(21):2438-53.
30. Fearon K, Strasser F, Anker SD et al. Definition and classification of cancer cachexia: an international consensus. Lancet Oncol. 2011;12(5):489-95.
31. Grossberg AJ, Scarlett JM, Marks DL. Hypothalamic mechanisms in cachexia. Physiol Behav. 2010;100(5):478-89.
32. Baracos VE, Martin L, Korc M et al. Cancer-associated cachexia. Nat Rev Dis Primers. 2018;4:17105.
33. de Pinho NB, Martucci RB, Rodrigues VD et al. High prevalence of malnutrition and nutrition impact symptoms in older patients with cancer: Results of a brazilian multicenter study. Cancer. 2019;126(1):156-64.
34. Baldwin C, Smith R, Gibbs M et al. Quality of the evidence supporting the role of oral nutritional supplements in the management of malnutrition: An overview of systematic reviews and meta-analyses. Adv Nutr. 2020; 12(2):503-22.
35. Correia VLS, Gonçalves ACOS, Ferreira JG et al. Desnutrição em idosos com câncer: um indicador de mau prognóstico. In: Anais do Congresso de Geriatria e Gerontologia do UNIFACIG [Internet];2020;1(1). Disponível em: https://pensaracademico.unifacig.edu.br/index.php/congressogeriatria/article/view/2364/1600. Acesso em: 13 maio 2024.
36. de las Peñas R, Majem M, Perez-Altozano J et al. Seom clinical guidelines on nutrition in cancer patients (2018). Clin Transl Oncol. 2019;21(1):87-93.
37. Thompson KL, Elliott L, Fuchs-Tarlovsky V et al. Oncology evidence-based nutrition practice guideline for adults. J Acad Nutr Diet. 2017;117(2):297-310.e47.
38. Ravasco P. Nutrition in cancer patients. J Clin Med. 2019;8(8):1211.
39. Volkert D, Beck AM, Cederholm T et al. ESPEN guideline on clinical nutrition and hydration in geriatrics. Clin Nutr. 2019;38(1):10-47.
40. Saffel-Shrier S, Johnson MA, Francis SL. Position of the Academy of Nutrition and Dietetics and the Society for Nutrition Education and Behavior: Food and nutrition programs for community-residing older adults. J Nutr Educ Behav. 2019;51(7):781-97.
41. World Health Organization. Integrated care for older people: Guidelines on community-level interventions to manage declines in intrinsic capacity. Geneva: WHO; 2017. Disponível em: https://www.who.int/publications/i/item/9789241550109. Acesso em: 14 maio 2024.
42. Limon-Miro AT, Valencia ME, Lopez-Teros V et al. An individualized food-based nutrition intervention reduces visceral and total body fat while preserving skeletal muscle mass in breast cancer patients under antineoplastic treatment. Clin Nutr. 2021;40(6):4394-403.
43. August DA, Huhmann MB. American Society for Parenteral and Enteral Nutrition. Aspen. clinical guidelines: nutrition support therapy during adult anticancer treatment and in hematopoietic cell transplantation. JPEN J Parenter Enteral Nutr. 2009;33(5):472-500.
44. Tartari RF, Pinho NB de. Terapia nutricional convencional *versus* terapia nutricional precoce no perioperatório de cirurgia do câncer colorretal. Rev Bras Cancerol. 2011; 57(2): 237-50.
45. Muscaritoli M, Arends J, Bachmann P et al. ESPEN practical guideline: Clinical Nutrition in cancer. Clin Nutr. 2021;40(5):2898-913.
46. Chen Y, Wu X, Wei X et al. The effect of oral nutritional supplement therapy on nutritional status and quality of life in patients with esophageal cancer undergoing radiotherapy and chemotherapy: a protocol for randomized controlled trial. Medicine (Baltimore). 2021; 100(16):e25342.
47. Li W, Yang Y, Li Z et al. Effect of malnutrition and nutritional support to reduce infections in elderly hospitalized patients with cancer: A multicenter survey in China. Nutrition. 2023;106:111894.
48. Ferreira IB, Lima ENS, Canto PPL et al. Oral nutritional supplementation affects the dietary intake and body weight of head and neck cancer patients during (chemo) radiotherapy. Nutrients. 2020;12(9):2516.
49. De Souza IA, Bortoletto MM, Dias AMN et al. Nutrição enteral em pacientes oncológicos: diferenças entre o que é prescrito e administrado. Nutr Clín Diet Hosp. 2018;38(2):31-8.
50. Pinheiro FJF. Manual de implantação de serviço de terapia nutricional para hospital oncológico [Dissertação]. São Paulo: Escola Paulista de Medicina, Universidade Federal de São Paulo; 2019. Disponível em: https://

repositorio.unifesp.br/handle/11600/58409. Acesso em: 14 maio 2024.
51. Cheng M, Zhang S, Ning C et al. Omega-3 fatty acids supplementation improve nutritional status and inflammatory response in patients with lung cancer: A randomized clinical trial. Front Nutr. 2021;8:686752.
52. Rostoft S, O'Donovan A, Soubeyran P et al. Geriatric assessment and management in cancer. J Clin Oncol. 2021;39(19):2058-67.
53. Vellas B, Garry PJ, Guigoz Y, organizators. Mini nutritional assessment (MNA): Research and practice in the elderly. Basel: Karger; 1999.
54. Mislang AR, Di Donato S, Hubbard J et al. Nutritional management of older adults with gastrointestinal cancers: An International Society of Geriatric Oncology (SIOG) review paper. J Geriatr Oncol. 2018;9(4):382-92.
55. Loyolla VCL, Pessini L, Bottoni A et al. Terapia nutricional enteral em pacientes oncológicos sob cuidados paliativos: uma análise da bioética. Saúde Ética Justiça. 2011;16(1):47-59.
56. McCabe MS, Storm C. When doctors and patients disagree about medical futility. J Oncol Pract. 2008;4(4):207-9.

23 Cardio-Oncologia na Oncogeriatria

Kalil Lays Mohallem ♦ Elizabete Viana de Freitas

Introdução

Mais de 18 milhões de pacientes no mundo receberam diagnóstico de câncer em 2020. A incidência por idade varia de acordo com o tipo de câncer, porém a idade avançada constitui um fator de risco. Com o avanço significativo nas últimas décadas das terapias anticâncer, o prognóstico dos pacientes tem melhorado de forma expressiva. Assim, diante de uma sobrevida maior, tem-se observado que os pacientes portadores de doença cardiovascular (DCV) apresentam uma taxa de mortalidade de duas a seis vezes maior que a população geral quando acometidos pelo câncer.[1]

A Oncogeriatria desempenha um papel crucial na abordagem do câncer em pessoas idosas por várias razões. Além do fato de que a população idosa, em constante crescimento, tem um risco aumentado de desenvolver câncer, os idosos frequentemente apresentam comorbidades, disfunções orgânicas e Síndrome da Fragilidade, o que pode afetar a escolha e a tolerância ao tratamento do câncer. Nesse contexto, a Oncogeriatria oferece uma abordagem holística que considera não apenas o câncer em si, mas também as condições médicas subjacentes, a capacidade funcional e a qualidade de vida do paciente. Isso leva a decisões de tratamento mais informadas e individualizadas, melhorando os resultados e a experiência do paciente idoso com câncer, ou seja, colocando o paciente (e não a doença) no centro da abordagem.

Em recente projeção, estima-se para 2026, nos EUA, uma população de 20 milhões de sobreviventes de câncer, 50% dos quais terão mais de 70 anos.[2] Essa conjuntura de elementos indica uma população mais idosa com história de câncer e de DCV associada ao potencial de toxicidade cardiovascular do tratamento oncológico, o que impõe a necessidade de especialistas com conhecimento da interação entre câncer e DCV.[3]

Os objetivos deste capítulo são:

- Explorar a importância da Oncogeriatria na abordagem do câncer em pacientes idosos, destacando a necessidade de uma avaliação geriátrica ampla[4]
- Analisar a relação entre câncer e doenças cardiovasculares, incluindo os riscos associados aos tratamentos oncológicos e às comorbidades cardiovasculares
- Discutir estratégias de prevenção, manejo e colaboração interdisciplinar para pacientes idosos com câncer e complicações cardiovasculares
- Fornecer *insights* sobre o papel da reabilitação cardíaca, considerações éticas e de qualidade de vida, bem como perspectivas futuras no tratamento desses pacientes
- Promover a conscientização sobre a importância de uma abordagem holística e personalizada para pacientes idosos com câncer e complicações cardiovasculares, visando à melhoria dos resultados clínicos e da qualidade de vida.

A relação entre câncer e doenças cardiovasculares é complexa. Por um lado, alguns tratamentos do câncer, como a quimioterapia e a radioterapia, podem aumentar o risco de complicações cardiovasculares, incluindo a cardiotoxicidade. Por outro lado, pacientes com câncer podem ter fatores de risco cardiovascular preexistentes devido ao envelhecimento e ao estilo de vida. Além disso, evidências emergentes sugerem que certos tipos de câncer e doenças cardiovasculares compartilham fatores de risco comuns, como a inflamação crônica. Portanto, a abordagem do câncer em pacientes com doenças cardiovasculares requer uma colaboração interdisciplinar entre oncologistas e cardiologistas para minimizar os riscos cardiovasculares e garantir a segurança do tratamento do câncer.

A Cardio-oncologia representa a disciplina científica dedicada à identificação precoce e à gestão adequada das doenças cardiovasculares em indivíduos com diagnóstico atual ou histórico de neoplasias malignas. Essa área também abrange a avaliação do risco cardiovascular associado ao diagnóstico de câncer, bem como as demandas do paciente no período que antecede, durante e após o tratamento oncológico. A imperiosa necessidade de ampliação da Cardio-oncologia está intrinsecamente ligada à epidemiologia do câncer e das DCVs, bem como aos seus fatores de risco compartilhados e à diversidade de terapias com variadas toxicidades sobre o sistema cardiovascular (Figura 23.1).

Em 1967, foi realizada a primeira documentação da toxicidade cardíaca associada à administração de antraciclinas. Em 1971, observou-se que a cardiotoxicidade induzida por antraciclinas estava relacionada com a dose e poderia resultar em danos cardíacos potencialmente irreversíveis. Em anos subsequentes, foram identificados fatores de risco para a disfunção ventricular associada à quimioterapia, e isso foi correlacionado com a presença de biomarcadores, como troponina e BNP, que permitiram a previsão de eventos cardiovasculares.[6-8]

Relação entre câncer e doenças cardiovasculares

A relação entre câncer e doenças cardiovasculares é complexa e multifacetada, e ambos os grupos de doenças podem influenciar significativamente o curso clínico e o tratamento um do outro. A seguir, estão alguns aspectos importantes dessa interação.

Fatores de risco compartilhados. Muitos fatores de risco, como tabagismo, obesidade, dieta inadequada, sedentarismo e envelhecimento, estão associados tanto ao câncer quanto às doenças cardiovasculares. Isso significa que os indivíduos que apresentam esses fatores de risco têm um risco aumentado tanto de desenvolver câncer quanto de desenvolver doenças cardiovasculares.

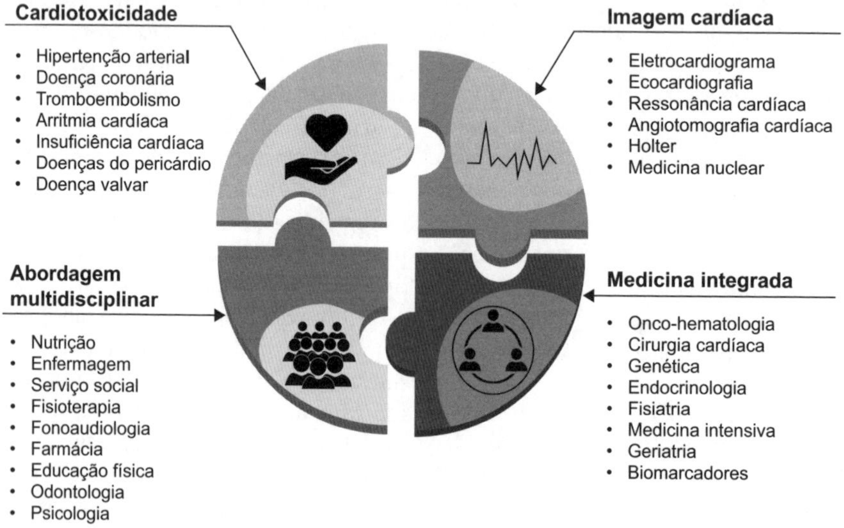

Figura 23.1 Fronteiras da Cardio-oncologia. (Adaptada de Diretriz Brasileira de Cardio-Oncologia.[5])

Terapias comuns. Alguns tratamentos para o câncer, como quimioterapia e radioterapia, podem ter efeitos adversos sobre o sistema cardiovascular. Por exemplo, certos medicamentos de quimioterapia podem causar cardiotoxicidade. A radioterapia para cânceres localizados no tórax também pode afetar o coração e os vasos sanguíneos adjacentes.

Comorbidades. Muitos pacientes com câncer também têm comorbidades cardiovasculares, como hipertensão, doença arterial coronariana e insuficiência cardíaca. Essas condições podem complicar o tratamento do câncer e influenciar as decisões de tratamento.

Estratificação de risco. É essencial avaliar o risco cardiovascular em pacientes com câncer, especialmente em idosos, antes de iniciar o tratamento oncológico. Isso pode envolver exames cardíacos, como ecocardiogramas e marcadores cardíacos, para identificar qualquer risco aumentado de eventos cardiovasculares durante o tratamento.

Abordagem multidisciplinar. Devido à complexidade dessa relação, muitas vezes é necessária uma abordagem multidisciplinar para o cuidado de pacientes com câncer e doenças cardiovasculares. Isso envolve a colaboração entre oncologistas, cardiologistas e outros profissionais da Saúde para desenvolver planos de tratamento personalizados que equilibrem os riscos e benefícios de diferentes intervenções.

Prevenção e cuidados a longo prazo. Para muitos pacientes, a prevenção de doenças cardiovasculares é uma parte crítica do cuidado a longo prazo após o tratamento do câncer. Isso pode incluir modificações no estilo de vida, como prática de exercícios, dieta saudável e uso de medicamentos cardiovasculares quando indicado.

Em resumo, a relação entre câncer e doenças cardiovasculares é uma área importante de estudo e cuidado clínico. A compreensão dessas interações é essencial para garantir que os pacientes recebam tratamentos eficazes e seguros, levando em consideração tanto o câncer quanto a saúde cardiovascular.

Riscos cardiovasculares associados com o tratamento oncológico

O tratamento do câncer, abrangendo diversas modalidades terapêuticas, como quimioterapia, imunoterapia e radioterapia, pode ocasionar danos ao sistema cardiovascular. Indivíduos que apresentam antecedentes de DCVs ou que possuem fatores de risco para problemas cardíacos constituem o grupo com maior suscetibilidade a complicações derivadas do tratamento oncológico. Portanto, é altamente recomendado que a população de pacientes oncológicos receba orientações e intervenções destinadas ao controle dos fatores de risco cardiovasculares. Para isso, a consulta com o cardiologista deve abordar aspectos relacionados com o controle desses fatores de risco, estratégias de cardioproteção, adesão ao tratamento e implementação de medidas que possibilitem a detecção precoce de danos cardíacos.

Os principais riscos cardiovasculares associados ao tratamento oncológico são:

- **Cardiotoxicidade**: alguns medicamentos de quimioterapia e terapias-alvo específicas podem ter efeitos adversos sobre o coração, levando à cardiotoxicidade. Isso pode resultar em danos ao músculo cardíaco, disfunção ventricular esquerda e insuficiência cardíaca. Exemplos de medicamentos conhecidos por causar cardiotoxicidade incluem antraciclinas (como a doxorrubicina) e inibidores de tirosina quinase (como o trastuzumabe)
- **Arritmias cardíacas**: alguns tratamentos oncológicos podem predispor os pacientes a arritmias cardíacas, como fibrilação atrial. Isso pode ser particularmente preocupante em pacientes com doenças cardiovasculares preexistentes
- **Lesões vasculares**: a radioterapia direcionada a áreas próximas ao coração pode causar lesões nas artérias coronárias, aumentando o risco de doença arterial coronariana
- **Aumento do risco tromboembólico**: alguns tipos de câncer, como o câncer de pâncreas, e certos tratamentos oncológicos, como a

terapia de hormônio antiandrogênio em câncer de próstata, podem aumentar o risco de trombose venosa profunda (TVP) e embolia pulmonar (EP)

- **Hipertensão arterial**: alguns medicamentos oncológicos podem levar ao desenvolvimento de hipertensão arterial, o que, por sua vez, pode aumentar o risco de doenças cardiovasculares, como acidente vascular cerebral e doença coronariana
- **Disfunção endotelial**: a exposição à radiação, bem como a certos medicamentos oncológicos, pode afetar a função do endotélio, a camada interna dos vasos sanguíneos, contribuindo para o desenvolvimento de aterosclerose e disfunção vascular
- **Síndrome da lise tumoral**: em casos de câncer de alto risco, a rápida destruição das células cancerosas durante o tratamento pode levar à liberação de produtos celulares no sangue, causando complicações cardiovasculares, como hipercalemia e insuficiência renal aguda
- **Efeito cumulativo**: alguns dos riscos cardiovasculares associados ao tratamento oncológico podem ser cumulativos, o que significa que os danos ao coração podem se desenvolver ao longo do tempo, mesmo após a conclusão do tratamento.

Para minimizar esses riscos, é fundamental que os pacientes passem por avaliação cardiológica antes de iniciar o tratamento oncológico, especialmente se tiverem fatores de risco cardiovascular preexistentes. Além disso, o monitoramento durante e após o tratamento é essencial para identificar precocemente quaisquer problemas cardiovasculares e intervir quando necessário. Nessa situação, a colaboração entre oncologistas e cardiologistas desempenha um papel crucial na gestão desses riscos e no desenvolvimento de estratégias de tratamento personalizadas para pacientes com câncer.

A diretriz brasileira apresenta os tratamentos antineoplásicos mais comumente associados à toxicidade cardiovascular e encontra-se disponível, de forma livre, para consulta no *site* da Sociedade Brasileira de Cardiologia (SBC).[5]

Interseção entre fatores de risco cardiovascular e câncer

Essa interseção é complexa e pode influenciar tanto o desenvolvimento do câncer quanto o risco de doenças cardiovasculares. Vários fatores de risco cardiovascular tradicionais estão relacionados com o aumento de incidência de câncer.

A obesidade é um fator de risco para câncer de mama, câncer colorretal, câncer de próstata e outros. O fumo está relacionado com uma série de cânceres, incluindo câncer de pulmão, boca, garganta e esôfago. O diabetes está associado a um risco aumentado de câncer de pâncreas, fígado, cólon e mama. A hipertensão arterial está relacionada com o aumento do risco de câncer renal e câncer colorretal. A inflamação crônica é um fator de risco que desempenha um papel central tanto nas doenças cardiovasculares quanto no câncer. O estresse oxidativo, que está relacionado com dieta pouco saudável e hábitos de vida prejudiciais, pode aumentar o risco de câncer e doenças cardiovasculares, danificando as células e os tecidos. Finalmente, o próprio envelhecimento é um fator de risco para ambas as condições. À medida que as pessoas envelhecem, o risco de câncer e doenças cardiovasculares aumenta devido às mudanças biológicas no corpo.

Essas interações complexas entre fatores de risco cardiovascular e câncer destacam a importância de uma abordagem holística para a saúde, que leve em consideração não apenas um único fator de risco, mas também como eles se interconectam. Assim, a prevenção e o gerenciamento eficaz de doenças cardiovasculares e câncer frequentemente envolvem a promoção de um estilo de vida saudável, incluindo hábitos alimentares adequados, atividade física regular, cessação do tabagismo e controle da pressão arterial e da glicemia.

Avaliação cardiológica pré-tratamento oncológico

A avaliação cardiológica pré-tratamento oncológico desempenha um papel crucial na segurança e no sucesso do tratamento do câncer, especialmente em pacientes idosos ou em pacientes com fatores de risco cardiovascular preexistentes, pois contribui para identificar riscos e tomar medidas preventivas quando necessário. Isso permite que os pacientes com câncer recebam tratamento seguro e eficaz, minimizando o impacto sobre a saúde cardiovascular. Além disso, a comunicação estreita entre a equipe de Oncologia e a equipe de Cardiologia é essencial para coordenar o cuidado e tomar decisões informadas em benefício do paciente.

O primeiro passo na avaliação é uma entrevista detalhada com o paciente para coletar informações sobre sua história médica e cardiovascular. Isso inclui perguntas sobre doenças cardíacas prévias, cirurgias cardíacas, hipertensão, diabetes, tabagismo, histórico familiar de doenças cardíacas, sintomas cardiovasculares atuais e medicações em uso, seguido de um exame físico que pode detectar sinais de cardiopatia, como sopros cardíacos, ritmo cardíaco anormal, pressão arterial elevada e edema nas extremidades. O eletrocardiograma (ECG) pode ajudar a identificar ritmos cardíacos anormais, sinais de isquemia ou infarto prévio e outras anormalidades cardíacas. Por esse motivo, o ECG deve ser realizado na avaliação inicial e durante o tratamento. O prolongamento da quimioterapia (QT), por exemplo, é uma preocupação em pacientes com câncer, pois tanto o tratamento oncológico como os distúrbios hidreletrolíticos e as medicações concomitantes podem contribuir para esse prolongamento e para a predisposição à ocorrência de arritmias complexas. O monitoramento da QT e a correção de fatores que contribuam para o prolongamento da QT devem ser considerados em pacientes em uso de medicações que aumentem o intervalo da QT. A cardiotoxicidade é definida quando há prolongamento de QTc > 500 ms e/ou variação da QTc > 60 ms do basal.

Ademais, o ecocardiograma pode detectar disfunção ventricular, valvopatias e outras anormalidades cardíacas. Em alguns casos, um teste de esforço pode ser realizado para avaliar a capacidade do coração de responder ao estresse físico. Tal análise pode ser particularmente relevante em pacientes com suspeita de doença arterial coronariana. Por sua vez, a medição de biomarcadores cardíacos, como troponina e BNP (peptídeo natriurético tipo B), pode ajudar a detectar lesões cardíacas agudas ou crônicas. Com base nessas informações, o cardiologista realiza uma avaliação global do risco cardiovascular do paciente. Isso ajuda a determinar se o paciente está em risco aumentado de complicações cardíacas durante o tratamento oncológico. Em resumo, a avaliação cardiológica pré-tratamento, realizada em coordenação com a equipe de Oncologia, permite que os especialistas em câncer e Cardiologia colaborem entre si na tomada de decisões sobre o tratamento mais adequado, considerando tanto o câncer quanto a saúde cardiovascular do paciente. Com base nessa avaliação, podem ser recomendadas intervenções, como otimização do controle da pressão arterial, ajustes nas medicações cardíacas, reabilitação cardíaca ou mesmo tratamento cardiológico específico, dependendo da situação do paciente.

A Diretriz Brasileira de Cardio-Oncologia de 2020 recomenda realizar, nessa avaliação inicial, uma anamnese detalhada, exame físico, ECG, radiografia de tórax, hemograma completo, dosagem de eletrólitos e biomarcadores [fragmento N-terminal do BNP (NT-proBNP) e troponina I ou T ultrassensível], ácido fólico, vitaminas D e B_{12}, além de verificar glicemia, perfil lipídico e funções renal, hepática e tireoidiana.[5]

A Tabela 23.1 apresenta as vantagens e limitações dos diferentes métodos diagnósticos.[5]

Tabela 23.1 Vantagens e limitações dos métodos diagnósticos.

Método diagnóstico	Aplicações	Vantagens	Limitações
Troponina I ou T	◆ Níveis elevados estão associados ao desenvolvimento de cardiotoxicidade ◆ Pode ser utilizada em pacientes com alto risco para cardiotoxicidade	◆ Disponibilidade ◆ Baixo custo ◆ Alta sensibilidade	◆ Indefinição sobre momento ideal para coleta
BNP ou NT-proBNP	◆ Níveis muito elevados podem sugerir quadros de IC descompensada ◆ Pode ser utilizado em pacientes com alto risco para cardiotoxicidade	◆ Disponibilidade ◆ Baixo custo	◆ Diversos fatores nos pacientes oncológicos podem elevar níveis de NT-proBNP
Eletrocardiograma	◆ Indicado para todos os pacientes que serão submetidos à terapia com potencial cardiotóxico ◆ Recomenda-se cálculo do QTc pela fórmula de Bazett ou Fridericia	◆ Baixo custo ◆ Disponibilidade ◆ Permite avaliar função diastólica e válvulas	◆ Papel limitado nos pacientes com câncer
Ecocardiografia 2D	◆ Indicado para todos os pacientes que serão submetidos à terapia com potencial cardiotóxico ◆ AFEVE deve ser avaliada por Simpson ◆ A incorporação de 2D-STE é capaz de predizer queda da FEVE ◆ O uso do contraste aumenta a acurácia diagnóstica	◆ Baixo custo ◆ Disponibilidade ◆ Permite avaliar função diastólica e válvulas	◆ Janela acústica ◆ Pode superestimar a FEVE
Ecocardiografia 3D	◆ Método eficaz para avaliação sequencial da FEVE no paciente com câncer durante terapia cardiotóxica	◆ Acurácia semelhante à da RMC	◆ Pouca disponibilidade ◆ Custo elevado ◆ Necessidade de profissional treinado
Ressonância magnética cardíaca	◆ Método padrão-ouro para avaliar FEVE ◆ Indicada para pacientes com FEVE limítrofe, confirmação diagnóstica ou com limitação de avaliação pela ecocardiografia	◆ Permite caracterização tecidual por meio de sequências, como mapeamento de T1/T2 e volume extracelular ◆ Permite fazer diagnóstico diferencial com outras miocardiopatias ◆ A presença de fibrose tem implicações prognósticas	◆ Pouca disponibilidade ◆ Custo elevado
Ventriculografia radioscópica	◆ Indicada para confirmação da FEVE em pacientes com janela ecocardiográfica limitada	◆ Elevada acurácia ◆ Reprodutibilidade	◆ Exposição à radiação

Adaptada de Diretriz Brasileira de Cardio-Oncologia.[5]

Testes de imagem cardíaca e sua aplicação

Os testes de imagem cardíaca são ferramentas valiosas na avaliação da estrutura e função do coração, desempenhando um papel crucial na detecção, diagnóstico e monitoramento de doenças cardiovasculares. Eles são frequentemente usados na avaliação cardiológica pré-tratamento oncológico e em muitas outras situações clínicas. Dependendo dos recursos disponíveis e da necessidade, podem ser realizados: ecocardiograma transtorácico ou ressonância magnética cardíaca (RMC ou MRI, do inglês *magnetic resonance imaging*). A escolha do teste de imagem cardíaca depende da condição clínica específica do paciente, das perguntas clínicas a serem respondidas e da disponibilidade de recursos. Esses testes desempenham um papel fundamental na orientação do diagnóstico, tratamento e monitoramento de doenças cardiovasculares, ajudando os profissionais da Saúde a tomar decisões informadas e proporcionar cuidados de qualidade aos pacientes.

Isso é feito para a avaliação inicial e, posteriormente, de acordo com o regime de tratamento, é solicitado um ecocardiograma transtorácico com *Doppler* colorido, com análise da fração de ejeção do ventrículo esquerdo (FEVE), da função diastólica e da deformação miocárdica com mensuração do *strain* da parede ventricular (capacidade de contração muscular). Para a avaliação da FEVE, recomenda-se o método de Simpson, ou, idealmente, o eco tridimensional. A disfunção ventricular relacionada com a terapia do câncer é definida como uma redução[3] de 10% na FEVE para um valor abaixo do limite inferior da normalidade (FEVE < 50%). Ela pode ser sintomática ou assintomática, reversível ou irreversível. O *strain longitudinal global* (SLG) é a ferramenta que prediz com alta sensibilidade a posterior redução da FEVE, sendo um marcador precoce de disfunção ventricular (quando há a redução[3] de 15% do valor pré-tratamento).

A RMC é considerada o método de referência para a avaliação da função cardíaca, permitindo a análise da estrutura do coração e a caracterização dos tecidos cardíacos. É recomendada nos casos em que a ecocardiografia apresenta limitações, em situações de doenças que afetam a estrutura do coração, na investigação de problemas no pericárdio e no miocárdio, bem como na detecção de massas e tumores. Além disso, a RMC pode fornecer informações prognósticas relevantes por meio da avaliação da presença de fibrose no miocárdio.

Biomarcadores séricos

Recentemente, foi publicado um artigo[1] sobre a utilização prática dos biomarcadores séricos no manuseio dos pacientes cardio-oncológicos, tendo como objetivo reduzir a morbimortalidade cardiovascular nos pacientes chamados "sobreviventes do câncer". Os biomarcadores cardíacos têm sido estudados para a estratificação de risco e para monitorar durante e após a terapia anticâncer possíveis doenças subclínicas. As dosagens basais são necessárias como padrão comparativo visando identificar injúria cardíaca subclínica. A troponina e o NT-proBNP mostram grande utilidade em terapia de câncer para mapear a cardiotoxicidade. A Sociedade Europeia de Medicina Oncológica (European Society for Medical Oncology – Esmo) recomenda as dosagens basais de biomarcadores (troponina e NT-proBNP) em pacientes de alto risco (em recaída de mieloma ou, se é planejado, o uso de antraciclinas, por exemplo), podendo ser útil nos pacientes que recebem inibidores de proteassoma, utilizados no tratamento do mieloma múltiplo (doença rara, mas o segundo mais comum câncer hematológico).[9] Dessa forma, os biomarcadores podem se revelar como um meio de informações precoces.

O monitoramento da cardiotoxicidade por meio da dosagem de biomarcadores pode ser considerado para a detecção de lesão miocárdica precoce, com possibilidade de intervenção imediata, em pacientes de alto risco, devido a fatores prévios, ou expostos a fármacos, como antraciclinas e trastuzumabe. A dosagem dos biomarcadores (durante a quimioterapia, 24 horas após, 48 horas após ou mais tardio), com presença de níveis elevados de biomarcadores (NT-proBNP e troponina), é indicativo de risco aumentado de cardiotoxicidade. Durante o tratamento do câncer, os biomarcadores têm potencial para identificar preliminarmente a cardiotoxicidade antes da abertura da disfunção cardíaca.

Terapia oncológica e impacto cardiovascular

Quimioterapia e suas complicações cardiovasculares

A quimioterapia é uma abordagem terapêutica crucial no tratamento de vários tipos de câncer, mas também pode estar associada a várias complicações cardiovasculares. Essas complicações podem variar em gravidade e podem afetar o coração e os vasos sanguíneos. Entre as principais complicações cardiovasculares associadas à quimioterapia, a mais frequente é a cardiotoxicidade. Ela pode se manifestar como dano ao músculo cardíaco (miocardiopatia) ou disfunção ventricular esquerda. Alguns medicamentos de quimioterapia, como antraciclinas (p. ex., doxorrubicina) e trastuzumabe, são conhecidos por causar cardiotoxicidade, podendo os pacientes apresentarem sintomas, como dispneia, fadiga, inchaço nas pernas e tornozelos, palpitações e, em casos graves, insuficiência cardíaca. Além disso, arritmias cardíacas, como fibrilação atrial, podem ocorrer durante ou após a quimioterapia. A radioterapia usada para tratar cânceres localizados no tórax pode causar lesões nas artérias coronárias, aumentando o risco de doença arterial coronariana. Alguns medicamentos de quimioterapia (como os inibidores de tirosina quinase) podem causar ou agravar a hipertensão arterial. Pacientes com câncer, especialmente aqueles submetidos ao tratamento quimioterápico, têm maior risco de TVP e EP, devido ao estado pró-coagulante associado ao câncer.

Considerando o exposto, a prevenção, detecção precoce e gerenciamento dessas complicações cardiovasculares são essenciais para a segurança e a eficácia do tratamento do câncer. Os pacientes submetidos à quimioterapia devem ter acompanhamento clínico cuidadoso, e a colaboração entre oncologistas e cardiologistas é fundamental para equilibrar os riscos e os benefícios do tratamento e tomar decisões informadas sobre a continuação ou ajuste da terapia.

Terapias-alvo específicas e efeitos no sistema cardiovascular

A disfunção ventricular é uma das complicações mais graves do tratamento do câncer, caracterizando-se por altas taxas de morbidade e mortalidade. Pode surgir durante a terapia ou mesmo anos após seu término e, ainda assim, ser decorrente da toxicidade medicamentosa. O modelo clássico de disfunção ventricular como forma de cardiotoxicidade é secundário ao uso das antraciclinas, quimioterápicos amplamente utilizados no tratamento do sarcoma, linfoma, leucemia e câncer de mama.

Os efeitos dos diferentes quimioterápicos e imunoterápicos na função ventricular podem variar: desde disfunção leve assintomática e reversível até casos graves de insuficiência cardíaca clinicamente manifesta e irreversível.

As terapias-alvo específicas, também conhecidas como "terapias direcionadas", são uma classe de tratamentos oncológicos que visam especificamente a proteínas ou moléculas envolvidas no crescimento e na disseminação das células cancerosas. Embora essas terapias tenham como alvo principalmente as células cancerosas, elas também podem afetar o sistema cardiovascular, levando a complicações cardíacas. A seguir, estão alguns exemplos de terapias-alvo específicas e seus efeitos potenciais no sistema cardiovascular:

- Inibidores de tirosina quinase (*tyrosine kinase inhibitors* – TKIs). Exemplos: imatinibe, dasatinibe, nilotinibe (para o tratamento de leucemia mieloide crônica), sunitinibe, sorafenibe (para o tratamento de cânceres renais e hepatocelulares), trastuzumabe (para o tratamento de câncer de mama HER2-positivo). Alguns TKIs podem afetar a função cardíaca, causando disfunção ventricular esquerda, insuficiência cardíaca congestiva, hipertensão arterial e ritmos cardíacos anormais. O trastuzumabe, por exemplo, pode causar cardiotoxicidade
- Inibidores de mTOR (*mammalian target of rapamycin*). Exemplos: everolimo, temsirolimus. Esses inibidores podem aumentar o risco de hipertensão arterial, hiperlipidemia e o desenvolvimento de lesões vasculares

não ateroscleróticas, como aneurismas e estenoses arteriais

- Inibidores de BRAF e MEK. Exemplos: dabrafenibe e trametinibe (para melanoma com mutação BRAF V600E/K). Alguns pacientes podem experimentar hipertensão arterial e, em casos raros, podem ocorrer disfunção cardíaca
- Inibidores de PD-1/PD-L1 (imunoterapia de *checkpoint*). Exemplos: pembrolizumabe, nivolumabe, atezolizumabe. A imunoterapia com inibidores de *checkpoint* pode causar uma variedade de efeitos colaterais, incluindo inflamação cardíaca (miocardite), que pode levar à insuficiência cardíaca e a arritmias cardíacas
- Inibidores de PARP (polimerase de ADN poli-ADP-ribose). Exemplos: olaparibe, rucaparibe, niraparibe. Embora esses inibidores se concentrem principalmente no reparo do DNA das células cancerosas, eles podem ter efeitos colaterais, como anemia, que, por sua vez, pode descompensar uma cardiopatia.

Em resumo, os efeitos no sistema cardiovascular podem variar de paciente para paciente e dependem da terapia específica, da dose, da duração do tratamento, de fatores de risco preexistentes e de outras condições médicas. Portanto, a avaliação cardiológica pré-tratamento e o monitoramento durante o tratamento são cruciais para identificar precocemente quaisquer complicações cardíacas e intervir quando necessário.

Radioterapia e seu impacto no coração

Embora a radioterapia seja uma ferramenta eficaz no combate ao câncer, ela também pode afetar o coração e o sistema cardiovascular, dependendo da área do corpo que está sendo tratada e da dose de radiação utilizada. A principal maneira pela qual a radioterapia pode impactar o coração é a cardiotoxicidade indireta. Ela ocorre quando a radiação danifica os vasos sanguíneos, músculos ou tecidos circundantes, causando inflamação e fibrose, afetando negativamente a função cardíaca. A exposição à radiação pode acelerar o desenvolvimento de doença arterial coronariana e a pericardite induzida por radiação, que pode levar ao tamponamento cardíaco. A exposição à radiação na área do peito também pode levar ao desenvolvimento de valvopatias. A radioterapia, por sua vez, pode aumentar o risco de ritmos cardíacos anormais, como fibrilação atrial, que podem aumentar o risco de acidente vascular cerebral e outros eventos cardiovasculares, inclusive quadros de disfunção ventricular esquerda e insuficiência cardíaca congestiva.

É importante notar que o risco de complicações cardíacas associadas à radioterapia depende da dose de radiação, da área tratada, do tipo de radiação utilizada, da idade do paciente e de outros fatores individuais, podendo ser diagnosticadas muitos anos após a radioterapia.[5]

Imunoterapia e eventos cardiovasculares associados

A imunoterapia, especificamente com o inibidor de *checkpoint* imunológico (ICI), é uma abordagem inovadora no tratamento do câncer que se concentra em estimular o sistema imunológico do paciente para combater as células cancerosas. Embora seja uma estratégia promissora e eficaz em muitos casos, a imunoterapia de *checkpoint* pode estar associada a eventos cardiovasculares adversos, embora esses eventos sejam menos comuns em comparação com outras terapias oncológicas. Os eventos cardiovasculares associados à imunoterapia incluem a miocardite e a pericardite, quando o sistema imunológico do paciente ataca indevidamente o músculo cardíaco ou o pericárdio, causando inflamação e disfunção. Além disso, a imunoterapia pode aumentar o risco de arritmias cardíacas, hipotensão arterial e, em raros casos, levar ao desenvolvimento de insuficiência cardíaca. É importante enfatizar que esses eventos cardiovasculares são relativamente raros em pacientes que recebem imunoterapia, mas eles podem ser graves quando ocorrem. Por isso, o monitoramento cuidadoso e a avaliação pré-tratamento são essenciais para identificar quaisquer fatores de risco cardiovascular preexistentes e tomar medidas preventivas sempre que necessário.

A cardiotoxicidade associada aos ICIs pode ser categorizada em duas classes distintas: na primeira classe, há os efeitos adversos de natureza inflamatória, que englobam condições, como miocardite, pericardite e vasculite; na segunda, há a toxicidade cardiovascular não inflamatória, que compreende síndromes semelhantes à síndrome de Takotsubo, disfunção ventricular assintomática não inflamatória e arritmias cardíacas. É importante ressaltar que a maioria dos casos notificados é de gravidade significativa, com taxas de mortalidade alarmantes, atingindo 50% nos casos de miocardite, 21% na presença de doença pericárdica e 6% na ocorrência de vasculite. As principais causas de óbito em pacientes com miocardite associadas aos ICIs estão relacionadas com arritmias cardíacas e ao desenvolvimento de choque cardiogênico.

Quando o tratamento do câncer requer uma abordagem sequencial com diferentes modalidades terapêuticas, como cirurgia, quimioterapia, radioterapia e terapias-alvo específicas, a colaboração entre as especialidades é crucial para garantir que o tratamento seja planejado e que o paciente receba cuidados completos e bem coordenados.

Assim, a colaboração interdisciplinar entre oncologistas e cardiologistas é essencial para garantir que os pacientes com câncer recebam tratamento seguro e eficaz, minimizando os efeitos adversos no sistema cardiovascular. Isso requer uma comunicação aberta, compartilhamento de informações e tomada de decisões conjuntas em benefício do paciente.

Prevenção e tratamento da cardiotoxicidade

As estratégias de prevenção de doenças cardiovasculares em idosos com câncer ocorrem antes, durante e depois do tratamento oncológico – logo, incluem uma avaliação cardiovascular pré-tratamento, além do controle dos fatores de risco cardiovascular (pressão arterial, glicemia, lipídios) por intermédio de dieta, exercícios e mudanças no estilo de vida.[10]

Cabe destacar a importância de realizar uma avaliação cardiológica completa antes de iniciar o tratamento do câncer, especialmente em idosos, para definir o tratamento mais adequado. Isso inclui exames, como ecocardiograma, ECG, e avaliação dos fatores de risco cardiovascular, como hipertensão, diabetes e dislipidemia. Os medicamentos cardioprotetores, como os betabloqueadores e os inibidores da enzima conversora de angiotensina (IECA), podem ser adicionados à prescrição, durante o acompanhamento do tratamento da neoplasia. Outro fator a considerar é o estresse, que pode ter um impacto significativo na saúde cardiovascular. Portanto, estratégias de gerenciamento do estresse, como a prática de técnicas de relaxamento ou aconselhamento psicológico, podem ser benéficas.

A Figura 23.2 apresenta a conduta em casos de alteração na função ventricular tomando-se por base a fração de ejeção ventricular do ecocardiograma inicial. Para as antraciclinas (Figura 23.3), em caso de queda importante da função ventricular, devemos pausar a quimioterapia.

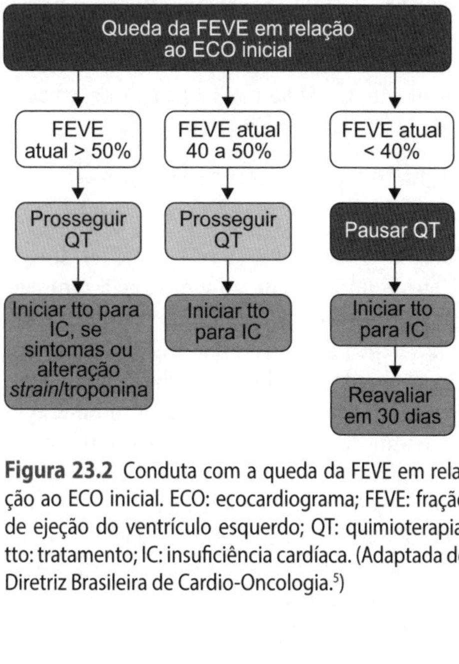

Figura 23.2 Conduta com a queda da FEVE em relação ao ECO inicial. ECO: ecocardiograma; FEVE: fração de ejeção do ventrículo esquerdo; QT: quimioterapia; tto: tratamento; IC: insuficiência cardíaca. (Adaptada de Diretriz Brasileira de Cardio-Oncologia.[5])

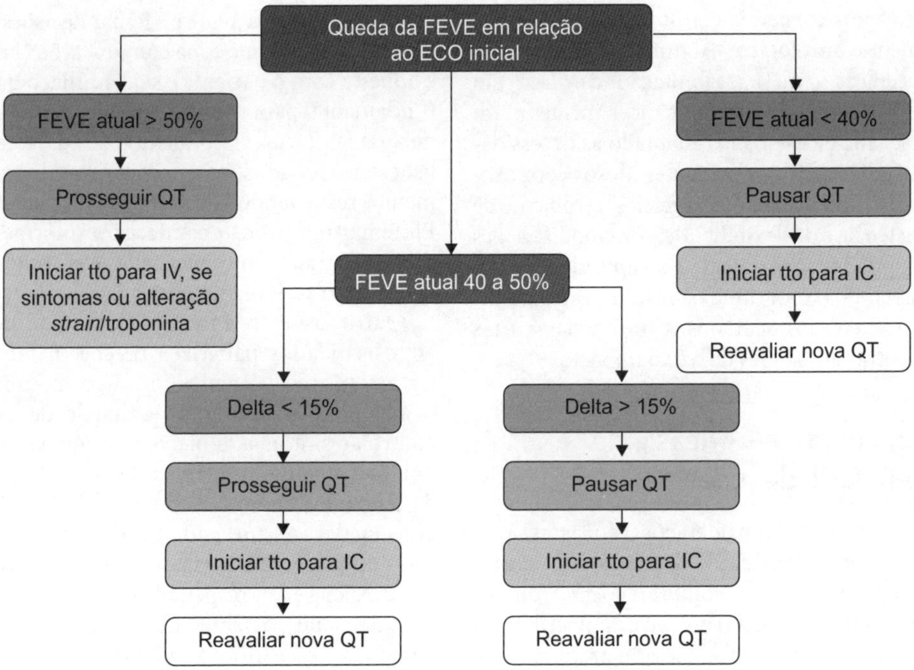

Figura 23.3 Algoritmo de manejo da insuficiência cardíaca e disfunção ventricular por antraciclinas.[5] ECO: ecocardiograma; FEVE: fração de ejeção do ventrículo esquerdo; QT: quimioterapia; IC: insuficiência cardíaca; tto: tratamento. (Adaptada de Diretriz Brasileira de Cardio-Oncologia.[5])

Trombose venosa profunda

A doença tromboembólica é uma afecção comum no paciente com câncer, sendo considerada a segunda causa de mortalidade nessa população. O câncer induz um estado pró-trombótico devido à sua produção de micropartículas trombogênicas, à ativação plaquetária, às suas propriedades antifibrinolíticas e à produção de trombina.

Recomenda-se a tromboprofilaxia farmacológica para pacientes submetidos a cirurgia oncológica de grande porte por 7 a 10 dias, devendo ser prolongada por 4 semanas de pós-operatório em casos de cirurgia abdominal aberta ou laparoscópica e em cirurgia pélvica se o paciente tem mais fatores de risco do tipo obesidade, imobilidade e história de TEV.

Síndrome metabólica associada à terapia de privação androgênica

O uso de terapia antiandrogênica reconhecida induz a modificações metabólicas, que se manifestam por meio de hiperinsulinemia, hipercolesterolemia e mudanças na composição corporal, incluindo o aumento da gordura, especialmente visceral, e a redução da massa magra. Essas alterações metabólicas resultam na ocorrência da síndrome metabólica, que, por sua vez, está associada ao aumento das complicações cardiovasculares. Portanto, recomenda-se a abordagem dos fatores de risco por meio de tratamento hipolipemiante, terapia anti-hipertensiva, rigoroso controle dos níveis de glicose e a consideração do uso de agentes antiagregantes plaquetários.

Reabilitação cardíaca em pacientes oncológicos geriátricos

A reabilitação cardíaca em pacientes oncológicos geriátricos representa um desafio adicional devido às complexidades envolvidas na gestão de problemas cardiovasculares em pacientes idosos que também estão enfrentando o tratamento do câncer. No entanto, a reabilitação cardíaca desempenha um papel importante na melhoria da qualidade de vida e no manejo dos efeitos colaterais cardiovasculares do tratamento oncológico. Algumas considerações específicas para a reabilitação cardíaca em pacientes geriátricos com câncer incluem: um programa de exercícios adaptado às necessidades individuais dos pacientes idosos com câncer. Isso pode incluir exercícios aeróbicos, de resistência e de flexibilidade, com modificações apropriadas para a idade e a capacidade física, adaptando o programa de reabilitação para incluir exercícios sentados, caminhadas curtas ou outras atividades de baixo impacto.

Considerações éticas e de qualidade de vida

Existem várias considerações éticas relacionadas com a tomada de decisão em pacientes idosos com câncer e comorbidades cardíacas. A qualidade de vida deve ser um objetivo primordial ao tomar decisões de tratamento e devemos nos preparar para lidar com decisões difíceis, incluindo a limitação de tratamento em pacientes idosos. Por isso, quando se trata de pacientes idosos com câncer e complicações cardiovasculares, é crucial considerar não apenas os aspectos médicos, mas também as considerações éticas e de qualidade de vida. Nesse sentido, a tomada de decisões deve ser compartilhada, ou seja, os pacientes devem participar na tomada de decisões sobre seu tratamento e cuidados. Isso inclui discutir os riscos, benefícios e alternativas, bem como respeitar suas preferências e valores individuais.

Em pessoas idosas, também devemos avaliar cuidadosamente os potenciais benefícios do tratamento do câncer em relação aos ônus, especialmente em pacientes idosos com múltiplas comorbidades. Os tratamentos agressivos podem ter impactos significativos na qualidade de vida e devem ser individualizados, colocando a qualidade de vida no centro do tratamento. Isso envolve avaliar como o tratamento afetará a funcionalidade e o bem-estar do paciente idoso e considerar se os benefícios justificam os possíveis efeitos colaterais.

Para isso, realizar uma avaliação geriátrica ampla, que inclui a avaliação da função cognitiva, capacidade funcional, apoio social e estado emocional, ajuda a compreender as necessidades do paciente e a tomar decisões informadas, mantendo uma comunicação aberta e honesta com o paciente e sua família, o que é fundamental para abordar questões éticas e de qualidade de vida. Isso inclui a discussão realista sobre prognóstico e expectativas de tratamento, respeitando a autonomia do paciente. Ele tem o direito de tomar decisões informadas sobre seu tratamento, mesmo que isso signifique recusar tratamentos agressivos.

Outro aspecto fundamental é introduzir os cuidados paliativos precocemente no tratamento de pacientes idosos com câncer, o que pode melhorar a qualidade de vida, controlar sintomas e oferecer apoio emocional, incentivando o planejamento antecipado de cuidados, como a elaboração de diretivas antecipadas. Assim, pode garantir que os desejos do paciente em relação aos cuidados no fim da vida sejam respeitados.

Lidar com pacientes idosos com câncer e complicações cardiovasculares envolve uma complexidade única que requer uma abordagem holística que considera não apenas os aspectos médicos, mas também os valores, preferências e qualidade de vida do paciente. A ética médica e a promoção da qualidade de vida devem ser prioridades na tomada de decisões de tratamento.[9]

Considerações finais

Embora as recomendações das diretrizes sejam embasadas nas evidências disponíveis, há muitos pontos que carecem de mais estudos para adequada compreensão. Por exemplo, há um grande vazio nas irradiações que ocorrem depois da pélvis e do abdômen. Por enquanto, somente dispomos de uma série de casos.

Os clínicos devem estar conscientes e vigilantes, apesar dos menores efeitos colaterais dos tratamentos anticâncer, para os potenciais riscos cardíacos e vasculares.

É preciso se lembrarem de que os riscos do tratamento radioterápico são para toda vida. Portanto, os pacientes devem ser avisados dos potenciais sintomas e orientados a informar quaisquer sintomas precocemente. Além disso, devem ser cientificados de que a atividade física é parte importante do tratamento ao longo da vida.

Referências bibliográficas

1. Joolharzadeh P, Rodriguez M, Zaghlol R et al. Recent advances in serum biomarkers for risk stratification and patient management in cardio-oncology. Curr Cardiol Rep. 2023; 25(3):133-46.
2. Global Burden of Disease Cancer Collaboration, Fitzmaurice C, Abate D et al. Global, regional, and national cancer incidence, mortality, years of life lost, years lived with disability, and disability-adjusted life-years for 29 cancer groups, 1990 to 2017: A systematic analysis for the global burden of disease study. JAMA Oncol. 2019;5(12):1749-68.
3. Kenis C, Bron D, Libert Y et al. Relevance of a systematic geriatric screening and assessment in older patients with cancer: Results of a prospective multicentric study. Ann Oncol. 2013;24(5):1306-12.
4. Al-Kindi SG, Oliveira GH. Prevalence of preexisting cardiovascular disease in patients with different types of cancer: The unmet need for Onco-Cardiology. Mayo Clin Proc. 2016;91(1):81-3.
5. Hajjar LA, Costa IBSS, Lopes MACQ et al. Diretriz brasileira de cardio-oncologia – 2020. Arq Bras Cardiol. 2020;115(5):1006-43.
6. Tan C, Tasaka H, Yu KP et al. Daunomycin, an antitumor antibiotic, in the treatment of neoplastic disease. Clinical evaluation with special reference to childhood leukemia. Cancer. 1967;20(3):333-53.
7. Lipshultz SE, Lipsitz SR, Mone SM et al. Female sex and higher drug dose as risk factors for late cardiotoxic effects of doxorubicin therapy for childhood cancer. N Engl J Med. 1995;332(26):1738-43.
8. Cardinale D, Sandri MT, Colombo A et al. Prognostic value of troponin I in cardiac risk stratification of cancer patients undergoing high-dose chemotherapy. Circulation. 2004; 109(22):2749-54.
9. Lyon AR, López-Fernández T, Couch LS et al. 2022 ESC Guidelines on cardio-oncology developed in collaboration with the European Hematology Association (EHA), the European Society for Therapeutic Radiology and Oncology (Estro) and the International Cardio-Oncology Society (IC-OS): Developed by the task force on cardio-oncology of the European Society of Cardiology (ESC). Europ Heart J. 2022;43(41):4229-361.
10. Alexandre J, Cautela J, Ederhy S et al. Cardiovascular toxicity related to cancer treatment: a pragmatic approach to the American and European cardio-oncology guidelines. J Am Heart Assoc. 2020;9(18):e018403.

Leituras recomendadas

Mitchell JD, Cehic DA, Morgia M et al. Cardiovascular manifestations from therapeutic radiation: A multidisciplinary expert consensus statement from the International Cardio-oncology Society. JACC CardioOncol. 2021;3(3):360-80.

Zhang L, Reynolds KL, Lyon AR et al. The evolving immunotherapy landscape and the epidemiology, diagnosis, and management of cardiotoxicity: JACC: CardioOncology Primer. JACC CardioOncol. 2021;3(1):35-47.

Gervaso L, Dave H, Khorana AA. Venous and arterial thromboembolism in patients with cancer: JACC: CardioOncology state-of-the-art review. JACC CardioOncol. 2021;3(2): 173-90.

24 Planejamento Antecipado de Cuidados

Luciana Dadalto ♦ Natalia Carolina Verdi

Introdução

As pessoas idosas devem ser consideradas os seres biopsicossociais que são, sendo imperioso que possam efetivar suas escolhas em um contexto de acolhimento, permeado por um atendimento humanizado pelo profissional da Saúde que as atende. Todavia, apesar de o sistema jurídico brasileiro amparar de forma igualitária a todos os cidadãos, sem diferenciações de nenhuma ordem e de, entre as garantias e os direitos fundamentais previstos no Artigo 5º da Constituição Federal,[1] estar o direito à saúde, muitas vezes, há incontáveis obstáculos quando o cidadão que busca exercê-lo é uma pessoa idosa.

Essa realidade – que afronta os normativos legais vigentes – causa estranheza e preocupação, em especial quando são considerados o tamanho da população idosa no Brasil e as estimativas de crescimento exponencial dessa parcela da população, decorrentes da soma entre os avanços em ciências da Saúde e as informações obtidas pelo Censo demográfico realizado no ano de 2022.[2]

Pesquisas apontam que o envelhecimento populacional traz com ele o aumento dos números de câncer nesta população. Nesse contexto, torna-se imperioso o estudo da tomada de decisão no contexto da Oncogeriatria, notadamente quanto ao planejamento antecipado de cuidados (PAC) como ferramenta para propiciar o exercício de autodeterminação do paciente idoso, sob a perspectiva relacional, com uma proteção estatal efetiva.

Ainda que não seja um percurso fácil e que não se objetive traçá-lo em poucas linhas, algumas reflexões sobre como trilhá-lo são necessárias.

Autonomia de pessoas idosas

Ser quem se é e agir de acordo com os próprios valores só é possível quando se tem, de forma legítima, um espaço de autodeterminação, livre de regulamentações externas. Nesse espaço, a pessoa atua de acordo com suas particularidades e convicções, imbuída de suas características biopsicossociais, movida por suas visões de vida e de mundo, em uma materialização de sua autonomia, um dos princípios da Bioética, como um reflexo de seu juízo de valor, único e pessoal.

À luz da Constituição Federal brasileira, a autonomia encontra amparo no artigo 5º, inciso II,[1] que garante aos brasileiros e aos estrangeiros residentes no país o direito fundamental de não ser obrigado a fazer ou a deixar de fazer alguma coisa senão em virtude de lei. Esse direito fundamental de agir ou de não agir é reiterado em outros incisos do mesmo artigo 5º, como no VI,[1] que dispõe acerca da inviolabilidade de liberdade de consciência e de crença e no VIII,[1] inciso que instaura a garantia de que ninguém será privado de direitos por motivo de crença religiosa ou de convicção filosófica, amparando, assim, o direito à recusa.

Contudo, na prática, quando essa garantia de autonomia tem relação com a saúde:

> o Direito vem impor requisitos para que a ação autônoma produza efeitos. No âmbito da saúde, para o exercício da autonomia do paciente, requer-se: a) a construção dialógica da informação sobre saúde; b) a competência do paciente para decidir; e c) a ausência de condicionadores externos diretos.[3]

Para que esses requisitos sejam preenchidos sem violações de quaisquer ordens, é fundamental que se garanta a dignidade de quem a exerce, dignidade essa que precede a condição de paciente, pois é inerente à condição de pessoa, sendo um fundamento do Estado Democrático de Direito brasileiro, de acordo com o que prevê a Constituição Federal em seu artigo 1º, inciso III.[1] Um exemplo dessa garantia na legislação infraconstitucional é o direito a não ser submetido, com risco de vida, a tratamento médico ou a intervenção cirúrgica, disposto no artigo 15 do Código Civil (Lei Federal nº 10.406/2002).[4]

Entretanto, apesar de inexistir qualquer baliza com relação à idade de quem pode se autodeterminar para questões de saúde, essas garantias legais destoam das rotinas de saúde observadas em clínicas, consultórios, hospitais e outros serviços correlatos, no que tange ao respeito à autonomia da pessoa idosa.[5,6]

Tais rotinas afrontam, ainda, a Convenção Interamericana sobre a Proteção dos Direitos Humanos dos Idosos e a determinação explícita do artigo 17 do Estatuto da Pessoa Idosa (Lei Federal nº 10.741/2003)[7] que garante a toda pessoa maior de 60 anos que esteja no domínio de suas faculdades mentais o direito de optar pelo tratamento de saúde que lhe for reputado mais favorável.

Segundo os dados oficiais do último Censo, realizado no ano de 2022, a população idosa de 60 anos ou mais é de 32.113.490 (15,6%), representando um aumento de 56,0% em relação a 2010, quando essa parcela de pessoas era de 20.590.597 (10,8%).[2] Ademais, projeções apontam que, no ano de 2050, cerca de 30% da população brasileira será de pessoas idosas,[8] o que significa que haverá, no mínimo, duas vezes mais pessoas idosas no Brasil. Some-se a esse contexto, o avanço exponencial das pesquisas e tecnologias em saúde, que impactam diretamente na vida de todos aqueles que só envelhecem porque vivem.

Nesse cenário, a concretização da autonomia da pessoa idosa só é possível dentro de uma perspectiva relacional – aquela que se constrói dentro da relação entre a pessoa/paciente idosa, os profissionais da Saúde e a sociedade, por meio de "uma rede de proteção social instituída por políticas públicas, que tornem o paciente idoso visível e preservem sua dignidade, bem como motivem o exercício e o respeito de sua autonomia nas decisões que envolvam sua saúde".[9] Logo, a autonomia relacional rechaça a ideia tradicional de que a autodeterminação é exercida de maneira interna, em uma relação subjetiva da pessoa para consigo mesma, e compreende que o exercício da autonomia no contexto da saúde só é possível a partir da relação da pessoa/paciente com os demais atores envolvidos em seus cuidados.

Por isso, o direito da pessoa idosa de decidir sobre seus tratamentos deve ser precedido do dever protetivo do Estado e do dever informacional dos profissionais da Saúde, afinal, escolhas esclarecidas pressupõem acesso ao sistema de saúde, proteção à vulnerabilidade e informações claras e precisas sobre a situação de saúde de cada pessoa que estiver na condição de paciente, sendo primordial que sejam informados e mensurados os riscos e os benefícios do que lhe for disponível e possível.

É inegável que os profissionais da Saúde, notadamente da Medicina, detêm o conhecimento técnico acerca dos cuidados, tratamentos e procedimentos mais adequados à condição clínica do paciente, todavia não se deve olvidar que a esses profissionais é vedado impor e omitir as consequências das alternativas apresentáveis, em acatamento às diretrizes éticas da profissão[10] e à legislação constitucional e infraconstitucional. Assim, sob a perspectiva da autonomia relacional, é imperioso que as escolhas de cada paciente idoso sejam feitas em conjunto com o profissional, de maneira compartilhada, mas sempre com respeito à individualidade e após o recebimento de todos os esclarecimentos necessários acerca da sua condição clínica.

Vale lembrar, aqui, que a informação é também um direito fundamental e que, por essa mesma razão, é um dever a ser cumprido por todo aquele que tem essa incumbência, de acordo com o previsto no artigo 5º, inciso XIV da Constituição Federal.[1] Por isso, no caso da saúde, o profissional da Saúde deve esclarecer ao paciente sobre seu diagnóstico, seu prognóstico e levar ao seu conhecimento todas as alternativas para o quadro, com cautela, empatia e em uma linguagem na qual se faça entender, já que as terminologias na área, muitas vezes, são de grande robustez técnica e, por isso, ininteligíveis para um público que, além de ser leigo no assunto, é analfabeto.[a]

Ademais, para além de ser devidamente informado, é preciso que o paciente consinta com o que está sendo proposto pelo profissional da Saúde, já que a mera prestação da informação não pode ser compreendida como consentimento. Por isso, não basta que as práticas em saúde sejam precedidas apenas de um termo de consentimento, no qual o paciente insere sua assinatura.

Sabe-se que assinatura é uma condição necessária e formal quando se fala em consentimento, já que esse é um requisito do negócio jurídico firmado entre o paciente e o profissional que o atende, a fim de que o ato seja lícito e não seja nulo, em cumprimento ao que dispõem os artigos 185 e 166, inciso VI, do Código Civil (Lei Federal nº 10.406/2002).[4] Porém, sozinha, não cumpre o fim a que se destina, pois, dessa forma, trata-se de mero consentimento formal, e não a expressão da autonomia daquele que escolhe, em uma situação passível, inclusive, de judicialização para ressarcimento de valores, a depender de cada contexto.

A verdade é que a busca pelo profissional daquilo que faz sentido ao seu paciente constitui um verdadeiro dever ético e jurídico, contudo, cumpri-lo nem sempre é simples.

Isso porque a decisão compartilhada deve ser precedida de diálogo entre paciente e profissionais da Saúde, a fim de que o profissional, ao conhecer a história, os desejos e os valores do paciente, possa ajudá-lo a decidir de modo que se adéque a seus interesses pessoais.

Todavia, haverá situações excepcionais em que algumas pessoas não conseguirão expressar sua autonomia em decorrência de uma incapacidade de compreensão, seja ela permanente, seja ela provisória.

Nesses cenários, faz-se necessário perquirir qual seria a vontade do paciente. Em primeiro lugar, deve o profissional se ater aos documentos de diretivas antecipadas do paciente, caso haja. Na falta desses documentos, a busca se dá por meio de processos de deliberação em conjunto entre profissionais da Saúde, representantes legais ou voluntários e familiares.

Tomada de decisão no contexto da Oncogeriatria

Pesquisas já associaram o aumento de novos casos de câncer no mundo ao envelhecimento populacional.[11] Tal aumento, quando analisado em conjunto com o crescimento de condições neurodegenerativas, em decorrência de demências, por exemplo,[12] demonstra a importância da tomada de decisão em saúde pela pessoa idosa.

Sabe-se que a vulnerabilidade da pessoa idosa, acrescida pela sua condição de saúde não é, *per se*, causa de desconsideração de sua autonomia, de sua autodeterminação, de sua capacidade, de sua vontade.[13] Contudo, como visto, à pessoa idosa não é dado, rotineiramente, o direito de exercer sua autodeterminação para cuidados de saúde.

Nesse contexto, as decisões são tomadas pelos médicos, familiares ou representantes legais e, não raras vezes, tendem à distanásia,[14] conduta médica vedada pelo Código de Ética da profissão,[14] mas alicerçada na capacidade da Medicina contemporânea prolongar a vida além de qualquer limite, focando mais na quantidade de vida do que na qualidade dessa.[13] Por isso, no contexto da Oncogeriatria, as tomadas de decisões devem pressupor que, ainda que seja crescente o número de pessoas longevas e que se saibam quais são as maiores incidências de cânceres para essa população; há de se ter clareza e de se ponderar que os avanços tecnológicos na área e os estudos de casos de sucesso precisam ser sopesados diante das individualidades de cada paciente.

Evidencia-se, assim, a necessidade de que seja feita uma avaliação geriátrica ampla, como uma "ferramenta multidimensional de coleta de informações sobre deficiências

---

[a]Saliente-se que os dados da Pesquisa Nacional por Amostra de Domicílios (PNAD) Contínua: Educação 2022, divulgado pelo IBGE, demonstram que "no grupo etário de 60 anos ou mais, a taxa de analfabetismo dos brancos foi de 9,3%, enquanto, entre pretos ou pardos, ela chegava a 23,3%". Disponível em: https://agenciadenoticias.ibge.gov.br/agencia-noticias/2012-agencia-de-noticias/noticias/37089-em-2022-analfabetismo-cai-mas-continua-mais-alto-entre-idosos-pretos-e-pardos-e-no-nordeste. Acesso em: 14 maio 2024.

relacionadas com a idade não contempladas pelas avaliações médicas tradicionais [...] que auxiliam os médicos a desenvolverem um plano de cuidados que se adapte às necessidades do paciente",[15] a fim de possibilitar a feitura de um plano de cuidados adequado aos valores e à condição da pessoa idosa.

É necessário, em suma, que cada paciente seja considerado em sua singularidade, a fim de que tenha respeitada sua biografia, sem que se desconsidere sua cronologia. Todavia, essa consideração só será possível a partir de uma releitura da relação entre paciente idoso(a) e os profissionais da Saúde, nas quais esses compreendam que a tomada de decisão cabe a cada paciente, independentemente da idade. Esses profissionais devem, portanto, abrir espaços de planejamento de cuidados nas conversas com seus pacientes, oportunizando, assim, que eles, no futuro, beneficiem-se de um planejamento antecipado que, efetivamente, transmita sua singularidade enquanto pessoa.

Já no contexto de um paciente longevo que não possui mais condições de se autodeterminar, a tomada de decisões pelo profissional da Saúde deve considerar os documentos de diretivas antecipadas de vontade, quando existirem e, caso não existam, devem ser consultados os representantes legais ou voluntários do paciente; lembrando ainda que, em uma situação concreta e urgente, se esses representantes não existirem, a decisão caberá ao profissional da Medicina, e cabe a ele ou à instituição onde atua comunicar o fato ao Ministério Público.[16] Observadas essas particularidades, torna-se viável e possível a construção de um PAC com o intuito de consolidar a autonomia e a dignidade da pessoa idosa.

Planejamento antecipado de cuidados

O planejamento antecipado de cuidados é definido como:

> processo que apoia adultos de qualquer idade e em qualquer estado de saúde a compreender e compartilhar seus valores, objetivos de vida e preferências em relação a cuidados de saúde futuros [...] cujo objetivo é assegurar que as pessoas recebam cuidados de saúde consistentes com seus valores, objetivos e preferências durante doenças graves e crônicas.[17]

Tal planejamento deve, em síntese, contemplar: a interdisciplinaridade, já que dele participam igualmente, de acordo com seus conhecimentos técnicos, todos os profissionais da Saúde; decisões compartilhadas entre paciente e profissionais da Saúde; espaços para que o paciente possa se autodeterminar antes do agravamento de seu quadro clínico, traçando metas de cuidados compatíveis com seus valores.

O PAC, portanto, parte do reconhecimento de que o melhor momento para que a tomada de decisão seja feita é enquanto a pessoa está saudável e possui plenas condições de se autodeterminar, compreendendo que essa é uma janela de oportunidade para que o paciente possa definir seus valores e esclarecer seu conceito personalíssimo de qualidade de vida.[18,19]

Nesse aspecto, é de grande valor a documentação do PAC, feita comumente por meio de documentos de diretivas antecipadas de vontade (DAV), entendidos como instrumentos de autonomia prospectiva, elaborados pelo próprio paciente enquanto ele ainda tenha capacidade decisória.[20]

Há diversos documentos de DAV: testamento vital; procuração para cuidados de saúde; diretivas antecipadas psiquiátricas; diretivas antecipadas para demências; recusa terapêutica; ordem de não reanimação e plano de parto.[20]

Sabe-se, contudo, que no Brasil ainda não há legislação federal que regulamente tais documentos; e mais, que a Resolução 1.995/2012[21] do Conselho Federal de Medicina regulamenta o testamento vital, mas chama esse documento de Diretivas Antecipadas de Vontade, causando uma enorme confusão terminológica e dificultando a compreensão dos outros documentos de DAV.

Considerando que há tipos de DAV que não são afeitos ao tema deste trabalho, é importante frisar aqui que se farão a seguir considerações sobre três deles: as Diretivas Antecipadas para Demência, o Testamento Vital e a Procuração para Cuidados de Saúde.

Do ponto de vista prático, no Brasil, esses documentos podem ser elaborados por pessoas com mais de 18 anos e que tenham capacidade decisória, ou seja, discernimento sobre as suas possibilidades de escolhas, isentas quaisquer ressalvas previstas na legislação civil.[b]

Não se pode olvidar que viver e, por consequência, envelhecer, não retira de ninguém, de pronto, a possibilidade de realizar qualquer tipo de escolha, já que, apesar de o processo natural de envelhecimento implicar perda de massa encefálica, as funções mentais permanecem, em grande parte da população idosa, preservadas até a morte.[22]

Todavia, a literatura indica que, quando o processo de envelhecimento é acometido por doença de Alzheimer e/ou outra demência, o diagnóstico precoce acontece em menos de 50% das pessoas; e mais, que, quando o diagnóstico é feito precocemente, muitas pessoas idosas não dão continuidade ao tratamento, desprezando inclusive as consultas médicas, que poderiam influenciar o curso da doença.[22]

Ainda assim, fato é que receber o diagnóstico não é ter a doença e, menos ainda, ter a doença em um estágio que impossibilite qualquer tipo de escolha, uma vez que, enquanto houver discernimento, o paciente deve participar dos processos de escolha e do planejamento dos próprios cuidados.

Por essa razão, quando resta evidenciado um envelhecimento permeado por um comprometimento cognitivo em decorrência da doença de Alzheimer e/ou de outra demência, pensando em um PAC no qual se deixe materializados os desejos em saúde de quem vivencia esse cenário, é possível que se faça uso das Diretivas Antecipadas para Demências, nas quais "é necessário que o idoso estabeleça diretivas preferencialmente na fase inicial da doença, ou seja, enquanto tem capacidade de decidir por si, manifestando suas opiniões e preferências",[22] com o objetivo de se autodeterminar prospectivamente.

Há ainda outras duas espécies de DAV de grande importância no cenário do envelhecimento, que merecem ser lembradas e que precisam ser consideradas quando existirem, com instrumentos de formalização do PAC: o Testamento Vital e a Procuração para Cuidados de Saúde. O Testamento Vital é um documento no qual a pessoa se manifesta expressamente sobre quais cuidados quer ou não ser submetida quando estiver em uma situação irreversível de saúde e impossibilitada de manifestar vontade; a Procuração para Cuidados de Saúde trata da nomeação de uma pessoa para decidir em nome do outorgante, quando e se o outorgante estiver em uma situação irreversível e impossibilitado de manifestar vontade.[23]

É preciso deixar claro que, independentemente do documento de DAV que for feito, ele deve ser visto como parte integrante – e importante – do PAC, pois possibilita que tal planejamento traga, além da consolidação da autonomia e da dignidade do paciente, uma maior segurança jurídica para os profissionais, familiares e representantes voluntários envolvidos na efetivação de decisões.

Ocorre que nem sempre a construção de um PAC conseguirá trilhar esse caminho que, por si, já é bastante desafiador; em especial quando se fala de pessoas idosas, já que o envelhecimento e a velhice ainda são questões permeadas por incontáveis preconceitos e compreensões bastante distorcidas[24] e que pode acontecer com pessoas que não consigam mais se autorregular.

Por essa razão, se for inviável o exercício da autodeterminação da pessoa idosa no PAC, por estar de alguma maneira comprometida sua autonomia, somando-se o fato de não se ter notícias a respeito da existência de uma das modalidades de DAV, as deliberações dos profissionais da Saúde deverão considerar as informações que os familiares, os cuidadores e/ou os representantes legais detêm sobre esses pacientes.

---

[b] A Lei Civil determina serem absolutamente incapazes os menores de 16 (dezesseis) anos e relativamente incapazes os maiores de 16 (dezesseis) e menores de 18 (dezoito) anos, os ébrios habituais e os viciados em tóxico, os que por causa transitória ou permanente não puderem exprimir sua vontade e os pródigos, de acordo com os artigos 3º e 4º, respectivamente, da Lei Federal nº 10.741/2002 (Código Civil) e em observação às alterações trazidas pelo Estatuto da Pessoa com Deficiência (Lei Federal nº 13.146, de 06 de julho de 2015).

Nesse cenário, a partir de diálogos permeados por empatia, profissionais e aqueles que tenham conhecimentos sobre os valores e preferências do paciente poderão traçar, de maneira compartilhada e harmônica, um plano terapêutico que respeite os valores e a dignidade do paciente. Essa também não é das incumbências a mais fácil, já que algumas conversas ainda não são tão comuns, em especial quando o conteúdo refere-se à incurabilidade e finitude da vida.

Ademais, inúmeras são as pessoas idosas que são cada vez mais vítimas de abandonos,[25] que não têm ao seu lado – em situações complexas de saúde – pessoas que possam transmitir aos profissionais da Saúde informações sobre seus valores ou seus desejos. No entanto, ainda que sejam incontáveis as variáveis em meio a um caminho a ser percorrido que está longe de ser longilíneo, é preciso um conhecimento sobre as alternativas já existentes e uma busca coletiva por outras que venham a ser necessárias.

Assim como a ciência, a vida é dinâmica, e está cada vez mais longeva. Ao longo deste longe viver inegável da Humanidade, não se pode perder de vista o respeito à vida humana e à pessoalidade dessa vida, pessoalidade essa que não é perdida ou mitigada quando a pessoa é acometida por alguma patologia, já que, seja ela qual for, é parte inerente à existência de quem dela sofre.

Todo PAC precisa, então, respeitar e considerar a pessoalidade de todos os que só envelhecem porque vivem e que, nessa exata dimensão, precisam seguir elegendo o melhor para si.

Considerações finais

Tem-se certeza de que a vida vai continuar a existir, as pessoas a envelhecer e as ciências a evoluir. Contudo, tem-se, também, certeza de que se, diante desses fatos, não houver a construção de caminhos que permitam um cuidado respeitoso às pessoas idosas acometidas por doenças, construir-se-á uma sociedade que terá verdadeira fobia de envelhecer, acentuando-se o etarismo já presente na contemporaneidade.

É nesse contexto que o planejamento antecipado de cuidados se apresenta como uma ferramenta de transformação social, pois permite que, diante da inexorabilidade do envelhecimento e do aumento potencial do risco de doenças oncológicas e demenciais, a pessoa humana possa se autodeterminar.

Todavia, reconhecer a importância do PAC não é suficiente; é preciso criar estratégias para sua implementação e essas começam com a educação para a morte, com o combate ao etarismo, com a mudança de percepção e atuação dos profissionais da Saúde e com a promoção da autodeterminação das pessoas idosas.

Como visto, atualmente no Brasil, a tomada de decisão sobre cuidados de saúde de pessoas idosas é, não raras as vezes, feita por terceiros – profissionais da Saúde, familiares, representantes legais ou Estado. O PAC parte de outro lugar, do lugar de reconhecimento da pessoa idosa como sujeito de direitos autônomo, capaz e responsável por suas escolhas; mas parte também do lugar que reconhece a impossibilidade do exercício da autodeterminação fora da relação entre a pessoa idosa e os outros atores responsáveis pelo cuidado.

No entanto, é preciso ir além: é preciso que o PAC saia das discussões acadêmicas e faça parte da realidade dos cuidados de saúde; para isso, é necessário que os profissionais e as instituições de saúde reconheçam seu papel nesse processo e atuem para implementar tal planejamento.

Em suma, passou da hora de os profissionais e as instituições de saúde agirem como protetores da autonomia da pessoa idosa. Talvez implementar o PAC seja uma boa maneira de assumir esse lugar de cuidado.

Referências bibliográficas

1. Brasil. Constituição (1988). Constituição da República Federativa do Brasil: promulgada em 5 de outubro de 1988. Disponível em: https://www.planalto.gov.br/ccivil_03/Constituicao/Constituicao.htm. Acesso em: 16 maio 2024.
2. IBGE. Censo 2022: número de pessoas com 65 anos ou mais de idade cresceu 57,4% em 12 anos. São Paulo: IBGE; 2023. Disponível

em: https://agenciadenoticias.ibge.gov.br/agencia-noticias/2012-agencia-de-noticias/noticias/38186-censo-2022-numero-de-pessoas-com-65-anos-ou-mais-de-idade-cresceu-57-4-em-12-anos. Acesso em: 15 maio 2024.
3. Sá MFF, Naves BTO. Autonomia para aceitar ou recusar cuidados paliativos. In: Dadalto, L (coord.). Cuidados paliativos: aspectos jurídicos. 2. ed. Indaiatuba: Editora Foco; 2022. v. 1. p. 319-20.
4. Brasil. Lei nº 10.406, de 10 de janeiro de 2002. Institui o Código Civil. Diário Oficial da União. 11 jan. 2002;139(8 seção 1):1-74.
5. Gaspar RB, Silva MM, Zepeda KGM et al. O enfermeiro na defesa da autonomia do idoso na terminalidade da vida. Rev Bras Enferm. 2019;72(6):1717-24. Disponível em: https://www.scielo.br/j/reben/a/LBB5M8K86nkWZYz5rTSkBXz/?lang=pt. Acesso em: 14 maio 2024.
6. Paranhos DGAM. Análise da capacidade jurídica dos pacientes idosos no Brasil a partir do referencial dos Direitos Humanos. Cad Ibero Am Direito Sanit. 2020;9(4):156-70. Disponível em: https://www.cadernos.prodisa.fiocruz.br/index.php/cadernos/article/view/680. Acesso em: 14 maio 2024.
7. Brasil. Lei nº 10.741, de 1º de outubro de 2003. Dispõe sobre o Estatuto da Pessoa Idosa e dá outras providências. Disponível em: https://www.planalto.gov.br/ccivil_03/Leis/2003/L10.741.htm. Acesso em: 15 maio 2024.
8. Brasil. Ministério da Saúde. Secretaria-Executiva. A transição demográfica e epidemiológica no Brasil. In: Boletim Temático da Biblioteca do Ministério da Saúde. Brasília: Ministério da Saúde, 2022. v. 2. Disponível em: https://bvsms.saude.gov.br/bvs/boletim_tematico/saude_idoso_outubro_2022-1.pdf. Acesso em: 15 maio 2024.
9. Paranhos DGAM, Albuquerque A. A autonomia do paciente idoso no contexto dos cuidados em saúde e seu aspecto relacional. Rev Dir Sanit. 2018;19(1):32-49. Disponível em: https://www.revistas.usp.br/rdisan/article/view/148123. Acesso em: 15 maio 2024.
10. Conselho Federal de Medicina. Resolução CFM nº 2217/2018. Código de Ética Médica. Brasília: Conselho Federal de Medicina; 2018. Disponível em: https://sistemas.cfm.org.br/normas/visualizar/resolucoes/BR/2018/2217. Acesso em: 15 maio 2024.
11. Lima P, Santos T, Polistchuck I. Oncologistas discutem tomada de decisão sobre o tratamento de pacientes mais velhos acometidos por câncer: Medscape; 2022. Disponível em: https://portugues.medscape.com/verartigo/6508948?form=fpf. Acesso em: 15 maio 2024.
12. Zorzetto R. Ao menos 1,76 milhão de pessoas têm alguma forma de demência no Brasil. São Paulo: Revista Pesquisa FAPESP; 2023; ed. 329. Disponível em: https://revistapesquisa.fapesp.br/ao-menos-176-milhao-de-pessoas-tem-alguma-forma-de-demencia-no-brasil/. Acesso em: 15 maio 2024.
13. Pierson LCC, Verdi N, Rocha R. Cuidados paliativos e autodeterminação da pessoa idosa como direito humano do paciente. In: Cortez CK (org.). Bioética: do início ao fim da vida humana. Belo Horizonte: Casa do Direito; 2023.
14. Silva MC, Gonçalves LP, Dadalto L et al. Reflexões acerca da propensão contextual da ocorrência de distanásia em pacientes idosos. RBB. 2019;14:153. Disponível em: https://periodicos.unb.br/index.php/rbb/article/view/26828#:~:text=O%20presente%20trabalho%20tem%20o%20fulcro%20de%20analisar,suficientemente%20constatados%2C%20infere-se%20uma%20verdade%20geral%20ou%20universal.%E2%80%9D. Acesso em: 15 maio 2024.
15. Roma MFB, Garção NIB, Covinsky KE et al. Avaliação geriátrica ampla: uma revisão narrativa sobre os benefícios do cuidado centrado no paciente nos vários ambientes de saúde. Geriatr Gerontol Aging. 2022;16: e0220031. Disponível em: https://ggaging.com/details/1754/pt-BR. Acesso em: 15 maio 2024.
16. Verdi NC, Julio, DG. Reflexões sobre a não revelação do diagnóstico ao paciente idoso. In: Dadalto L (coord.). Cuidados paliativos: aspectos jurídicos. 2. ed. Indaiatuba: Editora Foco; 2022. v. 1. p. 149-64.
17. Sudore RL, Lum HD, You JJ et al. Defining advance care planning for adults: a consensus definition from a multidisciplinary Delphi Panel. J Pain Symptom Manage. 2017;53(5):821-32.e1. Disponível em: https://www.ncbi.nlm.nih.gov/pmc/articles/pmid/28062339/. Acesso em: 15 maio 2024.
18. Leite CDSW, Fernandes CA. Desfechos do planejamento antecipado de cuidado e diretivas antecipadas em unidade de terapia intensiva: revisão integrativa. Rev SBPH. 2021; 24(1):28-38. Disponível em: http://pepsic.bvsalud.org/scielo.php?script=sci_arttext&pid=S1516-08582021000100004. Acesso em: 15 maio 2024.
19. Almeida TO. Planejamento antecipado de cuidados: percepções sobre a ferramenta primeiros passos [Trabalho de Conclusão de Curso]. Brasília: Faculdade de Ciências da Saúde, Departamento de Enfermagem, Universidade Federal de Brasília; 2019. Disponível em: https://bdm.unb.br/bitstream/10483/35804/1/2019_TaynaraOliveiraDeAlmeida_tcc.pdf. Acesso em: 15 maio 2024.
20. Dadalto L. Testamento vital. 6. ed. Indaiatuba: Editora Foco; 2023.
21. Conselho Federal de Medicina. Resolução CFM nº 1995/ 2012. Dispõe sobre as diretivas antecipadas de vontade dos pacientes. Brasília: Conselho Federal de Medicina; 2012. Disponível em: https://sistemas.cfm.org.br/normas/visualizar/resolucoes/BR/2012/1995. Acesso em: 15 maio 2024.
22. Dadalto L, Arantes AMB, Baruffi PD. Diretivas antecipadas de vontade em pacientes com doença de Alzheimer. Rev Bioét. 2021;

29(3):467. Disponível em: https://revistabioetica.cfm.org.br/revista_bioetica/article/view/2791. Acesso em: 15 maio 2024.

23. Dadalto L, Verdi NC. As diretivas antecipadas de vontade no contexto protetivo do envelhecimento ativo. In: Barletta FR, Almeida V (coords.). A tutela jurídica da pessoa idosa. 2. ed. Indaiatuba: Editora Foco; 2022. v. 1. p. 208.
24. Dardengo CFR, Mafra SCT. Os conceitos de velhice e envelhecimento ao longo do tempo: contradição ou adaptação? Rev Ciên Hum. 2018;18(2). Disponível em: https://periodicos.ufv.br/RCH/article/view/8923. Acesso em: 15 maio 2024.
25. Brasil. Ministério dos Direitos Humanos e da Cidadania (MDHC). Violências contra a pessoa idosa: saiba quais são as mais recorrentes e o que fazer nesses casos. Brasília: MDHC; 2023. Disponível em: https://www.gov.br/mdh/pt-br/assuntos/noticias/2023/junho/violencias-contra-a-pessoa-idosa-saiba-quais-sao-as-mais-recorrentes-e-o-que-fazer-nesses-casos. Acesso em: 15 maio 2024.

25 Espiritualidade e Oncogeriatria

Leticia Alves Queiroz ♦ Nathália Meneses Neves ♦
Felipe Moraes Toledo Pereira

Introdução

O envelhecimento populacional é uma realidade mundial; assim, o que antes era apontado na literatura como uma projeção para os anos vindouros tornou-se um fato, ainda que em graus diferentes nas diversas realidades socioculturais. Entre as demandas que o processo de envelhecimento traz consigo estão questões sociais, médicas, psicológicas, políticas e, especialmente, espirituais que devem ser consideradas e trabalhadas de maneira mais adequada, tanto pelas próprias pessoas idosas como pelos familiares e profissionais da Saúde.[1]

Este capítulo tem como principal intuito abordar as particularidades da espiritualidade na velhice, com algum acento nos cenários de adoecimento oncológico. A senilidade e, consequentemente, as perdas e mudanças que decorrem dela tendem a tornar mais prementes os questionamentos sobre propósito e sentido, que estão no coração do impulso religioso e espiritual.

Considerando a palavra "senilidade", convém destacar duas definições que têm extrema relevância no tema da velhice: a senilidade e a senescência. A senilidade pode ser descrita como inúmeras enfermidades adquiridas que podem afligir idosos, sendo elas inerentes a essa fase da vida, e a senescência são as doenças próprias que ocorrem devido ao processo de envelhecimento.[2] Ambas são marcadas por certa dificuldade de diferenciação entre os dois conceitos, visto que o envelhecer é uma etapa multifacetada que pode ser manifestada por diferentes fatores sociais, culturais, espirituais e comportamentais.[3] A senescência é mais conhecida como envelhecimento normal, natural, como de todo ser biológico, vivo, e a senilidade é mais vinculada a esse processo com doença associada.

Despertar da espiritualidade na jornada biográfica

A velhice é uma fase que compreende mais perdas do que ganhos. Nesse sentido, as perdas que serão abordadas aqui dizem respeito não apenas a um declínio cognitivo próprio do passar do tempo, que afeta a memória, a percepção e os sentidos, mas também às perdas sociais daqueles que vivem por muito tempo e à maneira como isso afeta o estado psicoemocional do indivíduo.[4]

Quando se fala em velhice, trata-se do tempo cronológico, bem como do psiquismo do sujeito que sofreu a ação desse tempo, gerando uma retrospectiva inevitável do que foi vivido. Ao lidar com essas recordações e com a passagem do tempo, podem emergir sentimentos que, por vezes, são particularmente angustiantes ou, ao contrário, geradores especiais de prazer e satisfação e que, inevitavelmente, passam pelo filtro da espiritualidade, da vida interior que ressignifica essas experiências.[5]

Entre elas, o advento da velhice confere às pessoas idosas a ideia de aproximação da morte, bem como uma consciência de finitude que, por vezes, pode ser negada pelo indivíduo, mas não pode realmente ser eliminada. Não há dúvida de que falar sobre o envelhecimento e relacioná-lo com os sentimentos associados à passagem do tempo e à chegada da morte é a próxima etapa. Os elementos desse debate emergem da jornada espiritual e do substrato religioso, com seus temas e arquétipos atemporais.

Outros pontos desafiadores a serem abordados são: a personalidade daqueles que envelheceram, os construtos sociais que formam o imaginário coletivo sobre "o que é ser velho nos dias de hoje", o dilema da autoimagem introjetada pelos idosos e sobre a maneira como os eventos da vida podem incidir no psiquismo dos sujeitos, levando-os a procurar por diferentes recursos de enfrentamento das perdas vivenciadas.

Em relação à personalidade de pessoas idosas, não existe uma personalidade única dos sujeitos que envelhecem. O termo "personalidade" pode ser definido como um conjunto de características pessoais e de comportamentos que ajudam a experimentar uma vida própria, bem como organizá-la, e que tem por intento qualificar a inserção social dos indivíduos no seu ambiente de convívio e às suas condições.[6]

Lidar com esses temas e bem encaminhá-los é tentar levar o indivíduo a compreender que, mesmo com momentos mais exitosos que outros, o contentamento com a vida ainda seria possível e que a etapa que antecede a morte ainda é uma etapa a ser vivida de maneira plena mesmo diante de possíveis limitações corporais, cognitivas e sociais. A premência desse cuidado torna-se ainda mais destacada quando se leva em conta todas as sombras que envolvem o diagnóstico de uma doença como o câncer.

Esse é um campo bastante fértil para a espiritualidade como recurso de enfrentamento diante do câncer, pois, ao adoecer, os idosos experimentam frequentemente um sentimento de impotência e de não pertença. Por vezes, esses sentimentos refletem-se nos olhos daqueles que os rodeiam, sugerindo que a nossa sociedade ainda não está preparada para satisfazer as diversas necessidades desse grupo de maneira produtiva. Na contramão dessa corrente, os diversos caminhos de espiritualidade ocidentais e orientais tendem a valorizar a velhice como fonte de sabedoria e como um período mais propício ao encontro com o divino, com o transcendente.

Na mesma medida, alguns autores tratam da questão dos impactos causados na população de idosos em decorrência de eventos de vida potencialmente negativos e sobre o modo como podem lidar com eles de maneira funcional. Ao abordarem a perda da funcionalidade, chamam a atenção para a importância da disponibilidade de recursos psicológicos para o enfrentamento dos eventos de vida negativos. Ademais, referem que a possibilidade de acessar recursos, como o suporte social, as crenças e estados emocionais positivos, a regulação afetiva, o mecanismo de comparação social, o senso de autoeficácia percebida e os mecanismos de *coping* espiritual, parecem ser especialmente importantes.[7]

Espiritualidade e velhice

É fundamental o trabalho de Sommerhalder e Goldstein,[8] no qual comenta a importância que a espiritualidade e a religiosidade exercem no cotidiano das pessoas idosas, uma vez que, no processo de envelhecimento, é comum que sintam a necessidade de revisão das escolhas e visões da vida, o que suscita o acesso ao sagrado.

Espiritualidade é um termo que se refere à natureza humana e que tem sido explorado na literatura com cada vez mais frequência. Estudos nessa temática têm levantado a relação que as pessoas idosas têm criado com o exercício da espiritualidade, ainda mais quando precisam lidar com conflitos enfrentados nessa etapa da vida. No entanto, em um exercício retórico, é possível questionar se os seres humanos teriam a capacidade de não serem espiritualizados na velhice diante dos questionamentos da revisão da vida e da proximidade com a morte. Embora existam diversas suposições sobre a espiritualidade nessa encruzilhada, ainda não há um acordo na literatura que possa explicar e dar respostas a essa pergunta.[9]

No entanto, para Harold Koenig,[10] a espiritualidade está na essência do ser humano em si, podendo estar atrofiada, mas nunca extirpada. Ao discorrer sobre tal definição, a espiritualidade é colocada como um elemento humano de conexão com o sagrado em busca do significado da vida. Assim, destaca, também, que a espiritualidade não está somente associada à ideia de religião; enquanto a religiosidade poderia ser definida como um conjunto de ações que corroborem ao sujeito expressar sua espiritualidade quando essa está ligada à sua religião.

No campo propriamente religioso, destaca-se que em algumas religiões a figura do idoso traz um impacto importante para a sociedade, sendo simbolizada por diferentes meios em histórias religiosas e como um líder espiritual, detentor de conhecimento e conselhos sobre o exercício da fé. É na religião que os idosos são retratados como representantes dos mistérios da vida.

Um grande número de idosos ainda frequenta igrejas, templos e sinagogas, desfrutando das atividades religiosas pelos mais variados motivos. É nessa etapa da vida que os indivíduos se deparam com as perdas, e não é atípico que eles expressem seus sentimentos autodepreciativos, referindo-se como pessoas não mais capazes, afastando-se da possibilidade de novos laços em seu ciclo social e se vendo sem novas possibilidades e funções diante da sua vida. O espaço religioso muitas vezes se opõe a essa tendência, pois frequentemente estimula a convivência e a troca de experiências, valorando a figura do idoso.

Em outro polo, a literatura científica mostra que o contato com o espiritual ajuda essa população a lidar com a aproximação da morte. Trata-se de tema inevitável diante do adoecimento de câncer, mesmo em estágios muito iniciais, devido a diversos mitos e preconceitos que existem ao redor dessa doença. Note-se que idosos, mesmo estando em uma etapa da vida em que o fim dela se aproxima, podem sentir medo da morte como qualquer pessoa de uma idade diferente.

A impressão de que as figuras mais velhas estão bem preparadas para lidar com o desfecho da morte não se faz sempre concreta, pois cada pessoa envelhece da sua maneira, e algumas podem ter dificuldades de enfrentar as marcas da velhice, além de enxergá-las como uma ameaça a sua existência. No entanto, o envelhecer e o transcendente podem trazer conforto e a sensação de sucesso sobre a vida e as escolhas diante da fase final da sua existência.

Isso traz à tona que todo evento na etapa da velhice pode ter duas interpretações, que dependem da psique interna de cada idoso, relacionada com a sua maneira de lidar com as situações da vida que mais se adaptem às suas posições espirituais e tipos de cuidados com seu próprio bem-estar emocional. Por exemplo, o idoso que se dedica à implementação da espiritualidade em seu cotidiano tende a aceitar perdas, a proximidade com a morte, o envelhecimento e eventos adversos que ocorrem na vida de maneira mais adequada.

No campo propriamente da Oncologia, a manutenção desse bem-estar é fundamental, pois há casos cuja jornada terapêutica é árdua e repleta de revezes. Por isso, manter um olhar atento a esse tema é uma obrigação moral de todo profissional da Saúde, tendo como perspectiva uma assistência com base em modelo holístico de cuidado.

Evidências científicas na tríade: saúde, espiritualidade e velhice

Há um conjunto crescente de evidências do impacto que a espiritualidade tem sobre a saúde de pessoas idosas, principalmente no que concerne às psicopatologias, como a depressão e a ansiedade, bem como na aceitação das limitações advindas do processo de envelhecimento de maneira geral e na aproximação da morte.

Em um estudo realizado por Moraes et al.[11] sobre os fatores associados ao envelhecimento bem-sucedido de idosos ativos, em Porto Alegre, foi revelado que idosos que apresentavam crenças pessoais, que atribuíam um valor maior à vida, tinham 10 vezes mais chances de ter um envelhecimento considerado bem-sucedido em comparação com aqueles que não tinham ou não cultivavam crenças pessoais.

Já Katsuno,[12] ao estudar sobre a qualidade de vida em idosos demenciados, observou que a espiritualidade nesses pacientes poderia agregar melhor qualidade de vida. No estudo, verificou-se a incidência da espiritualidade em idosos com demência leve, sinalizando a melhora na qualidade de vida desses sujeitos. Em outro estudo, realizado por Vecchia et al.,[13] na cidade de Botucatu (SP), com 365 idosos, ao questionarem o que seria qualidade de vida, observaram que uma das respostas mais frequentes era "ter religião e fé".[13]

Outra pesquisa que também versou sobre pacientes demenciados, em especial sobre a doença de Alzheimer, demonstrou que níveis elevados de espiritualidade tiveram impacto no andamento do processo demencial, fazendo com que a progressão dessa fosse menor.[14]

Ademais, diversos trabalhos comprovaram que a influência da espiritualidade no enfrentamento da depressão é comum no meio científico. Esses estudos têm demonstrado que idosos menos espiritualizados ou sem qualquer religião tendem a ser mais deprimidos ou estariam mais predispostos a desenvolverem depressão nessa etapa da vida. Harold Koenig[15] traz reflexões sobre esses estudos acerca da depressão e ainda faz constar que a espiritualidade tende a amenizar os sintomas também da ansiedade de pacientes idosos diante da possibilidade concreta de morrer. Durante a análise, são apontados grandes estudos realizados com idosos, correlacionados com o envelhecimento, melhor qualidade de vida e melhora na saúde física experimentada por esses sujeitos. Além disso, destacam-se os 10 melhores estudos sobre saúde física, entre os quais cinco foram explicitamente realizados com idosos. Nesses estudos, observaram-se que as pessoas tinham melhor saúde física, eram menos propensas a sofrer de doenças, como a depressão, tinham melhor pressão arterial e eram mais capazes de lidar com as limitações físicas.

Cabe ressaltar que estudos especificamente relacionados com a Oncologia são escassos, mesmo quando se atenta para neoplasias tipicamente dessa população, como câncer de próstata. Alguns estudos realizados com idosos no fim da vida também demonstram a eficácia do exercício da espiritualidade no processo de finitude e terminalidade. Por exemplo, em uma dessas pesquisas, pessoas que se encontravam em cuidados paliativos, em situação de finitude, sentiam-se mais protegidas ao utilizarem recursos espirituais diante do desespero que essa situação poderia causar.[16]

Em uma revisão da literatura sobre o impacto da espiritualidade em diferentes aspectos do envelhecimento, Lucchetti et al.[17] observaram benefícios da prática espiritual e influência significativa no envelhecimento bem-sucedido, na qualidade de vida, nas doenças crônico-degenerativas, nas doenças neuropsiquiátricas, na funcionalidade e no fim da vida. Os autores concluíram que a velhice estaria intimamente ligada à espiritualidade, impactando de maneira ativa na vida de idosos.

Família e cuidadores diante da espiritualidade de pessoas idosas

Uma questão delicada no cuidado da figura da pessoa idosa é a representação do cuidador e da família. Eles são indispensáveis para a saúde dos idosos, uma vez que trazem respeito ao seu cuidado e incentivam a continuação de práticas cotidianas, como as atividades envolvendo espiritualidade, possibilitando de maneira singular a sua autonomia. Esses cuidadores podem ser formais ou informais. Aqueles definidos como informais são familiares e, às vezes, membros da comunidade dispostos a ajudar. Os formais são profissionais que são remunerados e tem o cuidado como profissão. Cabe lembrar que esses, até pouco tempo atrás, eram enfermeiros, auxiliares e técnicos que atuavam como cuidadores, mas não contavam com uma formação específica na área, o que traz à tona a importância de um cuidador especializado em práticas e conhecimentos técnicos específicos na área da Gerontologia para cuidar desse perfil populacional. Esses conhecimentos específicos giram em torno de trabalhar com as suas limitações funcionais, suas interações sociais, questões da saúde mental e existencial (espiritualidade) de maneira a dar autonomia e independência ao indivíduo.[18]

Há famílias em que a pessoa idosa é a responsável pelo sustento financeiro com a sua aposentadoria; enquanto em outras, os filhos a sustentam. Em alguns lares, o idoso tem voz na tomada de decisões em comparação com outros, onde ele é negligenciado pelos familiares. Nesse ponto de vista, a família pode funcionar como um sistema contemplativo de suporte para o envelhecimento e como exemplo de legado, que difere a depender do tipo de modelo que a família segue.

Desse modo, agora esse perfil populacional pode planejar melhor sua qualidade de vida e alcançar melhores recursos para o seu cuidado e limitações relacionadas com a sua idade. Entre esses recursos, encontra-se o exercício da espiritualidade, que se faz necessário na vida da pessoa idosa e dos seus cuidadores e/ou familiares. Eles se conectam ao sagrado como ponte para que as práticas espirituais tenham melhores repercussões na vida do indivíduo, em especial diante de uma patologia que ameace a vida. Com isso, vê-se quão importante é para os profissionais da Saúde o conhecimento sobre espiritualidade quando integra a saúde de pessoas idosas, tanto aqueles que trabalham em instituições de longa permanência para idosos (ILPI), ambulatórios, quanto os que atuam em hospitais, entre outros locais com essa finalidade.[19]

Na Oncologia, esse acompanhamento tem papel essencial, seja pela necessidade óbvia de suporte para lidar com deslocamentos e sintomas; seja pelo suporte afetivo que cuidadores fornecem aos pacientes, partilhando angústias, sofrimentos, alegrias e esperanças. Nesse contexto, o cuidador torna-se um parceiro inevitável do conjunto assistencial multiprofissional. Isso ocorre, justamente, porque um conhecimento mais pessoal do paciente pode ser um importante aliado na recuperação de experiências religiosas e espirituais como recursos terapêuticos.

Na abordagem da espiritualidade existem possibilidades, por exemplo: uma triagem inicial, quando qualquer profissional da Saúde poderá explorar, por meio de perguntas simples ou com uso de ferramentas validadas, como FICA, SPIRITI, FAITH, a importância dessa temática na vida do paciente e de que maneira a pessoa compreende e permite ser ajudada nessa dimensão.[20] Quando há a percepção de que há algum grau de sofrimento espiritual, sugere-se conduzir em conjunto com um profissional melhor preparado nessa área, por intermédio de uma abordagem mais profunda, convocando capelães laicos, líderes religiosos e espirituais da pessoa. O mais importante é o respeito pelas crenças, qualquer que a pessoa assuma (ou nem tenha), mas longe deve passar de abordagens proselitistas ou impositivas de determinada fé, crença ou filosofia. A abordagem espiritual, a fim de identificar sofrimento ou paz nessa dimensão, é um convite para que a pessoa idosa portadora de câncer tenha a oportunidade de expressar essa dimensão, suas dores ou amores.

Considerações finais

O ser humano é um ser relacional; por isso o indivíduo, ao longo de sua vida, busca não só um relacionamento consigo mesmo, em um caminho de autodescoberta, mas também constrói pontes com outros seres humanos, com o ambiente e com o transcendente.

Nessa perspectiva, o adoecer, enquanto evento que coloca o ser humano diante da sua precariedade e que lhe indaga sobre o sentido que outorga à totalidade de sua existência, desvela uma série de necessidades para as quais os cuidados a serem propostos devem estar profundamente enraizados nas particularidades de cada pessoa.

De modo especial, no tratamento de pessoas com câncer, essas demandas ganham tons mais intensos. O câncer coloca em xeque o pleno cumprimento das intenções do indivíduo, ameaça sua biografia, seus sonhos e projetos e, dessa ameaça, emerge o sofrimento.

É no campo da espiritualidade que se desenvolvem alguns dos sofrimentos mais profundos do adoecer, como: preocupações existenciais, abandono pelo divino, preocupações sobre a relação com a divindade, contestação do sistema de crenças, desesperança, luto, culpa, necessidade de perdão e perda de fé.

Trazer à tona esses sofrimentos e auxiliar o paciente a lidar com eles é tarefa de toda a equipe multiprofissional; por meio da escuta empática e do acolhimento pode-se dar encaminhamento às diversas dessas demandas, auxiliando o processo de significação do momento vivido, de modo especial na velhice.

O cuidado à espiritualidade em idosos diante de uma doença tão estigmatizante quanto o câncer não é uma opção, é um dever ético que nasce de uma compreensão mais ampla, humana e holística da saúde. Logo, enquanto profissionais, não devem excluir essa abordagem das condutas assistenciais a fim de identificar a necessidade de convocar líderes espirituais, capelães laicos, profissionais de referência nessa área para auxiliar na condução clínica. O bem agir nesse sentido envolve certas virtudes que os profissionais da Saúde deveriam perseguir, a saber: compaixão, sabedoria, disponibilidade, prudência, empatia e altruísmo.

Referências bibliográficas

1. Chaimowicz F. Epidemiologia e envelhecimento no Brasil. In: Freitas EV, Py L, Cançado FAX et al. (eds.). Tratado de geriatria e gerontologia. 2. ed. Rio de Janeiro: Guanabara Koogan; 2006. p. 106-30.
2. Papaléo Netto M. Estudo da velhice: histórico, definição de campo e termos básicos. In: Freitas EV, Py L, Cançado FAX et al. (eds.). Tratado de geriatria e gerontologia. 4. ed. Rio de Janeiro: Guanabara Koogan; 2016. p. 3-13.
3. Moreira VG. Biologia do envelhecimento. In: Freitas EV, Py L, Cançado FAX et al. (eds.). Tratado de geriatria e gerontologia. 4. ed. Rio de Janeiro: Guanabara Koogan; 2016. p. 14-26.
4. Messy J. A pessoa idosa não existe: uma abordagem psicanalítica da velhice. São Paulo: Aleph; 1993.
5. Goldfarb DC. Corpo, tempo e envelhecimento. São Paulo: Casa do Psicólogo; 1998.
6. Stuart-Hamilton I. A Psicologia do envelhecimento: uma introdução. 3. ed. Porto Alegre: Artmed; 2002. p. 125-48.
7. Rabelo DF, Neri AL. Recursos psicológicos e ajustamento pessoal frente à incapacidade funcional na velhice. Psicol Estud. 2005;10(3): 403-12.
8. Sommerhalder C, Goldstein LL. O papel da espiritualidade e da religiosidade na vida adulta e na velhice. In: Freitas EV, Py L, Cançado FAX et al. (eds.). Tratado de geriatria e gerontologia. 2. ed. Rio de Janeiro: Guanabara Koogan; 2006. p. 1307-15.
9. Duarte FM, Wanderley KS. Religião e espiritualidade de idosos internados em uma enfermaria geriátrica. Psic Teor Pesq. 2011;27(1): 49-53.
10. Koenig HG, McCullough ME, Larson DB. Handbook of religion and health. 1st ed. New York: Oxford University Press; 2001.
11. Moraes JFD, Souza VBA. Fatores associados ao envelhecimento bem-sucedido de idosos socialmente ativos da região metropolitana de Porto Alegre. Braz Psychiatry. 2005;27(4): 302-8.
12. Katsuno T. Personal spirituality of persons with early-stage dementia: is it related to perceived quality of life? Dementia. 2003;2(3): 315-35.
13. Vecchia RD, Ruiz T, Bocchi SCM et al. Qualidade de vida na terceira idade: um conceito subjetivo. Rev Bras Epidemiol. 2005; 8(3):246-52.
14. Kaufman Y, Anaki D, Binns M et al. Cognitive decline in Alzheimer disease: impact of spirituality, religiosity and QOL. Neurology. 2007;68(18):1509-14.
15. Koenig, HG. Espiritualidade no cuidado com o paciente: por quê, como, quando e o quê. São Paulo: Fé Editora; 2005.
16. McClain CS, Rosenfeld B, Breitbart W. Effect of spiritual well-being on end-of-life despair in terminally-ill cancer patients. Lancet. 2003;361(9369):1603-7.
17. Lucchetti G, Lucchetti ALG, Bassi RM et al. O idoso e sua espiritualidade: impacto sobre diferentes aspectos do envelhecimento. Rev Bras Geriatr Gerontol. 2011;14(1):159-67.
18. Medeiros, SAR. O lugar do velho no contexto familiar. In: Py L, Pacheco JL, Sá JLM et al. (orgs.). Tempo de envelhecer: percursos e dimensões psicossociais. Rio de Janeiro: Nau editora; 2004. p. 185-98.
19. Burlá C. Envelhecimento e cuidados ao fim de vida. In: Py L, Pacheco JL, Sá JLM et al. (orgs.). Tempo de envelhecer: percursos e dimensões psicossociais. Rio de Janeiro: Nau editora; 2004. p. 375-93.
20. Puchalski CM. Spirituality and the care of patients at the end-of-life: An essential component of care. Omega (Westport). 2008; 56(1): 33-46.

Índice Alfabético

A

B

C

D

10 1 2 3 4 5 6 7 8 9
2025